ULTRA-SONOGRAFIA GINECOLÓGICA

ULTRA-SONOGRAFIA GINECOLÓGICA

STEVEN R. GOLDSTEIN, M. D.

Associate Professor
Department of Obstetrics and Gynecology
New York University School of Medicine
New York, New York

ILAN E. TIMOR-TRITSCH, M. D.

Professor of Clinical Obstetrics and Gynecology
Columbia University College of Physicians and Surgeons
Director, Obstetrical and Gynecological Ultrasound
Department of Obstetrics and Gynecology
Columbia Presbyterian Medical Center
New York, New York

Prefácio
Luiz Antonio Bailão

Revisão Técnica
Gutemberg Leão de Almeida Filho
Professor Assistente do Departamento de Ginecologia e Obstetrícia da
Universidade Federal do Rio de Janeiro – UFRJ
Diretor da Divisão Médico-Cirúrgica do Instituto de Ginecologia da
Universidade Federal do Rio de Janeiro – UFRJ
Rio de Janeiro, RJ

REVINTER

Título original em inglês:
Ultrasound in Gynecology

A precisão das indicações, as reações adversas e relações de dosagem para as drogas fornecidas neste livro podem sofrer alterações.
Solicitamos ao leitor que examine a bula e a data de fabricação dos medicamentos mencionados.
Os editores fizeram todos os esforços para manterem-se fiéis ao material recebido.
Caso inadvertidamente houver alguma omissão, eles farão os ajutes necessários de bom grado na primeira oportunidade.

ISBN 85-7309-334-x

Tradução:
Maristela Fracaro Menck

Revisão Técnica:
Gutemberg Leão de Almeida Filho
Professor Assistente do Departamento de Ginecologia e Obstetrícia da UFRJ
Diretor da Divisão Médico-Cirúrgica do Instituto de Ginecologia da UFRJ

Livraria e Editora REVINTER Ltda.
Rua do Matoso, 170 — Tijuca
20270-130 — Rio de Janeiro, RJ
Tel.: (021) 502-9988
Fax: (021) 502-6830
E-mail: livraria@revinter.com.br
http: //www.revinter.com.br

À memória de minha mãe, Margery E. Goldstein,
por me transmitir ensinamentos de uma forma que só
agora, como pai, começo a entender.

S.R.G.

A todos aqueles que cuidam de pacientes de
Obstetrícia e Ginecologia:
façam da ultra-sonografia a sua aliada mais
importante.

I.E.T.-T.

APRESENTAÇÃO

Há muito tempo nutro uma grande admiração por Steven Goldstein e por Ilan Timor-Tritsch e, por esse motivo, aceitei com alegria o convite para fazer a Apresentação do livro *Ultra-Sonografia Ginecológica*.* Ilan Timor-Tritsch tem pesquisado o ultra-som desde o seu advento, sendo um importante patrocinador de novos avanços no campo da sonografia e abrindo caminhos para a ultra-sonografia transvaginal. Steven Goldstein introduziu novas e notáveis aplicações da ultra-sonografia e sempre defendeu a idéia de que esta é um complemento do exame físico pélvico. Esses dois educadores têm-se destacado por promoverem o avanço da ciência e da prática deste método diagnóstico.

Esta obra abordará a ultra-sonografia ginecológica, apresentando três capítulos sobre gravidez, mas seu tema principal, sem dúvida, é a Ginecologia. Trata-se de um livro bem escrito, possuindo um estilo informal e fundamentado na experiência dos autores, que fazem sugestões e transmitem informações práticas de maneira eficaz. Por exemplo, o livro apresenta dois apêndices excepcionais denominados Guia para Solução de Problemas,vinculados aos Capítulos 2 e 3, sobre física aplicada e instrumentação, respectivamente. Esses guias proporcionam ao leitor os detalhes práticos de como operar o equipamento. Há, ainda, um capítulo dedicado ao exame ultra-sonográfico, bem como informações físicas e anatômicas e conselhos práticos que beneficiam leitores de todos os níveis. Os capítulos que discutem massas de anexos, triagem de câncer no ovário e Doppler colorido fornecem dados clínicos práticos para todos os profissionais. As ilustrações são excelentes. Em alguns casos, há desenhos para complementar os sonogramas.

Atualmente, a ultra-sonografia tornou-se essencial para a Ginecologia. O livro *Ultra-Sonografia Ginecológica* é uma excelente fonte de informações para a prática deste método diagnóstico, quando relacionado à Ginecologia. Apresenta, ainda, fontes de referência, um manual de "como fazer", diretrizes clínicas e uma visão do futuro, tudo isso em apenas um volume.

John T. Queenan, M.D.
Chairman
Department of Obstetrics and Gynecology
Georgetown University Medical Center
Washington, D.C.

* N. da Editora: o autor faz um trocadilho com as palavras *foreword* (apresentação, introdução) e *forward* (atacante no futebol; avançado), impossível de ser traduzido com a mesma carga semântica.

AGRADECIMENTOS

Embora este não seja o meu primeiro livro, ainda sinto-me inclinado a agradecer às pessoas que me influenciaram sobremaneira e, conseqüentemente, levaram-me a escrever este livro.

Em primeiro lugar na minha lista de agradecimentos encontra-se Ilan Timor-Tritsch, M.D. Normalmente, nos cursos de Pós-Graduação, tenho o prazer de apresentar Ilan dizendo que ele é, sem dúvida alguma, o avô da ultra-sonografia vaginal (e que algum dia, se tiver sorte, serei considerado um tio). Ilan é perito em ultra-som em OB/GIN e tem paixão por ensinar ambas as coisas. Também somos amigos — fazemos cursos juntos, participamos de maratonas e, agora, escrevemos nosso livro. Eu me considero alguém de muita sorte.

Também quero agradecer a Robert F. Porges, M.D. pela sua sabedoria e apoio desde o início; a Charles J. Lockwood, M.D., antecipadamente, pelo que ainda vai acontecer; a Juanita Castro por continuar sendo a minha terceira mão na sala de exame; a Ellen Bloom, Christine Sweeney e Concetta Tepe, por cuidarem de mim e do meu consultório; a Ken Kaplan, M.D., bem como a Gary Mucciolo, M.D. e a Andy Gardner, M.D., por cuidarem muito bem de minhas pacientes para que eu pudesse prosseguir com os meus interesses acadêmicos; a Bala Subramanyam, M.D. por ser meu amigo, colega e minha segunda opinião; a Ann McCleary e Rhonda Knighton, pois sem elas as fotos deste livro não teriam a mesma qualidade; a Lee Oppegard por ter voltado; a Camille Horan, R.D.M.S., por ser uma excelente ultra-sonografista, cujo molde devem ter quebrado depois que a fizeram; a Jon R. Snyder, M.D., Lila Nachtigall, M.D. e Lisa Barrie Schwartz, M.D., por serem colegas maravilhosas; a Art Fleischer, M.D., Ana Monteagudo, M.D., Donna Kepple, R.D.M.S., Marcia Lavery, R.D.M.S. e Ann Boehme por serem minhas amigas e por seus esforços em prol da melhora da formação ultra-sonográfica; a Howard S. Goldstein, M.D., meu irmão, pelo apoio incondicional ; e a minha família — meus filhos, Phoebe e Luke, e, principalmente, a minha esposa, Kathy, por dar sentido à minha vida, porque assim posso dar o melhor de mim.

A todas as pessoas que me ajudaram a chegar onde cheguei, meu muito obrigado.

Steven R. Goldstein, M.D.

Um texto abrangente, que trabalha com produção de imagens, jamais poderia ser compilado apenas por uma ou duas pessoas. Agradeço aos ultra-sonografistas da nossa Unidade de Ultra-Sonografia Obstétrica e Ginecológica por diagnosticarem e coletarem os casos, porque assim podemos compartilhar com o leitor essas imagens instrutivas. Nossos talentosos ultra-sonografistas são Lori J. Cavus, Sharon R. Deane, Pragna B. Patel, Exenia C. Pirrone, Rosalba Santos, Greta Sobol e Sabita Sugrimsingh. Agradeço a paciência da equipe do nosso consultório, Annette Kirschner e Jackie Zengotita, pois digitaram, redigitaram e formataram o manuscrito para ser apresentado da melhor forma possível. Em especial, agradeço aos meus colegas Jodi Lerner, Ana Monteagudo, David Peisner, Tessie Tharakan e Ming Yeh por manterem o alto nível de cuidados com as pacientes na Unidade, durante o ano que findou, ao passo que eu, entre outras coisas, estava trabalhando neste livro. Foi gratificante interagir com a equipe profissional de editoração da Churchill Livingstone: particularmente com Jennifer Mitchell, Donna Balopole e Jennifer Hardy.

Ilan E. Timor-Tritsch, M.D.

PREFÁCIO

Atualmente, a prática da Ginecologia difere muito daquela exercida nas décadas anteriores. Há uma tendência cada vez maior para a diminuição de cirurgias em geral e respectivo aumento do uso de procedimentos menos invasivos, que são mais benéficos para o paciente e menos dispendiosos para o hospital. Hoje em dia, dispomos de mais tratamentos médicos para as doenças. Uma grande parte das mudanças nesta Área deve-se à introdução e à melhor compreensão do ultra-som ginecológico.

A tarefa do ginecologista moderno consiste em caracterizar com precisão os anexos pós-menopausados e os achados endometriais. Os endometriomas devem ser diferenciados com precisão dos corpos lúteos hemorrágicos ou de possíveis neoplasias. O número de curetagens diagnósticas e de procedimentos invasivos endometriais podem ser diminuídos com o uso do ultra-som transvaginal e, mais recentemente, com a histerossonografia com intensificação de fluido. A gestação deve ser diagnosticada no início e acompanhada com mais perseverança do que se acreditava necessário antigamente. Caso ocorra falência da gravidez, ela pode ser prognosticada antes da passagem espontânea. Espera-se que o diagnóstico de gravidez ectópica volte às mãos do ginecologista, permitindo-lhe fazer um diagnóstico seguro, no consultório, quando a paciente vai se consultar. A clínica da infertilidade tem mudado consideravelmente como resultado do uso das imagens ultra-sonográficas produzidas no consultório. Um número crescente de procedimentos de punção orientados pelo ultra-som pode ser usado para evitar procedimentos cirúrgicos mais complicados e incômodos. O uso do ultra-som na sala de emergência ou como parte de um exame bimanual completo não apenas proporciona uma avaliação da informação anatômica real, como também permite ao ginecologista fazer uma correlação entre a função ovariana (ou a falta dela) e a resposta endometrial.

Quando paramos e refletimos sobre o caminho que o ultra-som tem percorrido na Ginecologia, damo-nos conta de que a sonda vaginal e os detalhes que ela fornece não apenas têm criado muitas aplicações novas como também têm permitido seu uso eficaz no campo da Ginecologia.

A aplicação do ultra-som tem suscitado uma grande quantidade de dados ginecológicos divulgados por meio de artigos de jornais ou de apresentações em congressos nacionais e internacionais. Isso gerou a necessidade de um texto abrangente abordando esse assunto e, naturalmente, este livro surgiu. Uma visita às livrarias médicas vai nos revelar muitos volumes sobre ultra-som obstétrico e outros que tratam de sua utilização em Obstetrícia e em Ginecologia, mas eles, quase invariavelmente, dedicam-se sobretudo à Obstetrícia. Até o presente, não havia nenhum texto voltado unicamente para a ultra-sonografia em Ginecologia.

Certamente, a prática da Ginecologia sofre constantes transformações e o papel do ultra-som nestas mudanças é imenso. É o que narramos nos capítulos que se seguem.

Steven R. Goldstein, M.D.
Ilan E. Timor-Tritsch, M.D.

PREFÁCIO DA EDIÇÃO BRASILEIRA

A ultra-sonografia ginecológica sempre esteve em plano secundário, pois a maioria dos livros disponíveis compreendem as áreas de Obstetrícia e Ginecologia, com grande ênfase para aquela e pequeno espaço para esta. Nesta década tivemos grande evolução tecnológica, notadamente no campo do Doppler colorido e nos métodos invasivos, além dos avanços rápidos na computação, gerando maior qualidade dos equipamentos e do processamento das imagens.

A presente obra vem preencher uma lacuna, pois trata, em maior profundidade, os aspectos mais importantes da ecografia ginecológica, sendo útil para os ecografistas e mesmo para os clínicos que desejam orientação com referência às indicações da ultra-sonografia.

Os autores apresentam alguns tópicos interessantes, tais como as maneiras de se melhorar a qualidade das imagens, *screening* de câncer ovariano, exame bimanual e diagnóstico diferencial. Outros capítulos comportam alguns avanços importantes, a saber: avaliação do trato urinário inferior, histerossonografia e punção ovariana dirigida. Além disso, existem tópicos atuais da aplicação do método no campo da Reprodução.

Trata-se de obra benvinda, pois vai colaborar com o aprimoramento dos profissionais brasileiros.

Prof. Dr. Luiz Antonio Bailão

COLABORADORES

Steven R. Goldstein, M.D.
Associate Professor, Department of Obstetrics and Gynecology, New York University School of Medicine, New York, New York.

Lawrence Grunfeld, M.D.
Assistant Professor, Division of Reproductive Endocrinology, Department of Obstetrics, Gynecology and Reproductive Science, Mt. Sinai School of Medicine of the City University of New York and Mt. Sinai Medical Center, New York, New York.

Jodi P. Lerner, M.D.
Assistant Professor of Clinical Obstetrics and Gynecology, Department of Obstetrics and Gynecology, Columbia University College of Physicians and Surgeons and Columbia Presbyterian Medical Center, New York, New York.

Ana Monteagudo, M.D.
Assistant Professor of Clinical Obstetrics and Gynecology, Department of Obstetrics and Gynecology, Columbia University College of Physicians and Surgeons and Columbia Presbyterian Medical Center, New York, New York.

David B. Peisner, M.D.
Assistant Professor, Division of Maternal-Fetal Medicine, Department of Obstetrics and Gynecology, Columbia University College of Physicians and Surgeons and Columbia Presbyterian Medical Center, New York, New York.

Benjamin Sandler, M.D.
Assistant Professor, Division of Reproductive Endocrinology, Department of Obstetrics, Gynecology and Reproductive Science, Mt. Sinai School of Medicine of the City University of New York and Mt. Sinai Medical Center, New York, New York.

Ilan E. Timor-Tritsch, M.D.
Professor of Clinical Obstetrics and Gynecology, Columbia University College of Physicians and Surgeons; Director, Obstetrical and Gynecological Ultrasound, Department of Obstetrics and Gynecology, Columbia Presbyterian Medical Center, New York, New York.

SUMÁRIO

ULTRA-SONOGRAFIA GINECOLÓGICA

1

O ULTRA-SOM EM GINECOLOGIA: COMO SE DESENVOLVEU E ONDE QUER CHEGAR

STEVEN R. GOLDSTEIN

O primeiro equipamento de ultra-som com arranjo linear media o DBP (diâmetro biparietal), a localização placentária e a apresentação. À medida que o equipamento e sua resolução melhoraram, a quantidade de informação e a qualidade das informações explodiram virtualmente. São realizadas mais varreduras. Praticamente todo curso de pós-graduação em ultra-som tem uma palestra ou uma mesa-redonda para discutir se chegou o momento da varredura obstétrica de rotina. O consenso da mesa-redonda do National Institute for Health (NIH) de 1984 acreditava que não havia informação suficiente para se recomendar um exame ultra-sonográfico de rotina. Mais recentemente, os estudos realizados por Eik-Nes e cols.[1] e o estudo de Helsinki[2] indicaram que o exame obstétrico de rotina pode, de fato, ser benéfico. O estudo RADIUS[3] suscitou muita controvérsia, nos Estados Unidos, a respeito desse assunto.

MUDANÇAS DEMOGRÁFICAS

Nos primórdios do ultra-som obstétrico, era relativamente fácil de obter informações limitadas. Não havia tantas expectativas. À medida que a instrumentação foi se sofisticando cada vez mais, aqueles clínicos, cujos equipamentos, talento e prática não evoluíram, se esconderam atrás da "desculpa" do nível I/nível II.[4] Cientes deste problema, o American College of Radiology, o American Institute of Ultrasound in Medicine (AIUM)[5] e o American College of Obstetricians and Gynecologists (ACOG)[6] adotaram diretrizes para um "exame padrão de ultra-som obstétrico", nos quais estabelecem um padrão para todos os exames de ultra-som obstétrico. A intenção é eliminar o conceito de nível I/nível II, nos quais alguns profissionais encontram uma desculpa por realizarem exames inferiores ao padrão ("não fazemos nível II aqui"). A idéia é ter um padrão para o ultra-som obstétrico. Os exames *consultivos* para os casos difíceis — para identificar uma anormalidade específica, uma vez que se sabe que algo está errado — tomam por base a habilidade do examinador em reconhecer o *normal* e, desse modo, compreender se o que ele ou ela está vendo trata-se de um desvio do normal. De fato, as diretrizes para o exame padrão obstétrico têm sido atualizadas e revisadas para incluir mais informações (projeção da quarta câmara do coração, todas as extremidades etc.).[7]

De fato, é um paradoxo curioso que o uso do ultra-som por clínicos evoluísse da forma como evoluiu. O primeiro equipamento em tempo real permitia uma avaliação muito crua de informações muito limitadas. O primeiro estudo simbólico consistiu no DBP, na localização placentária, na apresentação fetal e não muito mais que isso. Não era muito difícil de ser realizado. Centenas de médicos e muitos auxiliares de consultório, enfermeiras, secretárias e outros fizeram cursos rápidos para começar a "varrer". A varredura ginecológica da pelve, entretanto, inicialmente com braços estáticos, e depois com imagens setoriais em tempo real, era mais complexa. Esses casos normalmente eram reservados para o laboratório de ultra-som do hospital ou para o consultório do radiologista. Portanto, naquela época, o clínico obstetra considerava o exame de ultra-som obstétrico do terceiro trimestre adequado. Afinal de contas, o feto era o "paciente". Entretanto, uma "gravidez ectópica que fugia à regra" era enviada a outro lugar.

Considerando o que foi dito anteriormente, dever-se-ia considerar que os ginecologistas-obstetras não possuem treinamento em anatomia cardíaca; não recebem nenhum treinamento em neuroanatomia na residência. Os radiologistas, entretanto, recebem esse treinamento. Do mesmo modo, os ginecologistas-obstetras passam quatro meses estudando a patologia ginecológica, cortando tumores em úteros e ovários abertos e, praticamente, todas as patologias encontradas na pelve. Os ginecologistas-obstetras operam na pelve. Examinam a pelve diariamente. Não parece natural que, se é preciso fazer uma imagem, esta deve ser feita na pelve?

Num curso de pós-graduação em ultra-sonografia, ouvi um radiologista proeminente fazer uma preleção sobre hidrocefalia no útero. No decorrer de sua fala muito eloqüente, ele comentou: "Durante nossas residências somos ensinados que a ventriculomegalia começa no corno occiptal." Aquele comentário me deixou nervoso. Como ginecologistas-obstetras nós não fazemos turnos de quatro a seis meses na neurorradiologia durante a nossa residência. Na residência aprendemos neuroanatomia. Por que, então, admitimos que deveríamos ser os responsáveis pela realização de imagens anatômicas transversais de um grande número de sistemas orgânicos? Somente porque se trata de um feto? Não, porque foi assim que sempre foi feito na prática clínica.

PRESSÕES DO CLÍNICO

É esse mesmo paradoxo que confunde o clínico bem intencionado que não foi advertido, ou que não foi preparado para a prática ultra-sonográfica. Isso resulta da maior sofisticação do equipamento, mas também implica na necessidade de um tempo maior para se realizar um bom trabalho, em mais expectativas por parte dos pacientes e em mais responsabilidade.

Se, no passado, os clínicos incorporaram muitas varreduras obstétricas na sua rotina de trabalho, eles anteciparam essa receita nas despesas de execução do consultório e nas contas de receitas. O clínico que, agora, começa a se sentir desconfortável com o aumento de expectativas das diretrizes, sente a pressão financeira resultante de seu afastamento da ultra-sonografia obstétrica. Da mesma forma, existe a pressão das expectativas da paciente — pense na paciente que, no seu último parto, ou nos seus dois últimos partos, fez a ultra-sonografia no próprio consultório médico, e quem a realizou foi o clínico ou a sua equipe. Como o clínico explica o fato de ele, ou ela, não realizar mais o ultra-som obstétrico? O ponto não está em que esses clínicos não deveriam estar realizando um ultra-som obstétrico, mas sim no fato de que, se os clínicos obstétricos irão fazê-lo, eles devem melhorar suas habilidades, seus conhecimentos, seu equipamento ou, em outras palavras, sua prática. Isto significa acompanhar o espírito e as regras das diretrizes (e, atualmente, até as diretrizes ampliadas). As pessoas que realizam o ultra-som obstétrico devem estar familiarizadas com uma projeção da quarta câmara do coração; entender mais sobre anatomia intercraniana do que meramente reconhecer um eco na linha mediana; e devem poder encontrar a inserção do cordão em ambas as extremidades. Os clínicos que não desejam fazer essas coisas já não podem mais ser considerados da área da ultra-sonografia obstétrica.

RELATIVAMENTE AO PAPEL DO ULTRA-SONOGRAFISTA

Muitos clínicos, seja por falta de treinamento, de interesse ou de prática, têm contratado outros (anteriormente chamados de técnicos, mais bem identificados como ultra-sonografistas) para realizar esses estudos. A princípio, muitas dessas pessoas eram enfermeiras, administradores de consultórios ou secretárias que faziam cursos rápidos nas universidades e começavam a realizar ultra-som obstétrico. Cada vez mais os ultra-sonografistas obstétricos são mais bem treinados e mais especializados (alguns em escolas autorizadas ou, o que mais se sucede, é que aprendam trabalhando nos laboratórios de ultra-som das principais universidades), segundo os números cada vez maiores dos ultra-sonografistas de diagnósticos médicos registrados (RDMS), atualmente com mais de 20.000, desde a fundação do American Registry of Diagnostic Medical Sonographers, em 1975. Esses indivíduos atendem às exigências de qualificação e passaram por um rigoroso teste sobre o ultra-som ginecológico-obstétrico e sobre a ciência da ultra-sonografia, o que lhes confere um padrão de competência. Normalmente, eles são empregados por médicos que conhecem pouco, ou nada, de ultra-som obstétrico, mas que meramente assinam o estudo realizado pelo ultra-sonografista. Os indivíduos RDMS são competentes e, embora sejam preferidos àqueles que não passaram no exame de registro, ainda são apenas uma parte de uma equipe de profissionais de saúde que se propõe a trabalhar com médicos treinados sem substituí-los na hierarquia.

Assuntos importantes, como o treinamento e o custo, ainda devem ser mencionados. Uma vez incorporados ao treinamento de residência, tal como o monitoramento fetal ou a laparoscopia, todos os residentes que estão se formando tornar-se-ão parte da solução e não parte do problema. Para os médicos que já clinicam, os cursos de pós-graduação terão de suprir essa necessidade. Esses cursos já existem em organizações como a ACOG e a AIUM e em várias universidades e instituições. Afortunadamente, esta é uma *modalidade de diagnóstico*. Todo médico que adquirir essa habilidade não precisa começar a praticá-la de imediato. Cada médico pode ter sua própria "curva de aprendizagem", que varia de médico para médico. No decorrer dessa curva de aprendizagem, ainda pode ser feita uma triagem da paciente segundo o método de prática do médico. Quando o médico se sente seguro com a informação obtida no exame realizado com a sonda vaginal, então ele ou ela pode incorporá-la ao tratamento clínico geral.

Como é notório, o equipamento irá adicionar custos para o profissional. Entretanto, como o equipamento tem sido aprimorado, já podemos ver aparelhos para esses exames em salas de exame a preços notadamente reduzidos e, em breve, isso tornar-se-á uma realidade em toda sala de exame. Entretanto, não podemos começar a examinar todas as pacientes rotineiramente com ultra-sonografia e ainda cobrarmos delas por uma varredura ultra-sonográfica da pelve da forma como se é cobrado atualmente. Teoricamente, o honorário global subirá o suficiente para refletir o custo real de se administrar esse exame bimanual de ultra-som intensificado.

RESUMO

O uso da imagem pélvica com ultra-sonografia vaginal pelo clínico trará muitas vantagens. Em geral, os diagnósticos podem ser feitos no próprio local, abrindo caminho para terapias mais oportunas ou, no caso de achados normais, aliviando as ansiedades da paciente. Tanto o médico quanto a paciente estarão economizando tempo. No caso da varredura transabdominal, quase sempre as pacientes devem marcar uma nova consulta, pois é preciso esperar a bexiga encher. A varredura vaginal no consultório irá diminuir a necessidade de recomendar pacientes a outros lugares (exceto no caso de consultas). Isso reduzirá o número dos erros que ocorrem quando as informações têm de ser transmitidas de uma fonte a outra. A grande maioria das pacientes prefere a varredura vaginal ao desconforto de uma abordagem transabdominal com a bexiga cheia. As pacientes podem compreender melhor os cuidados que recebem. As figuras geradas na tela são de grande ajuda na explicação da patologia para a paciente.

A varredura ginecológica, originariamente com a sonda vaginal, não é meramente um recurso da ultra-sonografia convencional como a praticada hoje. Não deveria ser reservada ao especialista em imagem. As suas características excepcionais permitem uma confirmação imediata dos principais achados do ginecologista-obstetra no momento em que está realizando o exame pélvico.

REFERÊNCIAS BIBLIOGRÁFICAS

1. Eik-Nes SH, Okland O, Aure JC, Ulstein M: Ultrasound screening in pregnancy: a randomised controlled trial. Lancet 1988; 2:585-588
2. Saari-Kemppainen A, Karjalainen O, Ylostalo P, Heinonen O Ultrasound screening and perinatal mortality: controlled trial of systematic one-stage screening in pregnancy. The Helsinki Ultrasound Trial. Lancet 1990; 336:387-391
3. Filly RA: Level 1, level 2, level 3 obstetric sonography: I'll see your level and raise you one. Radiology 1989; 172:312
4. Leopold GR: Antepartum obstetrical ultrasound examination guidelines. J Ultrasound Med 1986; 5:241
5. American Institute of Ultrasound in Medicine: official Guidelines and Statements on Obstetrical Ultrasound. p. 1. Rockville, MD, 1985
6. American College of obstetricians and Gynecologists: Ultrasound in Pregnancy Technical Bulletin 116. Washington, DC, 1986
7. American Institute of Ultrasound in Medicine: Standards and Guidelines for Performance of Antepartum Obstetrical Examination. Rockville, MD, 1990
8. American Institute of Ultrasound in Medicine: Standards and Guidelines for Performance of the Antepartum Obstetrical Examination. 2nd Ed. Rockville, MD, 1994

2

FÍSICA APLICADA: COMO FUNCIONAM A "ESCALA DE CINZA" E A "ESCALA COLORIDA"

DAVID B. PEISNER

Este não é um capítulo sobre física. É um capítulo sobre "como se obter uma boa imagem". Se necessário, os princípios de física são usados para explicar os conceitos. Não obstante, a parte principal deste capítulo consiste em dicas e fundamentos lógicos para ajustar os controles das máquinas. Por que não escrever sobre física? Para obtermos boas imagens e compará-las a algumas das imagens deste livro, os princípios da física devem ser *aplicados*. Por esse motivo, em vez de física, este capítulo se concentra no que o ultra-sonografista deve fazer para produzir uma imagem e nos ajustes para melhorar essas imagens. O modo como os ajustes melhoram uma imagem é baseado na física (e isso será abordado), mas o principal objetivo de um capítulo como este é a técnica, e não a teoria. A teoria é apresentada somente quando ela é necessária para esclarecer um assunto.

Uma boa imagem, um gráfico claro no modo M ou um bom traçado Doppler podem facilitar o diagnóstico e o tratamento. Embora seja verdade que a maioria das máquinas irão produzir automaticamente uma boa imagem, certas técnicas e práticas facilitarão o trabalho. No caso dos problemas persistirem, no final deste capítulo há um guia para a solução de problemas sobre como "ajustar" as imagens ruins, uma característica exclusiva deste livro.

ESCOLHAS IMPORTANTES: PASSOS PARA SE OBTER UMA BOA IMAGEM

Ao realizar uma varredura, o ultra-sonografista faz várias seleções e depois ajusta os controles para otimizar a imagem. Pressupõe-se que a máquina e o equipamento de registro de imagem já tenham sido adequadamente ajustados (isso está descrito no Capítulo 3). Embora muitas das funções das máquinas sejam automatizadas, as seguintes seleções e ajustes são importantes, pois irão ajudar a transformar uma boa imagem em uma imagem espetacular.

Quando se faz a varredura de uma paciente, a otimização de todas essas categorias irá melhorar a imagem. A imagem real é produzida através de ondas sonoras instáveis em altas freqüências (2 a 9 MHz ou 2.000.000 a 9.000.000 ciclos/s). As ondas sonoras são emitidas e informações sonoras retornam das reflexões produzidas pelos órgãos e por outros tecidos. Como a intensidade dos ecos das estruturas do corpo varia, dependendo, principalmente, da compressibilidade das estruturas, o equipamento de ultra-som reúne a energia sonora de retorno e produz uma representação em imagem dos órgãos e dos tecidos.

Vários fatores influenciam a qualidade das imagens. Em linhas gerais, o detalhe das imagens melhora com ondas sonoras de alta freqüência com comprimentos de pulsos curtos e feixes focalizados. A imagem também melhora com métodos variados de processamento de imagem. Resumindo, esta é a física da ultra-sonografia.

As próximas seções usam essa física e a aplicam, clinicamente, na produção de uma boa imagem.

SELEÇÕES PARA O EXAME

Seleção da Máquina

Atualmente, há pouca física envolvida na escolha de uma máquina. A maioria das máquinas é tão versátil que mui-

Seleções para o Exame
1. Selecione uma máquina
2. Selecione uma sonda

Seleções para a Estrutura
3. Selecione uma profundidade de varredura
4. Selecione um nível de potência, se possível
5. Selecione uma freqüência, se possível

Seleções para a Imagem
6. Selecione um ganho total
7. Selecione uma variação dinâmica
8. Selecione uma curva de ganho de tempo
9. Selecione uma zona focal

Ajustes para uma Imagem Espetacular
10. Otimize a imagem das estruturas que estão sendo estudadas
11. Selecione uma curva de pós-processamento
12. Selecione a quantidade de cálculo de imagem

Ajustes para os Estudos Doppler
13. Ajuste o ângulo da sonda
14. Para o colorido, selecione o tamanho da imagem colorida
15. Para os estudos da forma da onda, selecione o tamanho do portão
16. Ajuste o ganho do Doppler
17. Selecione um limite de velocidade
18. Ajuste a linha de base
19. Corrija o ângulo do(s) vaso(s)
20. Estabeleça uma apresentação da variação

tas sondas e opções de imagens se acham disponíveis na mesma máquina. Entretanto, as máquinas mais antigas podem ter mais limitações. A escolha de uma ou outra máquina para fazer um exame deve-se a muitos fatores. De fato, uma máquina pode produzir ótimas imagens na varredura abdominal e imagens ruins no modo transvaginal e vice-versa. Isso pode ser influenciado pelo tipo de sonda, pela arquitetura do transdutor (o formato da superfície que gera a imagem, bem como o formato dos cristais dentro da sonda), pelo comprimento de pulso, pela capacidade de penetração, pelo processamento de imagem, pela qualidade da apresentação e por muitos outros fatores. Como a estrutura de interesse pode se localizar em diferentes partes do corpo, talvez uma máquina produza uma imagem melhor em uma situação, e uma máquina diferente seja mais adequada a outras situações.

Resumo. Uma máquina (se não for uma dessas máquinas versáteis caras) deveria ser escolhida com base na capacidade de decompor imagens (duração do pulso, freqüência, arquitetura do transdutor e o número de cristais), na capacidade de focalizar o feixe e no seu poder de penetração, bem como na qualidade da imagem. Se a imagem não for boa, outra máquina deveria ser usada.

Seleção da Sonda

A física envolvida na escolha de uma sonda consiste em escolher uma modalidade (mecânica *versus* eletrônica), um tipo de imagem (linear *versus* convexa *versus* setorial), o formato físico da sonda e a freqüência. Uma sonda mecânica apresenta a vantagem interessante de produzir um feixe de ultra-som bastante preciso, com mínima distorção do lobo lateral (artefatos). Muitas delas também possuem uma característica interessante, que permite que o setor de imagem seja deslocado do seu eixo, permitindo, assim, que a sonda examine, literalmente, um canto (abaixo da sínfise pubiana ou dentro do anexo lateral). Contudo, essas sondas geralmente possuem um foco fixo, capacidades limitadas no modo M e no Doppler e requerem uma manutenção constante a fim de manterem os níveis de líquido corretos.

Física: as sondas contêm líquido porque, depois de viajarem através do ar por alguns milímetros, as ondas ultra-sonoras perdem a força.

Apresentando tecnologias mais modernas na fabricação de transdutores e com limitações quanto ao foco e a manutenção, hoje em dia, as sondas mecânicas são menos comuns e a maioria das sondas mais modernas são eletrônicas.

Atualmente, o modelo da imagem da maioria das sondas é convexo. A razão disto envolve a física e a eletrônica: uma sonda linear é muito simples porque todos os transdutores de ultra-som (cristais) estão alinhados para enviar e receber seus pulsos um a um, em seqüência. Entretanto, a sonda é grande. Por outro lado, uma sonda setorial eletrônica é complicada, pois consiste na disposição de cristais firmemente acondicionados, é mais difícil de fabricar e requer mais conhecimentos eletrônicos para produzir uma imagem em setores.

Física: a sonda setorial eletrônica emite e recebe pulsos em ângulos variados através da excitação dos transdutores um pouco fora de seqüência. Isso é chamado de arranjo faseado. O feixe resultante penetra no tecido a um ângulo não reto do transdutor. Isso é eletronicamente mais complicado e também pode produzir artefatos conhecidos como lobos laterais.

A solução de meio-termo é a sonda convexa que, em linhas gerais, consiste no arranjo linear com formato curvo permitindo que a imagem mostre bastante tecido, utilizando uma sonda que não é tão grande nem tão complicada.

Certamente, o formato da sonda dependerá do tipo de imagem produzida, e no caso dos transdutores externos, a escolha pode ser subjetiva. No entanto, virtualmente, as sondas transvaginais, por necessidade, são todas sondas setoriais, sejam mecânicas ou de arranjo faseado, ou de arranjo convexo comprimido. A sonda mecânica apresenta a vantagem de que o setor pode ser orientado fora do eixo da sonda para explorar as laterais da pelve, praticamente sem nenhuma alteração na qualidade da imagem. Por causa do artefato de distorção do lobo lateral, as sondas eletrônicas não conseguem fazer isso com facilidade. Algumas empresas têm solucionado este problema projetando sondas curvas e que orientam os seus setores para fora do eixo da sonda. Não obstante, isso pode exigir que o ultrasonografista tenha de girar a sonda para ver o outro lado da pelve. Esta característica (o formato da sonda) torna-se, então, uma preferência pessoal do ultra-sonografista. Alguns não se importam de girar a sonda, mas outros (incluindo o meu departamento) preferem as sondas de disparo seqüencial porque é mais fácil orientar as imagens e requer menos manipulação da sonda para varrer toda a pelve.

Por fim, uma sonda de alta freqüência irá produzir uma imagem mais detalhada, mas a profundidade de penetração é menor.

> *Física*: as ondas de alta freqüência causadas por uma pequena pedra que cai em um lago não viajam muito longe. Entretanto, um grande deslocamento de água com baixa freqüência, como um terremoto submarino, pode fazer com que a onda viaje milhares de milhas. Como, em geral, só há necessidade de visualizar órgãos localizados a poucos centímetros da sonda, uma freqüência mais alta, geralmente, é satisfatória.

Uma sonda deveria ser selecionada para ter a freqüência mais alta para conseguir penetrar a profundidade a ser estudada. Como algumas sondas trabalham com múltiplas freqüências, o ultra-sonografista pode necessitar de menos sondas. Entretanto, a escolha de uma sonda não deve ser obrigatória. A sonda com freqüência errada pode produzir imagens terríveis.

Resumo. As sondas eletrônicas convexas possuem mais versatilidade e sua freqüência deveria ser escolhida para fazer a melhor imagem da estrutura a ser examinada. O formato físico da sonda é mais uma questão de preferência pessoal, mas o meu departamento sugere que as sondas transvaginais sejam do tipo alimentadas pelo fundo, em vez do tipo curvas.

SELEÇÕES PARA A ESTRUTURA

Seleção da Profundidade da Varredura

Há um pouco de física na escolha da profundidade da varredura. É óbvio que a profundidade deve ser escolhida a fim de incluir os órgãos que estão sendo estudados. Contudo, menos profundidade na tela aumenta a parte interessante da imagem. Por essa mesma razão, se possível, o *zoom* (leia a p. 10) é usado para aumentar o tamanho da estrutura de interesse. Ambas as estratégias melhoram a visualização desta estrutura.

> *Física*: internamente, a máquina possui apenas um número determinado de *pixels* — os pontos que geram uma figura para criar uma imagem. Quando a imagem é pequena, são usados poucos *pixels* e perdem-se alguns detalhes da imagem. Se a imagem é aumentada, mais detalhes são observados. Somente quando se atinge os limites da resolução das limitações da freqüência e do foco do ultra-som é que a qualidade da imagem não melhora com o aumento do tamanho da tela.

Resumo. A menor profundidade possível deveria ser usada para se observar a estrutura de interesse até o ponto em que não ocorrer mais melhora na qualidade da imagem por causa dos limites físicos.

Seleção do Nível de Potência (Se Possível)

É importante compreender a diferença entre *nível e ganho de potência*. Nível de potência se refere à quantidade de energia produzida pelo transdutor. O ganho se refere à quantidade de amplificação das ondas sonoras de retorno. Se for possível controlar a saída de potência (nem sempre disponível em todas as máquinas), a qualidade da imagem pode ser ajustada. Pode parecer que quanto mais potência melhor. Entretanto, uma quantidade maior de potência pode produzir artefato.

> *Física*: a potência aumentada pode transmitir energia suficiente para fazer com que alguns tecidos produzam vibrações secundárias. Essas vibrações produzem um artefato conhecido como abaixamento de cortina. Além disso, os níveis mais altos de potência podem fazer com que algumas das energias sonoras entrem e saiam de vários tecidos, criando um artefato conhecido como reverberação. Um tipo de exemplo diferente é aumentar o volume de um sistema estéreo além da capacidade dos auto-falantes. O resultado é um som distorcido. Outro exemplo é uma tela de televisão cujo brilho foi muito intensificado. Neste caso, os objetos claros parecerão "aveludados" ou ficarão maiores.

Se a força também for muito baixa, a imagem na tela pode ficar fraca ou com pontos adicionais parecendo neve.

Física: menos potência significa um sinal de retorno mais fraco. Um sinal fraco será confundido com ruído eletrônico que é inerente a qualquer equipamento, e o resultado é uma imagem degradada. Isso equivale a tentar receber uma estação fraca em uma televisão: o brilho pode ser aumentado, mas a foto ainda fica com neve. Para se conseguir uma foto melhor, pode-se aumentar a potência do transmissor.

O mesmo é válido para a imagem de ultra-som. Se a saída de energia é muito baixa, o ganho e outros controles podem ser ajustados, mas a imagem ainda apresentará muitas granulosidades (neve).

Resumo. Deve-se usar a menor potência possível para se obter uma boa imagem sem criar artefatos.

Escolha da Freqüência (Se Possível)

A freqüência já foi discutida anteriormente, na escolha da sonda. Entretanto, se a freqüência pode ser escolhida independente da máquina a ser usada, dois pontos são importantes: (1) a freqüência mais alta melhora os detalhes da imagem e (2) os feixes de alta freqüência não penetram muito bem no corpo. Por esse motivo, a moral da história é: o ultra-sonografista deve usar a freqüência mais alta possível para penetrar na estrutura que deve ser observada.

Física: uma vez que o ultra-som viaja a uma velocidade relativamente constante no tecido, as ondas de alta freqüência apresentam uma distância mais curta entre cada onda sonora. Como a quantidade de detalhe que pode ser observada se relaciona com esse comprimento de onda, compreende-se por que os objetos menores são detectados mais facilmente com ondas sonoras de freqüência mais alta. Entretanto, as ondas de freqüência mais alta não penetram bem porque os tecidos intervenientes consomem um percentual maior de energia do sinal para cada centímetro de penetração. As analogias para se compreender esses fatos são um pouco mais difíceis. Primeiro, uma comparação sônica: é possível tocar uma melodia mais rápido em um flautim do que em uma tuba (ou notas graves em um órgão) porque quando o flautim produz o som ele é "ligado" e "desligado" com mais rapidez — este é um detalhe importante. Esta é uma realidade física (definida, é claro, pela física). Uma comparação visual é pode se observar mais detalhes no microscópio eletrônico que em um microscópio ótico porque a freqüência é mais alta. No caso da freqüência mais elevada, os "liga-desliga" (detalhes da imagem) podem ocorrer com mais rapidez (ou neste caso, se aproximarem mais) e, assim, a imagem seja visual ou sônica apresenta mais detalhes. Este detalhe também diz respeito à penetração. Se a ondas de freqüência mais alta estão passando através de alguma coisa que contém detalhe (objetos muito próximos), essas estruturas detalhadas irão interferir nas ondas e diminuí-las, ao passo que as ondas de freqüência mais baixa passarão. Se a banda está tocando nas proximidades, o som só será bom se não existirem estruturas intervenientes, mas se houver um muro (com objetos muito próximos tais como filamentos de madeira ou de plástico) no caminho, o som será abafado porque apenas os sons de baixa freqüência passarão. Os sons de alta freqüência não penetram tão bem.

SELEÇÕES PARA UMA BOA IMAGEM

Seleção do Ganho Total

Para se ver bem uma imagem, os diversos controles devem ser adequadamente ajustados. O conceito de ganho foi introduzido na seção de potência, na página 7. Neste caso, o ajuste controla a quantidade de amplificação do sinal de retorno do tecido. O conceito básico por trás do ajuste de ganho diz respeito principalmente ao aspecto prático. O ganho é, em linhas gerais, um controle de brilho total. Contudo, há uma interação entre alguns controles da máquina, e essa interação é importante para que a finalidade de cada controle e seu conceito de física subjacente possam ser compreendidos. O conjunto de controles mais óbvio que interage com o controle de ganho consiste nos ajustes do ganho de tempo. Devido às limitações, tanto das telas dos mostradores como do olho humano, existem tanto limites altos como baixos de quão clara ou escura uma imagem pode ser. Este é um conceito físico. O conceito prático consiste em ajustar o controle de ganho para se ter uma boa imagem. Quando ele é adequadamente ajustado, o resto dos controles pode ser facilmente ajustado. Contudo, se ele não for, talvez os demais controles não funcionem corretamente. Por exemplo, se o controle de ganho é muito baixo, o ultra-sonografista talvez não consiga usar os controles de ganho de tempo para melhorar a visualização de algumas partes da imagem.

Por isso, para se obter melhores resultados, os controles de ganho de tempo e todos os outros controles de sintonização devem ser colocados na amplitude média, e o controle de ganho deve ser ajustado primeiro. Quando o ganho é bem ajustado, haverá suficiente amplitude de ajuste para os outros controles.

Seleção da Amplitude Dinâmica

As estruturas diferentes são mais bem visualizadas com diferentes ajustes da máquina de ultra-som. A amplitude dinâmica é um dos melhores exemplos disso. As estruturas císticas são mais bem reproduzidas com uma amplitude dinâmica baixa, e os tumores sólidos exigem ajustes altos.

> ***Física***: a parte importante de uma estrutura cística é a interface entre o sólido e o líquido. Para vê-la melhor, é preferível uma imagem com alto contraste. Isto significa que é melhor ter menos graus de cinza, e a translação correspondente para a amplitude dinâmica é "menos". Entretanto, as diferenças sutis de tecido são importantes para um tumor sólido. Neste caso, mais níveis de cinza irão mostrar isso e a translação correspondente para a amplitude dinâmica é "mais". A melhor analogia para a amplitude dinâmica é a comparação entre uma máquina de fotocópia e uma câmara. A máquina de fotocópia copia apenas preto ou branco — nada entre os dois — com baixa amplitude dinâmica. Contudo, uma câmara com filme preto e branco irá copiar várias sombras de cinza e tem uma amplitude dinâmica maior.

Se as câmaras cardíacas do feto estão sendo estudadas, é importante observar bem os cantos das câmaras — as zonas cinza são menos importantes que os cantos vivos (preto e branco). Por este motivo, uma amplitude menos dinâmica é útil para o estudo desta estrutura. Entretanto, se a caracterização do tecido é importante, como no caso de uma massa ovariana sólida, então muitas sombras de cinza (amplitude dinâmica aumentada) irão melhorar os detalhes da imagem. Isto significa, que a amplitude dinâmica deve ser aumentada. Em outras palavras, a amplitude dinâmica pode ser simplificada, reafirmando-se que representa a amplitude de sombras de cinza que são exibidas.

Resumo. Deve-se escolher uma amplitude menos dinâmica para as estruturas císticas e uma amplitude mais dinâmica para os objetos sólidos.

Seleção da Curva de Ganho de Tempo

A curva de ganho de tempo tem esse nome específico devido à física que existe por trás da recepção dos sinais de ultra-som. Contudo, não é importante conhecer essa física. O que é importante é que esses controles são, essencialmente, controles de ganho precisos para apenas uma parte da imagem. Exatamente como um equalizador gráfico controla o volume (ou o ganho) de apenas uma parte do som que sai de um sistema estéreo, os controles de ganho de tempo controlam o brilho (ou o ganho) de apenas uma parte da imagem. Uma vez estabelecido o ganho total (leia a página 8), esses controles agem como uma sintonização precisa para o brilho da imagem.

Seleção da Zona Focal

Se não estiverem enfocadas, as estruturas da imagem podem ficar desfocadas.

> ***Física***: as ondas, tanto sonoras como luminosas, espalham-se quando viajam. Para se obter uma boa imagem, as ondas podem ser direcionadas para convergir em um ponto e, depois, espalhar-se novamente. Se a estrutura está localizada neste ponto, a reflexão das ondas, desde esse ponto de convergência, apresentará mais detalhe. Este é o resultado de uma onda de foco fixo. Se o instrumento for uma câmara, o objeto no filme ficará nítido. Se o instrumento é uma máquina de ultra-som, a estrutura na tela terá mais detalhes se as ondas sonoras convergirem para esta estrutura.

Se a sonda é mecânica, o foco é normalmente fixado a uma profundidade de tecido que, provavelmente, dará boas imagens na maior parte das vezes. Este é exatamente o mesmo conceito de uma câmara de foco fixo que produz imagens razoavelmente boas na maior parte das vezes. Entretanto, se for possível focalizar o feixe, as imagens podem ser melhoradas em muitos casos.

O conceito importante para a zona focal é a compreensão de que a qualidade da imagem é melhor na profundidade da zona focal. Conforme observado na Figura 2-1, um feixe de ultra-som não é fino como uma lâmina, mas sim, um pouco espesso. No caso de uma sonda linear (mostrada no desenho), o feixe começa largo, converge para uma largura estreita (mas não zero) na zona focal, e depois começa a se abrir novamente. Diferente de um feixe a *laser*, que é essencialmente paralelo, os feixes ultra-sonoros se espalham como ondas em um lago. Algumas das melhores sondas são muito boas para aproximar um feixe fino com um foco nítido, mas todas elas apresentam o mesmo problema. Quando um feixe que *não* é preciso reflete de uma superfície irregular, a imagem resultante pode apresentar artefato (Fig. 2-2). Neste caso, a superfície irregular é uma

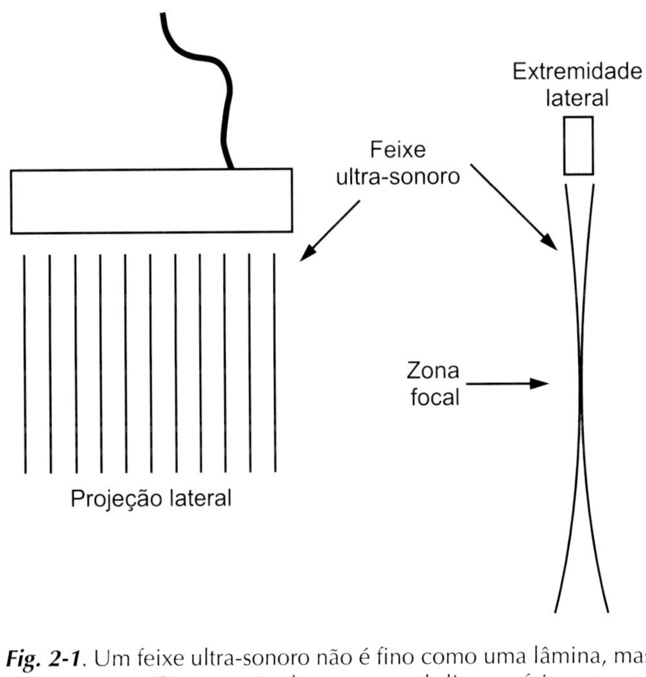

Fig. 2-1. Um feixe ultra-sonoro não é fino como uma lâmina, mas tem espessura. Como mostrado, com a sonda linear o feixe começa largo, converge a uma largura estreita na zona focal, e depois começa a se abrir novamente.

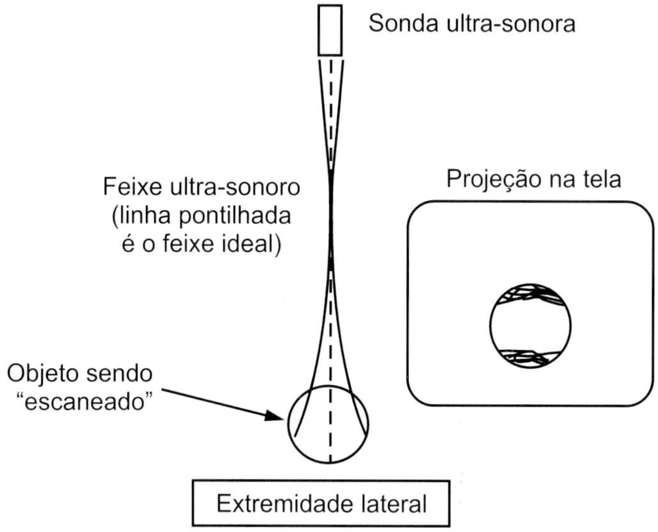

Fig. 2-2. Quando um feixe não preciso reflete de uma superfície irregular, a imagem resultante pode ser um artefato. Nesta figura, a superfície irregular é uma esfera e, à medida que o feixe a atravessa, ele se espalha e é refletido das superfícies. Se o feixe for mais fino e estiver na amplitude focal, este artefato desaparece e a imagem torna-se mais nítida. Neste exemplo há um artefato na parte superior e na parte inferior da imagem devido aos ecos adicionais provenientes da borda do feixe ultra-sonoro.

esfera. O feixe começa a se espalhar à medida que atravessa e reflete fora das superfícies. Como parte do feixe é refletida fora dos lados da esfera (ignorando o artefato de refração, por enquanto), haverá reflexões parciais ao longo das bordas (parte superior e parte inferior) da esfera. Desta maneira, essas bordas ficam desfocadas na imagem final. Se o feixe for mais fino (na amplitude focal), este artefato desaparece e a imagem se torna mais nítida.

No caso de sondas eletrônicas, algumas parecem focalizar várias zonas simultaneamente. Não obstante, trata-se de um truque eletrônico. A sonda consegue focalizar apenas uma zona de cada vez. A máquina combina várias varreduras com várias zonas focais em uma única imagem detalhada. Como é preciso fazer várias varreduras para se produzir uma única imagem, o índice de regeneração da imagem irá diminuir.

Resumo. Selecione uma zona focal próxima da estrutura que está sendo estudada. Se for uma estrutura grande e se a sonda for eletrônica, podem ser usadas múltiplas zonas focais por conta do índice de regeneração.

AJUSTE PARA UMA IMAGEM ESPETACULAR

Otimização da Imagem das Estruturas em Estudo

Um princípio físico do meio do ultra-som diz que as estruturas horizontais irão refletir os feixes de ultra-som de volta para o transdutor melhor que os objetos verticais. Portanto, o primeiro conceito implica em girar e rodar a sonda para fazer com que a estrutura que está sendo estudada fique o mais horizontal possível.

> ***Física***: se a reflexão do som é mais forte, a imagem apresentará menos ruído eletrônico ou neve, conforme descrito na seção *Seleção de Nível de Potência*. Assim, similar ao problema de observar detalhe em um sinal que está paralelo à estrada, ao contrário do sinal à frente, perpendicular à estrada, o desafio na ultra-sonografia está em mover a paciente e/ou a sonda para deixar a estrutura examinada o mais perpendicular possível ao feixe do ultra-som.

O próximo conceito importante é o do *zoom*. Este conceito é exatamente o mesmo do conceito físico discutido na seção *Seleção da Profundidade da Varredura*. A única diferença é que o aumento da imagem é feito selecionando-se uma parte da imagem em vez da profundidade total da imagem. Uma vez que a imagem é aumentada, ela será mostrada com mais *pixels* (pontos) na tela, e mais detalhes podem ser vistos.

O último conceito importante sobre otimização da imagem é a redução do artefato. A natureza pode ser cruel, e a presença de reverberações, reflexões e refrações indesejáveis pode alterar dramaticamente uma imagem. Existem muitas considerações. Primeiro, o artefato de ring-down pode criar linhas horizontais indesejadas através da imagem nas estruturas císticas abaixo de uma interface sólida.

> ***Física***: a causa das linhas é a potência aumentada nos campos próximos. Um sinal de ultra-som mais forte pode criar vibrações secundárias da interface sólido-líquido. Como essas vibrações extras continuam a retornar para o equipamento de ultra-som, a eletrônica mostra mais ecos (artefato) abaixo da interface sólido-líquido. À medida que a força do feixe de ultra-som diminui com o aumento da profundidade do tecido, este artefato desaparece.

Para otimizar a imagem e se livrar dessas linhas, a sonda deve ser apenas um pouco afastada da estrutura ou deve ser aplicada menos potência.

Outro tipo de artefato é a reverberação. Um exemplo dela é uma imagem da pelve com um dispositivo intra-uterino (DIU) no útero. Se o dispositivo estiver paralelo ao transdutor (e perpendicular ao feixe de ultra-som), pode aparecer uma imagem fantasma do DIU a uma profundidade duas vezes maior que a do DIU real.

> ***Física***: se uma estrutura sólida está paralela ao transdutor e o nível de potência é suficientemente alto, uma parte do sinal de ultra-som pode refletir para

frente e para trás entre o transdutor e o objeto sólido — DIU — várias vezes, enquanto o resto do sinal do ultra-som viaja para as profundidades do tecido e depois volta. Isso engana a eletrônica da máquina e produz uma imagem fantasma.

Para evitar essa imagem fantasma, deve-se mudar a posição da paciente e/ou da sonda para se evitar uma orientação paralela a esta sonda, mas deve-se estar atento aos artefatos de reflexão, conforme descrito anteriormente.

Se a pelve contém tanto objeto cístico como sólido, pode ocorrer artefato de refração. Isso ocorre quando há um objeto sólido abaixo de uma interface líquido-sólido que não está paralela à sonda. Neste caso, o objeto sólido pode estar distorcido.

Física: as refrações são mais bem comparadas com o fenômeno de um objeto no fundo de uma piscina. As leis da física descrevem um fenômeno no qual a luz ou o som "dobra" quando atravessa uma interface sólido-líquido ou líquido-gás. Assim sendo, se alguém olhar uma piscina de um ângulo e tentar pegar um objeto no fundo, na verdade, ele não estará lá porque o caminho dos feixes de luz do objeto até o olho é dobrado pela interface ar-líquido.

Nesta mesma pelve, se existirem objetos sólidos ou císticos a profundidades similares, um objeto sólido com uma superfície oblíqua em relação ao transdutor de ultrasom pode criar um artefato de reflexão. Uma estrutura, como no caso de um cisto, nas proximidades pode ser duplicada devido a reflexões secundárias da estrutura sólida. Isto é particularmente acentuado por uma estrutura sólida como, por exemplo, um DIU reproduzido em determinado ângulo.

Física: similar ao que ocorre com um artefato de reverberação, a estrutura sólida faz com que alguns dos feixes de ultra-som reflitam fora de sua superfície, mas, neste caso, eles viajam em uma direção diferente, saltam de alguma coisa e depois retornam. Como essa "coisa" provavelmente é diretamente reproduzida pela máquina de ultra-som, as reflexões adicionais irão causar uma imagem fantasma em algum lugar da tela.

Resumo. Para evitar o artefato de reflexão e refração, a imagem deve ser orientada para evitar certos ângulos ou a orientação perpendicular de interfaces sólido-líquido. Também a redução da saída de energia pode diminuir um pouco este artefato.

Seleção da Curva de Pós-Processamento

A curva de pós-processamento é uma ferramenta adicional que pode ser usada para a sintonização precisa dos níveis de cinza de uma imagem.

Física: o olho humano não percebe os níveis de luz de maneira uniforme. Especificamente, dobrar a quantidade de luz presente não significa necessariamente que se possa ver com o dobro de brilho. Portanto (sem entrar em detalhes técnicos), a capacidade de mudar a curva de pós-processamento permite ao ultra-sonografista mudar o caminho que a máquina produz nos níveis de cinza e deixa a imagem boa para compensar a interpretação imprecisa dos níveis de luz pelo olho humano.

Embora o conceito seja importante, os detalhes de como isso ocorre não o são — uma curva deve ser escolhida, a que melhorar a qualidade da imagem.

Se você está estudando um determinado tipo de tecido, a explicação técnica das curvas de pós-processamento pode ser útil. Isso ocorre porque as caracterizações do tecido dependem da caracterização da escala de cinza do sinal de ultra-som. Com certeza, é importante obter mais detalhes exibindo muitos níveis de cinza (alguns comandos usam apenas 16 ou 32 níveis, enquanto outros usam 64 ou 128). Não obstante, nem todas as áreas cinza são parecidas. Não existem exatamente 32 ou 128 níveis de cinza! O espectro visual é contínuo e há um número infinito de sombras. Assim sendo, a máquina de ultra-som escolhe um número fixo dessas sombras para mostrar. Eis aqui o problema: qual sombra de cinza deve ser mostrada para que uma determinada intensidade de sinal seja recebida pela máquina? Logicamente, para um sinal teoricamente duas vezes mais forte, se o eco de retorno for duas vezes mais forte, o ponto na tela deve ser duas vezes mais claro. Na Figura 2-3, esta relação é mostrada no gráfico como

Exemplos das Curvas de Pós-Processamento

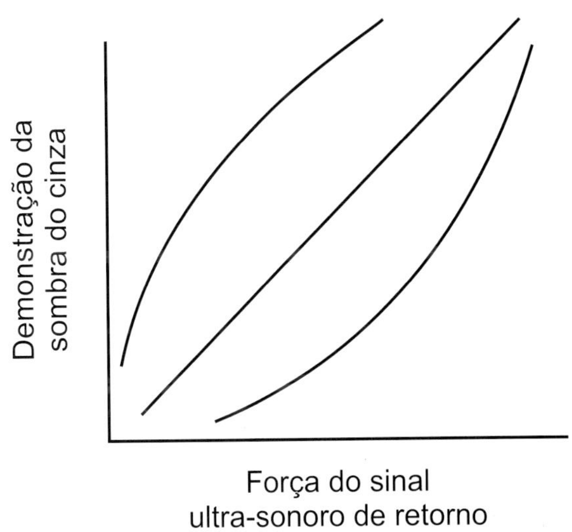

Fig. 2-3. A relação ideal entre a sombra do cinza mostrado e a força do sinal ultra-sonoro de retorno é mostrada aqui como uma linha reta. Contudo, o olho humano não é um instrumento preciso e, às vezes, convém duvidar desta relação. Isso é mostrado pelas curvas do gráfico para se obter mais ou menos sombras de cinza para uma determinada amplitude de sinal.

uma linha diagonal reta. Entretanto, conforme mencionado anteriormente, o olho humano não é um instrumento preciso e, às vezes, convém duvidar desta relação, conforme demonstrado pelas curvas deste gráfico, na obtenção de mais (e, às vezes, menos) sombras de cinza para uma determinada amplitude de sinal. Ao ajustar o número dos níveis de cinza disponíveis para uma determinada amplitude de sinal, certos tipos de caracterizações de tecido podem ser aumentadas. Como a escolha das sombras de cinza *versus* a força do sinal pode ser representada por uma curva em um gráfico, esta escolha é chamada de curva de pós-processamento.

Seleção da Quantidade de Cálculo da Imagem

Como um feixe de ultra-som é bastante fraco, não deveríamos nos surpreender com a existência de algum ruído (ou neve) nas melhores imagens. O cálculo da imagem pode diminuir parte deste problema.

> ***Física***: uma imagem não vai mudar de quadro para quadro, ao passo que o barulho (neve) é aleatório e irá mudar. Portanto, se vários quadros são calculados, a neve será mais ou menos cancelada e permanecerá a imagem melhorada.

Como esta média deve ser calculada com base em vários quadros (geralmente ajustáveis), não é de se estranhar que o número de quadros mostrados a cada segundo diminua quando se começa a calcular a imagem. Para as estruturas estáticas, isso não constitui um problema, mas para os objetos em movimento como, por exemplo, o coração do feto, isso sempre constitui um problema, pois o ciclo cardíaco completo ocorre na metade do segundo ou menos. Se o índice de regeneração é diminuído para quatro ou cinco quadros por segundo, o coração pode aparecer como uma imagem indistinta porque está se movimentando muito distante. Para maiores detalhes, o índice de regeneração deve ser mais rápido. Por este motivo, o cálculo da imagem deve ser usado apenas para as estruturas que não estão em movimento.

AJUSTES PARA OS ESTUDOS DOPPLER

Ângulo de Ajuste da Sonda

Como os estudos Doppler se interessam pelo movimento dos objetos (normalmente células sangüíneas), é importante que a sonda seja colocada de modo que o movimento seja detectado. Isso parece simples, mas este é o conceito subjacente à orientação da sonda para se obter um sinal de Doppler. Se as células sangüíneas estão se movimentando para longe ou na direção do transdutor, o movimento pode ser detectado. Entretanto, se as células sangüíneas estão se movimentando perpendicularmente ao transdutor, o feixe de ultra-som não é afetado pelo movimento celular. Por esse motivo, o melhor ângulo para a sonda é obtido quando os vasos estão verticais na tela. Todavia, a maioria das máquinas é boa o suficiente e a maioria dos ângulos que não estão diretamente perpendiculares irá permitir a detecção do movimento. Certamente, um vaso com um fluxo sangüíneo mínimo ou lento deve estar mais vertical que uma artéria grande com um fluxo rápido.

Resumo. Se há suspeita de fluxo, a sonda deve ser girada para que o vaso fique mais vertical para verificar se há mesmo fluxo.

Seleção da Cor e do Tamanho da Imagem Colorida

Quando a cor é exibida, a máquina calcula um desvio de freqüência do feixe de ultra-som de retorno para cada ponto da tela. Como isso envolve uma enorme quantidade de computação, a velocidade da produção de imagem na tela diminui à medida que o tamanho da área colorida aumenta. Embora seja fisicamente possível fazer o índice de regeneração ir mais rápido, a simples quantidade de cálculos por segundo (milhões!) tem obrigado alguns fabricantes de ultra-som a fazerem alguns acordos. Teoricamente, eles poderiam colocar mais computadores nas máquinas para fazer os cálculos e aumentar o índice de regeneração. Entretanto, eles optaram por um meio-termo com potencial de cálculo suficiente para fazer com que a imagem colorida se atualize rapidamente quando a área é pequena, mas lentamente apenas se a área colorida for grande.

Resumo. Até o dia em que os computadores e as máquinas custem menos, o tamanho da imagem colorida deve ser o menor possível, a fim de capturar uma imagem útil a uma velocidade razoável.

Seleção do Tamanho do Portão para os Estudos de Forma de Onda

Quando se estuda um vaso, o portão seleciona onde o fluxo é estudado. Se estiver na localização errada, a medição do fluxo pode não ser correta.

> ***Física***: se considerarmos que um rio é uma comparação bastante boa com um vaso sangüíneo, o conceito é compreendido. Quando o rio está fluindo, a água é mais rápida no centro porque há menos resistência das margens do rio sobre o fluxo da água. Similarmente, o fluxo sangüíneo em um vaso é mais rápido no centro que nas margens do vaso. Quando este fluxo é pesquisado, a maioria do fluxo se encontra no centro do vaso e é aí que ocorre a ação. Se o portão padrão do Doppler estiver na área errada do vaso, o fluxo pode estar artificialmente baixo. Pior ainda se o tamanho do

portão cobre mais do que o vaso de interesse, o fluxo pode ser mais incomum se esta área contém mais de um vaso. Se o portão abrange dois vasos com fluxo em ambas as direções ao mesmo tempo, o gráfico resultante será confuso.

Resumo. Deve-se selecionar o menor portão possível e colocá-lo no centro do vaso que será medido.

Ajuste de Ganho de Doppler

O ajuste de ganho de Doppler é essencialmente um controle de volume. Igual às imagens de ultra-som, é importante ajustar o ganho para que o gráfico de Doppler seja bastante claro.

Seleção da amplitude da Velocidade

Há um fluxo rápido e um fluxo lento no vaso. Quando ele é medido, o ultra-sonografista deve ser capaz de adivinhar o quanto o fluxo é rápido e escolher uma amplitude desta velocidade para mostrar o fluxo. Se a amplitude da velocidade é muito alta, o gráfico do fluxo do Doppler fica muito pequeno, ou se a cor está sendo mostrada pouco será visto se o fluxo sangüíneo for lento. Se a amplitude de velocidade for muito pequena, o gráfico irá exceder o ponto mais alto (e enrolado na base — um artefato conhecido como *aliasing*). Se a cor está sendo mostrada, parecerá que uma cor muda para outra cor bem no centro do vaso (outro exemplo de *aliasing* ou artefato).

> *Física*: o mecanismo de *aliasing* envolve a freqüência com que o movimento da estrutura é analisado. Se esta amostragem não é freqüente, o resultado pode ser um artefato. Isso se explica melhor através do seguinte exemplo: se um filme é feito com um trem em rotação, esta rotação será mostrada se os quadros do filme forem suficientemente rápidos (o movimento é analisado com freqüência). Contudo, se os quadros não forem freqüentes, os raios da roda podem parecer que giram no sentido inverso devido ao erro de amostragem.

Embora a física seja complicada, o conceito é simples: a amplitude da velocidade deve ser escolhida para mostrar um gráfico que não ultrapasse o ponto mais alto ou o ponto mais baixo. No caso de exibição de cor (e de um fluxo não turbulento), deve-se escolher uma amplitude de velocidade para que a cor do vaso não mude no meio.

Ajuste da Linha de Base

Normalmente, a máquina de ultra-som mostra o fluxo em ambas as direções (ou em ambas as cores). Entretanto, se o fluxo está sempre na mesma direção, a linha de base pode ser mudada do meio da amplitude de velocidade para que o gráfico ou a cor fique com mais amplitude para a direção do fluxo que está sendo mostrado. Mais uma vez a física é complicada, mas o mais importante é ajustar este controle para mostrar mais gráfico (ou cor) possível.

Correção para o Ângulo do Vaso (s)

A correção para o ângulo do vaso (s) é um conceito muito simples e útil somente se for preciso fazer a medida do fluxo real de um vaso. Como praticamente todos os estudos Doppler tomam por base as proporções, as medidas do fluxo real de um vaso são desnecessárias. Quando se calcula uma proporção, uma medida de fluxo é dividida por outra medida de fluxo, e todo erro de metodologia é cancelado. Entretanto, se for preciso determinar um fluxo real (milímetros por minuto), é preciso conhecer o ângulo do vaso.

> *Física*: o desvio da freqüência de Doppler do sinal de retorno do ultra-som é o que a máquina usa para calcular o fluxo real. Como esse desvio muda à medida que o ângulo entre o vaso e a sonda muda, o fluxo real pode ser calculado apenas se este ângulo for conhecido. Felizmente, a maior parte dos equipamentos Doppler possui um controle que permite que o ângulo seja superposto ao vaso com esta finalidade.

Resumo. Para se obter medidas de fluxo precisas, o ângulo do vaso deve coincidir com o ângulo do portão na máquina de ultra-som.

Ajustando o Demonstrador de Variação

Como a maioria dos fluxos sangüíneos dos vasos apresenta pouca turbulência, um controle simples de cor vermelha e azul para duas direções de fluxo é suficiente. Não obstante, se o fluxo sangüíneo for turbulento (próximo a uma estenose ou outra malformação), o fluxo sangüíneo pode variar muito de um ponto a outro. Isso pode ser controlado em algumas máquinas de ultra-som acrescentando-se quantidades variadas de amarelo (dependendo da quantidade de turbulência) às cores vermelho ou azul para produzir sombras de laranja ou verde. Nos equipamentos que fazem isto, geralmente esta é uma opção que pode ser ligada ou desligada. Todavia, só é útil quando algum tipo de obstrução ou estenose está sendo estudada.

RESUMO

Quando um estudo de ultra-som está sendo realizado, é muito importante conhecer um pouco de física. Ao compreendermos os conceitos para a escolha de um nível de potência, freqüência, zona focal ou processamento de imagem específicos, fica fácil obtermos excelentes imagens. O leitor poderá observar que tenho tentado evitar fazer referências aos cálculos reais ou às fotos das ondas e outras físicas simples (que a maioria das pessoas não entende mesmo). Espera-se que alguns desses aspectos mais práticos do meio do ultra-som permitam que esta tecnologia seja usada por completo.

LEITURAS SUGERIDAS

Burke RK, Fine RA: Basic physical principles of ultrasonography for the practicing clinician. Infertil Reprod Med Clin North Am 1991; 2:643

Fleischer AC, Romero R, Manning FA et al (eds): The Principles and Practice of Ultrasonography in Obstetrics and Gynecology. 4th Ed. Appleton & Lange, East Norwalk, CT, 1991

Kremkau FW (eds): Doppler Ultrasound Principles and Instruments. WB Saunders, Philadelphia, 1990

Timor-Tritsch IE, Rottem S (eds): Transvaginal Sonography. 2nd Ed. Elsevier, New York, 1991

Apêndice

Guia para Solução de Problemas

Esta parte do capítulo apresenta as informações de uma maneira diferente. Embora as seções anteriores do texto provavelmente façam sentido, este é um conceito diferente de ver uma imagem de má qualidade e de tentar descobrir o que há de errado em um curto espaço de tempo. Nesta seção são exibidas várias imagens de acordo com os tópicos. Se estiver examinando uma paciente e tiver algum problema com uma imagem, será um exercício bastante fácil observar esses tópicos e encontrar uma imagem correspondente que o ajude a detectar o problema.

Com poucas exceções, a maioria das imagens desta seção é de fígado e rim de adultos, o que, de fato, é uma boa imagem para teste porque apresenta áreas císticas e sólidas, bem como diferentes tecidos com diferentes níveis de ecos para testar as diversas sombras do controle da escala de cinza. Da mesma forma, pode-se usar a sonda convenientemente em si mesmo, uma vez que a máquina é ajustável.

A IMAGEM É ESCURA DEMAIS

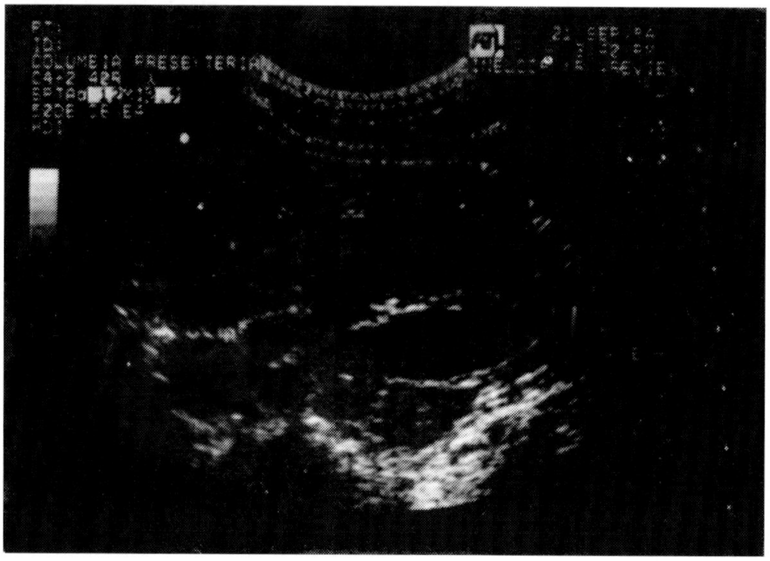

Fig. 2A-1. De fato, esta é uma boa imagem, mas o demonstrador é muito escuro. (Leia o Cap. 3 para obter mais informações sobre como ajustar os dispositivos de saída.) *Solução: reajuste o demonstrador.*

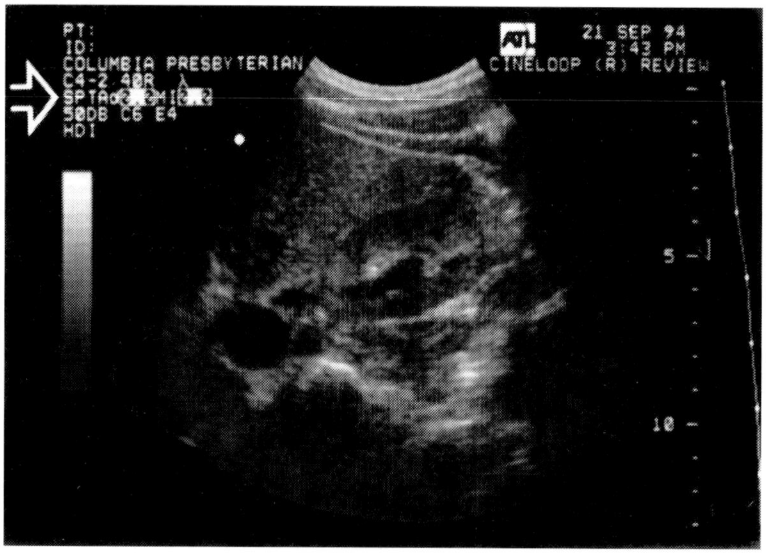

Fig. 2A-2. Esta imagem (e a maioria das imagens deste capítulo, exceto quando destacado) presume que o demonstrador esteja corretamente ajustado. Neste caso, a saída de força é muito baixa para produzir ecos suficientes para a máquina produzir uma imagem (*flecha*). Observe que, de fato, o ganho está ajustado razoavelmente alto e, ainda assim, a imagem está escura. Por este motivo, este é um bom exemplo de uma imagem que não pode ser corrigida com ganho ou pós-processamento se não existem ecos. *Solução:* aumente a saída de força.

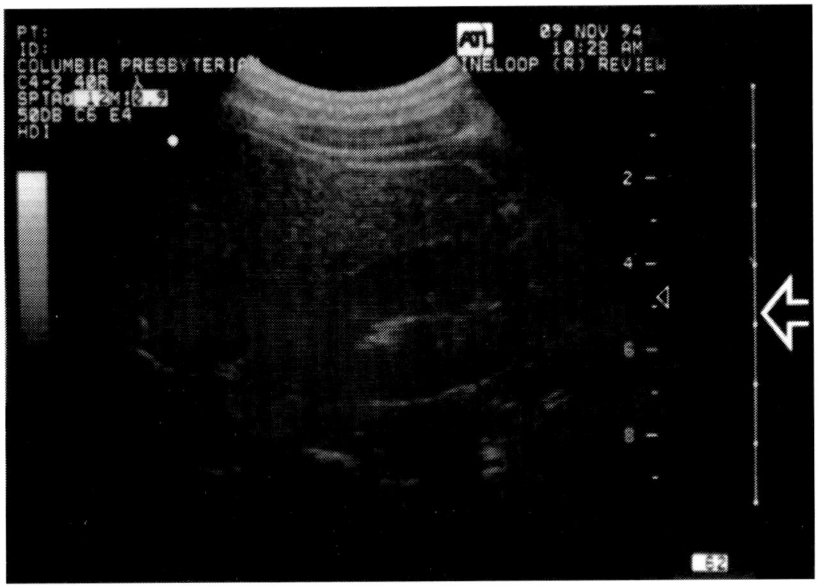

Fig. 2A-3. Nesta imagem, o ganho total está ajustado muito baixo. Observe que o ultra-sonografista tem tentado compensar isso aumentando todos os controles de ganho de tempo (flecha). Entretanto, a imagem ainda está escura. Este é um bom exemplo do conceito de deixar os controles de ganho com amplitude média e ajustar o ganho total primeiro. *Solução:* aumente o controle de ganho.

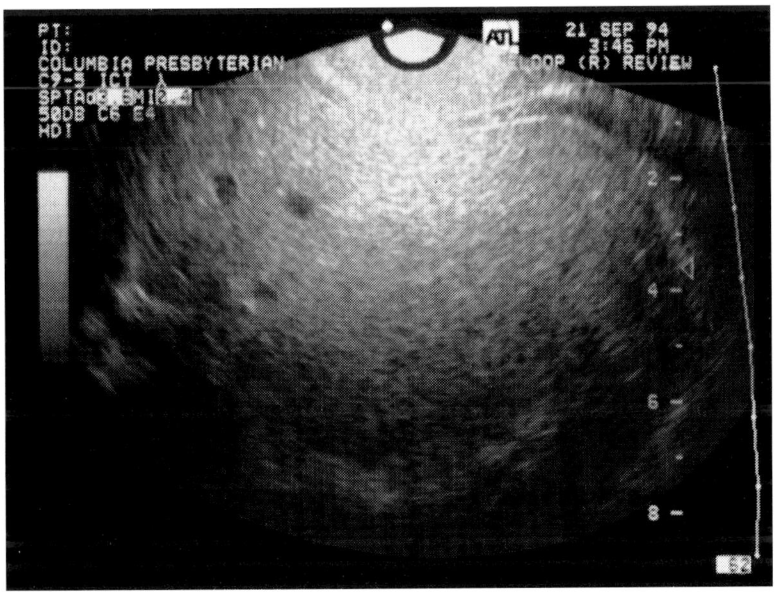

Fig. 2A-4. A metade inferior desta imagem está muito escura, mesmo com a compensação do ganho de tempo. O problema é a sonda de freqüência errada. O ultra-som com freqüência mais alta não penetra muito bem e a imagem resultante das estruturas profundas está muito escura, independente dos ajustes da máquina. *Solução:* mude para uma sonda com freqüência mais baixa.

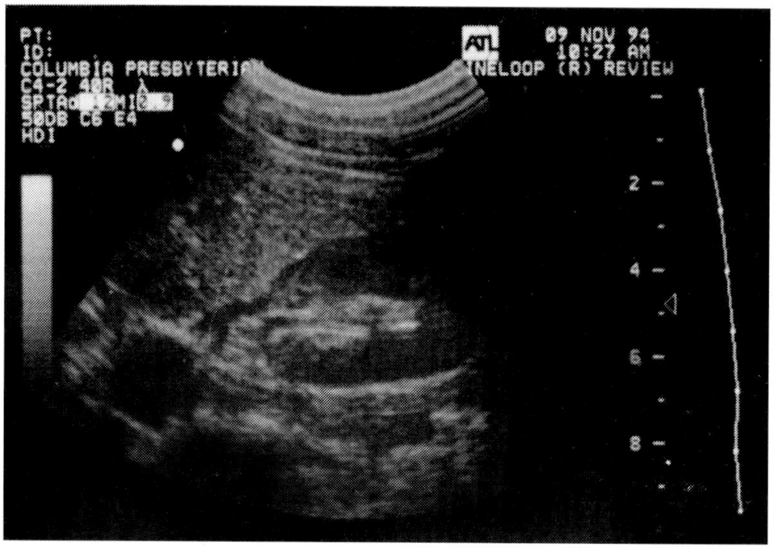

Fig. 2A-5. Toda a imagem está escura embora os ajustes pareçam corretos. O problema é a falta de gel de acoplamento sobre a pele. As ondas de ultra-som não viajam muito bem através do ar e, mesmo com a sonda tocando a pele, ainda há um pouco de ar, o suficiente para degradar a imagem. *Solução:* use mais gel.

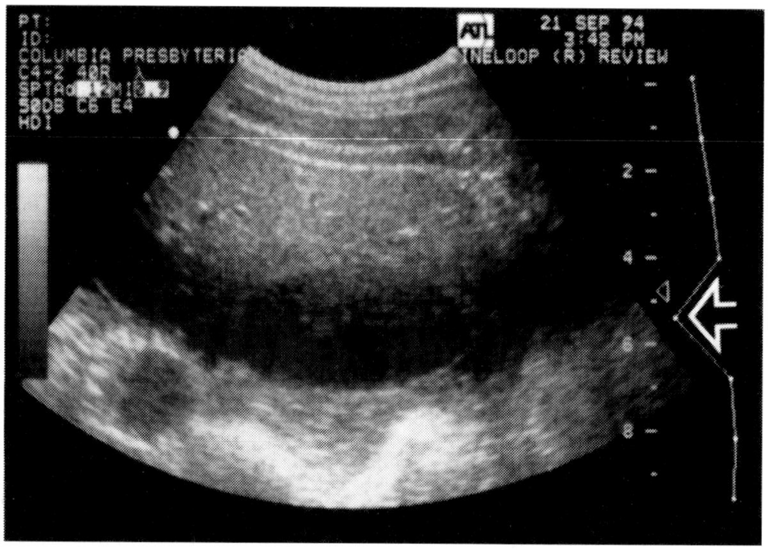

Fig. 2A-6. Observa-se uma faixa horizontal escura nesta imagem porque os controles de ganho de tempo (CGT) não estão devidamente ajustados (*flecha*). Esses são controles de sintonização precisa e controlam as faixas horizontais individuais da imagem. Há uma pequena quantidade de superposição, mas, na maior parte, cada controle corresponde a uma seção horizontal da imagem. *Solução:* ajuste o controle apropriado de ganho de tempo.

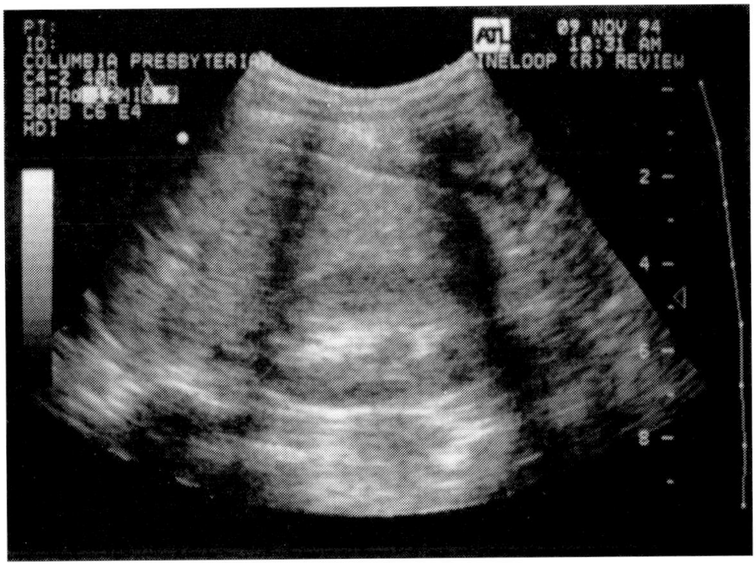

Fig. 2A-7. Esta imagem apresenta faixas verticais escuras. Existem muitas possibilidades: (1) está faltando gel em alguns pontos da pele e o sinal não está sendo transmitido; (2) há algo entre a sonda e a pele (na varredura abdominal, o umbigo quase sempre causa este tipo de imagem devido ao ar que geralmente é captado na sua profundidade); e (3) há algum problema com a sonda. (Leia o Cap. 3 para obter maiores informações sobre como resolver este problema de imagem.) *Solução:* movimente a sonda. Se a imagem melhorar, então verifique se há gel ou se há obstrução.

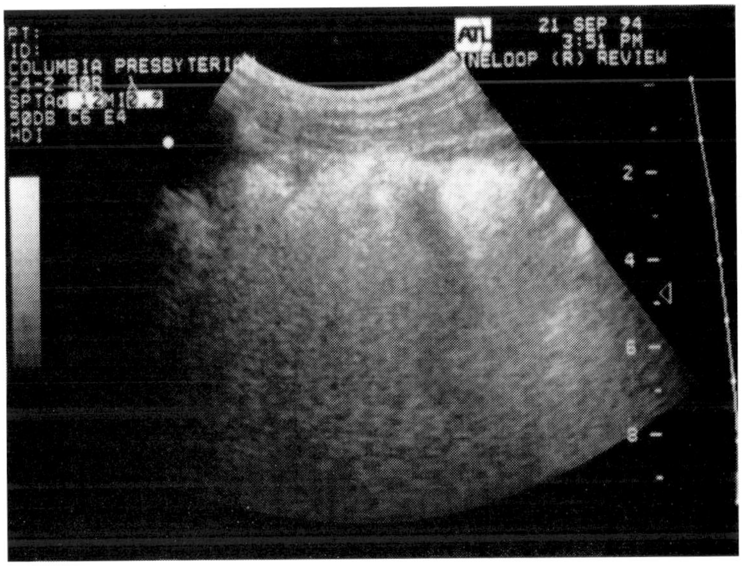

Fig. 2A-8. A metade inferior desta imagem está escura devido ao que se encontra no campo próximo. Neste caso, o ar no intestino bloqueia totalmente as ondas de ultra-som, e o resto da imagem fica escuro. A chave é o eco de ar muito claro no campo próximo. *Solução:* movimente a sonda para evitar o gás, ou peça ao paciente que se vire para que o gás se movimente para outro local.

A IMAGEM É CLARA DEMAIS

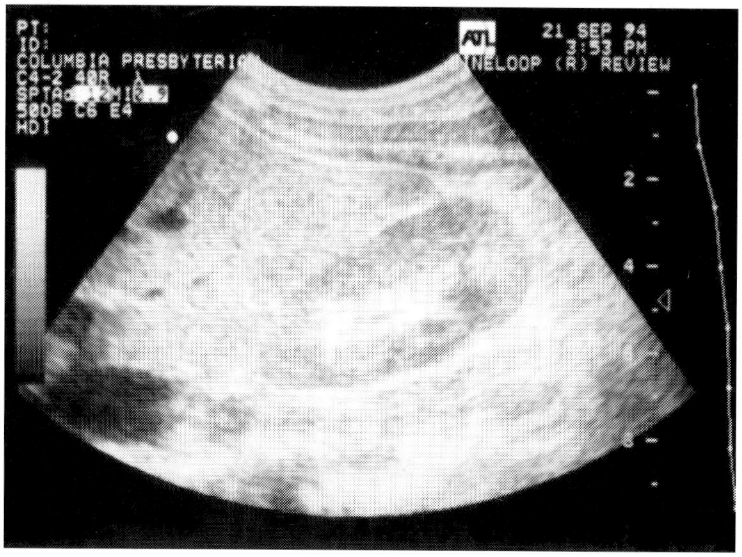

Fig. 2A-9. Esta é realmente uma boa imagem, mas o demonstrador está claro demais. (Leia o Cap. 3 para obter mais informações sobre como ajustar os dispositivos de saída.) *Solução:* reajuste o demonstrador.

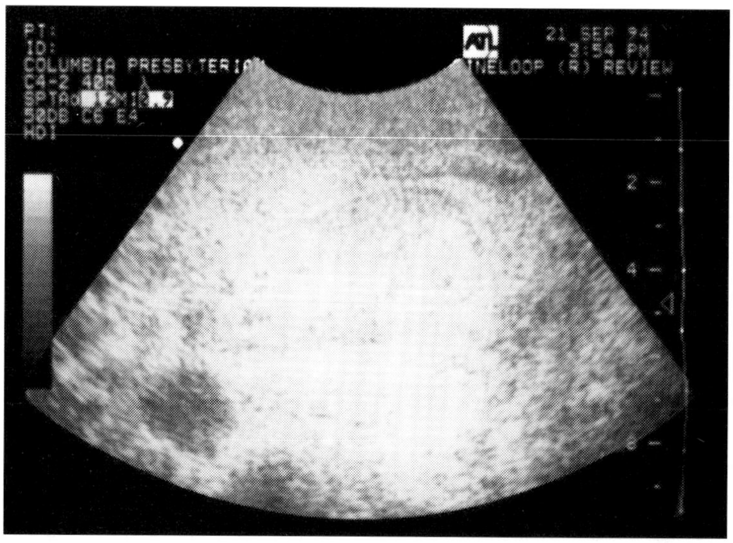

Fig. 2A-10. Nesta imagem, o ganho total está ajustado muito alto. Observe que o ultra-sonografista tem tentado compensar diminuindo todos os controles de ganho de tempo. Entretanto, a imagem ainda está clara. Este é mais um bom exemplo do conceito de deixar os controles de ganho de tempo com amplitude média e de ajustar o ganho total primeiro. *Solução:* diminua o controle de ganho.

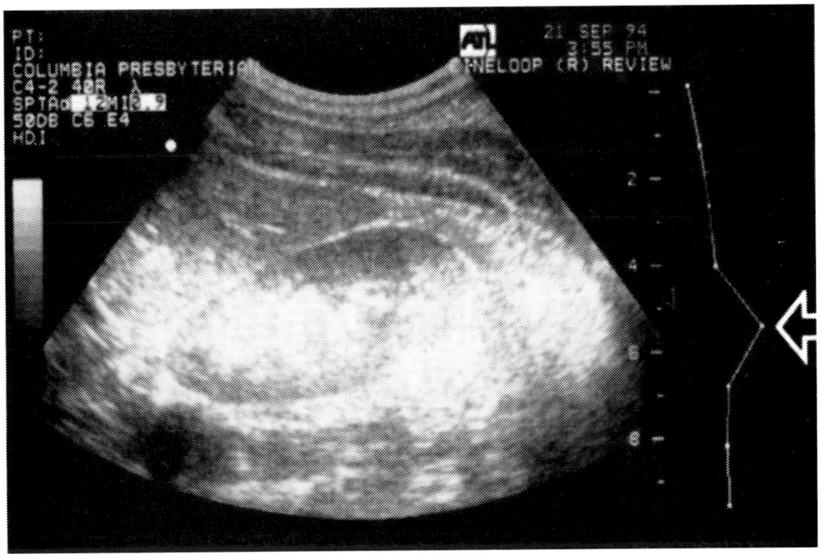

Fig. 2A-11. Nesta imagem, observa-se uma faixa horizontal clara porque os controles de ganho de tempo não estão ajustados satisfatoriamente (*flecha*). Estes são controles de sintonização precisa e controlam as fixas horizontais individuais da imagem. Há uma pequena quantidade de superposição, mas, na maior parte, cada controle corresponde a um seção horizontal da imagem. *Solução:* ajuste o controle apropriado de ganho de tempo.

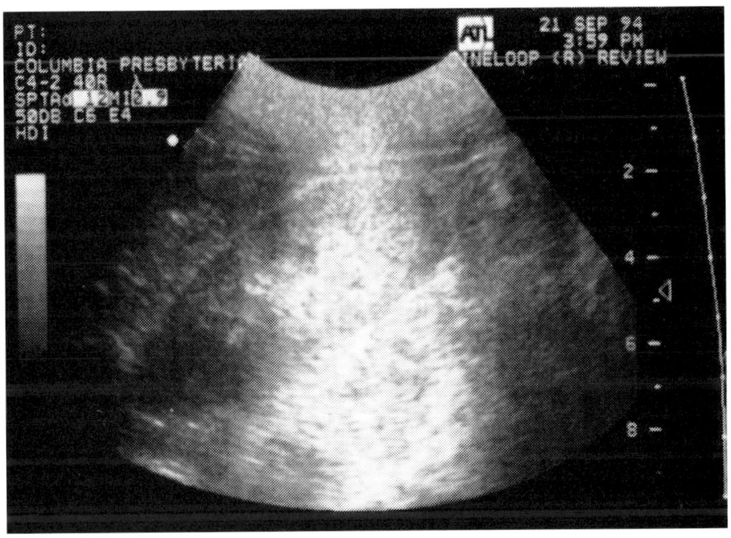

Fig. 2A-12. Esta imagem apresenta faixas verticais claras. Existem muitas possibilidades: (1) está faltando gel em algum ponto da pele e o sinal não está sendo transmitido; (2) há algo entre a sonda e a pele e o ultra-sonografista aumentou o ganho para compensar; e (3) há algum problema com a sonda e o ultra-sonografista aumentou o problema para compensar (Leia o Cap. 3 para obter mais informações sobre como resolver este problema de imagem.) *Solução:* movimente a sonda e ajuste o botão de ajuste de ganho. Se a imagem melhorar, então verifique se há gel ou se há obstrução. Se a imagem não melhorar, verifique a sonda.

A IMAGEM ESTÁ "INDISTINTA" OU "OBSCURA" OU "PARECE ESTRANHA"

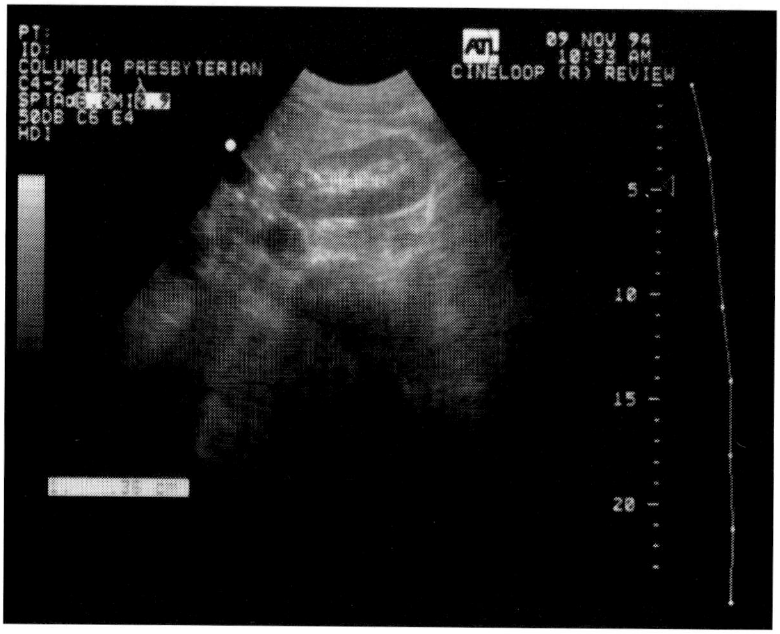

Fig. 2A-13. O ultra-sonografista está estudando algo no campo próximo, mas a profundidade é tão grande nesta imagem que a estrutura é pequena e com muito pouco detalhe. *Solução:* diminua a profundidade para aumentar o tamanho e o detalhe da imagem.

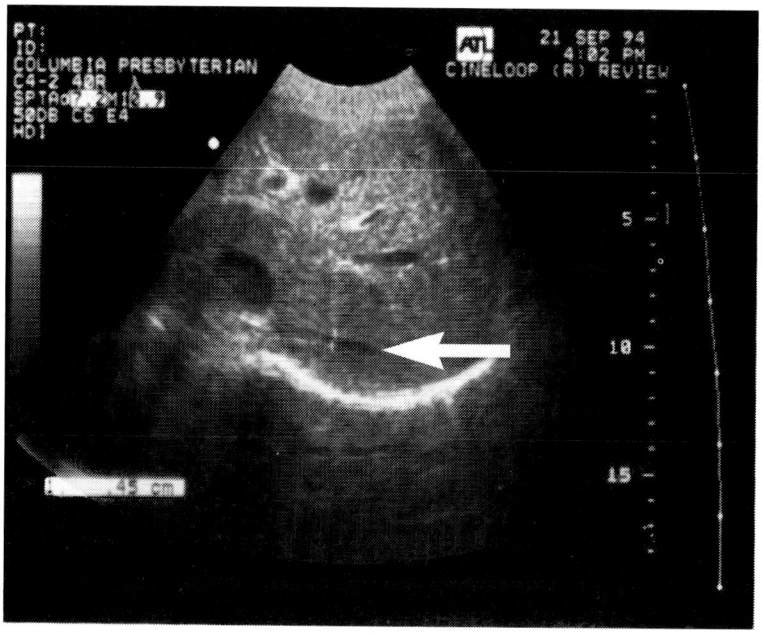

Fig. 2A-14. O ultra-sonografista está estudando um pequeno objeto a uma grande profundidade (*flecha*), mas está faltando detalhe. Para aumentar o detalhe, o tamanho da imagem deve ser aumentado com o *zoom* da máquina. Isso irá usar mais *pixels* (pontos) na tela e aumentar o detalhe. *Solução:* use o *zoom* para aumentar o tamanho da estrutura.

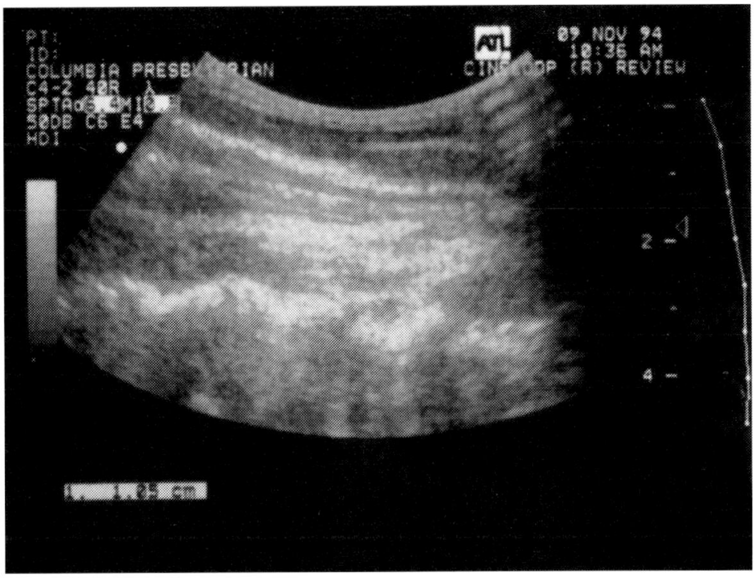

Fig. 2A-15. Os ajustes estão corretos porque esta imagem está no campo próximo, mas o detalhe não está nítido. A razão disso é que foi usada uma sonda de baixa freqüência. Como a freqüência mais alta aumenta a resolução, deve ser usada a freqüência mais alta que penetrar a esta profundidade. *Solução:* use uma sonda com freqüência mais alta.

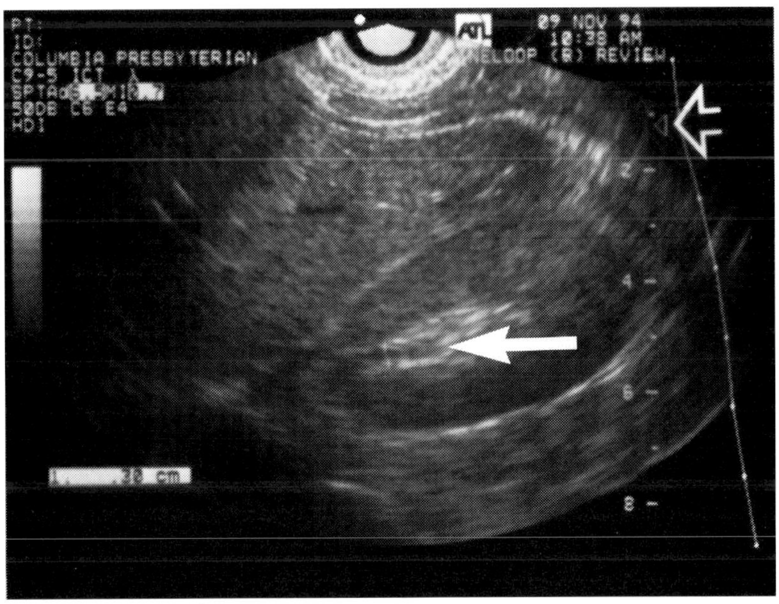

Fig. 2A-16. Foi usada uma sonda com freqüência mais alta para corrigir os ajustes, mas a imagem ainda não está nítida. Neste caso, a zona focal (*flecha aberta*) está longe da imagem de interesse (*flecha sólida*). Como o feixe de ultra-som é grande neste ponto, o detalhe fica perdido. *Solução:* mova o ponto focal para baixo. Em algumas máquinas, as múltiplas zonas focais podem ser usadas para melhorar a imagem ainda mais.

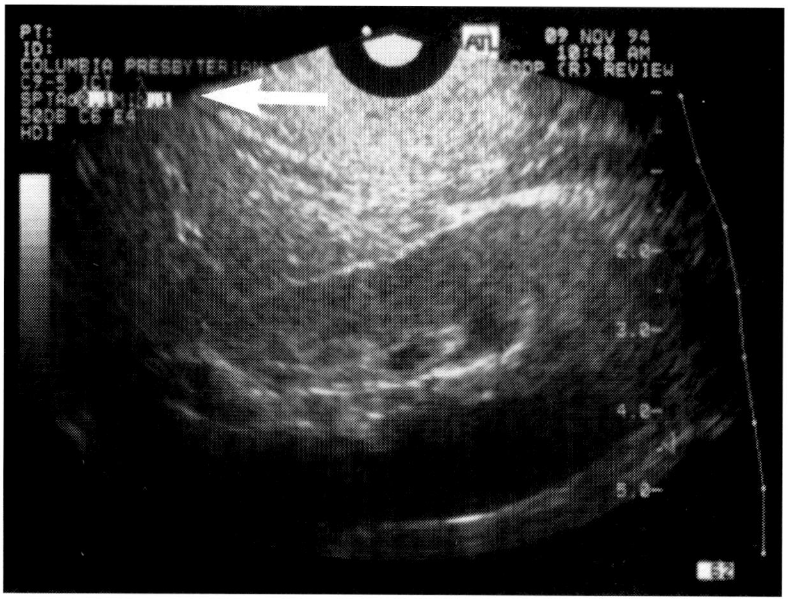

Fig. 2A-17. Esta imagem tem "neve". Isso é causado porque há muito pouca potência (*flecha*). Neste caso, há potência suficiente para deixar a imagem bastante clara, mas não o suficiente para evitar o ruído eletrônico se o sinal ultra-sonoro for baixo. *Solução:* aumente a potência transmitida.

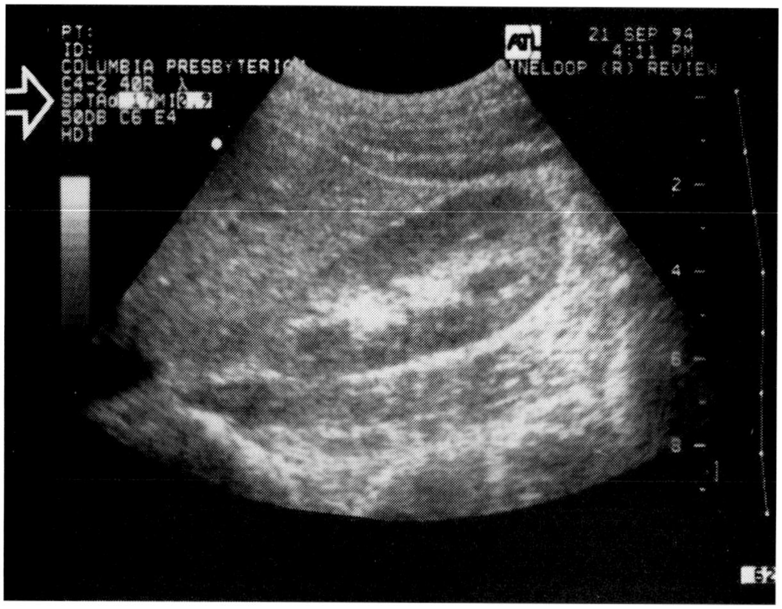

Fig. 2A-18. Esta imagem apresenta um pouco de obscurecimento de detalhe embora o ganho e os ajuste do controle de ganho de tempo estejam corretos. Neste caso, a potência é muito alta para o estudo deste campo adjacente (*flecha*). O excesso de luz faz com que uma fotografia fique distorcida, muita potência ultra-sonográfico também pode degradar uma imagem. *Solução:* diminua a potência para os estudos no campo adjacente.

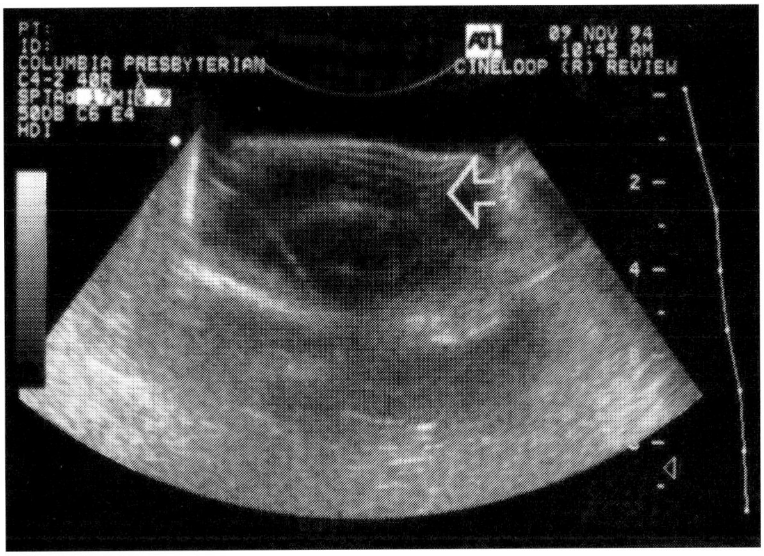

Fig. 2A-19. Esta imagem apresenta "abaixamento de cortina" (*flecha*), causado por muita potência no campo adjacente. Esta imagem é criada com uma xícara cheia de água. Um objeto horizontal e fino está suspenso a 1,5 cm abaixo do transdutor. (Leia a p. 7 para uma exposição completa.) *Solução:* diminua a potência e/ou mova a sonda de forma que a estrutura de interesse seja afastada.

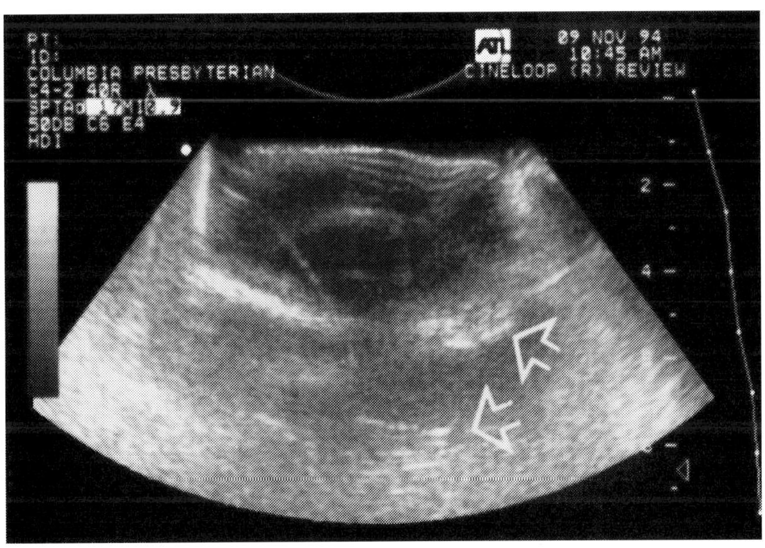

Fig. 2A-20. Esta mesma imagem também apresenta reverberação (*flecha*) causada por muita potência e/ou pela própria estrutura que está paralela à superfície da sonda. (Leia a p. 7 para ter uma exposição completa). *Solução:* diminua a potência e/ou gire a sonda para evitar a relação paralela do objeto e da superfície da sonda.

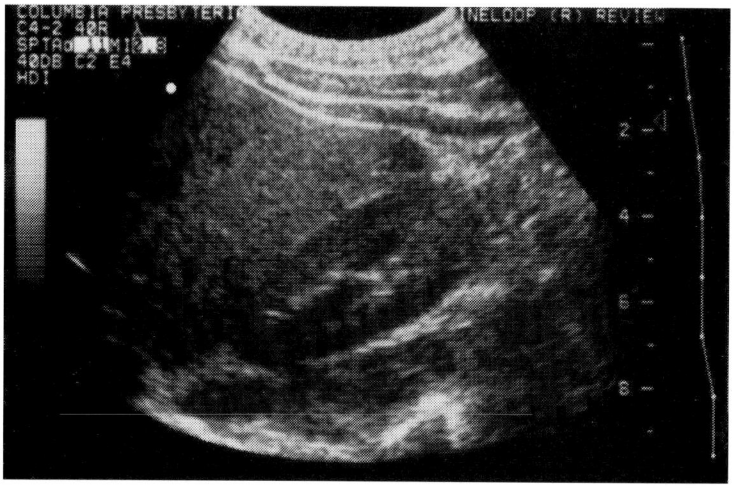

Fig. 2A-21. Esta parece uma imagem de um equipamento de ultra-som de primeira geração porque as estruturas são pretas ou brancas com muito pouca escala de cinza. O problema é a falta de amplitude dinâmica. *Solução:* aumente a amplitude dinâmica.

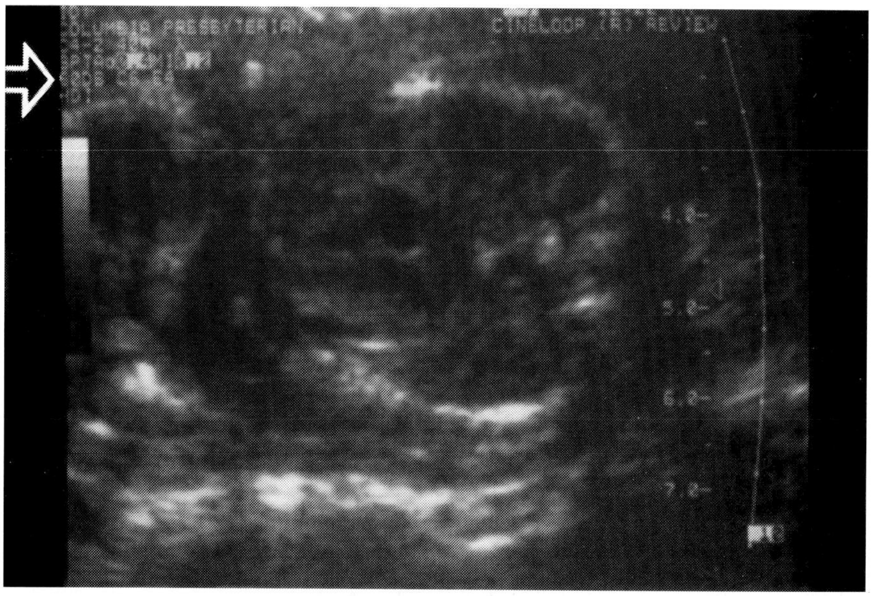

Fig. 2A-22. Nesta imagem do coração fetal, as bordas do ventrículo não são bastante claras. O problema é muita amplitude dinâmica (*flecha*). Para se ver bem as interfaces líquido-sólido, deve-se diminuir a quantidade de cinza da imagem. Isso é feito ajustando a amplitude dinâmica. *Solução:* diminua a amplitude dinâmica.

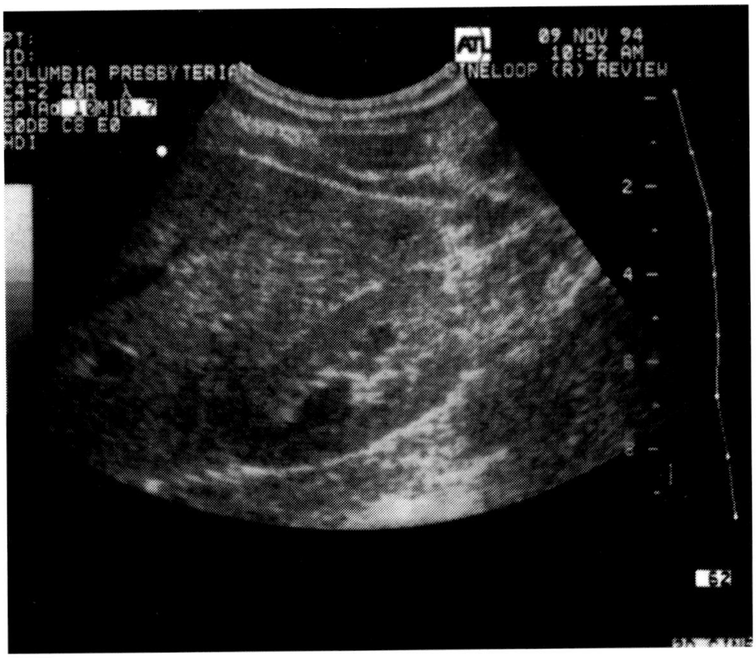

Fig. 2A-23. Esta imagem parece arte popular. Isso porque a curva de pós-processamento está indevidamente ajustada. Esta curva é útil para mudar as características de alguns tecidos, mas deixa outras imagens, como esta, muito estranhas se for usada a curva errada. *Solução:* use outra curva de pós-processamento.

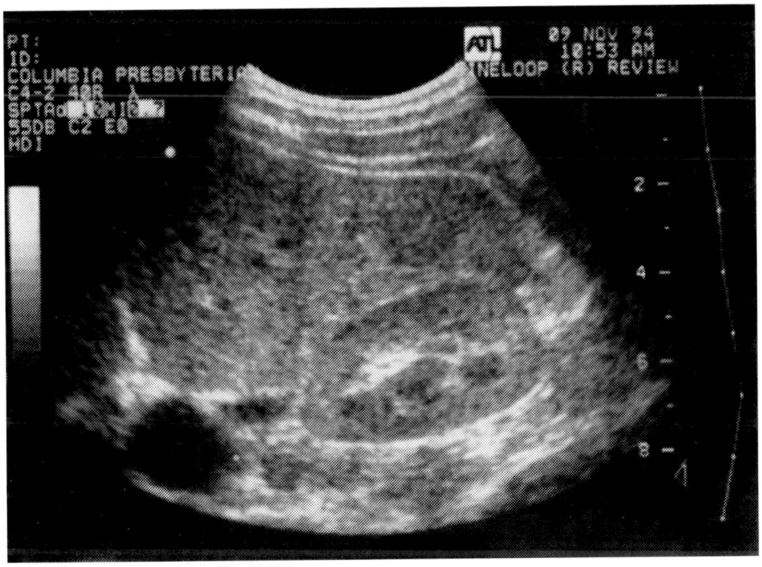

Fig. 2A-24. Esta imagem não é ruim, mas parece granulada. (Compare esta com a neve na Fig. 2A -17) O problema é falta de cálculo. Mais cálculos diminuem o ruído eletrônico que é inerente a todos os equipamentos, mesmo se os ajustes forem corrigidos. *Solução:* aumente o cálculo da imagem.

O GRÁFICO DOPPLER É RUIM

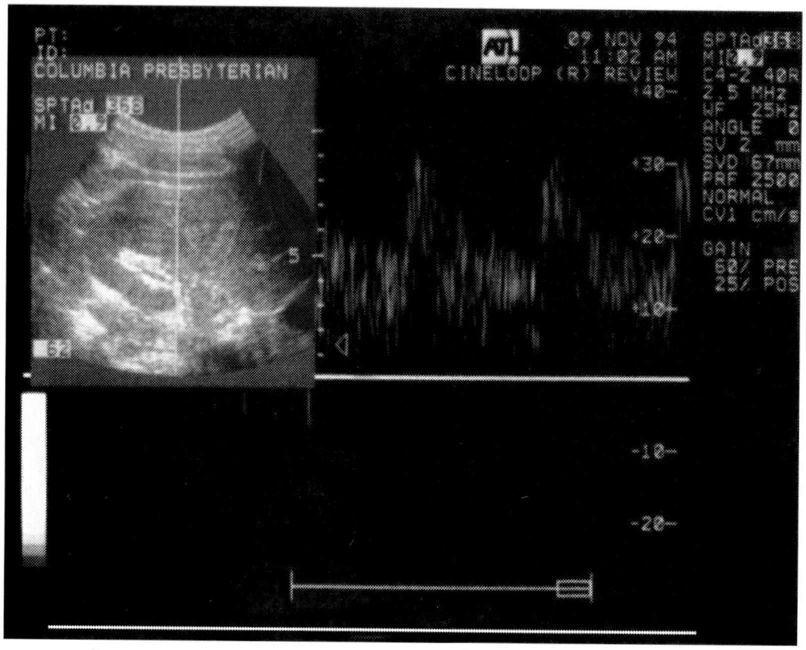

Fig. 2A-25. O portão está corretamente posicionado, mas o gráfico é fraco. O problema é falta de ganho de Doppler. Na maioria das máquinas, este é um controle separado, o que significa que a imagem pode ser perfeita, mas o gráfico é ruim. *Solução:* aumente o ganho de Doppler.

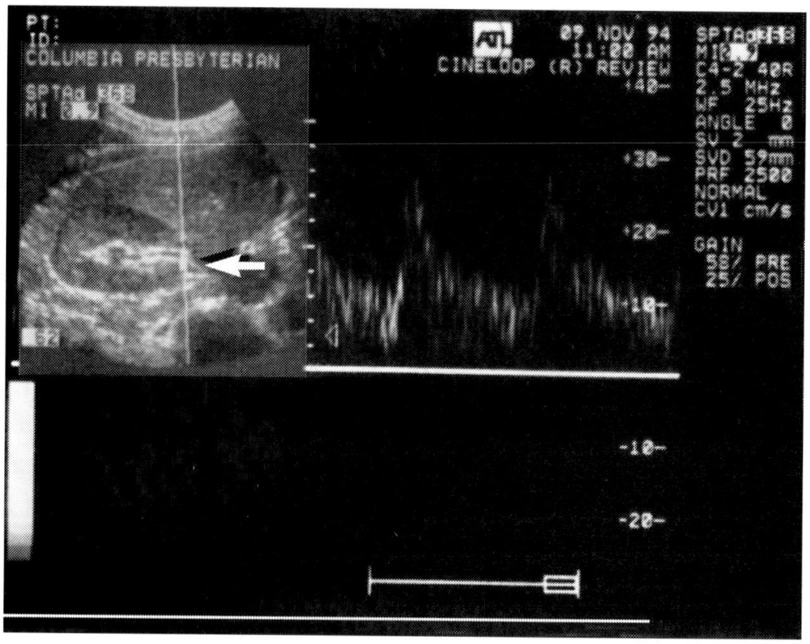

Fig. 2A-26. Os ajustes estão corretos nesta imagem, mas o gráfico ainda é fraco. O problema aqui é a orientação do vaso com relação à sonda (*flecha*). Se o vaso está paralelo à superfície da sonda, não dá para detectar movimento. *Solução:* mova (gire) a sonda ou mova a paciente para fazer com que o vaso apareça em algum ângulo na tela.

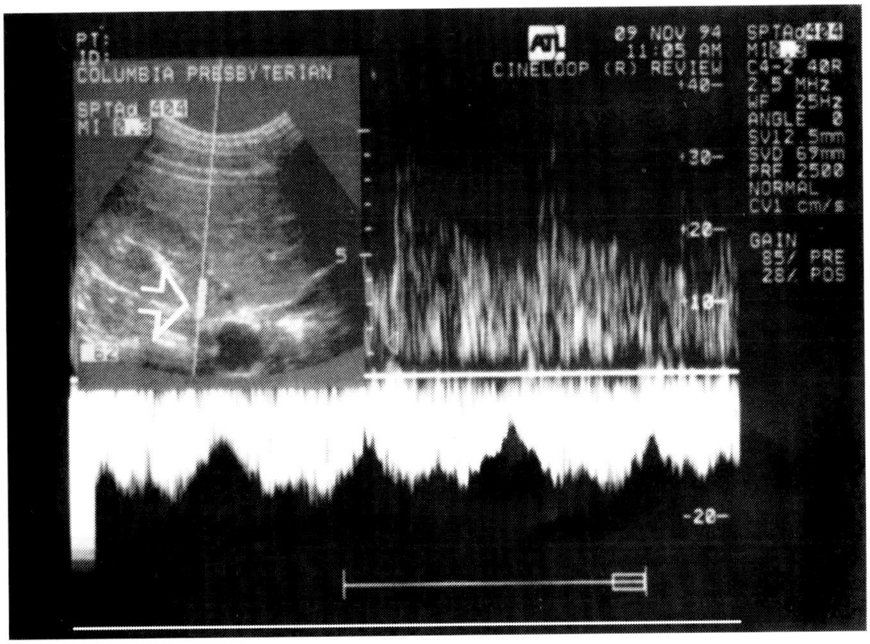

Fig. 2A-27. O gráfico apresenta múltiplos traçados. O problema é que o portão é muito grande (*flecha*). Se ele cobrir mais de um vaso, o traçado irá representar uma combinação de todos os vasos. *Solução:* diminua o tamanho do portão.

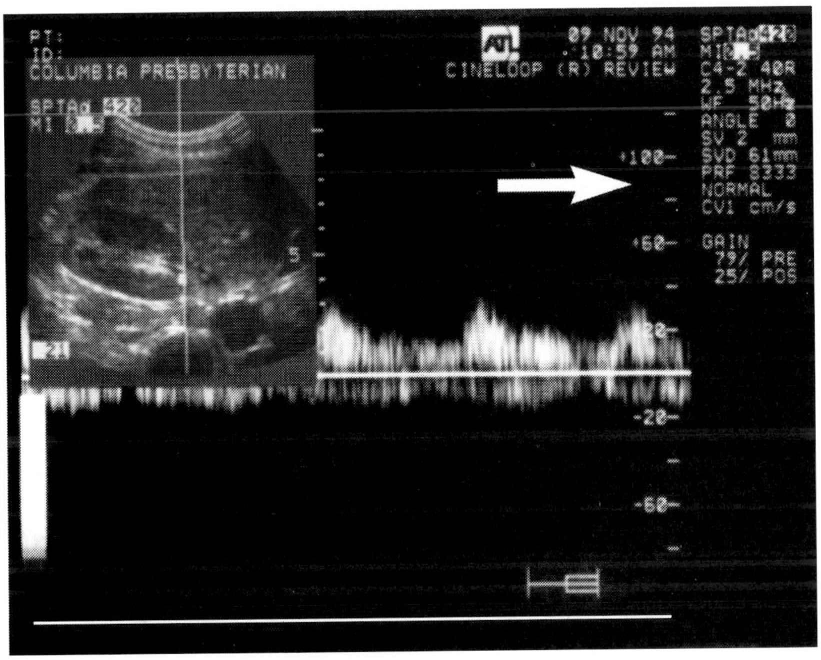

Fig. 2A-28. O gráfico é muito pequeno. O problema é a falta de amplitude de velocidade para este vaso. Neste caso, a velocidade do vaso é baixa, mas o ajuste na máquina é muito alto (*flecha*). *Solução:* diminua a amplitude de velocidade.

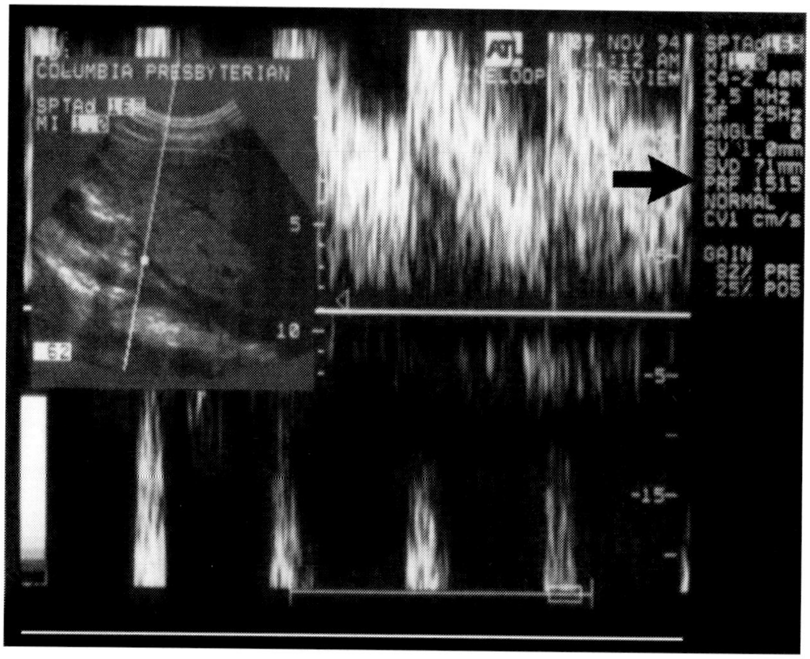

Fig. 2A-29. O gráfico está excedendo a margem superior e dobrando (*aliasing*). O problema é muita amplitude de velocidade. Neste caso, o fluxo no vaso é muito rápido, mas o ajuste da máquina é muito baixo (*flecha*) e a freqüência de amostragem está causando um erro de exibição. *Solução:* aumente a amplitude de velocidade.

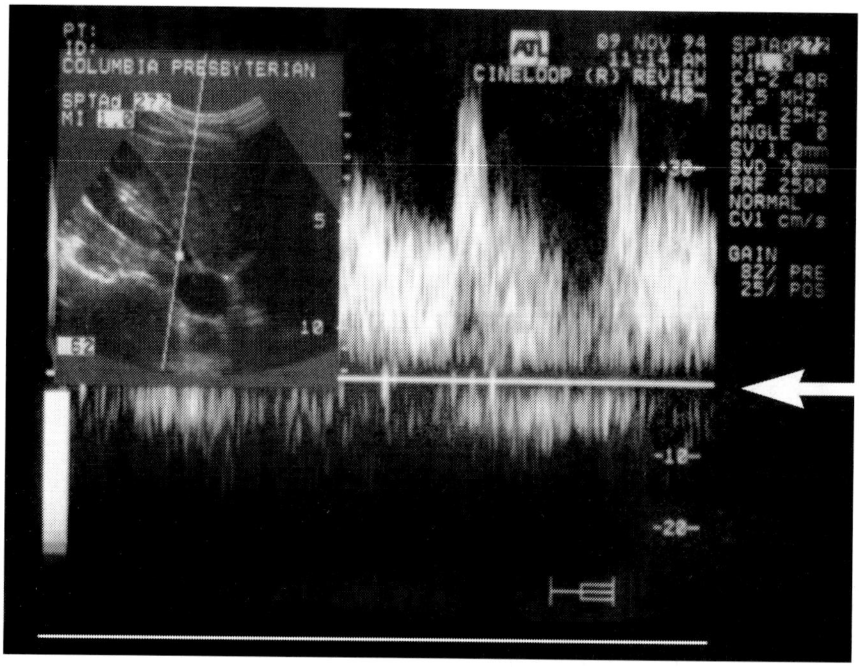

Fig. 2A-30. Os ajustes estão corrigidos nesta imagem, mas o ultra-sonografista quer aumentar o gráfico só mais um pouco. Isso fará com que o gráfico exceda a parte superior, como mostra a Figura 2A-28. Neste caso, a linha de base (*flecha*) pode ser movida para acomodar um aumento de amplitude de velocidade sem superposição. *Solução:* mova a linha de base para baixo.

3

INSTRUMENTAÇÃO: LIMITAÇÕES DAS ABORDAGENS ABDOMINAL E VAGINAL

DAVID B. PEISNER

O Capítulo 2 discute as técnicas para melhorar a aquisição de imagens ultra-sonográficas. Este capítulo discute a própria instrumentação. Alguns dos tópicos se relacionam diretamente com a varredura, enquanto outros parecem triviais. Entretanto, cada seção tem o seu objetivo. Além disso, os conceitos de documentação e calibração do equipamento, do demonstrador e dos dispositivos de registro são abordados.

COMPONENTES DA MÁQUINA

As especificações físicas geralmente passam despercebidas, mas podem ser importantes por várias razões. Primeiro, a ultra-sonografia transvaginal pode ser usada em procedimentos fora da sala de ultra-som. Portanto, as dimensões e o peso da máquina podem ser fatores quando a máquina é mudada de lugar. Certamente, é mais fácil manipular uma máquina menor em uma sala de operação e em volta do leito dos pacientes. Embora até mesmo as máquinas mais pesadas possam ser movimentadas, algumas pesam várias centenas de libras, e isso deve ser considerado se a máquina for movimentada com freqüência. Em última análise, a máquina que é inadequada a mudanças pode sofrer mais danos.

Com relação aos cabos, o seu comprimento e armazenamento são fatores que se relacionam diretamente à longevidade e à segurança da máquina. O comprimento do fio de alimentação determina o quanto a máquina pode ser móvel, e o comprimento dos cabos da sonda podem constituir um fator de limitação durante um procedimento. Algumas máquinas têm um lugar para armazenar fios e cabos e outras não. No caso de uma máquina com muitas sondas, uma câmara e um gravador de vídeo, o número de cabos soltos pode criar problemas. Se os cabos são curtos ou complicados de guardar, os usuários da máquina podem dobrá-los ou enrolá-los de forma errada deixando os cabos e os fios sujeitos à falha prematura. As máquinas melhores possuem ganchos resistentes ou outros sistemas para organizar os cabos que normalmente são ligados a uma máquina de ultra-som.

As características, como a potência elétrica, tornam-se importantes por questões práticas. Por exemplo, as exigências de voltagem normalmente não constituem um problema sério, pois os fabricantes estão conscientes das diferentes especificações dos vários países. Entretanto, talvez a quantidade de energia elétrica que uma máquina necessita (medida em *watts*) seja importante. Em uma sala com muitas máquinas, uma máquina maior talvez sobrecarregue o sistema elétrico e cause uma falha de energia elétrica. O planejamento cuidadoso pode evitar este problema.

Seguindo essa mesma orientação, as exigências do ambiente da máquina devem ser levadas em conta. Como todas as máquinas geram calor, a eliminação do calor deveria ser considerada. Uma máquina grande pode produzir uma quantidade significativa de calor, elevando, talvez, a temperatura da sala de exame. O principal conceito aqui é o planejamento. Se a quantidade de ar condicionado for planejada antecipadamente, alguns problemas relacionados ao conforto das pacientes (e dos ultra-sonografistas) podem ser evitados. Além disso, algumas máquinas possuem ventiladores e outras não. Algumas produzem muito ruído e possuem filtros que necessitam de limpeza constante. Embora os filtros sejam incômodos para usar, eles podem prolongar a vida da máquina. Por fim, a maioria das máquinas opera com diversas temperaturas e condições de umidade. Não obstante, em algumas áreas, tais como as regiões tropicais, as exigências de operação de uma máquina devem ser verificadas antes que a máquina seja adquirida.

Uma opção aparentemente rotineira é o espaço no carro/máquina para guardar equipamentos e provisões. Algumas máquinas possuem lugar para guardar garrafas de gel. Muitas clínicas usam um aquecedor de gel, e é bom que a máquina tenha um lugar específico para esta finalidade. Muitas máquinas têm um lugar para câmara e/ou gravador de vídeo. Contudo convém ter espaço adicional (prateleiras ou outros compartimentos) para guardar provisões, gráficos, sondas etc. Não devemos nos esquecer da possibilidade de adicionar mais equipamento ou opções à máquina. Se existem prateleiras ou compartimentos sem uso que são planejados quando uma máquina é adquirida pela primeira vez, fica muito mais fácil, no futuro, acrescentar outras coisas como, por exemplo, um computador.

O número de receptáculos da sonda pode afetar a operação diária da máquina. Por exemplo, algumas máquinas aceitam que sejam ligadas muitas sondas simultaneamente, permitindo que elas sejam selecionadas na mesa de comando. Aquelas máquinas que possuem um único receptáculo forçam o usuário a encaixar e desencaixar as sondas toda vez que for preciso usar uma sonda diferente. Como a máquina e/ou a sonda pode ser danificada se isso for feito com a força ligada, pode ser preciso que o equipamento fique um tempo parado para manutenção, caso um usuário inexperiente tente trocar uma sonda com a força ligada. Além do mais, pode ser difícil colocar uma tomada grande se o receptáculo se encontra próximo ao chão, na parte de trás da máquina. Portanto, é preferível adquirir uma máquina em que a seleção da sonda é controlada por uma chave ou por um teclado.

Há outros conectores da máquina que também são importantes. Uma clínica pode usar um gravador e outra câmara ou uma impressora instantânea. Algumas podem precisar de um monitor auxiliar conectado para permitir que o paciente (ou outras pessoas) observe o exame. Tudo isso exige conecções, que não precisam, necessariamente, estar presentes em alguns exploradores. Da mesma forma, algumas máquinas podem ter conectores para outros sinais, tais como o Doppler, eletrocardiograma e/ou controle remoto do equipamento auxiliar.

A localização e o tamanho do monitor são componentes simples, porém importantes. Embora praticamente todas as máquinas modernas produzam boas imagens de ultra-som, pode ser difícil ver uma imagem em uma tela pequena se o operador estiver longe da máquina. Além do mais, alguns monitores são fixos nos gabinetes e não giram. Isso pode constituir um problema se o operador estiver se movimentando ao redor do paciente. Tudo isso depende um pouco da preferência do operador, mas, não obstante, isso deve ser considerado quando se faz a escolha do equipamento.

TRANSDUTORES E IMAGENS

Há uma grande variedade de números e de tipos de transdutores entre os fabricantes. Algumas características não se aplicam às sondas transvaginais. Por exemplo, os transdutores lineares existem para fazer a ultra-sonografia abdominal e transretal, mas (geralmente) não para a ultra-sonografia transvaginal, na qual as sondas produzem imagens por setores. Os diferentes tipos de imagens por setores são: mecânica, setorial e convexa.

O transdutor setorial mecânico consiste de um cristal (cristais) rotativo ou oscilante (para frente e para trás) imerso em óleo. Este método é o modo mais simples de se fazer uma varredura, o que possibilita o maior campo visual. O campo visual é totalmente dependente do movimento do cristal e está limitado apenas pelas características mecânicas do motor do transdutor e pelo formato do cabo. Em algumas máquinas, os campos visuais chegam a quase 240° ou mais. A sonda mecânica possui duas desvantagens. Primeira: é difícil usar outras modalidades como o modo M e o Doppler porque essas modalidades exigem um transdutor fixo, ao passo que uma imagem em tempo real precisa de um transdutor móvel. Embora o Modo M e o Doppler possam ser usados com restrições, o Doppler colorido somente pode ser usado com uma sonda eletrônica. A segunda desvantagem é a manutenção. As partes mecânicas se desgastam e o óleo dentro da sonda deve ser substituído de vez em quando. Se entrar ar no mecanismo, a bolha dentro da sonda irá produzir sombreamento na imagem. Se isto ocorrer, será preciso adicionar mais óleo à sonda.

Outra desvantagem da sonda setorial mecânica é o ruído inerente no campo adjacente. Isso não constitui um problema no abdome, mas na ultra-sonografia transvaginal algumas estruturas pélvicas podem estar a 1 cm do transdutor. Contudo, o problema pode ser resolvido recuando um pouquinho a sonda para afastar a estrutura do campo adjacente.

O transdutor de uma sonda mecânica consta de alguns cristais (às vezes somente um) ligados ao mecanismo para fazê-lo oscilar ou girar. As primeiras máquinas consistiam em transdutores que focalizavam um ponto fixo. Uma outra variação deste tipo era uma sonda com vários transdutores, cada qual focalizando um ponto diferente. Isso permitia que o usuário selecionasse um ponto focal para um determinado exame. Atualmente, máquinas mais novas incorporam uma tecnologia conhecida como arranjos anulares. Um arranjo anular é um transdutor que consiste em cristais circulares concêntricos, onde, antigamente, era usado um único cristal circular. Cada coroa circular (literalmente, um anel) tem uma zona focal diferente, que pode ser usada com outras coroas circulares para focalizar a diferentes profundidades do tecido. Quando este transdutor é mecanicamente varrido, o usuário pode selecionar um ou mais desses cristais circulares para diferentes zonas focais. O conceito importante é o fato de que, com este sistema mecânico, podem ser selecionadas múltiplas zonas focais, uma vantagem clara para a ultra-sonografia de alta resolução.

O campo visual é um dos conceitos mais importantes da ultra-sonografia transvaginal e transabdominal. O tamanho do setor exibido é medido em graus. Isto está baseado em um círculo de 360º. Um quarto do círculo exibe apenas 90º. Na ultra-sonografia, um exame pode ficar seriamente limitado se o campo visual do setor for menor que 90º, porque fica difícil de estabelecer as relações das estruturas adjacentes. Entretanto, um campo visual estreito pode ser usado em alguns casos em que um alto índice de regeneração é desejado. Quando o equipamento de ultra-som diminui o seu índice de atualização na tela à medida que o tamanho do setor aumenta, o que pode comprometer o exame de um objeto móvel, como no caso de um coração pequeno em uma gravidez ectópica. Uma vez localizada uma provável gravidez ectópica, o tamanho do setor pode ser reduzido e o índice de regeneração aumentado a fim de melhorar a imagem em benefício de um diagnóstico melhor.

Existem duas características importantes do campo visual. A primeira é a largura total do campo, descrita acima e medida em graus de um círculo. Uma sonda com um campo visual maior será capaz de visualizar uma parte maior de um órgão grande, como um útero com miomas. A segunda é que algumas sondas também possuem campos visuais dirigíveis. Por exemplo, uma sonda pode ter um campo visual de 120º. Se isso for simétrico com respeito à extremidade da sonda, o campo visual terá 60º em ambos os lados da linha imaginária, que se estende desde a extremidade do transdutor. Entretanto, para os ovários localizados lateralmente na pelve, o exame pode ser difícil de realizar com algumas sondas, principalmente se a paciente apresenta limitada mobilidade do fêmur. Pode ser impossível direcionar a sonda em direção ao aspecto lateral da pelve sem causar desconforto à paciente. Por esta razão, algumas sondas e algumas máquinas possibilitam a mudança de seus campos visuais desde a linha média da sonda. No caso da sonda mencionada anteriormente, isto significa que todo o campo visual de 120º pode ser orientado para um lado da linha média ou, em alguns casos, até para mais longe. Por fim, um desenvolvimento recente é a capacidade de varrer em um plano perpendicular ao plano de varredura original, algumas vezes simultaneamente com o arranjo principal dos cristais. Se possível, isso pode dar ao ultra-sonografista mais flexibilidade durante o exame.

Um transdutor setorial eletrônico consiste em uma disposição fixa dos cristais firmemente condensados em um pequeno espaço. Esses cristais são disparados em seqüência em um complicado esquema para dirigir o feixe de ultra-som para um setor. Embora esta metodologia não necessite de partes móveis, ela é eletronicamente mais difícil de processar. Antigamente, essas máquinas eram mais caras, mas, atualmente, o custo diferencial é pequeno. A maior observação com relação à essa tecnologia é o problema dos artefatos do lobo lateral. Eles causam distorções das estruturas na borda do setor devido ao problema matemático de dirigir um feixe para um ângulo da sonda. Contudo, a vantagem desse tipo de sonda é o seu tamanho, que pode ser importante para as pacientes menopausadas ou para outras pacientes com estreitamento. Como não existem partes mecânicas, esses transdutores normalmente são os menores de todos. O setor desta sonda pode ser dirigido para o lado da pelve como a sonda mecânica. Entretanto, a quantidade de desvio do setor é limitada comparada à sonda mecânica e é mais suscetível à produção de artefatos.

O transdutor setorial convexo consiste em um arranjo de cristais dispostos ao longo de uma extremidade curva da sonda. Como o feixe de cada cristal sai perpendicularmente da superfície do transdutor, a curvatura da extremidade da sonda produz uma imagem setorial devido a esse arranho. Este método apresenta duas vantagens. A primeira, o problema do artefato do lobo lateral, que ocorre nas sondas de setorial, não chega a ser um problema. A segunda, eletronicamente essa disposição é mais simples que o setorial. Não obstante, o campo visual de uma sonda convexa é fixo, ao passo que o de setorial pode ser variável. Ambas as opções, convexa e de setorial, possuem excelentes características de ruído no campo adjacente. Devido a técnicas modernas para a fabricação de cristais, é possível ter múltiplas zonas focais. As diferenças na qualidade da imagem entre um transdutor de setorial ou convexo são mínimas e as preferências individuais do usuário podem ser o fator mais importante na escolha de uma sonda.

Quando uma sonda é selecionada, as dimensões físicas podem ser importantes. Uma das mais significativas é o formato do cabo. Como os ultra-sonografistas realizam varreduras demoradas, o cabo da sonda deve ser confortável. Na ultra-sonografia transvaginal, algumas sondas possuem cabos dobrados ("quebrados") e outras possuem cabos retos. As sondas com cabos dobrados são mais fáceis de serem manipuladas se a paciente não estiver em uma mesa ginecológica. Contudo, é difícil examinar as porções laterais dos anexos na visão transversal com este tipo de sonda, a menos que a sonda seja girada para os lados opostos da pelve. Quando a sonda é girada, o operador deve, então, inverter a imagem na tela para manter uma orientação adequada — o que é incômodo. As sondas com cabos retos são mais fáceis de mirar e não precisam ser giradas quando os anexos são examinados. Por fim, o peso e as dimensões do transdutor podem fazer uma grande diferença para alguns operadores. As sondas mecânicas são um pouco mais pesadas e maiores que as não mecânicas. Elas também podem vibrar um pouco quando estão em funcionamento.

Após a escolha do tipo de sonda e de mecanismo, há muitas outras características em uma sonda que afetam a qualidade da imagem. Em alguns casos, uma determinada sonda apresenta apenas uma opção, mas, em outros casos, existem muitas opções. Certamente isso vai variar de acordo com o fabricante e deve ser determinado antes de se adquirir uma nova sonda. As características incluem: freqüência da sonda, zona focal, campo visual, saída de força e resolução.

A freqüência usada para a ultra-sonografia transvaginal é mais alta que a usada para a ultra-sonografia transabdominal. Geralmente, ela varia de 5 a 7,5 MHz para várias sondas. Algumas sondas conseguem varrer em múltiplas freqüências, algumas vezes simultaneamente, na mesma imagem. Esta característica é uma grande vantagem porque não há necessidade de trocar a sonda durante um exame se o operador quiser melhorar a imagem mudando a freqüência. Quando conjugada com múltiplas zonas focais, a capacidade de visualizar detalhes importantes na pelve melhora consideravelmente. À medida que a freqüência aumenta, a resolução da imagem também aumenta, mas a profundidade de penetração diminui (leia o Cap. 2).

Outra observação é a zona focal da sonda. As sondas mecânicas geralmente possuem zonas focais fixas cujas profundidades dependem da freqüência da sonda. As sondas com freqüências mais baixas possuem uma zona focal mais profunda. Não obstante, as sondas mecânicas mais modernas, com transdutores com arranjo anular (veja acima), podem focalizar além de uma profundidade. Os transdutores não mecânicos também podem ter zonas focais fixas ou múltiplas zonas. Igual às características de freqüência, algumas sondas são capazes de múltiplas zonas focais simultaneamente na mesma imagem.

A saída de força de cada sonda varia segundo o fabricante. Todas as sondas que revisei possuem saídas de força que cumprem as diretrizes do American Institute of Ultrasound in Medicine (AIUM). Uma exceção para qual as saídas de forças podem ser aumentadas são as aplicações para o fluxo de Doppler. Neste caso, o operador deve determinar se a saída de força da sonda obedece às diretrizes clínicas para uma determinada aplicação. As máquinas mais modernas oferecem um controle para a seleção de potências. (Lembre-se que seleção da saída de força não é o mesmo que seleção de ganho.)

Algumas sondas podem apresentar os controles da máquina montados no corpo da sonda. Isso permite que o operador congele a imagem e/ou faça outras operações. Algumas sondas possuem guias de biópsia ou de agulhas incorporadas que possibilitam os procedimentos de punção orientados pelo ultra-som. Esses procedimentos incluem recuperações de folículo, drenagem de cistos e término da gestação. Se os procedimentos são realizados com a sonda, existem capas especialmente projetadas para sondas disponíveis para alguns tipos de máquina e não para outros. Se a capa para sonda não estiver disponível, tem-se usado bastante a luva cirúrgica sobre a extremidade de uma grande variedade, tanto de transdutores transabdominais e transvaginais. Normalmente, esta técnica funciona bem e não é cara.

Quando se escolhe uma sonda, existem algumas especificações que não são bem conhecidas. Elas dizem respeito tanto à sonda quanto à máquina, mas devem ser consideradas antes de se efetuar uma compra ou de se fazer um contrato de locação. Estas características incluem penetração, resolução (tanto axial quanto lateral), resolução de contraste, índice de regeneração e a capacidade de adicionar uma guia de biópsia.

Embora todas as máquinas transmitam feixes que obedeçam às diretrizes do AIUM, algumas máquinas podem penetrar mais profundamente que outras com um ajuste de tempo similar. Isso ocorre porque a penetração depende não apenas da potência do feixe de ultra-som produzido pelo transdutor, mas também da geometria e da sensibilidade dos cristais, assim como da eletrônica de recepção.

Um elemento muito importante é a resolução, pois esta característica define essencialmente a quantidade de detalhe que pode ser vista em uma imagem. Se for usada uma sonda linear, a resolução lateral depende da freqüência e da zona focal do feixe de ultra-som. Se a sonda setorial ou a convexa são usadas, a resolução lateral também é dependente da profundidade da imagem. (Ela piora com as estruturas mais profundas à medida que os feixes de ultra-som se espalham segundo o formato do setor.) Assim sendo, as estruturas mais profundas não são tão claras como as estruturas mais superficiais. Isso também depende do número de cristais na sonda e da eletrônica que podem deixar a imagem mais nítida usando técnicas matemáticas. A resolução também pode aumentar com diferentes técnicas de focalização. A resolução vertical depende, principalmente, do comprimento do pulso e da pureza, que podem variar segundo o fabricante. Como uma imagem de ultra-som é produzida enviando um pulso curto e depois ouvindo as reflexões por um longo tempo, um pulso mais curto será capaz de "ver" objetos menores. À medida que a resolução está sendo avaliada, observe que a resolução horizontal e a vertical são especificadas separadamente porque elas dependem de elementos diferentes das sondas e da eletrônica da máquina.

Outro elemento é a resolução por contraste. Esta é uma medida de como a sonda e a máquina podem diferenciar bem as estruturas de ecogenicidades levemente diferentes. Se a resolução do contraste for muito alta, então as estruturas com ecogenicidades apenas um pouquinho diferente aparecerão como imagens separadas na tela. Se a resolução do contraste for baixa, essas imagens podem parecer que são um único item na tela. Embora esta não seja uma especificação normalmente mencionada por fabricantes, podemos obter uma estimativa verificando o número dos níveis de cinza usados nessa máquina. Se esse número for alto, então a resolução do contraste deverá ser boa. Se o número for baixo, então a resolução do contraste será pior, e pode ser mais difícil de distinguir uma placenta de uma parede uterina. Observe que a maioria das máquinas usam 128 ou 256 níveis de cinza. Contudo, na verdade, muitas irão exibir apenas 16 ou 32 na tela ou na imagem. O cinza que, de fato, é mostrado, pode ser mudado com os controles de pós-processamento. Não obstante, o ultra-sonografista deveria avaliar cuidadosamente a qualidade da imagem, lembrando-se deste componente quando escolher uma máquina.

Durante o exame, o índice de regeneração ou o número das imagens exibidas no monitor, por segundo, pode ser um componente. A maioria das máquinas mostra uma imagem 20 a 30 vezes/s, o que é suficiente. Entretanto, o índice de regeneração é diferente para cada sonda. Se são usadas várias características de *zoom*, múltiplas zonas focais, modo M e/ou Doppler, o índice de regeneração pode diminuir dramaticamente. Em conseqüência, talvez seja difícil visualizar um coração fetal que pode estar batendo 150 vezes/min ou 2,5 vezes/s se o índice de regeneração for de apenas 5/s. Observe que esta especificação está diretamente relacionada à qualidade da eletrônica da máquina. Como as máquinas de ultra-som são, essencialmente, computadores modificados (de fato, elas possuem *chips* como aqueles computadores 386 ou 486), não é de se surpreender que os modelos mais novos, com eletrônicas mais velozes, possam atualizar a tela mais rapidamente que os modelos antigos. Isso deixa vários modelos com um índice de regeneração mais rápido, o que é importante para certos tipos de exames.

Se o laboratório faz procedimentos invasivos com orientação ultra-sonográfica, muitas sondas possuem opções de guia de biópsia. Isso, normalmente, consiste em um aparelho que se prende à sonda para guiar uma agulha ou outro dispositivo dentro do corpo. O fabricante normalmente fornece um pacote de *softwares* para exibir um guia, na tela, para representar o percurso que a agulha fará ao ser inserida. Para alguns guias de biópsia há a opção carregada à mola. Esse dispositivo literalmente "atira" uma agulha muito rapidamente a uma profundidade ao longo de uma via da agulha que é redefinida, na tela, pelo *software*. Embora o princípio de introdução de uma agulha na estrutura pélvica não seja diferente da abordagem à mão livre, a rapidez da introdução de uma agulha com esse aparelho evita bastante o movimento do órgão, o que pode resultar na imprecisão da técnica à mão livre. Isso também diminui a necessidade de mais analgesia.

Para os demais procedimentos, algumas empresas produzem, atualmente, um transdutor rotativo que se encaixa em um cateter estreito, permitindo que todo o transdutor seja profundamente inserido no corpo através dos vasos sangüíneos ou de outro orifício. Embora isso seja usado principalmente nos vasos sangüíneos, outros locais podem ser imaginados para futuras aplicações desta sonda tão pequena.

As duas modalidades que complementam a ultra-sonografia em tempo real são o modo M e o Doppler. O ultra-som do modo M é usado para observar os movimentos de uma estrutura ao longo de uma linha imaginária que é colocada na tela pelo ultra-sonografista. Essa linha é colocada exatamente no topo da estrutura que está sendo investigada. Todavia, o comprimento desta linha que determina diretamente o tamanho do traçado do modo M deve ser o mais curto possível, mas que ainda cubra a estrutura que está sendo investigada. Muitas máquinas que oferecem imagens no modo M permitem que o comprimento e a localização da linha sejam alterados. Entretanto, algumas permitem apenas mudanças limitadas. Por exemplo, um fabricante permite apenas uma linha que abrange toda a tela e que vai só até a metade da tela, o que pode ser satisfatório para a maioria dos exames, mas insuficiente em situações especiais. Esta é outra área que não dá para ser bem descrita nas especificações de uma máquina e que precisa ser investigada antes de se adquirir uma máquina. O ganho do modo M, normalmente, é um ajuste separado. Não há controle de ganho de tempo para este ajuste porque os principais controles de ganho de tempo ainda podem ser usados para o ajuste de partes individuais da tela. O objetivo desse ajuste é o melhor traçado, que exibe a informação de interesse. Por fim, a velocidade de varredura do traçado do modo M normalmente é, mas nem sempre, ajustável na maioria das máquinas. Talvez uma velocidade maior seja útil para se examinar a estrutura de um coração fetal, ao passo que uma velocidade menor pode ser melhor para se estudar a respiração fetal.

O ultra-som de Doppler normalmente é realizado para estudar o fluxo sangüíneo. Esta modalidade foi amplamente discutida no Capítulo 2. Contudo, um conceito importante é o de que essa modalidade exige um feixe ultra-sonoro mais forte e o ultra-sonografista deve estar atento a esse fato quando usar esta modalidade no feto. Em alguns casos, os fabricantes afirmam muito claramente que a potência transmitida é maior que 100 mW/cm^2. Se os níveis de potência estiverem muito altos, a maioria das máquinas fornece um ajuste de potência baixo, comprometendo um pouco a qualidade da imagem.

CALIBRAÇÃO E MANUTENÇÃO DA SONDA

As sondas de ultra-som diferem umas das outras. Por conseqüência, um equipamento de ultra-som tem ajustes internos que, em geral, realiza automaticamente para ajustar o rendimento e obter uma boa imagem. Além disso, as medidas exibidas na tela, de um ponto a outro, também devem estar bem calibradas. Embora o ajuste não possa ser realizado pelo ultra-sonografista, o teste de calibração pode ser feito por ele. Especificamente, de vez em quando, é importante pegar cada sonda de ultra-som e colocá-la em um fantasma preciso, a fim de se verificar a qualidade da imagem e as medidas. Se as medidas exibidas na tela não corresponderem ao fantasma, o técnico de serviço deverá ser chamado.

A qualidade da imagem é outra área que o ultra-sonografista pode verificar. Embora, normalmente, durante um exame real, fica óbvio que a sonda não funciona bem, há outros truques que podem ser usados quando a sonda não está varrendo uma paciente. No caso das sondas lineares ou convexas, os cristais transdutores são alinhados e podem ser testados individualmente, colocando-se uma pequena quantidade de gel na sonda e usando uma chave fina (do seu chaveiro) e deslizando-a ao longo da sonda. Se todos os cristais transdutores estão operando, aparecerá na tela uma linha vertical se movendo lentamente de um lado a outro da tela. Se algum dos cristais estiver ruim, a linha apresentará um movimento espasmódico perto do cristal ruim. No caso das sondas setoriais (onde a produção de imagem é diferente), a sonda pode ser colocada no fantasma e girada para que uma das reflexões se mova de uma margem a outra do setor. Neste caso, as reflexões dependem de muitos transdutores para que o efeito não seja tão dramático se houver um cristal ruim. Apesar disso, como a sonda é girada, o brilho da reflexão na tela não deveria variar.

Finalmente, no caso das sondas mecânicas, o líquido colocado na sonda não deve conter bolhas de ar. Uma bolha de ar irá degradar a imagem gravemente, e se a bolha for muito grande, a imagem pode tremer. Em muitos casos, o ultra-sonografista pode acrescentar líquido adicional à sonda para se livrar da bolha de ar.

INTERFACE DO USUÁRIO

A operação da máquina normalmente é chamada de "interface do usuário". Isso consiste tanto na entrada de dados (transdutores, teclado, *joystick* ou esferas de rastreamento e suas características físicas) como no processamento dos dados (*softwares* para manipular as imagens e caracteres). Há muita diferença de máquina para máquina. Entretanto, devido à preferência do operador, um tipo de interface pode ser excelente para um médico e inaceitável para outro. Desse modo, a interface deve ser escolhida pela(s) pessoa(s) que irá operar a máquina, porque a interface pode afetar o rendimento de uma clínica.

Quando a imagem é selecionada, o ultra-sonografista tenta obter a melhor imagem possível antes de fazer os ajustes finais. Uma parte da interface do usuário é a seleção de uma imagem. As máquinas mais novas conseguem armazenar muitas imagens devido aos avanços na microeletrônica. Isso significa que, à medida que as imagens estão sendo mostradas, a máquina armazena os últimos quadros da imagem na sua memória. Se o ultra-sonografista congela a imagem mas percebe que uma imagem melhor estava sendo exibida apenas um segundo antes do "congelar" ser ativado, a maioria das máquinas mais modernas permite que o usuário "repita" as imagens mais recentes da memória. Isso, de fato, possibilita uma excelente seleção de uma imagem. Todavia, toda máquina é diferente. Além disso, na minha experiência, algumas máquinas apresentam uma eletrônica mais rápida que outras. Uma máquina lenta pode demorar vários segundos para começar a passar as imagens guardadas na sua memória, ao passo que outra máquina irá exibir as imagens anteriores quase instantaneamente. De todos os componentes das interfaces do usuário, esta reprodução de imagens anteriores é uma das melhores evoluções das máquinas de ultra-som modernas.

A maioria das máquinas possui controles somente no console. Entretanto, algumas possuem painéis e/ou teclados de controle removíveis. Algumas possuem teclados auxiliares e poucas possuem controles remotos que permitem ao ultra-sonografista operar a máquina a distância. Isso pode ser vantajoso no caso de um exame transvaginal de uma paciente obesa. Talvez seja muito mais fácil manipular um controle portátil. Algumas máquinas podem até ser operadas com um *mouse*, o que pode ser cômodo. Por fim, algumas máquinas possuem pouca capacidade de controle remoto nos próprios transdutores.

Algumas máquinas dispõem de um pedal. Isso permite que o operador congele a tela, faça fotos e/ou opere um gravador de vídeo. Quando um exame de ultra-som transvaginal está sendo realizado, o pedal pode ajudar o ultra-sonografista, que está segurando a sonda com uma mão e com a outra manipulando os órgãos através da parede abdominal.

O teclado apresenta muitas variações. Existem verdadeiras teclas de estilo de datilografia. Existem teclados de membrana, como aqueles de uma calculadora e almofadas sensíveis ao toque, como as dos elevadores. Todos esses apresentam vantagens e desvantagens. As verdadeiras teclas de máquina de escrever geralmente são as mais fáceis de usar, mas podem ser as mais fáceis de se quebrar devido a falhas mecânicas e/ou pó (as capas de plástico flexíveis para teclados podem ajudar a evitar isso). Os teclados de membranas são os mais fáceis de produzir, normalmente são encontrados em máquinas que não são caras e são impermeáveis ao pó. Contudo, podem ser difíceis de operar devido ao curso limitado das próprias chaves. Em última análise, as teclas sensíveis ao toque são as mais fortes porque não possuem partes móveis e também são impenetráveis ao pó. Por outro lado, podem ser difíceis de operar devido à falta de mobilidade das teclas. Outro problema com alguns teclados é o tamanho. As máquinas menores geralmente possuem teclados menores e isso pode dificultar a datilografia do ultra-sonografista. Qualquer que seja o teclado escolhido, o "melhor" fica por conta da preferência pessoal do ultra-sonografista.

Ao se ligar um equipamento de ultra-som, normalmente é preciso corrigir a data e/ou a hora na tela. Este relógio normalmente funciona com uma bateria interna. Uma observação menos importante é a de que essa bateria pode ser substituída ou não pelo operador. A duração da bateria é outra característica. Normalmente, as baterias substituíveis pelo usuário não irão durar muito (um ou dois anos), mas são fáceis de serem trocadas. Uma bateria não substituível pelo usuário pode durar até 10 anos, mas pode custar muitos dólares para ser substituída, caso a máquina não tenha garantia de assistência técnica. Em última análise, algumas máquinas podem ter um dispositivo para armazenar energia que mantém o relógio funcionando sem depender de bateria. Embora esses dispositivos sejam muito confiáveis, talvez eles não funcionem por mais de alguns dias se a máquina ficar desligada por muito tempo.

Atualmente, muitas máquinas possuem configurações características de entrada de dados alternativos. Isso inclui um *joystick*, esferas de rastreamento, *mouse*, tela sensível ao toque *(touch screen)*, dispositivo de código de barras e outros. Um *joystick* normalmente é um dispositivo de aceleração. Quando o operador empurra o bastão para um lado, o cursor (uma marca na tela) irá se mover naquela direção. Quando o operador solta o bastão, o cursor pára de se movimentar. Alguns *joysticks* podem ser dispositivos de posição nos quais a posição do cursor depende da localização física do bastão. Este tipo de operação pode ser mais difícil de ser realizada devido às imprecisões do movimento do bastão. A esfera de rastreamento e o mouse também são dispositivos de posição, mas podem ser mais fáceis de usar devido ao movimento aumentado dos dispositivos para produzir um determinado movimento na tela. Ambos são essencialmente similares no que se refere à facilidade de uso. O *mouse* exige uma superfície lisa, na máquina, para operar, mas é muito fácil de consertar se ele parar de funcionar. A esfera de rastreamento ocupa menos espaço no console, mas é consideravelmente mais difícil de consertar se quebrar. De acordo com a minha experiência, as esferas de rastreamento raramente falham e, por este motivo, são os dispositivos preferidos. A tela sensível ao toque permite que o operador toque a tela para fazer uma escolha ao invés de usar uma esfera de rastreamento ou um *joystick* para apontar eletronicamente a tela. Por fim, um dispositivo de código de barra pode ser usado, em algumas situações, para "ler" as informações da paciente. Embora eu ainda não tenha visto esta característica nas máquinas de ultra-som, ela se encontra disponível em alguns equipamentos de laboratório e a mencionei a título de completar esse assunto.

A operação efetiva da máquina normalmente é controlada a partir de um teclado ou de um conjunto de chaves/interruptores separados no console. Algumas máquinas usam *menus* ou escolhas na tela do monitor. Outras máquinas possuem chaves ou interruptores reservados para as funções mais importantes. Se as chaves são usadas, elas podem ser etiquetadas com a função que executam (como, por exemplo, "CONGELAR") ou ter um símbolo internacional. O problema em ultra-som é que não existem símbolos de padrão internacional para máquinas e, por causa disso, na minha opinião, eles podem causar muita confusão. Outras máquinas usam uma combinação de teclas no teclado para controlar algumas funções. Essas funcionam bem, mas não se sabe se são mais óbvias a partir do teclado ou da tela do monitor. Os melhores sistemas, na minha opinião, são ou as teclas reservadas com rótulos ou as telas com *menus*.

Fica difícil entrar em detalhes sobre a operação da máquina em sentido genérico porque as operações das várias características são muito diferentes. Entretanto, há várias características que podem ser vantajosas. Na minha opinião, uma das características mais importantes para a ultra-sonografia transvaginal é um *zoom* regulável que permite que uma estrutura seja mudada na tela depois que o *zoom* é acionado. Em outras palavras, uma vez que a imagem aumentada aparece na tela, o operador normalmente irá mover a sonda para obter uma visão um pouco melhor. Quando isso ocorre, a estrutura de interesse pode sair da tela. Se a área com *zoom* também pode ser movimentada sem mostrar toda a imagem novamente, o exame pode continuar sem precisar esperar que a máquina volte ao ponto inicial. Algumas máquinas permitem que a imagem aumentada se mova mesmo após "congelar" a imagem. Esta característica de fato melhora o desempenho da ultra-sonografia transvaginal de alta resolução. Outro aspecto da operação da máquina é a velocidade do programa. Um usuário potencial de uma máquina deve tentar as várias características para descobrir quanto tempo a máquina leva para mostrar ou tirar uma característica e a rapidez do cursor em resposta a um *joystick* ou a uma esfera de rolagem. Como todas essas máquinas são, em linhas gerais, computadores modificados, alguns processadores são mais rápidos que outros, e isso pode determinar o tempo que a máquina levará para reagir a um determinado comando do operador.

ULTRA-SONOGRAFIA TRANSABDOMINAL, ULTRA-SONOGRAFIA TRANSVAGINAL E DOPPLER COLORIDO

As modalidades atuais para os equipamentos de ultra-som incluem modo B (imagem em escala de cinza), modo M (movimento), Doppler (estudos do fluxo em um único ponto) e o Doppler colorido (estudos do fluxo abrangendo uma área da imagem). Uma modalidade experimental é a imagem em três dimensões (3-D). Uma imagem em 3-D consiste no armazenamento de muitas (dezenas ou até mesmo centenas) imagens bidimensionais e no cálculo de uma projeção em 3-D. Essas máquinas ainda são experimentais e, para mostrar uma estrutura significativa, elas devem calcular o que é importante (como o contorno) e o que não é. Por exemplo, quando olhamos uma pessoa, vemos apenas o contorno (pele e roupas) — não enxergamos dentro dela. O computador deve fazer a mesma coisa, e isso pode levar muito tempo para cada imagem.

Todas as modalidades podem ser usadas para as ultra-sonografias transabdominal e transvaginal. Entretanto, a escolha do percurso da varredura depende mais do propósito da varredura que dos tipos de modalidades. Cada uma possui vantagens e desvantagens.

Ultra-Sonografia Transabdominal

A varredura transabdominal foi a primeira a ser desenvolvida. Suas vantagens incluem o conforto relativo para a paciente (embora uma bexiga cheia possa provocar algum desconforto para certos tipos de exames), uma ampla variedade de sondas, a capacidade de mover a sonda em todas as direções, a capacidade de varrer outros órgãos, como os rins, o fígado, a vesícula biliar e o baço, e a profundidade aumentada de penetração da maioria das sondas.

A limitação da varredura transabdominal é, principalmente, a resolução diminuída por várias razões. Primeira: a freqüência das sondas abdominais geralmente é mais baixa que a da maioria das sondas transvaginais. Como as sondas de freqüência mais altas possuem melhor resolução, a sonda transvaginal de alta freqüência irá produzir uma imagem melhor da mesma estrutura quando visualizada transabdominalmente. Segunda: a varredura transabdominal é feita através da parede abdominal, que contém gordura, tendões e músculo. Todas essas três estruturas agem como lentes sônicas distorcendo a imagem ultra-sonográfica. Em conseqüência disto, uma imagem transabdominal a uma certa freqüência *sempre* será mais pobre que uma imagem transvaginal da mesma estrutura, na mesma freqüência. O melhor exemplo disso é uma comparação de um telescópio terrestre com um telescópio espacial. Devido à falta de substância interveniente (ar), o telescópio espacial produz imagens melhores. Terceira: a falta de proximidade dos órgãos que estão sendo estudados diminui ainda mais a resolução da imagem dessas estruturas. Quarta: a varredura transabdominal dos órgãos pélvicos profundos fica limitada se a bexiga estiver vazia. Sem a bexiga distendida com o contraste, os intestinos enchem a pelve e, literalmente, escondem os órgãos pélvicos. Por fim, as alças intestinais podem conter ar, o que bloqueia totalmente a visão das estruturas mais profundas.

Ultra-Sonografia Transvaginal

A principal vantagem da ultra-sonografia transvaginal é o aumento incrível na resolução. A proximidade da sonda com os órgãos pélvicos permite o uso da sonda de alta freqüência, a qual fornece detalhes na amplitude submilimétrica. Embora essa técnica exija a introdução da sonda na vagina, ela não é mais desconfortável que um esfregaço de Papanicolaou. Não obstante, esse exame é realizado com a bexiga vazia e algumas pacientes o consideram mais confortável que a varredura transabdominal com a bexiga cheia. Outras duas vantagens são específicas da sonda transvaginal. A primeira é a capacidade de tocar os órgãos pélvicos com a sonda para verificar se há dor. Como a sonda fica literalmente a um centímetro ou menos dos órgãos, este é um método excelente para determinar a origem de algumas dores pélvicas. A outra vantagem é a capacidade de mover os órgãos pélvicos com a sonda de ultra-som para observar se eles se movem facilmente. Caso isso não ocorra, o diagnóstico pode ser aderência. Uma última vantagem envolve a proximidade da sonda com os órgãos. Às vezes é necessário reproduzir os órgãos a profundidades diferentes para reduzir vários artefatos como abaixamento de cortina ou reverberação. A sonda transvaginal pode ser afastada da vagina ou introduzida um pouco mais para ajustar a profundidade dos órgãos na tela — uma vantagem singular na ultra-sonografia.

As limitações da ultra-sonografia transvaginal concernem à penetração e à mobilidade. Como a sonda transvaginal é uma sonda de alta-freqüência, a sua profundidade de penetração é limitada. Isso significa que os úteros miomatosos grandes ou que um feto com mais de 14 ou 16 semanas não podem ser facilmente varridos. A segunda desvantagem é a falta de mobilidade. Devido aos limites do intróito, a sonda não pode ser movimentada em todas as dimensões e algumas projeções dos órgãos podem ficar limitadas.

Doppler Colorido

A última parte desta seção se refere ao Doppler colorido, um dos desenvolvimentos mais interessantes na ultra-sonografia. Na maioria das varreduras, a cor é útil para localizar os vasos sangüíneos. De fato, a cor envolve uma grande quantidade de eletrônica dentro da máquina de ultra-som. Embora grande parte da técnica tenha sido descrita no Capítulo 2, ainda existem mais alguns pontos importantes. Primeiro: a cor não irá detectar todos os vasos sangüíneos. Isso se deve ao fato de que as células sangüíneas refletem muito mal a energia ultra-sonora e é preciso uma quantidade muito grande de sangue para registrar o fluxo na tela. Portanto, enquanto outros capítulos deste livro descrevem a utilidade em se medir o fluxo sangüíneo em vários tumores, alguns tumores podem não ter um fluxo mensurável. Um segundo ponto é a perseverança. Embora este livro descreva a medição do fluxo em vários órgãos e tumores, mesmo com uma boa máquina, a localização deste fluxo pode ser mais difícil e pode requerer mais tempo do que se pensava. Em última análise, é preciso enfatizar que o fluxo seja exibido a cores ou na forma de gráfico, só pode ser detectado se o vaso não estiver paralelo à superfície da sonda.

DOCUMENTAÇÃO

Esta seção consta de duas partes. A primeira é a técnica e discute a calibração e o ajuste do equipamento, incluindo os dispositivos de registro. A segunda seção discute alguns dos aspectos médico-legais para se documentar um exame de ultra-som. O leitor também é levado ao final do capítulo, onde um guia para a solução de problemas apresenta várias imagens relacionadas ao ajuste do equipamento e à documentação.

Aplicação Técnica

Antes de realizar um exame, o equipamento de representação, incluindo os monitores, as impressoras e os gravadores devem ser ajustados e sincronizados. Neste caso, a sincronização significa que uma imagem em um meio parece idêntica à imagem de outro meio. Quando o ultra-sonografista revê uma imagem, podem ocorrer problemas se uma imagem impressa parecer diferente da imagem exibida na tela no momento do exame. Um método sugerido para ajustar a tela de exibição é o seguinte:

1. O brilho e o contraste são ajustados para deixar o fundo negro e a cor mais clara completamente branca.
2. Se houver alguma "desfocalização" ou aumento de brilho dos objetos, o brilho deve ser diminuído até que o artefato desapareça.
3. O contraste é ajustado para ver bem todos os níveis de cinza no demonstrador.
4. O brilho está reajustado conforme o necessário para manter um fundo negro e um branco claro para as áreas mais brancas da tela.
5. Os passos 3 e 4 são repetidos segundo a necessidade até que mais nenhum ajuste melhore a imagem.

Quando o demonstrador é ajustado corretamente, a câmara, ou a impressora, deveria ser ajustada da mesma maneira para fazer a imagem na cópia de leitura direta idêntica à imagem na tela. Uma vez ajustados os controles, eles não deveriam ser mais ajustados. Apenas o ganho da máquina e outros controles deveriam ser ajustados para melhorar a qualidade da imagem e evitar a perda desta sincronização de imagens. A maioria dos gravadores de vídeo possui um nível de controle automático bastante bom, o qual não exige ajustes.

Registrar uma imagem é, talvez, a segunda parte mais importante do exame de ultra-som depois de se obter a própria imagem. Em linhas gerais, existem três tipos principais de registro: cópia de leitura direta (papel e filme), vídeo análogo (fita ou, provavelmente, disco) e registro do computador (digital). Cada um desses tipos será apresentado de maneira geral. Contudo, os diferentes tipos de equipamento vão muito mais além do que esse capítulo pode descrever, e são mais bem investigados pelo profissional após escolher uma metodologia. O único fator que é praticamente padrão entre todas as modalidades é que a captura da imagem, normalmente, é realizada pressionando-se um botão ou pisando em um pedal de todos os sistemas.

O tipo mais antigo é a cópia de leitura direta. Os vários tipos incluem uma foto Polaroid da tela de ultra-som, imagens em um filme de raio X, imagens térmicas (um desenvolvimento recente dos últimos 10 anos, em parte, resultado do amadurecimento da indústria de *fac-símile* [*fax*]), imagens em *slides* ou imagens em impressora a *laser* (branco e preto e colorida). Existem vantagens e desvantagens de um sistema de cópia de leitura direta. As vantagens incluem a avaliação imediata e rápida das imagens, uma excelente resolução da imagem e uma facilidade de comparação com o exame anterior. Exceto em situações especiais, esta é a única modalidade na qual as imagens de muitos exames separados podem até ser colocadas lado a lado para comparação. As desvantagens incluem o custo (uma imagem colorida custa $1,00 a cópia), a dificuldade de se fazer cópias após a conclusão do exame (geralmente é preciso recorrer aos serviços de um estúdio fotográfico), e uma equipe de profissionais maior (o processamento de um filme de raio X normalmente leva vários minutos por paciente). Não obstante, apesar de suas desvantagens, a alternativa de cópia de leitura direta é uma metodologia testada e real para se manter as imagens.

É muito fácil ligar um gravador de videocassete a uma máquina de ultra-som. Isso tem a vantagem óbvia de registrar os aspectos de um exame em tempo real. Também é muito barato. Os exames de um dia inteiro podem ser registrados em uma única fita. Também é muito fácil de copiar as imagens. As desvantagens incluem o espaço para armazenamento. Se um único paciente for registrado em uma única fita, o espaço para exames anteriores será preenchido rapidamente. Se muitos pacientes forem registrados em uma única fita, talvez fique difícil de localizar um exame específico. Outra desvantagem é o atraso na localização de uma imagem específica. Como é preciso voltar a fita e localizá-la, pode levar muito tempo para localizar um imagem específica. Embora existam alguns sistemas de vídeo mais sofisticados que registram em discos magnéticos, normalmente eles não são usados em estabelecimentos médicos e, portanto, a gravação em vídeo análoga é feita normalmente apenas em videocassete.

O último tipo de método de arquivamento é o armazenamento em computador. Isso também é chamado de sistema computadorizado para arquivamento de imagens (PACS). Esses sistemas, em linhas gerais, usam um método eletrônico para digitalizar a imagem análoga da máquina de ultra-som e armazená-la em um formato digital comprimido no computador. As vantagens incluem a recuperação quase imediata, uma boa resolução e a facilidade de copiar imagens para um dispositivo de cópia de leitura direta. A tecnologia é um pouco irônica porque as imagens dentro de uma máquina de ultra-som são universalmente digitais nas máquinas modernas, mas são convertidas em imagens análogas para fins de demonstração. O processo de reconverter uma imagem de volta ao formato digital é destrutivo, mas trata-se de um projeto de evolução em vez de previsão. Na verdade, há um padrão para a transmissão de imagens digitais diretamente da memória do ultra-som para a memória do computador, mas, hoje em dia, poucas máquinas a utilizam. À medida que o registro do computador se torna mais predominante (e barato), esta interface digital também tornar-se-á mais comum.

Atualmente, a principal desvantagem dos PACS é o custo. A pesquisa e o desenvolvimento do programa (programas de computadores) para rodar esses sistemas são muito caros. Embora o equipamento e a tecnologia atuais não sejam caros (aproximadamente $1.000 a $5.000 cada máquina de ultra-som, dependendo do sistema, e de $5.000 a dezenas de milhares de dólares para o registro estático do computador atual), o custo de pesquisa e desenvolvimento tem forçado todas as empresas a elevarem o custo se seus sistemas para recuperar os investimentos iniciais. Como as técnicas de programação melhoram e os sistemas evoluem, o custo desses sistemas cairá tão rápido quanto o custo dos próprios sistemas de computador. Quando isso ocorrer, o maior custo do sistema será a manutenção e a consulta a técnicos, e não necessariamente o custo do equipamento e do próprio sistema.

O custo diferencial para registrar imagens em um computador é, na verdade, muito baixo. Um *drive* removível de disco rígido pode armazenar aproximadamente 2.000 imagens ou mais e custa menos de $100 (4 centavos por imagem). Entretanto, um *drive* de disco rígido está sujeito a falha se ficar perto de campos magnéticos fortes. Um *drive* de disco ótico é capaz de registrar mais imagens com uma pequena desvantagem de ter uma velocidade menor. Contudo, uma vez que as imagens são registradas, elas são virtualmente indestrutíveis. Por fim, o custo de um disco óptico será inferior a $20, embora, hoje em dia, eles custem até $100. Cada disco registra cerca de 5.000 a 8.000 imagens ou mais. À medida que o custo dos discos diminuírem, o custo diferencial do registro da imagem cairá para menos de 1 centavo por imagem. Em linhas gerais, os PACS serão os equipamentos mais procurados e os outros sistemas irão desaparecer da mesma forma que os sistemas de ultra-som estáticos têm desaparecido em favor dos sistemas de tempo real. Entretanto, a evolução completa ainda levará alguns anos.

Médico-Legal

Existem muitos componentes para uma boa documentação de um exame. Sem ser frívolo, alguns desses itens parecem triviais, mas no mundo médico-legal, ambos, advogados e médicos, possuem muitos exemplos de gráficos nos quais alguns dos seguintes conceitos não foram seguidos... resultando em problemas. Uma boa documentação de um exame de ultra-som envolve o seguinte:

Escrever todos os achados.
Escrever o que é visto.
Escrever a data (e a hora) dos achados.
Evitar adjetivos.
Rotular as imagens.
Fazer cópias de leitura direta.
Fazer um exame completo.
Escrever legivelmente.
Não discutir no gráfico.
Seguir as Regras de Rosen.
Usar a máquina correta.

Escrever Todos os Achados

Quando a varredura do paciente termina e a informação está fresca na memória do ultra-sonografista, os achados devem ser redigidos imediatamente. Os achados precisam ser escritos mesmo, e será muito mais fácil registrar as informações imediatamente após o exame, quando são lembradas com mais facilidade.

Segundo, quando um exame é realizado, devem ser feitas anotações porque uma varredura complexa pode levar o ultra-sonografista a pensar em fatos importantes durante a varredura, os quais, talvez, não sejam lembrados mais tarde. Como uma varredura de ultra-som é um processo dinâmico, talvez nem todas as imagens sejam registradas (a menos que tudo seja registrado no vídeo). Como algumas imagens são melhores que outras, uma boa descrição dos achados pode ajudar a compensar algumas imagens que não sejam tão claras como algumas daquelas vistas durante a varredura.

Escrever o Que É Visto

Quando um ultra-sonografista realiza um exame, é muito fácil tirar conclusões com base no que é visualizado. Entretanto, o responsável pelos cuidados do paciente (médico ou outra pessoa) deveria ser quem faz o diagnóstico na maioria dos casos, não o ultra-sonografista. Embora este não seja um problema tão grande, um diagnóstico errado pode criar todos os tipos de dificuldade para o ultra-sonografista. Se o ultra-sonografista apenas descreve todas as estruturas que são visualizadas durante o exame, outros clínicos podem, então, usar essa informação para diagnosticar o problema da paciente.

Os ultra-sonografistas deveriam evitar a descrição de algo que pensam que vêem. Por exemplo, se a cabeça fetal não pode ser claramente visualizada, deveria ser declarado que "a cabeça fetal não pôde ser visualizada devido a sua posição" em vez de "o feto parecia normal dentro dos limites do exame". Embora, em linhas gerais, ambas as declarações sejam corretas, a segunda pode implicar que o ultra-sonografista viu mais do que ele ou ela de fato viu.

Escrever a Data (e a Hora) dos Achados

Em Medicina, o tempo pode ser crucial. Não há dúvida de que uma varredura para uma idade gestacional fetal deve ser devidamente datada para que o obstetra tenha a informação correta. Igualmente, a avaliação de infertilidade exige medidas precisas do tamanho folicular e da espessura endometrial correlacionada à data do ciclo menstrual da paciente. Por conseguinte, atualmente, todas as máquinas de ultra-som acrescentam a data e, geralmente, a hora em cada imagem. O trabalho do ultra-sonografista é assegurar que esta data e hora sejam corretos e correspondam à data e à hora do relatório enviado ao médico.

Evitar Adjetivos

Palavras como *inadvertido* devem ser banidas dos relatórios médicos. Se esta palavra for usada, pode significar "erro". Se um médico descrever uma curetagem realizada sob orientação ultra-sonográfica, ele ou ela podem descrever uma perfuração durante o procedimento da seguinte maneira: "Quando o Dr. Jones estava fazendo a curetagem do corno direito do útero bicorne, inadvertidamente ele perfurou o fundo medial para a inserção do tubo." Embora todos saibamos que o Dr. Jones tinha boas intenções, uma outra pessoa (um advogado ou jurado) pode interpretar a palavra *inadvertidamente* como "negligentemente" ou "incompetentemente". Neste caso, *inadvertidamente* pode ser omitido do relatório sem alterar seu significado e evitar problemas médicos-legais no futuro.

Em geral, os adjetivos são partes desnecessárias de um relatório médico. Quando um cisto é descrito, apenas dê suas dimensões. Não é necessário declarar que é "massivo" ou "enorme". Dependendo da situação clínica da paciente, o tamanho de uma estrutura significa uma coisa para uma paciente e algo diferente para outra paciente.

Rotular as Imagens

Quando uma varredura está sendo realizada, geralmente é fácil ver quais são as várias estruturas na tela. Entretanto, quando as varreduras são revisadas retrospectivamente, pode ser difícil determinar quais estruturas estão em uma determinada vista. Portanto, é desnecessário dizer que todas as estruturas devem ser rotuladas. Se as imagens não são rotuladas, fica difícil interpretar os filmes em uma data posterior. Além do mais, se o ultra-sonografista que realizou a varredura não estiver disponível para interpretar as imagens depois, a falta de rótulos pode acarretar em interpretações muito difíceis ou impossíveis dos exames. A rotulação completa das imagens prolonga um pouco o exame, mas economiza tempo depois e facilita a interpretação.

Fazer Cópias de Leitura Direta

Se as imagens são registradas, é muito fácil provar o que foi visto. Se as imagens não são registradas, isso é equivalente a não ter ocorrido a situação toda. Da mesma forma que o videoteipe, atualmente, tem revelado situações na polícia e no trabalho do governo que, antigamente, "não ocorriam", o uso liberal de imagens na ultra-sonografia ajuda a evitar problemas registrando-se adequadamente qualquer parte do exame. Podemos imaginar o que aconteceria se um ultra-sonografista fizesse a varredura de um paciente e descobrisse um óbito fetal mas não fizesse nenhuma foto. Futuramente, se a paciente alegasse que o feto estava vivo quando ela foi ao consultório do médico, ocorreriam muitos problemas caso o ultra-sonografista não documentasse o que foi encontrado no exame.

Fazer um Exame Completo

Em um exame rápido, é fácil evitar olhar todas as estruturas da pelve. Contudo, na presença de um saco intra-uterino mal definido é possível ter-se uma gravidez ectópica coexistente no anexo. Se for realizado um exame completo, isso não passará despercebido.

Um bom meio de assegurar-se de que um exame completo seja realizado é sempre realizar um exame de ultra-som pélvico na mesma ordem. Se o útero é examinado primeiro e os anexos depois, ou vice-versa, isso não é importante. Contudo, o fato de que todos os órgãos são examinados (ou uma tentativa documentada é feita para examiná-los) pode ser significativo retroativamente.

Similarmente, uma varredura obstétrica deve incluir uma pesquisa de todo o feto. Embora a maioria das varreduras não objetivem nenhum problema específico, uma paciente pode se apresentar para uma varredura de rotina e descobrir um problema inesperado. Isso talvez não teria sido descoberto se um exame completo não fosse rotineiramente realizado. Nosso laboratório de ultra-som tem a política de fazer uma pesquisa anatômica completa com biometria se fizer cerca de três meses que a paciente não faz uma varredura, mesmo que o motivo da varredura seja uma simples verificação do volume de líquido amniótico.

Escrever Legivelmente

Se o ultra-sonografista não consegue ler o que ele ou ela escreveu no passado, isso é quase tão ruim quanto não ter escrito nenhum relatório. Se o relatório mal pode ser lido, para começar, o tempo extra que se leva para decifrar o relatório provavelmente compensa o pequeno aumento de tempo na preparação de um relatório legível.

Não Argumentar no Gráfico

Nem sempre os clínicos concordam. Entretanto, eles deveriam argumentar a portas fechadas e não no gráfico. Se houver um registro permanente dos argumentos no gráfico, uma pessoa de fora pode usar esse argumento como base para um processo. Em linhas gerais, se uma opinião não é adequada, isso pode ser usado como base para um processo por imperícia. Especialmente se alguém escreve que um determinado diagnóstico ou procedimento é "errado" ou "arriscado", os problemas médicos-legais serão mais difíceis se ocorrer uma complicação, mesmo que a complicação represente um risco já conhecido. Se um grupo de médicos deve argumentar no papel, isso deve ser feito em pedaços de papel que não fazem parte do gráfico (como blocos de notas para mensagens), uma vez lida a mensagem (como uma mensagem de telefone), a nota pode ser descartada. Entretanto, em geral, é melhor não usar comunicação escrita de modo algum, mas apenas se comunicar oralmente com colegas, assim, um caso pode ser totalmente discutido e a opinião geral pode, então, ser escrita no gráfico.

Seguir as Regras de Rosen

O presidente anterior do Departamento de Obstetrícia e Ginecologia da Columbia University College of Physicians and Surgeons, em Nova Iorque, foi Mortimer Rosen. Dele é a seguinte declaração relacionada à medicina e a lei:

1. Se você pratica uma boa obstetrícia e tem um bom resultado, você não será processado.
2. Se você pratica uma obstetrícia ruim, mas tem um bom resultado, você não será processado.
3. Se você pratica uma boa obstetrícia mas tem um resultado ruim, você pode ser processado.
4. Se você pratica uma obstetrícia ruim e tem um resultado ruim, você pode ser processado (e, provavelmente, deveria ser processado — comentário do Dr. Rosen).

A sua conclusão era, se um processo for iniciado, será por causa do resultado. A qualidade da prática, de acordo com essas regras, tem pouca determinação para o processo ser ou não arquivado. Portanto, podemos praticar uma boa obstetrícia (e ultra-sonografia) porque faz sentido, e se houver um resultado ruim, provavelmente será mais fácil de defender se a prática seguir o padrão de cuidados. Em termos de ultra-sonografia, uma boa prática envolve uma boa documentação de exames, além de uma varredura completa — um pequeno planejamento e atenção com os detalhes agora podem evitar grandes problemas no futuro.

Usar a Máquina Correta

Algumas máquinas são mais adequadas a algumas tarefas que outras. Algumas sondas são melhores que outras para certos exames. Para documentar adequadamente um achado, a paciente deve ser examinada na máquina certa. Se não for a máquina apropriada, não deixe a paciente sair da sala de ultra-som sem examiná-la em outra máquina. Às vezes, na nossa própria unidade, fazemos três varreduras na paciente antes de nos darmos por satisfeitos da documentação feita da sua situação clínica. Em alguns casos, pode ser feito um diagnóstico mais correto se for feita a varredura da paciente em diferentes máquinas para se obter múltiplas visões da mesma estrutura. (Uma boa analogia disso foi a documentação do acidente com a Challenger, em 1986. Todas as câmaras mostraram a nave explodindo, mas *diferentes* câmaras selecionadas revelaram gases escapando da plataforma de lançamento e, depois, fogo saindo de um dos acoplamentos do foguete. O conceito é que todas as câmaras eram tecnicamente boas, mas algumas eram mais especializadas que outras para revelar uma parte específica do exame. Este conceito também se aplica aos exames médicos.)

Resumo da Documentação

Existem muitos aspectos para documentar um exame de ultra-som. Entretanto, todos eles se resumem em um simples conceito: os achados completos, incluindo todos os detalhes, devem ser escritos.

Apêndice

Guia para Solução de Problemas

IMAGEM MUITO ESCURA

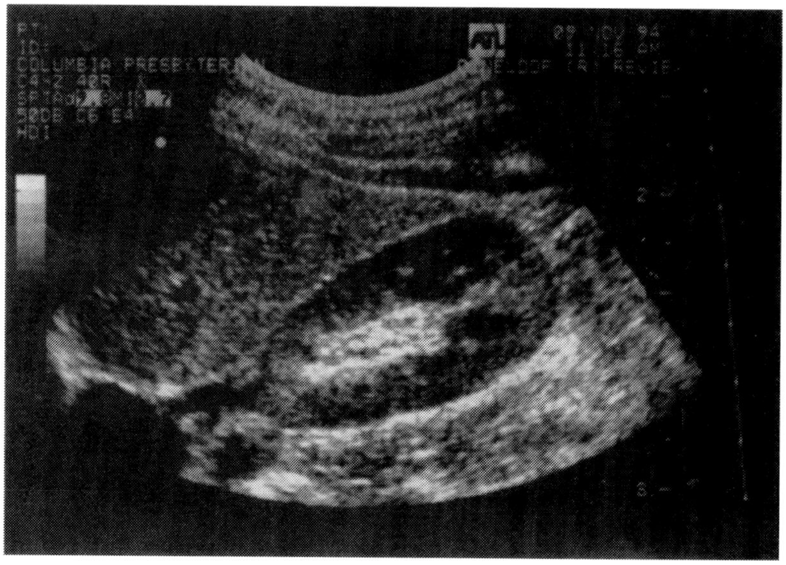

Fig. 3A-1. Esta imagem está muito escura porque a luminosidade está muito baixa. Está faltando parte da escala de cinza e a imagem está escura demais. Uma explicação para isso é o fato de que as letras (que normalmente são claras) também estão escuras nesta imagem.

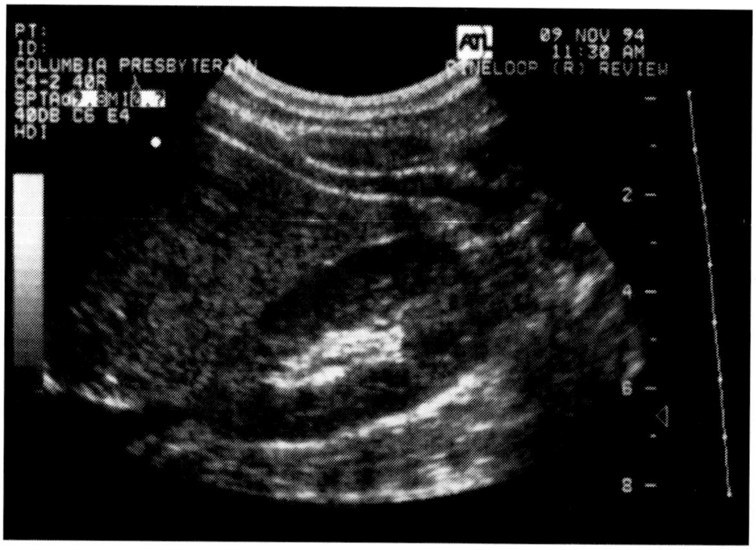

Fig. 3A-2. Esta imagem parece escura, mas o problema aqui é o excesso de contraste. Os pontos-chave são que as letras estão totalmente claras, mas a escala de cinza contém poucos níveis de cinza. Dependendo do que a sonda está examinando, a imagem também pode ficar clara demais se o contraste estiver mal regulado. *Solução*: diminua o contraste para permitir que mais níveis de cinza sejam vistos. (Observe que em algumas máquinas os controles de contraste e de luminosidade irão interagir entre si e podem requer múltiplos ajustes para que fiquem corretos, conforme observado no texto.)

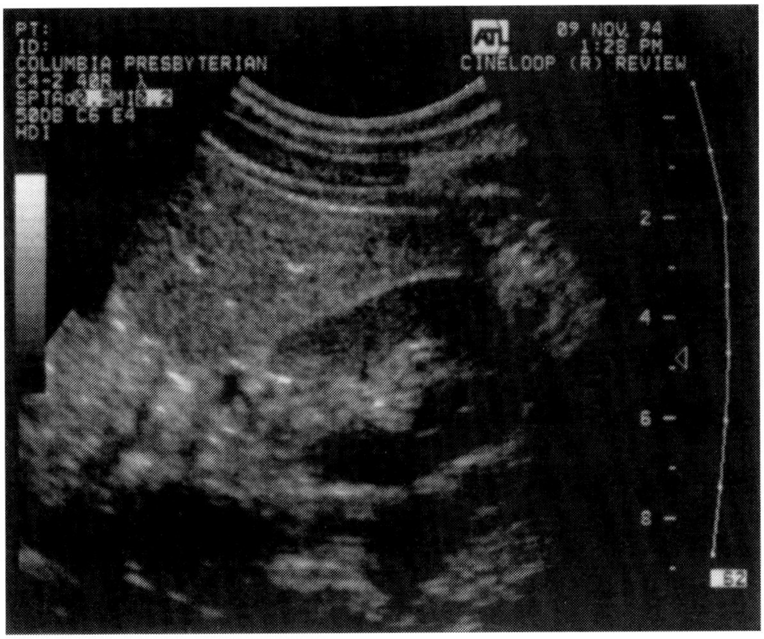

Fig. 3A-3. Esta imagem está muito escura porque o ganho na máquina de ultra-som está muito baixo. Observe que a luminosidade das letras está normal e que toda a escala de cinza está visível (compare isto com a Fig. 3A-1). O que pode ter ocorrido aqui é que o ultra-sonografista talvez tenha aumentado tanto a luminosidade na tela que o ganho precisou ser diminuído para se obter uma imagem razoável. Desta forma, fica difícil se fazer uma cópia de leitura direta porque a amplitude da impressora talvez não seja tão boa quanto a amplitude dos controles para a tela de exibição. *Solução:* diminua os controles da tela e aumente o ganho na máquina de ultra-som. A seguir, ajuste os controles da impressora para ficarem iguais aos da tela.

IMAGEM MUITO CLARA

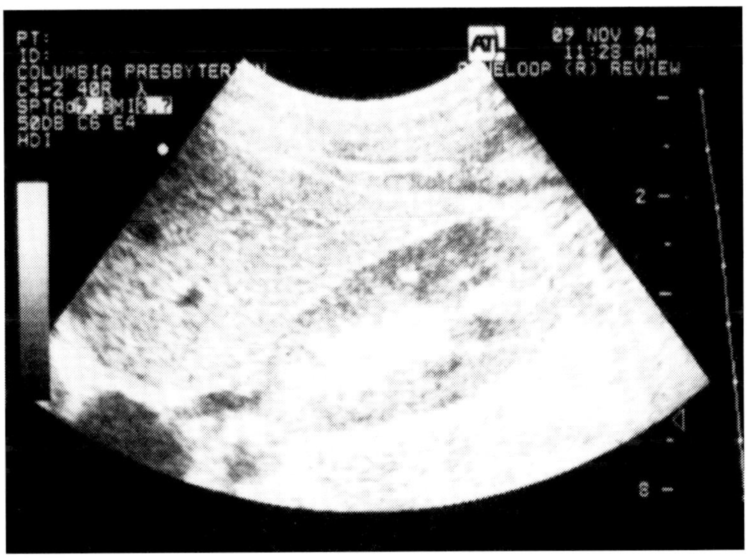

Fig. 3A-4. Esta imagem está muito clara porque a luminosidade está muito alta. Quase toda a escala de cinza é visível, mas a imagem total está muito clara. Uma explicação para este problema é que o fundo, o qual normalmente deveria ser preto-azeviche, nesta imagem é cinza.

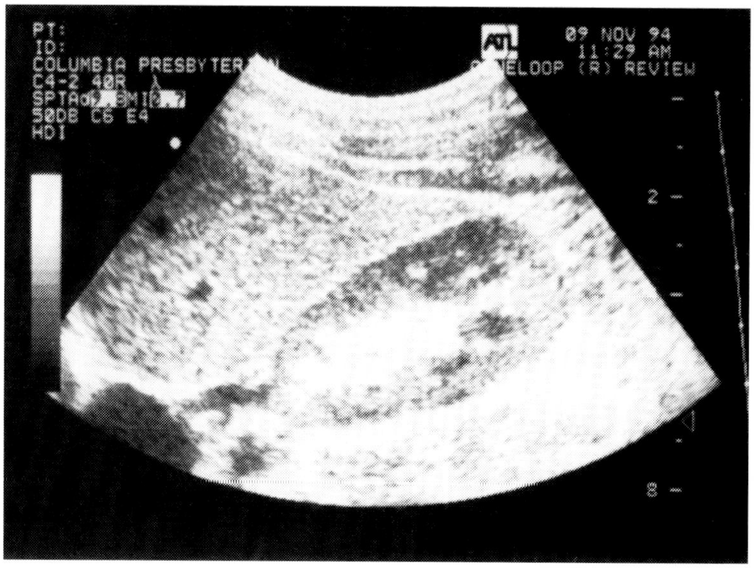

Fig. 3A-5. Esta imagem parece clara, mas o problema aqui é o excesso de contraste. Os pontos-chave são que as letras estão completamente claras, mas a escala de cinzas contém poucos níveis de cinza. Dependendo do que a sonda está examinando, a imagem também pode ficar muito escura se o contraste for ajustado errado. *Solução:* diminua o contraste para permitir que mais níveis de cinza sejam vistos. (Observe que em algumas máquinas os controles de brilho e luminosidade irão interagir entre si e podem exigir múltiplos ajustes para que fiquem corretos, conforme observado no texto.)[7]

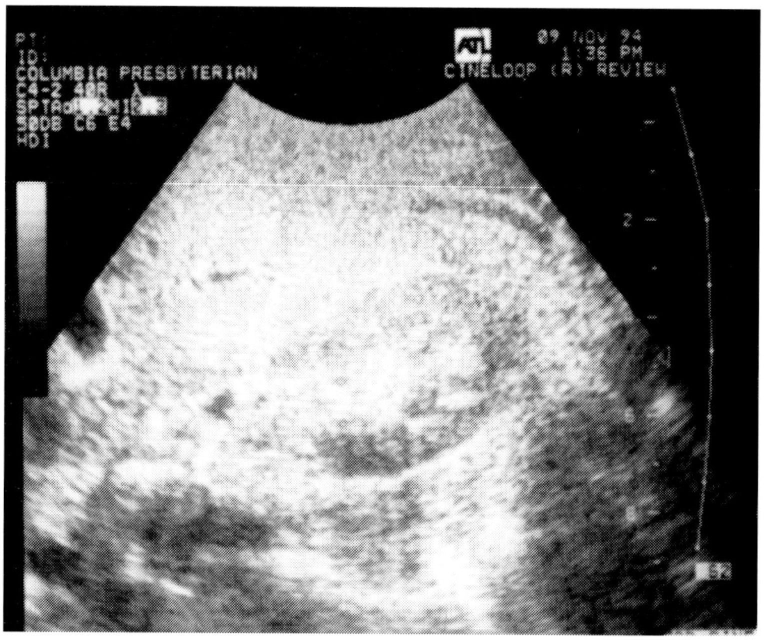

Fig. 3A-6. Esta imagem está muito clara porque o ganho na máquina de ultra-som está muito alto. Observe que a luminosidade das letras está normal e que todas as sombras de cinza estão visíveis na escala no lado esquerdo (compare isso com as Figs. 3A-1 e 3A-3). O que pode ter acontecido aqui é que talvez o ultra-sonografista tenha diminuído muito a luminosidade na tela e o ganho precisou ser aumentado para se obter uma imagem razoável. Dessa forma, fica difícil fazer uma boa cópia de leitura direta porque, talvez, a amplitude da impressora não seja tão boa quanto a amplitude dos controles para a tela de exibição. *Solução:* aumente os controles da tela e diminua o ganho na máquina de ultra-som. A seguir, ajuste os controles da impressora para que fiquem iguais aos da tela.

IMAGEM COM MUITO CONTRASTE

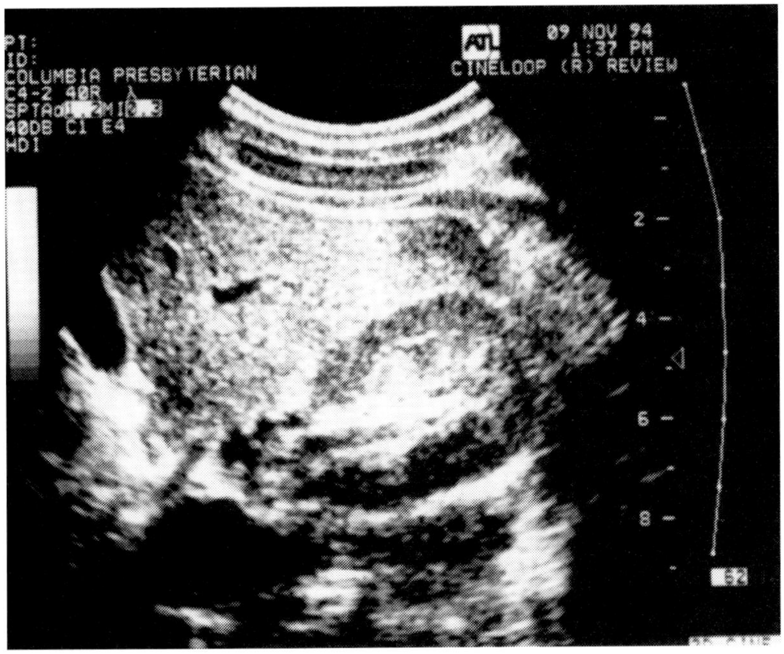

Fig. 3A-7. Esta imagem consiste principalmente de preto e branco, mas muito pouco cinza. O problema é o ajuste de contraste que está demasiado alto. A observação-chave é que a escala de cinza ao lado da imagem tem muito pouco cinza. É quase toda preto e branco. Solução: ajuste o contraste para permitir que todos os níveis de cinza sejam vistos. Se as sombras de cinza não podem ser vistas, então talvez falte alguma informação sobre a imagem.

4

CONDUZINDO O EXAME GINECOLÓGICO ULTRA-SONOGRÁFICO

ILAN E. TIMOR-TRITSCH

Quando a idéia deste livro foi concebida, estávamos cientes de que haveria algumas duplicações de dados. Isso parece inevitável. Também estávamos cientes do fato de que alguns dos exames ultra-sonográficos são realizados no consultório, ou na sala de emergência, e alguns em laboratórios de ultra-som específicos. Nosso objetivo, portanto, é sermos descritivos e simples o bastante para interessar àqueles que precisam de orientação nos seus consultórios, mas também sermos elaborados e detalhados a ponto de interessar aqueles que estão trabalhando em unidades especializadas em ultra-sonografia. O primeiro objetivo pode ser atingido através de uma apresentação descritiva, quase exaustiva, da anatomia pélvica ultra-sonográfica normal. As imagens de uma anatomia normal são, de fato, encontradas, na maioria das vezes, pelos ginecologistas-obstetras praticantes. O segundo objetivo pode ser atingido expandindo-se os achados patológicos e, além disso, fornecendo ampla literatura como base de referência para aqueles que possam estar interessados em dar prosseguimento a um tópico específico. O objetivo deste capítulo, portanto, é equipar o ultra-sonografista com as informações necessárias para obterem os melhores resultados com a varredura da pelve feminina.

ASPECTOS GERAIS

A primeira parte do capítulo trata das questões pertinentes àqueles que estão começando a se envolver com o exame por imagem da pelve feminina. A maioria dos livros didáticos sobre ultra-sonografia aborda algumas daquelas noções básicas da varredura pélvica. Mesmo que se tente fazer um resumo conciso e prático dos aspectos importantes e principais das tecnicidades, o leitor é informado sobre algumas das fontes detalhadas disponíveis.[1-6]

Mesa de Exame

A maioria das pacientes ginecológicas e obstétricas são examinadas e varridas em uma mesa ginecológica. Essa mesa é equipada com um descanso para os pés e a posição de litotomia permite uma varredura transvaginal cômoda. Se for preciso fazer uma varredura ultra-sonográfica transabdominal, a mesa ginecológica possui um suporte retrátil para as pernas. Quando essa superfície plana é removida, pode-se assumir uma correta posição de supino para se fazer uma varredura abdominal fácil. É preciso lembrar-se de que ao usar uma mesa ginecológica, tanto a ultra-sonografia transabdominal como a transvaginal podem ser realizadas; contudo, numa mesa de exame plana, é bastante desconfortável e quase impossível usar a sonda transvaginal, a menos que seja colocada uma elevação embaixo da pelve, que permitirá que o cabo da sonda fique inclinado para trás.

Recentemente, algumas mesas de exame foram equipadas com braços oscilantes que suportam a fixação de um colposcópio e de outro braço para acomodar um tipo de máquina de ultra-som menor.

Bexiga Vazia ou Cheia

Precisamos entender as vantagens e as limitações de uma bexiga cheia em relação ao objetivo que queremos atingir. Esta questão, então, torna-se técnica, ao invés de expressar visões antagônicas sobre o assunto. Devido às suas propriedades físicas, as sondas transabdominais e transvaginais são diagonalmente diferentes.[7-12] A sonda transabdominal é equipada com cristais que emitem freqüências mais baixas, as quais penetram profundamente na pelve; não obstante, as alças intestinais intervenientes precisam ser deslocadas por uma bexiga cheia, a qual proporciona, ao mesmo tempo, uma janela acústica de fácil acesso dentro da pelve. O preço disto é que os órgãos pélvicos são deslocados para bem mais longe da face do transdutor. A sonda transabdominal permitirá uma vista panorâmica da pelve, mostrando as inter-relações da anatomia ou os possíveis achados patológicos. A sonda transvaginal, por outro lado, é colocada perto dos órgãos pélvicos, portanto, ela não precisa penetrar mais de 7 a 10 cm para "ver" uma secção menor dos órgãos pélvicos. Geralmente, o intestino não interfere na ultra-sonografia transvaginal. Uma bexiga cheia desloca os órgãos pélvicos interpondo-se entre a extremidade do transdutor e os órgãos pélvicos; assim sendo, às vezes, a região de interesse é empurrada para longe da amplitude focal satisfatória da sonda vaginal. Esta é a razão pela qual a ultra-sonografia transvaginal geralmente é realizada com uma bexiga completamente ou quase completamente vazia. Novamente, se o ultra-sonografista está ciente de seus objetivos, ele seleciona um método de varredura por vez. Lembre-se, porém, que é mais fácil esvaziar a bexiga urinária do que enchê-la. Isso deve ser sempre considerado antes de enviar a paciente ao banheiro para esvaziar sua bexiga.

Na maioria dos laboratórios, se a paciente é varrida pela primeira vez, a ultra-sonografia transabdominal é realizada primeiro. Isso evita que seja necessário encher a bexiga posteriormente, no caso de uma imagem transvaginal ser insatisfatória.

Um aviso: no caso das pacientes com suspeita de gravidez ectópica, a ultra-sonografia transabdominal deveria preceder a ultra-sonografia transvaginal e a paciente não deveria ingerir líquido de forma alguma. Um conselho prático: se a bexiga estiver vazia, a ultra-sonografia transvaginal é realizada primeiro e, normalmente, no final deste exame, terá escorrido urina suficiente na bexiga para permitir que seja realizada a ultra-sonografia transabdominal.

Devemos nos lembrar que a mínima distensão da bexiga pode ser útil se são feitas varreduras em pacientes com um útero severamente antefletido. A bexiga eleva ou endireita o útero, como no caso da realização de uma amostragem da vilosidade coriônica. Um pouco de urina na bexiga é útil para visualizar uma placenta de baixa implantação ou uma placenta prévia, bem como para realizar estudos cervicais transvaginais.[13-16] Nesses casos, o "canto inferior" da bexiga é usado como o marcador do lábio cervical anterior.

Exame Pélvico e Informações sobre a Paciente

É desnecessário dizer que antes de se fazer a varredura de uma paciente no consultório do ginecologista, ou na sala de emergência, um exame pélvico detalhado e completo fornecerá ao examinador informações com um achado na palpação, o qual precisa ser analisado através de testes como a ultra-sonografia. Também é bem sabido que as pacientes enviadas a laboratórios especializados de ultra-sonografia normalmente não fazem um exame pélvico de rotina. Esses laboratórios confiam nas informações fornecidas pelo ginecologista-obstetra e são orientados segundo esses achados. Não obstante, é uma boa idéia ter calma e fazer um exame vaginal na paciente antes, ou talvez depois, do exame ultra-sonográfico para correlacionar os achados com a imagem obtida. Esse exame de palpação pélvica é ainda mais útil se houver uma discrepância evidente entre a imagem obtida e a imagem esperada.

É importante informar à paciente sobre o tipo de exame que ela irá fazer. As informações podem ser transmitidas à paciente de três maneiras. A primeira, provavelmente, é a melhor. Quando estiver fazendo o exame pélvico bimanual, ou quando estiver no consultório do ginecologista, a paciente é informada sobre o exame de laboratório (isto é, ultra-sonografia) que ela terá de fazer. Nessa hora, as palavras *transabdominal* e *transvaginal* deveriam ser mencionadas. Outra maneira de informar a paciente é dar-lhe brochuras que se encontram disponíveis na maioria dos países. A terceira maneira, e, provavelmente, a mais inadequada, consiste em mencionar uma varredura para a paciente quando ela está prestes a se sentar na mesa de exame. Essa é uma hora em que as pacientes não conseguem fazer muitas perguntas. De acordo com a nossa experiência, este é o momento em que algumas pacientes decidem recusar uma varredura transvaginal. Se o exame transvaginal está prestes a ser realizado, a paciente deveria ser informada da similaridade entre o transdutor vaginal e o espéculo vaginal familiar e um teste de Papanicolaou, o qual a paciente provavelmente já fez. A paciente deveria ser tranqüilizada de que a sonda é pequena. É útil mostrar-lhe a sonda. Alguns laboratórios permitem que a própria paciente introduza a sonda na vagina.

No decorrer de alguns anos, o conteúdo do parágrafo anterior pode se tornar redundante porque, com o tempo, todas as mulheres terão uma noção sobre a existência de um exame ultra-sonográfico, sobre todos os exames ultra-sonográficos de rotina e sobre os percursos da varredura. O mesmo aconteceu com a ultra-sonografia transabdominal. Atualmente, a necessidade de explicar as tecnicidades envolvidas no procedimento de varredura é quase desnecessária, na maioria dos casos.

Equipamento e Transdutores

No Capítulo 3 há uma explicação detalhada sobre o equipamento e os transdutores disponíveis. Contudo, este capítulo apresenta um aspecto mais clínico do uso do equipamento e dos transdutores. É importante preparar e programar o equipamento antes que o exame seja iniciado. Isso é ainda mais importante quando se planeja uma varredura transvaginal. Os dados de identificação da paciente, seu último período menstrual e outras observações pertinentes devem ser digitadas. Os dispositivos de registro, tais como o gravador de vídeo cassete, diferentes câmeras ou impressoras devem ser posicionados de modo que permitam sua operação imediata. É bom ter uma chave a pedal para poder congelar a imagem e fazer cópias de leitura direta de uma imagem desejada. Isso se torna crucial quando se está realizando uma ultra-sonografia transvaginal, porque o operador usa ambas as mãos, uma para a manipulação da sonda e a outra para manipular o conteúdo pélvico através da parede abdominal. Essas preparações também irão economizar um tempo precioso no exame. As sondas transabdominais geralmente são usadas enquanto cobertas; entretanto, as sondas transvaginais são introduzidas em um estojo protetor.[17] Este pode ser um condom comercialmente disponível ou o dedo de uma luva cirúrgica de borracha. Essas luvas de borracha não precisam estar esterilizadas. Deveríamos nos lembrar que os condons são muito finos e que possuem pequenas imperfeições que podem se romper; portanto, de acordo com a nossa experiência, deve-se adotar uma camada de borracha um pouco mais grossa, encontrada no dedo de uma luva cirúrgica de borracha. O gel de acoplamento tem de ser colocado dentro da cobertura protetora para permitir uma passagem suave das ondas sonoras do transdutor para os órgãos pélvicos.

Na maioria dos casos, se a ultra-sonografia transvaginal é realizada, o mesmo gel pode ser aplicado à extremidade da sonda e depois o exame pode começar.

Como foi postulado que empregar os géis de acoplamento comumente usados para lubrificar os transdutores vaginais causará um efeito negativo na penetração de esperma, foi sugerido que as pacientes submetidas à inseminação imediatamente após o exame transvaginal deveriam evitar o uso desses géis.[18] Na metade do ciclo ou próximo a esse período, o colo produz muco suficiente para permitir um acoplamento bom e seguro entre o transdutor e a vagina; também é possível realizar uma varredura usando-se uma solução salina normal.

É importante limpar as sondas. Primeiro é preciso tirar o gel das sondas transabdominais assim como das transvaginais e, a seguir, pode ser usado um *spray* ou uma esponja com álcool para limpar a sonda. Alguns desinfetantes ou alvejantes normais podem ser usados com esta finalidade. Contudo, quando são usados desinfetantes diferentes, é aconselhável entrar em contato com os fabricantes da sonda e perguntar sobre métodos seguros e eficazes para limpeza e desinfecção. É prático inserir a sonda em uma solução desinfetante no final do exame e, quando a próxima paciente estiver pronta para o exame, a sonda já estará completamente limpa. Odwin et al.[19] nos fornecem algumas orientações sobre as diferentes soluções disponíveis para desinfetar as sondas.

Técnica

Os diferentes tipos de sondas usadas na varredura transabdominal e transvaginal são discutidos no Capítulo 3. As propriedades dessas duas técnicas estão comparadas no Quadro 4-1. O uso das sondas transabdominais é fácil de compreender. O clínico pode usar uma sonda de 3,5 ou de 5,0-MHz. As sondas com transdutor de arranjo linear ou curvo fornecem um maior campo de varredura, ao passo que as sondas setoriais geralmente são desenhadas para permitir um ângulo de varredura mais estreito, mas a maioria delas produz imagens com resolução mais altas. O movimento da sonda na parede abdominal e o plano de varredura são óbvios para o explorador, portanto, na ultra-sonografia transabdominal, a orientação, geralmente, não é um problema.

Quadro 4-1. Capacidades, Vantagens e Desvantagens da sonografia Transabdominal *versus* sonografia Transvaginal

	Transabdominal	*Transvaginal*
Bexiga	Requer bexiga cheia	Requer bexiga vazia
Melhores freqüência de transdutor	3,2-5,0	5,0-7,5
Resolução e clareza do quadro	Mais baixa	Mais alta
Capacidade de examinar pacientes obesos	Mais baixa	Mais alta
Capacidade de examinar em caso de vagina obstruída	Alta	Baixa ou nenhuma
Capacidade de orientar punções	Adequada Depende da habilidade	Alta devido à alta resolução Pode ser usado dispositivo de punção automatizada
Capacidade de usar nos primeiros dias depois de cirurgia abdominal	Baixa	Alta
Qualidade de imagem sob condições combinadas	Mais baixa	Mais alta

(Dados de Kossoft et al.[25])

A varredura com a sonda transvaginal é um pouco mais complicada; portanto, a descrição do seu uso será mais detalhada. Conforme visto no Capítulo 3, a sonda vaginal pode ser eletrônica ou mecânica, com um foco fixo ou vários focos variáveis. Normalmente elas operam com freqüências de 5,0 a 7,5 MHz e podem fornecer ângulos de varredura variáveis orientados mecânica ou eletronicamente. O formato físico dessas sondas pode variar. Não obstante, o seu uso pode estar sujeito às seguintes manobras da sonda:

1. *Equilibrar toda a sonda.* Este movimento traz a extremidade da sonda mais próxima à região de interesse e a coloca dentro da distância focal da sonda. O movimento equilibrado da sonda pode ser usado para trazer à tona um dos testes "dinâmicos" realizados com a sonda. Este teste é o "sinal de deslizamento do órgão".[2] Se os órgãos vistos no monitor deslizam livremente entre si e com relação à parede pélvica, supõe-se que não há presença de adesões pélvicas. Se os órgãos não mudam de posição entre si e/ou em relação à parede pélvica, suspeitamos de adesões pélvicas.
2. *Inclinação e angulação do eixo.* Isso é feito movendo-se o cabo em qualquer direção da pelve, um movimento similar ao exame pélvico digital (imagine que há um olho olhando para frente na extremidade do dedo de exame).
3. *Girar a sonda* ao redor de seu eixo permite uma varredura de 360º de toda a pelve, em todos os planos longitudinais.
4. *Testar a dor.* Tocar e gentilmente pressionar qualquer órgão ou estrutura pélvica ao alcance da sonda observando-se constantemente a tela permite localizar a dor.
5. *Combinar o exame de ultra-som transvaginal e o exame bimanual.* Isso é feito colocando-se a "mão abdominal" livre do examinador enquanto a outra opera a sonda vaginal. Ao combinar os dois, suas vantagens podem ser apreciadas. Os órgãos podem ser movidos para dentro e para fora do "campo visual" da sonda transvaginal. É claro que isso ocorre apenas com pedais controlados pelos pés para operar o controle "congelamento" e o dispositivo de cópia de leitura direta.

Rotina da Varredura

Deveria ser seguida uma rotina metódica de varredura. Não importa se a varredura é transabdominal ou transvaginal, o ultra-sonografista deveria varrer sistematicamente os órgãos, um após o outro, e não deveria se entreter com (às vezes) achados grandes e negligenciar uma patologia menos óbvia, porém importante.

Se a ultra-sonografia transabdominal for usada, normalmente o primeiro órgão a ser varrido é o útero, depois os anexos são examinados minuciosamente e, por fim, o colo e o fundo de saco são examinados. Entretanto, se uma ultra-sonografia transvaginal for realizada, esta rotina é ainda mais importante. Sugerimos a seguinte ordem:

1. Primeiro, o colo deveria ser varrido nos planos sagital e coronal. Na maioria dos casos, no plano sagital, pode ser feita a medida do orifício interno até o orifício externo. Deveria ser feita uma foto da área do orifício interno.
2. Ao mesmo tempo, a bexiga urinária, que se encontra anatomicamente bastante próxima do colo, também deveria ser visualizada nos planos sagital e transverso ou coronal.
3. Ao avançar a sonda, o útero deveria, então, ser localizado e examinado minuciosamente.
4. O próximo objetivo é a área de anexos. Enquanto estiver fazendo a varredura dos anexos, os ovários e as tubas devem ser varridos e prováveis massas detectadas e descritas.
5. A varredura do fundo de saco é o próximo passo. Esta área da pelve, às vezes, é negligenciada; entretanto, é de suma importância varrer cuidadosamente esta localização anatômica. O fundo de saco deveria ser avaliado para verificar se há presença de fluido e de possíveis conteúdos, tais como o ovário, a tuba ou estruturas patológicas diferentes.

Outras localizações e estruturas, bem como patologias suspeitas, atualmente podem ser tratadas no momento em que a impressão geral sobre os conteúdos pélvicos é formada na mente do examinador.

É importante usar a maior ampliação possível, que permita a orientação, bem como o reconhecimento dos órgãos e sua patologia. A ampliação geralmente não altera a resolução das sondas de alta freqüência.

Orientação

A orientação com as sondas transabdominais é simples. Basta dizer que o lado direito da paciente em uma varredura coronal é colocado no lado esquerdo do monitor, ao passo que o lado esquerdo da anatomia é visto no lado direito da imagem na tela. Isso é muito parecido com a orientação convencional usada em radiologia. Na varredura sagital, a direção no sentido da cabeça da paciente (cefálica) é mostrada no lado esquerdo do monitor ou da imagem. A direção no sentido dos pés da paciente (caudal) é mostrada no lado direito do plano transabdominal sagital.

A ultra-sonografia transvaginal é totalmente diferente, uma vez que as imagens são criadas com a sonda orientada perpendicularmente, comparadas àquelas da abordagem transabdominal. Além do mais, podemos verificar, no painel de controle das máquinas de ultra-som, um controle orientado pelo toque "esquerda/direita", assim como uma chave "imagem-inverter". Se no mundo todo existisse apenas um único modo de exibir as imagens ultra-sonográficas, esses controles seriam redundantes. Entretanto, os ultra-sonografistas de todos os lugares do mundo exibem imagens sonográficas de acordo com regras diferentes.[21] A exibição da imagem ultra-sonográfica transvaginal merece uma explicação porque é importante para a compreensão da orientação da imagem em linha.

Nos Estados Unidos, as imagens são exibidas da seguinte maneira:

1. Se um feto é varrido, os lados esquerdo e direito serão determinados de acordo com a posição do estômago fetal e do coração fetal. O exame deveria ser sempre complementado com ultra-sonografia transabdominal.
2. No plano longitudinal, a bexiga aparece no lado esquerdo superior da tela, com o orifício cervical externo apontando para o lado direito da tela. No caso de um útero antevertido, o fundo aparecerá no lado esquerdo da imagem, abaixo da bexiga urinária (veja as Figs. 5-8 e 5-19). O fundo irá apontar em direção ao lado oposto da bexiga se um útero retrovertido for varrido (veja as Figs. 5-3 e 5-10).
3. No corte transversal da pelve (plano coronal), o ovário direito da paciente será visto no lado esquerdo da tela, como uma imagem radiográfica no plano coronal.

Alguns países, bem como algumas pessoas, pensam que exibir a imagem com o ápice apontando para baixo parece mais lógico. Seria bom se houvesse uma exibição uniforme em todo mundo; contudo, neste estágio, é muito improvável que isso ocorra.[22] Alguns ultra-sonografistas acreditam que ao exibirem uma imagem ultra-sonográfica transvaginal com o ápice apontando para baixo, e aquelas obtidas pela ultra-sonografia transabdominal com o ápice apontando para a parte superior da imagem, permite uma distinção imediata, considerando-se o caminho da varredura. Contudo, outras já estão acostumados a exibir *todas* as imagens sonográficas com o ápice apontando na direção do topo da imagem. Antes de descrever a orientação da imagem ultra-sonográfica transvaginal, é importante ressaltar a importância de se rotular cada uma das imagens para facilitar a avaliação.

As imagens produzidas pela ultra-sonografia transvaginal geralmente não correspondem aos planos anatômicos normais. Na paciente na posição de supino, a vagina está orientada para cima e um pouco para trás, dentro da própria pelve, e também está inclinada a um ângulo de 30° do eixo longitudinal do corpo. No plano coronal, não há diferença entre as imagens obtidas pela ultra-sonografia transvaginal e aquelas geradas pela ultra-sonografia transabdominal. Entretanto, o plano sagital será exibido "girado" a 90° no sentido anti-horário.

Dodson e Deter[23] sugeriram o uso dos planos transverso e ântero-posterior somente se for usada a ultra-sonografia transvaginal.

Uma abordagem melhor para a orientação dentro da pelve é prestar atenção ao órgão alvo em vez dos planos pélvicos anatômicos[23,24]; isso é chamado de varredura "orientada pelo órgão". Existem boas razões para este conceito, sejam eles:

1. Devido à curta distância entre a extremidade da sonda e a área alvo, esta imagem focada geralmente contém apenas um órgão ou, às vezes, apenas um fragmento do órgão.
2. O plano da sonda está sendo constantemente mudado. Usando esta técnica, o ultra-sonografista será capaz de procurar cada órgão específico e depois exibi-lo quando achar conveniente. Por esta razão, é prático recorrer ao eixo longitudinal do órgão explorado (por exemplo, o útero ou o ovário) em vez de usar a orientação convencional dos planos de varredura com as coordenadas pélvicas conhecidas.

ULTRA-SONOGRAFIA TRANSABDOMINAL *versus* ULTRA-SONOGRAFIA TRANSVAGINAL

No início, deve ficar claro que as duas vias principais da varredura para se avaliar a pelve feminina (por exemplo, as vias transabdominal e transvaginal) complementam uma a outra na obtenção do diagnóstico.

Quando uma varredura pélvica é necessária e planejada, é muito provável que o diagnóstico seja atingido na primeira vez que se usar a via transvaginal. Na realidade, há bem poucos diagnósticos que não podem ser totalmente estabelecidos usando-se apenas a ultra-sonografia transvaginal. Com o desenvolvimento das sondas transvaginais, as quais usam freqüências mais altas, pode ser obtida uma resolução superior das imagens dos órgãos pélvicos. O transdutor vaginal é colocado bem próximo às estruturas pélvicas e é requerido menos penetração; o uso de freqüências mais altas resulta numa resolução superior das imagens dos órgãos pélvicos (Fig. 4-1). É possível usar freqüências de até 7,5 MHz numa sonda vaginal, enquanto que a ultra-sonografia transabdominal está limitada a sondas de, no máximo, 5 MHz. Esta freqüência mais baixa das sondas abdominais, por si só, é suficiente para limitar a resolução.[12] Outra vantagem da ultra-sonografia transvaginal sobre a transabdominal é que ela pode ser usada com uma bexiga vazia. A aceitação das pacientes é, portanto, maior, pois elas não precisam esperar pela varredura com uma bexiga desagradavelmente cheia. As pacientes obesas também podem ser varridas com uma produção de imagens diagnósticas de melhor qualidade. Os procedimentos de punção transvaginais, tais como drenagem de líquido pélvico, culdocentese, tratamento de diferentes tipos de gravidezes ectópicas e punção de cistos ovarianos podem ser realizados. Um guia de agulha preso às sondas vaginais facilita a colocação precisa da agulha nes-

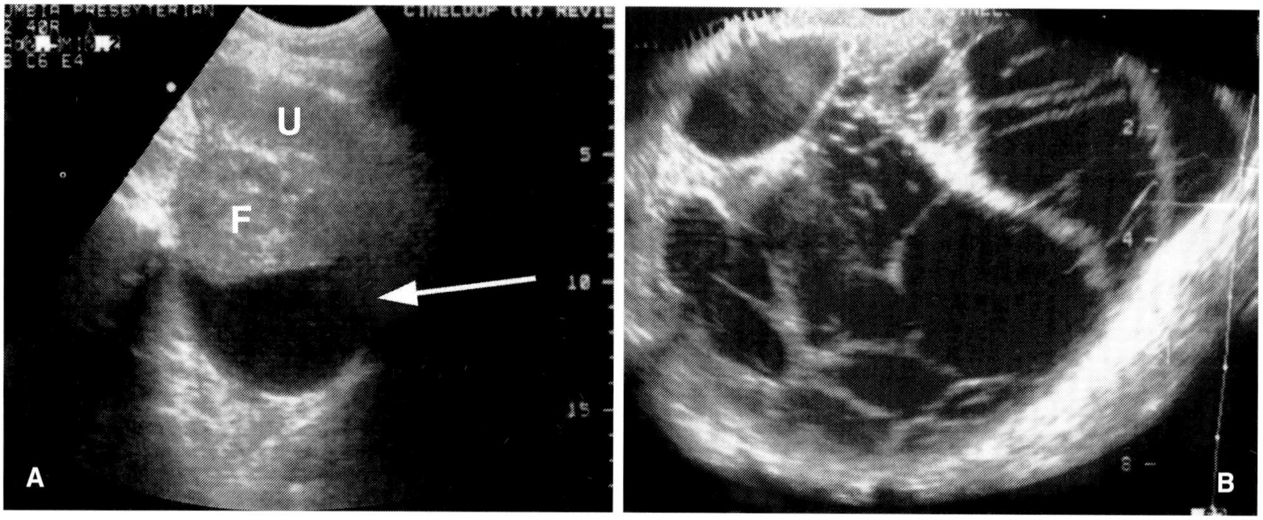

Fig. 4-1. Desempenho da sonda transabdominal **(A)** e **(B)** transvaginal. O cisto (flecha) abaixo do útero (U) e um mioma posterior (F) não apresentam nenhum detalhe. A sonda vaginal de 9 a 5 MHz exibe os septos em forma de rede fina devido à sua proximidade e à alta resolução.

ses casos. O Capítulo 15 é consagrado aos procedimentos de punção.

Em condições combinadas, as sondas vaginais trabalham melhor devido às diferentes características dos tecidos (abdominal e vaginal) com que cada sonda tem de lidar.[25]

REFERÊNCIAS BIBLIOGRÁFICAS

1. Fleischer AC, Romero R, Manning FA, et al: The Principle and the Practice of Ultrasonography in obstetrics and Gynecology. 4th Ed. Appleton & Lange, East Norwalk, CT, 1991
2. Timor-Tritsch IE, Rottem S (eds): Transvaginal Sonography. 2nd Ed. Chapman & Hall, New York, 1991
3. Goldstein SR: Endovaginal Sonography. 2nd Ed. Wiley-Liss, New York, 1991
4. Sabbagha RE: Diagnostic Ultrasound Applied to obstetrics and Gynecology. 3rd Ed. JB Lippincott, Philadelphia, 1994
5. Chervenak FA, Isaacson GC, Capbell S: Ultrasound in obstetrics and Gynecology. Little, Brown, Boston, 1993
6. Nyberg DA, Hill LM, Böhm-Velez M, Mendelson EB: Transvaginal Ultrasound. Mosby-Yearbook, St. Louis, 1992
7. Timor-Tritsch IE, Rottem S, Thaler I: Review of TVS ultra-sonography: a description with clinical application. Ultra sound Q 1988; 6:1-34
8. Tessler FN, Schiller VL, Perrella RR et al: TAS versus endovaginal pelvic sonography: prospective study. Radiology 1980; 170:553-556
9. Timor-Tritsch IE, Bar-Yam Y, Elgali S, Rottem S: The technique of TVS sonography with the use of 6.5 MHz probe. Am J Obstet Gynceol 1988; 158:1019-1024
10. Coleman BG, Arger PH, Grumbach K et al: TVS and TAS sonography: prospective comparison. Radiology 1988; 168: 639-643
11. Mendelson EB, Böhm-Velez M, Joseph N, Neiman HL: Gynecologic imaging: comparison of TAS and TVS sonography. Radiology 1988; 166:321-324
12. Lavery MJ, Benson CB: Transvaginal versus transabdominal ultrasound. p. 77. In Timor-Tritsch IE, Rottem S (eds): Transvaginal Sonography. 2nd Ed. Chapman & Hall, New York, 1991
13. Confino E, Mayden KL, Giglia RV et al: Pitfalls in sonographic imaging of the incompetent uterine cervix. Acta Obstet Gynceol Scand 1986; 65:593-597
14. Varma TR, Patel RH, Pillari U: Ultrasonic assessment of cervix in normal pregnancy. Acta Obstet Gynceol Scand 1986; 65:229-331
15. Zemlyn S: The effect of the urinary bladder in obstetrical sonography. Radiology 1978; 169:169-175
16. Mason G: Ultrasound assessment of the cervix: the baldder effect, abstracted. Proceedings of the British Medical Ultrasound Society Meeting, December 1989
17. Jimenez R, Duff P: Sheathing of the endovaginal ultrasound probe: is it adequate? Infect Dis Obstet Gynceol 1993; 1:37-39
18. Schwimmer SR, Rothman CM, Lebovic J, Oyez DM: The effect of ultrasound coupling gels on sperm motility in vitro. Fertil Steril 1989; 42:946-947
19. Odwin CS, Fleischer AC, Kepple DT: Probe covers and disinfectants for transvaginal transducers. J Diagn Med Sonogr 1990; 6:130-135
20. Zimmer EZ, Timor-Tritsch IE, Rottem S: The technique of transvaginal sonography. p. 61. In Timor-Tritsch IE, Rottem S (eds): Transvaginal Sonography. 2nd Ed. Chapman & Hall, New York, 1991
21. Bernaschek G, Deutinger J: Current status of vaginosonography—a world-wide inquiry. Ultrasound Obstet Gyne col 1992; 2:352-356
22. Timor-Tritsch IE: Standardization of ultrasonographic images: let's all talk the same language! Ultrasound Obstet Gynecol 1992; 2:311-312
23. Dodson MG, Deter RL: Definition of anatomical planes for use in transvaginal sonography. J Clin Ultrasound 1990; 18:239-242
24. Rottem S, Thaler I, Goldstein SR, Timor-Tritsch IE, Brandes JM: Transvaginal sonographic technique: targeted organ scanning without resorting to "planes." J Clin Ultrasound 1990; 18:243-247
25. Kossoff G, Griffith KA, Dixon CE: Is the quality of transvaginal images superior to transabdominal ones under matched conditions? Ultrasound Obstet Gynecol 1991; 1:29-35

5

ANATOMIA PÉLVICA PERTINENTE

ILAN E. TIMOR-TRITSCH

À continuação do capítulo que trata dos aspectos básicos e gerais do exame ultra-sonográfico da pelve feminina, voltamo-nos agora para a varredura ultra-sonográfica em si.

Esta seção trata do colo, do útero e do fundo de saco de Douglas, apresentando seus aspectos ultra-sonográficos normais e anormais. Também estão inclusos os exames da tuba de Falópio e dos ovários normais. Entretanto, os aspectos patológicos dos anexos, como um todo, são tratados no próximo capítulo.

Quanto ao material prático sobre as aplicações da ultra-sonografia em obstetrícia e na ginecologia, o leitor interessado é informado a respeito dos vários livros didáticos sobre o assunto.[1-6]

O COLO

Anatomia Normal

O colo pode ser varrido nos planos sagital e coronal. Entretanto, na grande maioria dos casos, o *plano médio sagital* fornece as informações necessárias. Nessa imagem, a extremidade da sonda está quase tocando o lábio anterior do colo (Fig. 5-1). A bexiga é observada logo acima dele. O orifício interno está no lado direito do canal cervical. É importante afirmar que, às vezes, é difícil de ver a imagem do canal cervical por inteiro. Contudo, somente podemos descrever a imagem como sendo perfeita se a imagem começar a partir do orifício interno e abranger até o orifício externo em um útero antevertido (no lado direito da foto). O canal cervical está a (ou quase a) um ângulo de 90° do eixo da vagina ou do eixo da sonda vaginal. No *plano coronal*, a informação mais importante é com relação às malformações uterinas, isto é, detectar e seguir o número e as direções do canal cervical para se fazer um diagnóstico correto.

É possível, e clinicamente informativo, medir o comprimento do colo. Esta medição é feita desde o orifício interno até o orifício externo. Como a primeira necessidade prática de informação sobre o comprimento cervical foi na gravidez, é óbvio que as únicas bases de dados sobre as medidas ultra-sonográficas cervicais se originem em pacientes gestantes. O comprimento normal do colo, na gravidez, é 4 + 1 cm.[7-17] É importante não incluir a parede vaginal na medição (Fig. 5-1). A parede vaginal posterior se encontra em ângulos retos com o canal cervical, e está exatamente justaposta ao colo; portanto, é fácil incluí-la na medição. A largura e a dilatação cervical também podem ser medidas; contudo, clinicamente, elas são menos importantes.

De acordo com a minha experiência pessoal, é difícil realizar a medição do comprimento cervical em um útero não gestante e, provavelmente, ela é imprecisa devido à localização exata do orifício interno. Entretanto, era de se esperar que essa medida fosse igual à de um útero gestante.

O único artigo que trata da medição do colo não gestante é o de Jackson e cols.[18] Suas medidas para o comprimento cervical são 3,8 ± 8 mm. As glândulas cervicais seguem rigorosamente as mudanças ecogênicas do endométrio; não obstante, durante a metade do ciclo, essas glândulas excretam um muco sonolucente que enche e contorna o canal cervical.

Aplicações Clínicas da Ultra-Sonografia Cervical

As aplicações clínicas da ultra-sonografia cervical são as seguintes:

1. Ultra-sonografia transvaginal e prognóstico de incompetência cervical.[13,19-31]
2. Ultra-sonografia transvaginal e prognóstico de **indução cervical**.[32,33]
3. Avaliação cervical no segundo trimestre para prognosticar trabalho de parto prematuro.[22,29,34-41]

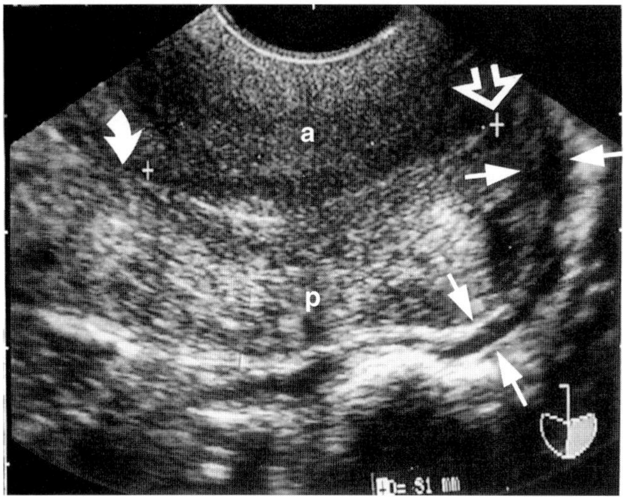

Fig. 5-1. Corte sagital de um colo normal. As medidas do canal cervical são de 3,1 cm do orifício interno (*flecha curva* sem abertura) até o orifício externo (*flecha aberta*). A espessura da parede vaginal está indicada (*flechas em oposição*) e não deve ser incluída na medição do comprimento cervical. A = lábio anterior; p = lábio posterior.

Entretanto, como os dois últimos tópicos estão remotamente relacionados ao uso da ultra-sonografia em ginecologia, apenas fazemos referências sobre esses assuntos neste livro. O leitor interessado pode procurar esses artigos na literatura.

Patologia Cervical

As condições patológicas do colo que deveriam ser mencionadas são sangramento vaginal no primeiro trimestre da gravidez, no qual é encontrado um *hematoma subcoriônico* ou uma coleção sangüínea na área do orifício interno. Isso deveria ser reconhecido imediatamente usando-se a ultra-sonografia transvaginal. Na presença de sangramento vaginal, um batimento cardíaco fetal ou embriônico detectável e uma placenta firmemente inserida, com uma coleção de fluido encoberta na área do orifício interno, a paciente deve ser tranqüilizada, porque após a drenagem desses coágulos de sangue, o resultado parece bom (Fig. 5-2). A segunda entidade é o câncer cervical; entretanto, a ultra-sonografia não é a ferramenta diagnóstica de primeira linha para diagnosticar a malignidade cervical. A importância da ultra-sonografia está em que se tal lesão for encontrada na foto ultra-sonográfica do colo, o câncer deveria ser suspeitado ou reconhecido. A foto ultra-sonográfica transvaginal do câncer de colo consiste em um colo anormalmente grande e volumoso, em uma relativa dificuldade em encontrar um canal cervical reto e normal e, por fim, é a única vez em que a largura cervical é maior que 4 cm. Outra patologia rara detectada no colo é a gravidez cervical (Fig. 5-3). Na presença de um teste de gravidez positivo, um útero vazio, uma pelve sob outros aspectos normal e um colo dilatado com formato de barril contendo um embrião vivo são necessários para se estabelecer o diag-

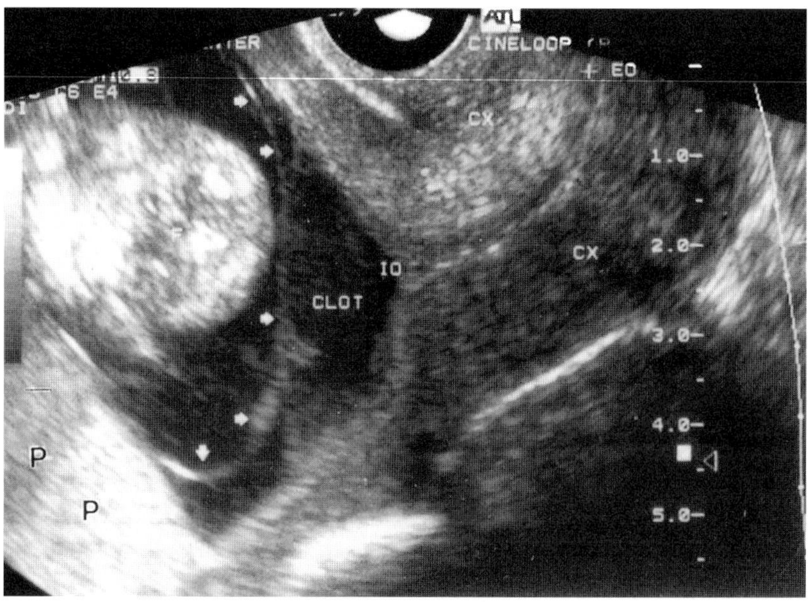

Fig. 5-2. Corte sagital de uma paciente que, com 16 semanas de gravidez, reclamava de um pequeno sangramento. O colo (CS) parece normal; entretanto, um coágulo parece estar empurrando as membranas (marcadas pelas *flechas pequenas*) da área do orifício interno (IO). Não há dilatação do canal cervical ou do orifício externo (EO). A placenta (P) não está deslocada.

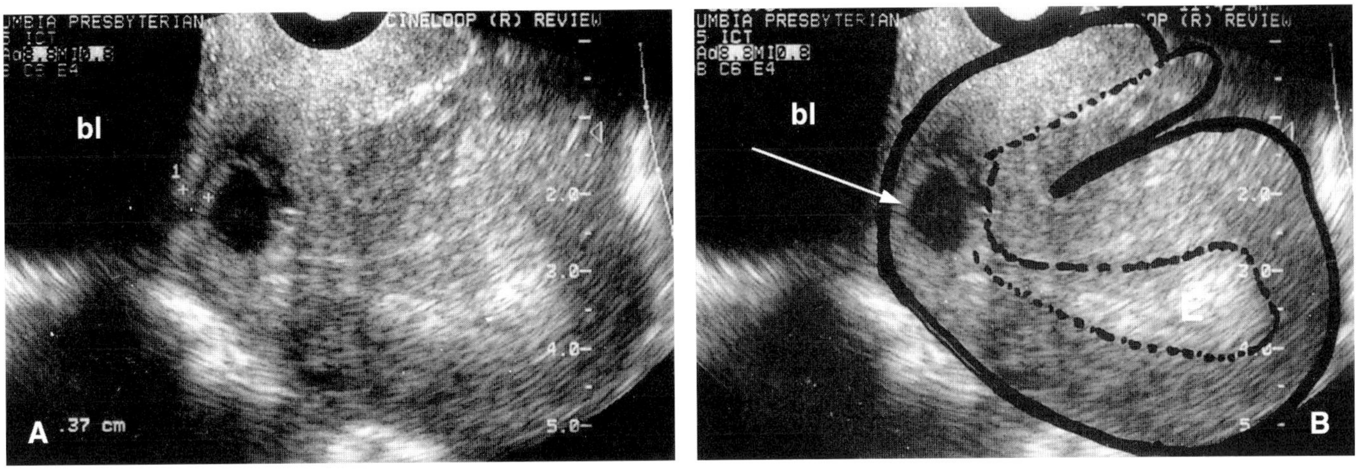

Fig. 5-3. Gravidez cervical de seis semanas. **(A)** O útero retrovertido está reproduzido no corte sagital atrás da bexiga (bl). **(B)** O desenho feito com tinta está superposto na mesma foto para uma interpretação melhor. *Flecha* = saco gestacional.

nóstico de gravidez cervical.[42] Há muita literatura disponível sobre diagnóstico ultra-sonográfico da gravidez cervical. Nesta, como na maioria dos casos de patologia pélvica, a ultra-sonografia transvaginal é a melhor ferramenta diagnóstica. Fornecemos maiores detalhes sobre o diagnóstico e o tratamento no Capítulo 12; portanto, para evitar repetições desnecessárias, a discussão sobre esse tópico termina aqui.

Provavelmente, a aplicação clínica mais importante da ultra-sonografia cervical é a de prognosticar a integridade cervical. A maior parte da literatura concernente à avaliação ultra-sonográfica do colo é a que lida com a incompetência cervical. Antes de discutirmos essas entidades clínicas, precisamos nos familiarizar com as mudanças no formato do orifício interno na gravidez; o canal cervical termina cranialmente na área do orifício interno. A imagem sagital do orifício interno normal, na gravidez, é a forma de um T.[32] Se essa área assume o formato de um V ou de um Y, ou fica "com forma de balão" ou com formato de um U, ela é considerada patológica e pode prognosticar incompetência cervical ou parto prematuro. A busca de um diagnóstico preciso para prescrever um tratamento mais eficaz é, provavelmente, a razão para os muitos artigos na literatura. O diagnóstico precoce de incompetência cervical é extremamente importante porque a colocação de cerclagem parece produzir resultados melhores se for colocada antes, ao invés de em um caso em que já começou um aumento de volume das membranas ou uma dilatação exagerada. Tecnicamente falando, é fácil de ver e de se avaliar as suturas cervicais através da ultra-sonografia transvaginal (Fig. 5-4). A pergunta, contudo, é: quais são as definições ultra-sonográficas de incompetência cervical? O diagnóstico ultra-sonográfico de incompetência cervical foi baseado na medição da dilatação do orifício interno ou do comprimento cervical. Brook et al.[21] consideravam incompetência cervical se o orifício interno fosse maior que 1,9 cm. Podonik et al.[13] submetiam as pacientes à cerclagem se o comprimento cervical delas fosse menor que 3,4 entre 15 e 19 semanas de gravidez. Ayers et al.[12] consideravam anormal todo comprimento cervical inferior a 4 cm. Andersen et al.[35] avaliaram as pacientes que apresentaram um histórico clínico de incompetência cervical e fizeram a comparação delas com um grupo de pacientes de controle sem incompetência cervical. O comprimento cervical do grupo de estudo era mais curto do que o do grupo de controle: 34,5 mm *versus* 41 mm, respecti-

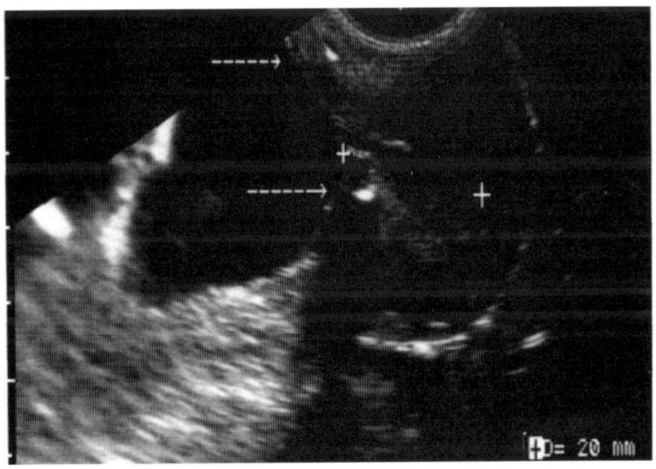

Fig. 5-4. Corte sagital de uma paciente na 20ª semana de gravidez gemelar. O canal cervical mede 20 ml. Observe que a espessura da parede vaginal não foi incluída nesta medição. A área do orifício interno não parece estar afunilada; entretanto, parece que a sutura cervical (*flechas*) prendem o colo.

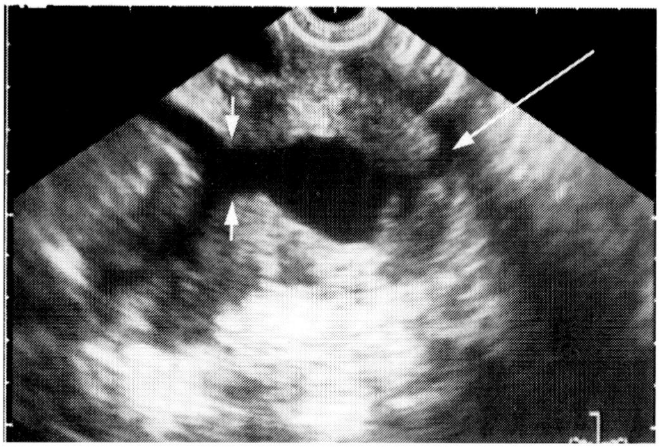

Fig. 5-5. Corte sagital do colo de uma paciente passando por um aborto no segundo trimestre. O balonismo pronunciado do canal cervical foi observado várias horas depois da injeção intra-amniótica de prostaglandina. O orifício externo (*flecha longa*) ainda não está dilatado e o orifício interno ainda é reconhecido (*flechas pequenas*).

Andersen e Ansbacher[43] descobriram que o comprimento cervical era um critério de triagem inadequado para a incompetência cervical. Sugeriram que, além de se medir o comprimento cervical, o orifício cervical interno deveria ser examinado. Se o afunilamento ou a herniação precoce do saco amniótico é observada, o diagnóstico de incompetência cervical pode ser feito com mais segurança. A ultra-sonografia transabdominal e a transvaginal têm sido igualmente usadas no acompanhamento de pacientes após a colocação de sutura cervical ou do tratamento de colo incompetente.[30,31] As cerclagens também foram colocadas sob orientação ultra-sonográfica — desta vez, da ultra-sonografia transretal.[44]

A avaliação transvaginal do colo, em casos de aborto espontâneo ou induzido no segundo trimestre, é fácil de obter (Figs. 5-5 e 5-6). Ela fornece um "relatório progressivo" do estado clínico da paciente. Os pólipos cervicais podem ser mais bem visualizados usando-se um espéculo no exame do colo; contudo, se forem inesperadamente encontrados em uma foto ultra-sonográfica vaginal, ao menos, eles deveriam ser suspeitados se não forem diagnosticados (Fig. 5-7).

Às vezes, um mioma cervical é diagnosticado (Fig. 5-8). Esse diagnóstico torna-se importante se for considerado o final da gravidez ou do trabalho de parto.

É difícil estabelecer as fronteiras exatas onde se encontram as aplicações ginecológicas da varredura cervical e aquelas aplicadas à obstetrícia. Uma coisa é certa: a avaliação transvaginal é bem aceita e veio para ficar. Tecnicamente, a ultra-sonografia transvaginal do colo é fácil de ser feita no consultório e na sala de emergência, bem como nas salas de parto e de trabalho de parto. Ela leva apenas alguns minutos para ser feita e é mais rápida do que qualquer outro procedimento ultra-sonográfico de rotina. Ela é facilmente aprendida e ensinada para que os residentes e profissionais sem o apoio de um laboratório de ultra-sonografia possam usá-la, desde que tenham uma sonda vaginal. Parece especialmente útil para as pacientes obesas e que apresentam colos difíceis de serem alcançados, ou para as pacientes que têm medo de um exame bimanual doloroso. Este procedimento é bem tolerado por todas as pacientes.

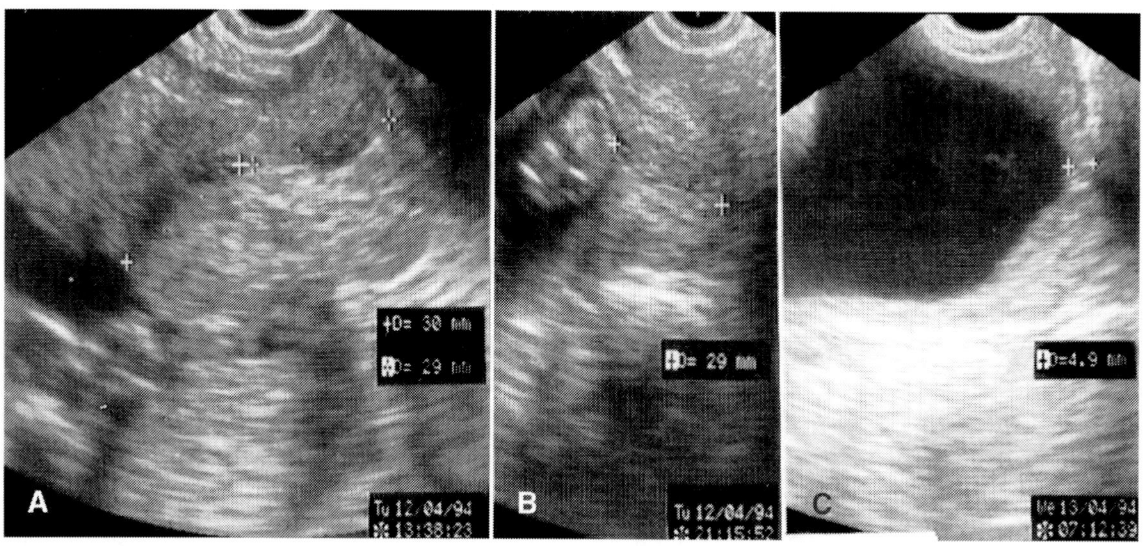

Fig. 5-6. Cortes sagitais seriados do colo com 20 semanas de gravidez. **(A)** Antes da injeção de prostaglandina intra-amniótica, o colo mede 5,9 cm de comprimento; **(B)** 7 horas e 45 minutos depois, o colo mede 2,9 cm; **(C)** na manhã seguinte, cerca de 17 horas e 45 minutos após a injeção, o colo está quase totalmente retraído e mede 4,9 mm. O feto foi abortado cinco horas depois.

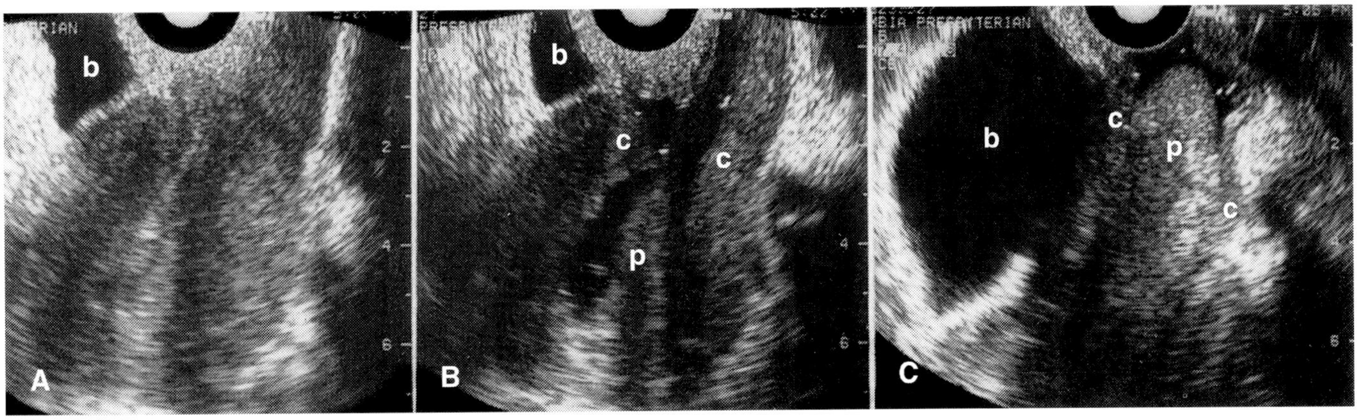

Fig. 5-7. Cortes sagitais seriados de uma paciente com um pólipo cervical grande. **(A)** Útero de tamanho normal no corte sagital contendo espessura endometrial normal e uma pequena quantidade de líquido. **(B)** A retirada da sonda 1 cm acima do colo permite a representação de dois lábios cervicais (c) abaixo da bexiga urinária (b) e também permite a inserção do fundo do pólipo (p) para ser visto. **(C)** *Close* do pólipo saliente (p) através dos lábios levemente dilatados (c). (Cortesia do Dr. A. Monteagudo, Nova Iorque.)

Com base na literatura disponível sobre o assunto e em minha experiência no uso da ultra-sonografia transvaginal para determinar a anatomia cervical, recomendo seu uso juntamente com o exame palpatório bimanual.

O ÚTERO

Anatomia Normal

O útero é a maior estrutura da linha média da pelve feminina. Devido à sua localização, ele é usado como ponto de referência para a varredura dos anexos e do fundo de saco. O útero normalmente é representado em dois planos de varredura principais. Os *planos sagitais*, mostram o colo, o corpo do útero, o fundo, a cavidade endometrial e o canal cervical na mesma foto. O segundo plano, dependendo da orientação do útero, é o *semicoronal* ou, às vezes, quase uma secção *axial*. Se o útero se encontra em uma anteversão, anteflexão ou retroversão clinicamente evidente, é possível se obter uma imagem coronal. Durante o último período menstrual, o útero está em uma posição reta em vez de estar em uma seção coronal e pode-se obter uma imagem axial do útero. Se for feita uma manipulação bima-

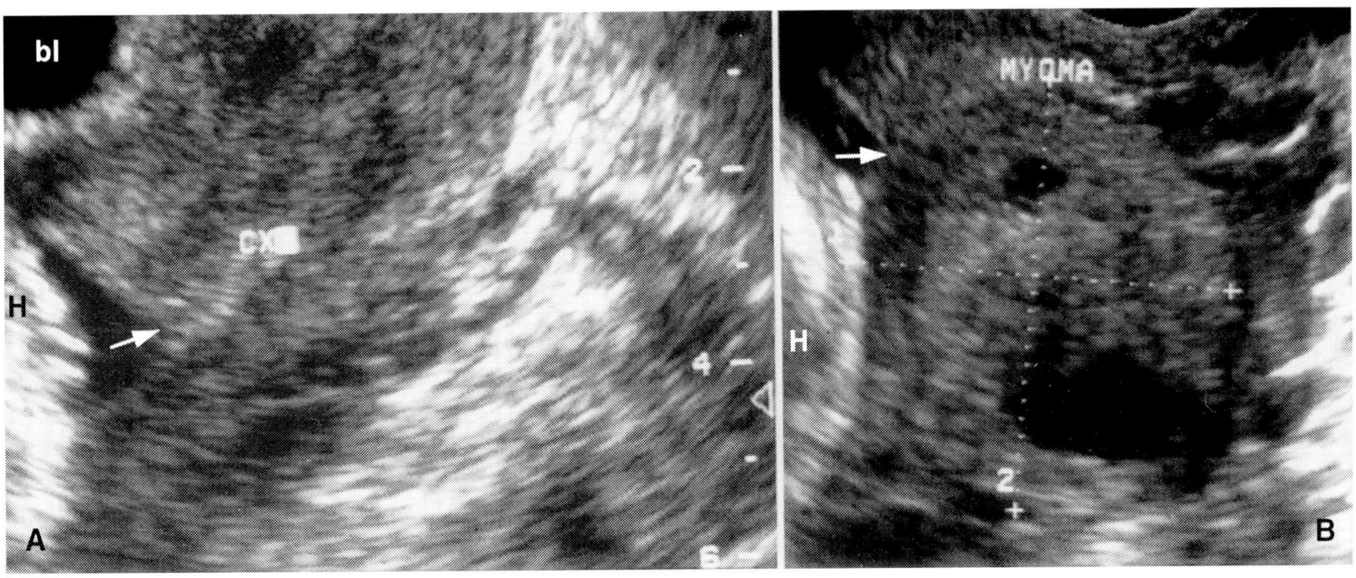

Fig. 5-8. Mioma cervical em uma gravidez de 16 semanas. **(A)** Corte mediossagital da cabeça fetal (H) e o orifício interno (flecha) do colo (cx); **(B)** mioma medindo 4 x 3,6 cm.

manual do útero, com ou sem o efeito de uma bexiga cheia, podemos obter diferentes graus desta secção axial ou coronal do útero. Como a orientação da foto uterina usando a sonda transvaginal é um pouco complicada, novamente deveria ser enfatizado que, na foto ultra-sonográfica transvaginal sagital, o fundo do útero antevertido estará do mesmo lado em que a bexiga urinária é exibida (isto é, o lado esquerdo da foto) (Fig. 5-9). Em oposição a isso, se o útero está em retroflexão, o fundo do útero será exibido no lado direito da foto, no lado oposto ao da bexiga urinária (Fig. 5-10) na imagem sagital. Devemos sempre nos lembrar que, por consenso, a bexiga é representada no lado esquerdo superior da tela ou da foto.

O tamanho uterino normal, conforme mostrado pela ultra-sonografia, é dependente da idade e da paridade da paciente, assim como do estado menopáusico.[45-47] O tamanho uterino de uma paciente adulta nulípara e multípara, assim como da pós-menopausada, é mostrado no Quadro 5-1. Na ultra-sonografia em tempo real, especialmente quando é realizada usando-se a sonda transvaginal, as contrações uterinas tornam-se evidentes; além disso, Birnholtz[48] descreveu, em 1984, a presença de contrações subendométriais. Essas contrações subendométriais são mais bem observadas usando-se a técnica aplicada por de Vries et al.,[49] Lyons et al.,[50] e Abramowicz e Archer,[51] que consiste em registrar essas contrações no gravador de videoteipe e reproduzi-las usando a característica de avanço rápido do gravador. No momento da ovulação, as contrações são dirigidas para o lado do fundo, e perto do ciclo menstrual, a direção delas muda para o lado do colo. Este grupo também descobriu uma correlação entre os níveis de estrogênio e de progesterona e a freqüência dessas contrações. A verdadeira importância das contrações subendometriais ainda não foi elucidada. Quando a anatomia normal do útero é descrita, devemos incluir a imagem ultra-sonográfica do fornecimento vascular para o útero e sua drenagem venosa.[52] Embora seja possível detectar o suplemento vascular do útero usando a escala de cinza, é mais fácil avaliar a perfusão uterina usando o Doppler bidirecional ou o Doppler colorido das artérias uterinas.[53] Às vezes, é fácil ver uma estrutura sonolucente e circular no terço externo do miométrio, que representa as artérias e as veias arqueadas. Essas artérias podem calcificar e apresentar uma forma típica nas pacientes pós-menopausadas. Deveríamos nos familiarizar com os fortes ecos que

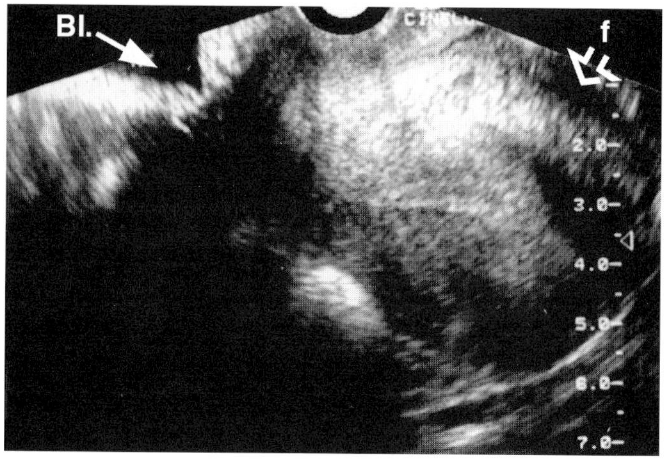

Fig. 5-10. O corte sagital mostra um útero retrovertido. Observe que o fundo do útero (f) aponta na direção da direita da foto e acima do lado oposto da bexiga (Bl).

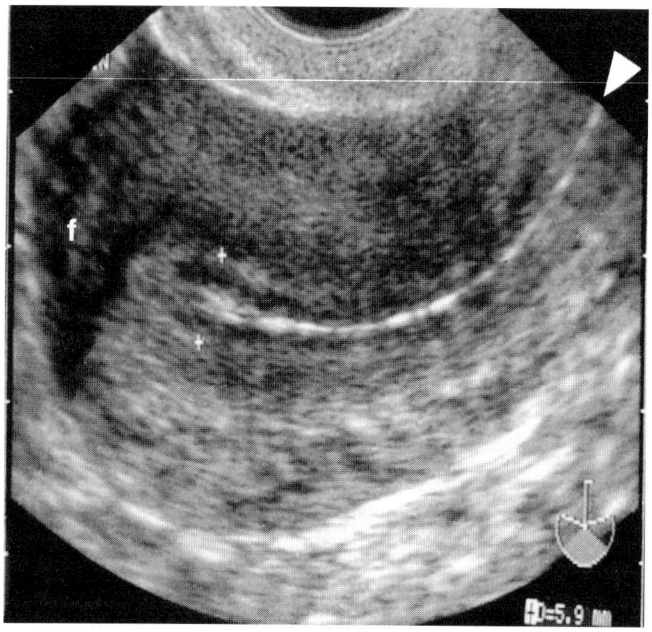

Fig. 5-9. Corte sagital de um útero normal e antevertido. A bexiga não é observada nesta imagem; contudo, ela se encontra no lado esquerdo da imagem, bem acima do fundo do útero a direita. O colo (*cabeça da flecha*) aponta na direção do canto direito superior da imagem. Este é um modo convencional de exibir um útero antevertido.

Quadro 5-1. Tamanho Uterino

	Comprimento (cm)	*Largura (cm)*	*Ântero-posterior (cm)*	*Volume (ml)*	*Proporção do corpo do colo*
Adulto (nulípara)	6-8	3-5	3-5	30-40	1 : 2
Adulto (parida)	8-10	5-6	5-6	60-80	1 : 2
Pós-menopausada	3-5	2-3	2-3	14-17	1 : 1

(De Warwick,[47] com permissão.)

surgem das artérias *location-accurate*, criando um anel ecogênico. Este anel corresponde à localização da estrutura sonolucente na qual, durante os anos reprodutivos, os vasos arqueados são vistos.[53,54]

O Endométrio

Usando a ultra-sonografia transvaginal, é óbvio que a aparência do endométrio durante o ciclo menstrual está mudando.[55-62] Durante a fase que precede a ovulação, o endométrio tem uma aparência de diversas camadas com uma camada interna hipoecóica e uma camada externa ecóica (Fig. 5-9). Na fase secretora, a sua espessura aumenta e mede entre 8 e 14 mm e o endométrio torna-se mais ecogênico (Fig. 5-11). Isso, provavelmente, é resultado das glândulas endometriais. As interfaces ecogênicas são geradas pelas glândulas tortuosas. A espessura do miométrio deveria ser medida no plano sagital e deveria incluir ambas as camadas endometriais (ou seja, a medição feita desde a interface anterior miométrio-endométrio até a interface endométrio-miométrio (Fig. 5-8).

Grunfeld et al.[60] introduziram os termos padrão I a III para descrever a apresentação ultra-sonográfica do endométrio durante o ciclo menstrual. O padrão I representa o endométrio com três camadas. O padrão II, que é observado na (ou próximo da) ovulação, ainda representa as três camadas; contudo, a camada hiperecóica é bem mais delgada. O padrão III é compatível com a fase secretora do ciclo e mostra ecogenicidade completa das camadas funcional e basal do endométrio. Os autores sugeriram que a ecogenicidade deriva de um edema estromal. Gonen et al. [61,62] mostraram que a espessura do endométrio no oitavo dia era significativamente menor em mulheres que engravidaram em oposição àquelas que não engravidaram (3,3 mm *versus* 5,9 mm, respectivamente). Eles também demonstraram que a espessura endometrial ou o crescimento endometrial entre o oitavo dia do ciclo e o dia do pico do hormônio luteinizante era significativamente maior naquelas pacientes que conceberam do que naquelas que não conceberam (5,5 mm *versus* 2,5 mm em média). Esse grupo não observou gravidez quando o endométrio tinha menos de 6 mm no dia da ovulação. A presença de um endométrio de três camadas, observado na ultra-sonografia transvaginal no dia da ovulação mais uma espessura endometrial de, pelo menos, 6 mm foi prognóstico de concepção. Além disso, a presença do endométrio de três camadas no dia da ovulação foi associada a um valor prognóstico positivo para gravidez de 50%, ao passo que a apresentação prematura do padrão hiperecóico, quando da ovulação, tinha um valor prognóstico negativo de 100%. Durante o ciclo vital das mulheres, nos anos de pós-menopausa, o endométrio torna-se mais delgado. Isso é considerado uma evolução normal. Entretanto, essa também é a fase em que algumas mulheres decidem usar a terapia de reposição hormonal. Foi produzida uma grande parte de literatura para avaliar a associação entre o padrão endometrial e a espessura ou as medidas do fluxo do endométrio pós-menopausado na reposição hormonal e na malignidade endometrial. Um capítulo inteiro é dedicado à discussão desse assunto em profundidade (leia o Cap. 15).

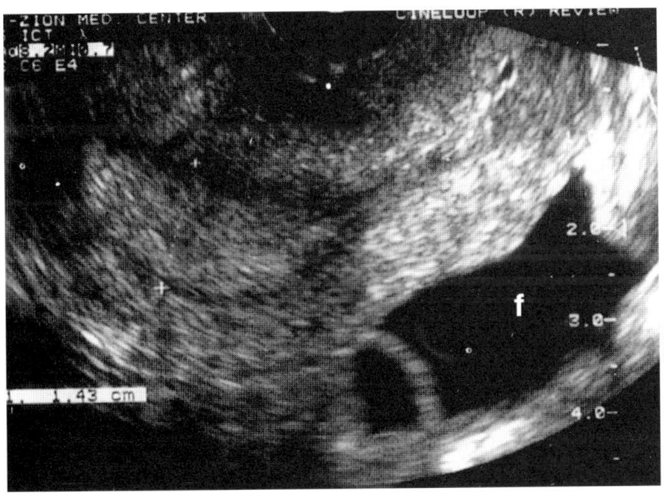

Fig. 5-11. Corte sagital do útero dois a três dias após ter ocorrido a ovulação. O endométrio hiperecóico mede 1,43 cm. Há presença de fluido (f) no fundo de saco.

Patologia Endometrial

A ultra-sonografia transvaginal é a ferramenta de escolha usada para avaliar a patologia do endométrio. A foto clara do endométrio no plano sagital, assim como no plano coronal nos úteros antevertidos e retrovertidos, resulta do fato de que ondas sonoras encontram o endométrio em ângulo reto; em conseqüência, as interfaces são claras. Em pacientes mais idosas cujo útero é pequeno e pode se encontrar paralelo ao eixo da pelve bem como das ondas sonoras, talvez o endométrio não possa ser reproduzido com tanta clareza.

A espessura endometrial normal e sua apresentação durante o ciclo menstrual foram discutidas anteriormente. Conforme observado, a ultra-sonografia é confiável por descrever a espessura real do endométrio.[55,57] Os valores para a espessura endometrial normal, assim como a técnica correta para as medições, também foram discutidos anteriormente. A avaliação do endométrio deve ser realizada em toda e cada visita ao ginecologista, desde que ele tenha à sua disposição uma sonda vaginal. Essa representação endometrial é de suma importância em duas situações específicas. A primeira é o acompanhamento das mudanças dinâmicas do endométrio como uma função da influência hormonal nas pacientes que fazem acompanhamento ou tratamento de infertilidade. Este aspecto será ampliado no capítulo que trata do aspecto ultra-sonográfico da infertilidade. A segunda área na qual a espessura endometrial e a interface ou as fronteiras entre o miométrio são examinadas minuciosamente é na paciente pós-menopausada com metrorragia ou tratada com terapia de reposição hormonal.

Ao avaliar as pacientes com distúrbios de sangramento, é importante verificar se a paciente é pré-menopausada ou pós-menopausada. No período *pré-menopáusico*, a espessura do endométrio varia de 4 a 8 mm na fase folicular e de 7 a 14 mm na fase secretora.[63,64] As pacientes que usam contraceptivos orais possuem um endométrio muito delgado.

Usando a Dopplervelocimetria, Scholtes et al.,[65] Bourne[66] e Sladkevicius et al.[67] realizaram medições do endométrio normal durante o ciclo menstrual. Steer et al[68] acreditaram que medindo-se a resistência do fluxo durante o ciclo seria possível prognosticar o sucesso do óvulo fertilizado na implantação.

Durante o período *pós-menopáusico*, o objetivo é diferente. A maioria dos trabalhos é dedicado a encontrar um ponto de desligamento da espessura endometrial que orientaria o ginecologista no tratamento da paciente. O tratamento também depende se a paciente é sintomática e se a terapia de reposição hormonal é administrada. Granberg et al.[69] estabeleceu o ponto de corte para a detecção da patologia endometrial para uma espessura de 5 mm ou mais e relatou um valor prognóstico positivo de 87 por cento para a detecção de patologia significativa. Varner et al.[70] e Goldstein et al.[71] também consideraram 5 mm como um valor do ponto de corte para a espessura endometrial no qual não houve detecções de câncer endometrial, pólipo ou hiperplasia endometrial. Outros tinham pontos de corte diferentes[72] ou estratégias de câncer endometrial.[73] Fleischer et al.[74] conseguiram detectar o grau de invasão dentro da profundidade do endométrio e do miométrio do progresso cancerígeno.

Os estudos do fluxo de código de cores também têm sido sugeridos[75,76] para identificar a probabilidade do câncer endometrial.

Cavidade Uterina

Além da estrutura mais importante na cavidade uterina (ou seja, o endométrio, que já foi parcialmente discutido), existem outros achados patológicos que devem ser mencionados e suas imagens ultra-sonográficas descritas, os quais sejam: o líquido intracavitário, os pólipos, miomas pequenos ou médios salientando-se dentro da cavidade, as aderências e os corpos estranhos.

Líquido Intracavitário

O líquido intracavitário, o achado patológico mais predominante, implica uma pequena quantidade de líquido encontrado na cavidade uterina nos primeiros dias do fluxo menstrual.

Deveríamos sempre pensar em acúmulos de líquidos relacionados à gravidez no útero. É claro que a gravidez deve ser suspeitada e excluída. Os achados podem variar desde uma gravidez normal com um saco gestacional intacto e saudável, a uma falência gestacional precoce na qual nenhuma ou bem poucas estruturas extra-embrionárias serão encontradas na cavidade uterina. Outro exemplo de coleção patológica de líquido na cavidade relacionada à gravidez é o saco pseudogestacional da gravidez ectópica. Isso está mais detalhado nos Capítulos 10 e 12.

Vários graus de obstrução cervical, principalmente nos anos de pós-menopausa, podem dar origem ao líquido intracavitário. Seguindo o treinamento clássico ginecológico, quando o líquido intracavitário é descoberto, a primeira coisa que vem à mente é o câncer (Fig. 5-12). Se foi representado um revestimento endometrial bem delineado e delgado, normalmente isso não é resultado de um câncer endometrial.[77-78] Uma patologia rara, porém significativa, é aquela na qual são encontrados vários graus de líquido intracavitário, principalmente no momento da menarca. A maior preocupação nesse momento é a ocorrência de uma coleção de líquido atrás do hímen imperfurado. Neste caso, uma boa história, bem como uma varredura transabdominal ou transperitoneal irá explicar a situação.

Por último, mas não menos importante, o líquido intracavitário pode ser visto como sinal de um câncer endometrial ativo com endométrio irregular e espesso e/ou a perda de interface endometrial/miometrial.[86-92] Neste caso, conhecida como piometra, a coleção de líquido é causada por carcinoma endometrial ou até mesmo por carcinoma cervical, no qual alguma obstrução impede que o líquido escoe.[78,79,83]

Aderências

Esta entidade é conhecida como síndrome de Ascherman.[93,94] A foto ultra-sonográfica mostra irregularidades endometriais, pontes um pouco ecogênicas e, às vezes, sonolucentes entre as duas paredes opostas do miométrio (Fig. 15-13). Elas podem ser melhor observadas durante a distensão artificial da cavidade uterina com líquido[95-97] ou, simplesmente, fazendo-se a varredura da paciente na fase secretória do ciclo, quando a ecogenicidade do endométrio serve de contraste natural com o miométrio.

Pólipos

Os pólipos podem ser pequenos ou extremamente grandes, preenchendo o espaço intracavitário. Eles assumem tipicamente uma ecogenicidade levemente maior que o próprio endométrio (Fig. 5-14A & B). Entretanto, eles apresentam uma ecogenicidade quase igual à do endométrio,

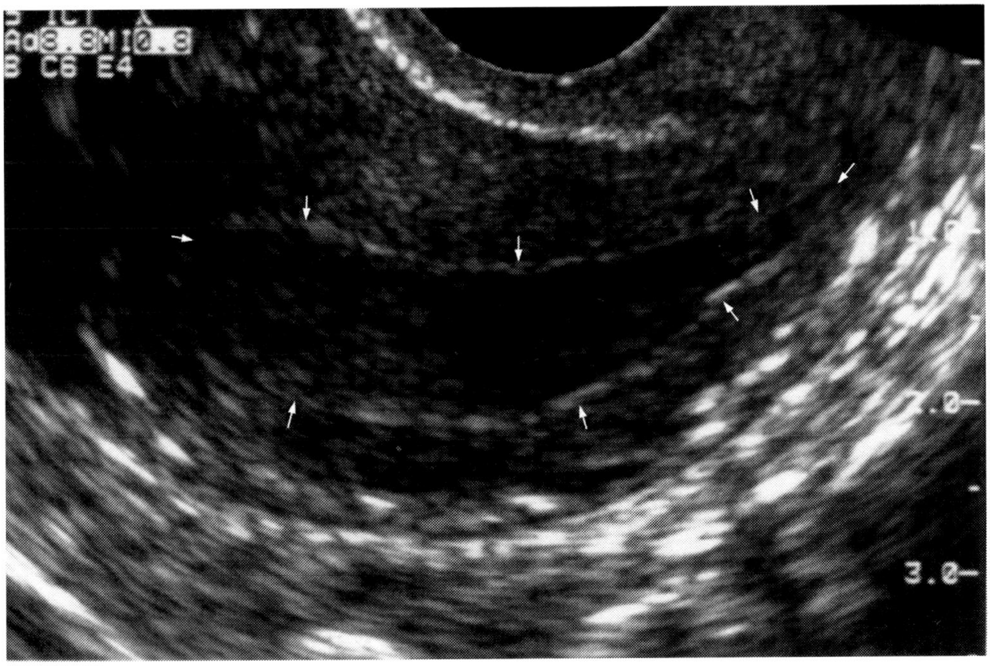

Fig. 5-12. Piometra em uma paciente pós-menopausada. A cavidade (demarcada por *pequenas flechas*) está cheia de líquido com ecos de baixo nível. O revestimento endometrial é suave e fino. Não foi detectado câncer no espécime patológico.

que os cobre durante suas mudanças de ecogenicidade ao longo ou através do ciclo menstrual. O diagnóstico diferencial de pólipos endocavitários é bastante difícil. É muito difícil distinguir um pólipo de um mioma submucoso. Via de regra, os pólipos apresentam uma ecogenicidade um pouco mais alta que os miomas. Se for feita uma varredura na paciente durante o final da fase secretória do ciclo, os miomas submucosos podem ser diferenciados por sua ecogenicidade mais baixa e por seu sombreamento distal. Às vezes, o líquido presente na cavidade uterina descreve um pólipo.[93] A injeção de líquido dentro da cavidade (por exemplo, histerossonografia) (Fig. 5-14C & D) nos aproxima de um diagnóstico preciso.[94,96] A técnica, a avaliação e o valor clínico da histerossonografia são discutidos no Capítulo 13.

Às vezes, quando se faz a varredura de pacientes que estão recebendo terapia com tamoxifeno, para câncer de mama, observa-se um padrão peculiar da área central uterina (Fig. 5-15). Provavelmente, são mudanças subendometriais compatíveis com adenomiose (leia o Cap. 6). Estudos de fluxo mostram uma baixa resistência ao fluxo.

Miomas Submucosos

Conforme mencionado anteriormente, os miomas submucosos precisam ser diferenciados dos pólipos endometriais. O grau de distorção da cavidade endometrial precisa ser estabelecido. Isso é importante, principalmente, nas pacientes com acompanhamento ou tratamento de infertilidade e no caso de distúrbios mecânicos dentro da cavidade endometrial.

Para diagnosticá-los melhor, aconselho o uso da técnica de ultra-sonografia transvaginal, de histerossonografia (Fig. 5-16) e, apenas como último recurso, o diagnóstico histerográfico.

Corpos Estranhos Intra-Uterinos

O "corpo estranho" mais típico introduzido dentro da cavidade intra-uterina é o dispositivo intra-uterino contraceptivo (DIU). Esses dispositivos aparecem como interfaces de ecogenicidade altamente reflexiva (Fig. 5-17). Eles são melhor visualizados com a sonografia transvaginal do que com a ultra-sonografia transabdominal. Eles podem ser reconhecidos usando-se a ultra-sonografia transabdominal pelo seu formato específico, sombreamento ou ecos de reverberação.[95-97] Normalmente, o cordão do DIU não é localizado durante o exame da paciente feito com espéculo. Neste caso, a ultra-sonografia transvaginal é a ferramenta mais importante para se localizar o DIU "perdido".[1-3,5,54,98-101] Ela é útil para conhecer o formato exato do DIU perdido, a fim de reconhecê-lo rapidamente durante a avaliação ultra-sonográfica.

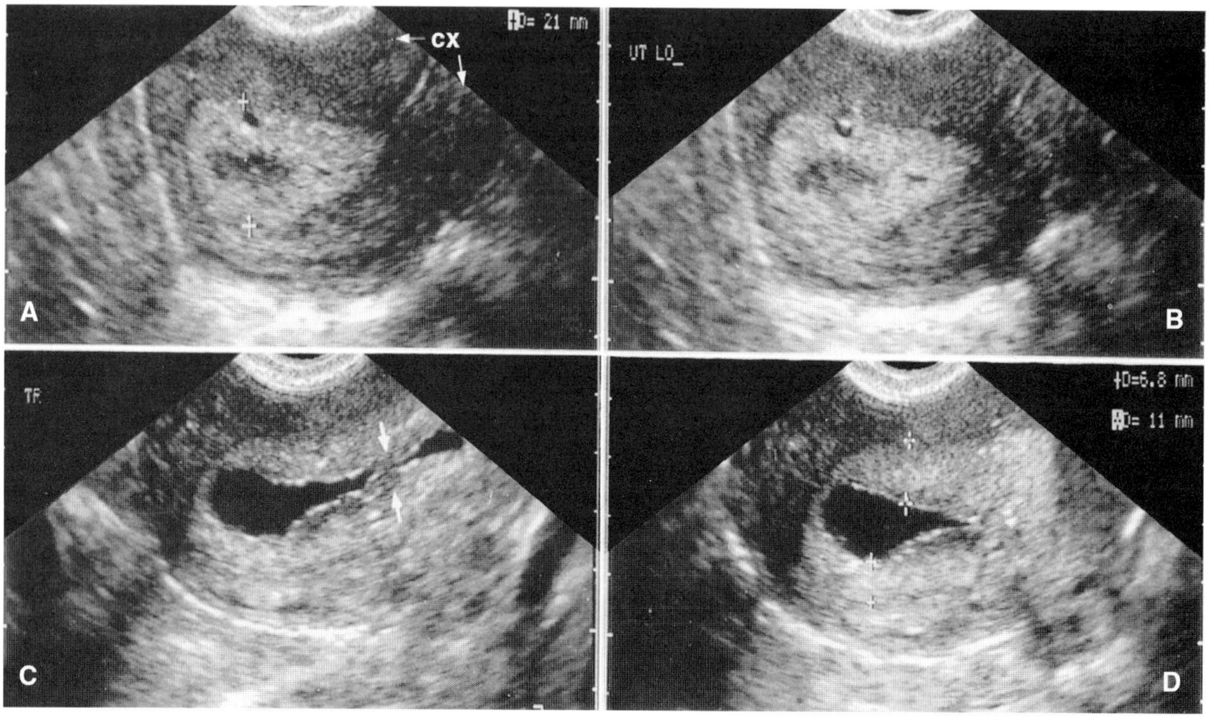

Fig. 5-13. Síndrome de Asherman. **(A & B)** Cortes sagitais do útero na fase secretora do ciclo. O endométrio tem 21 mm e é de formato irregular. **(C & D)** Histerossonografia. Observa-se uma sinéquia permanente (flechas) entre as paredes da cavidade.

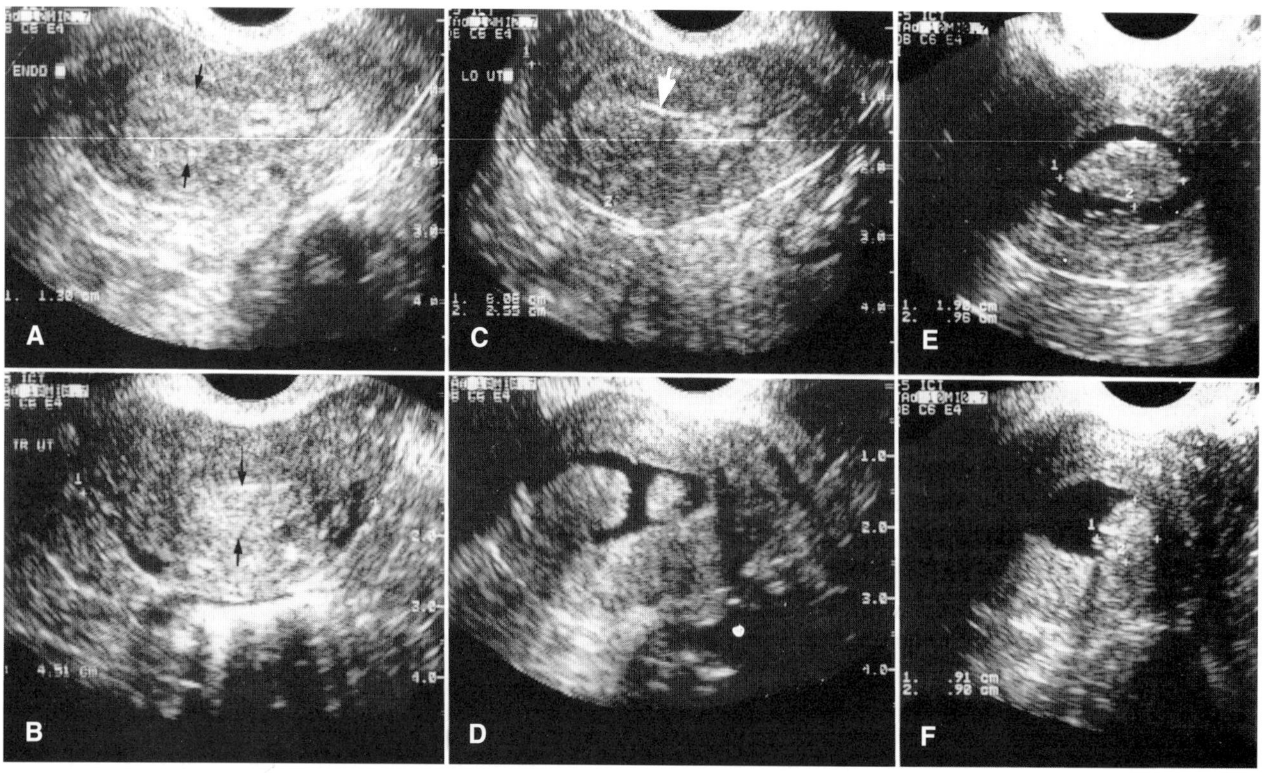

Fig. 5-14. **(A & B)** Os cortes sagitais e coronais do útero mostraram um endométrio espesso (*flecha preta*). **(C–F)** A histerossonografia revelou a verdadeira identidade da lesão: dois pólipos endometriais.

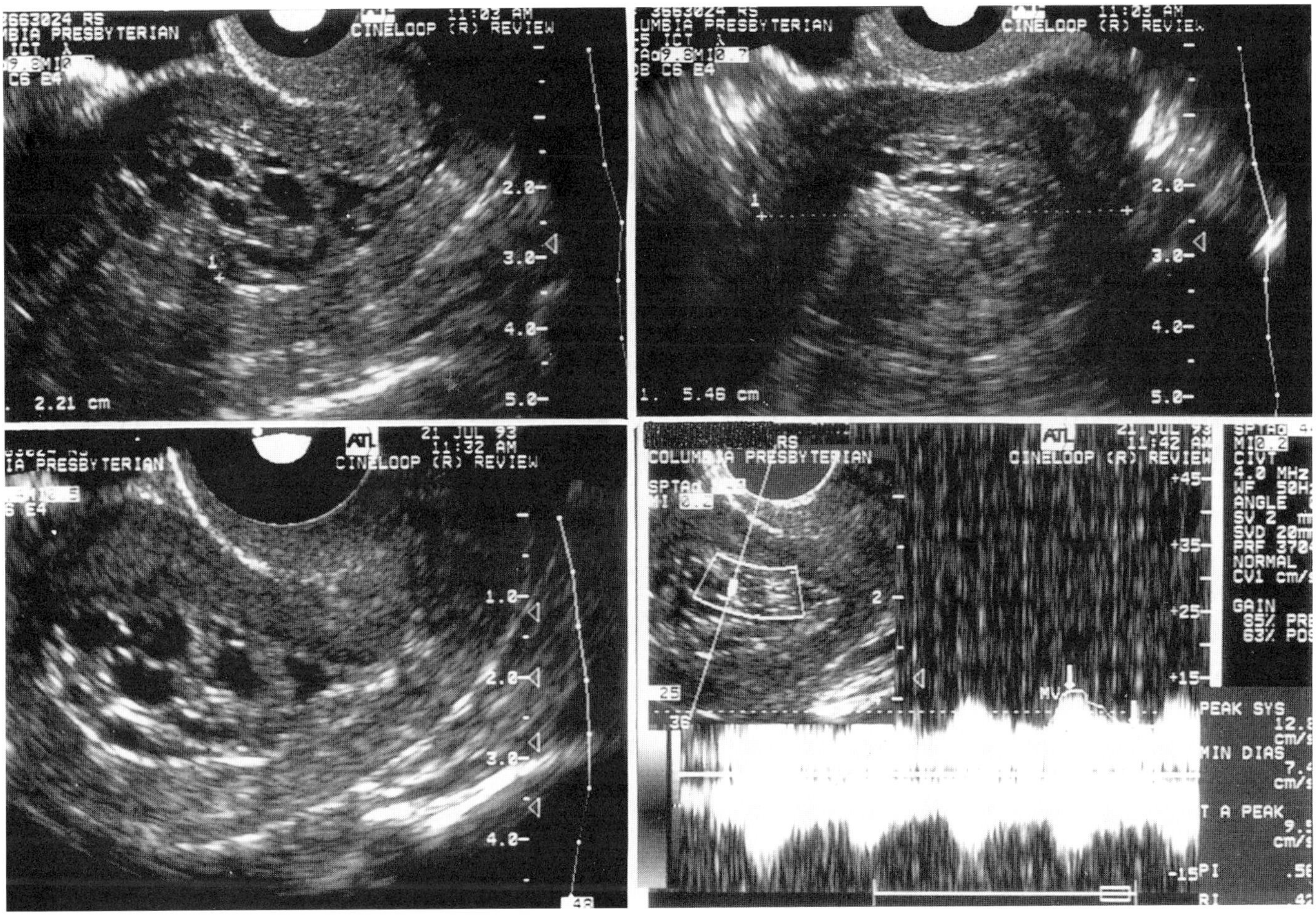

Fig. 5-15. Cortes sagitais e coronais de uma paciente recebendo tamoxifeno para câncer de mama. Observe a aparência espessa do que parece ser a cavidade endometrial com múltiplas estruturas sonolucentes. Estudos orientados de Dopplervelocimetria mostram a taxa de pulsatilidade de 0,51 e um índice de resistência de 0,41. Não foi encontrada evidência histopatológica de câncer neste caso.

do DIU perdido, a fim de reconhecê-lo rapidamente durante a avaliação ultra-sonográfica.

A existência concomitante de um DIU e de uma gravidez também deve ser considerada e reconhecida.[77]

Patologia Uterina

Anomalias Congênitas do Útero

A ultra-sonografia transvaginal e a ultra-sonografia transabdominal podem determinar com precisão a presença de vários tipos de anomalias congênitas. (Fig. 5-18). A classificação da American Fertility Society dos sete grupos de anomalias concernentes ao útero deve ser usada como orientação para o exame minucioso dessas pacientes.[102] O conhecimento das possíveis anomalias é importante no momento da varredura transabdominal ou transvaginal para recriar mentalmente a imagem obtida nos planos coronal e sagital.

Há discussões na literatura sobre as vantagens e as desvantagens da ultra-sonografia transabdominal *versus* a transvaginal para os diversos tipos de anomalias uterinas. O importante é que a varredura deveria ser realizada na fase progestogênica (secretora) do ciclo, quando o endométrio hiperecóico serve como um bom "material de contraste" para delimitar o formato da cavidade uterina.[103-108]

Leiomiomas

Os leiomiomas, ou miomas, são os tumores mais comuns da paciente feminina. Os miomas também são a causa mais comum de aumento do útero. Esses tumores benignos se originam do músculo liso cobrindo os vasos intramiométricos e arqueados, assim como os tecidos conjuntivos lisos. Eles podem ser classificados de acordo com sua localização como pertencentes ao fundo, subseroso, pedunculado (Fig. 5-19), submucoso (Fig. 5-16), intramural (Fig. 5-20) e, por fim, cervical (Fig. 5-8). Dependendo da localização, eles podem ou não causar sinais e sintomas clínicos. Eles são dependentes de hormônio e, portanto, crescem até atingirem tamanhos significativos nos anos reprodutivos. Os atributos ultra-sonográficos dos leiomiomas são

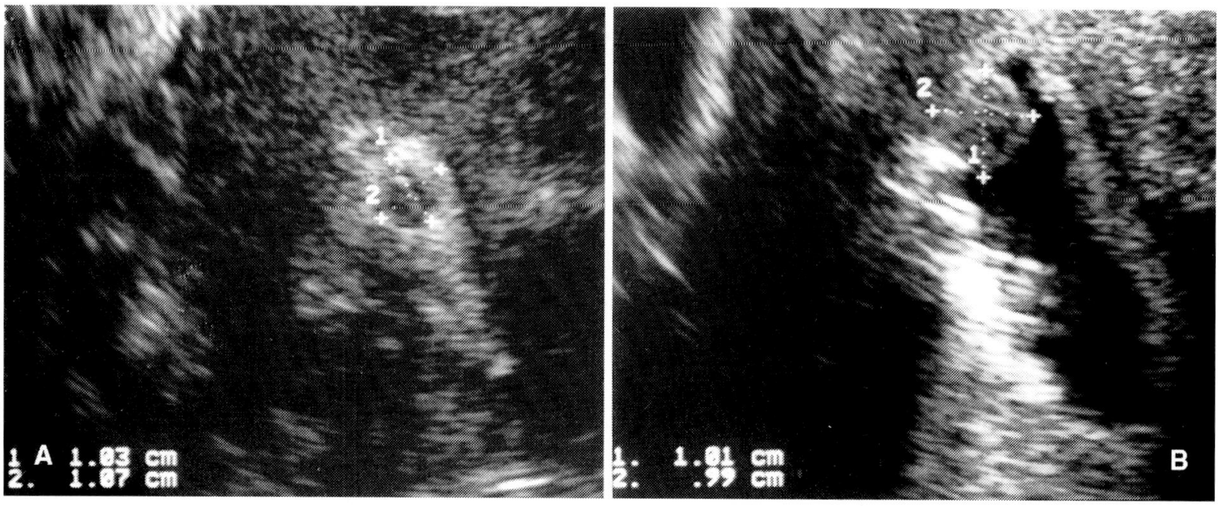

Fig. 5-16. Mioma submucoso. **(A)** O endométrio hiperecóico na fase secretora serve como um bom contraste para o pequeno mioma submucoso sonolucente de 1 x 1 cm. **(B)** O mesmo mioma submucoso é mostrado aumentado pela instilação de uma pequena quantidade de líquido na cavidade. Esses pequenos miomas não causam sombra atrás deles; portanto, às vezes, fica difícil reconhê-los sem esses estudos histerossonográficos especiais. A histeroscopia foi confirmatória.

transmissão sonora, deformidade de pressão do endométrio e, se forem densos, sombreamento distal. Se estiverem calcificados, os focos hiperecóicos podem causar um sombreamento distal significativo (Fig. 5-21). A degeneração cística também pode ser uma complicação de um mioma grande (Fig. 5-22).

O diagnóstico diferencial ultra-sonográfico dos miomas uterinos são massas anexais ou ovarianas e mioma pediculado, para mencionar os mais freqüentes. Um mioma submucoso pode ser diagnosticado erroneamente por um pólipo endometrial, sangue retido ou produtos retidos do concepto dentro da cavidade uterina.

A Figura 5-23 mostra a imagem ultra-sonográfica transvaginal de um coriocarcinoma do útero de uma paciente previamente diagnosticada com uma gravidez molar. A curetagem foi realizada sob a orientação ultra-sonográfica transabdominal para comprovar o diagnóstico. Uma gravidez molar normalmente apresenta uma aparência em forma de uva com sonolucências de diferentes tamanhos (Fig. 5-24).

Adenomiose

A adenomiose, uma doença bastante comum envolvendo o útero, normalmente apresenta um aumento uterino difuso e múltiplo sombreamento que se parece com a foto de uma "chuva na floresta" (Fig. 5-25). O diagnóstico ultra-sonográfico é difícil.[109-112] Popp et al.[112] sugeriram que a biópsia por punção do útero é praticável para estabelecer o diagnóstico correto nesses casos (leia o Cap. 14). Às vezes, também podem aparecer múltiplas sonolucências pequeninas no miométrio.

TUBAS DE FALÓPIO

Ultra-Sonografia das Tubas de Falópio Normais

Como a tuba de falópio normal é um refletor sônico muito fraco, é tortuosa, e também é desprovida de interfaces claras, é muito difícil representá-la usando a ultra-sonografia; além do mais, a ultra-sonografia transabdominal *não* pro-

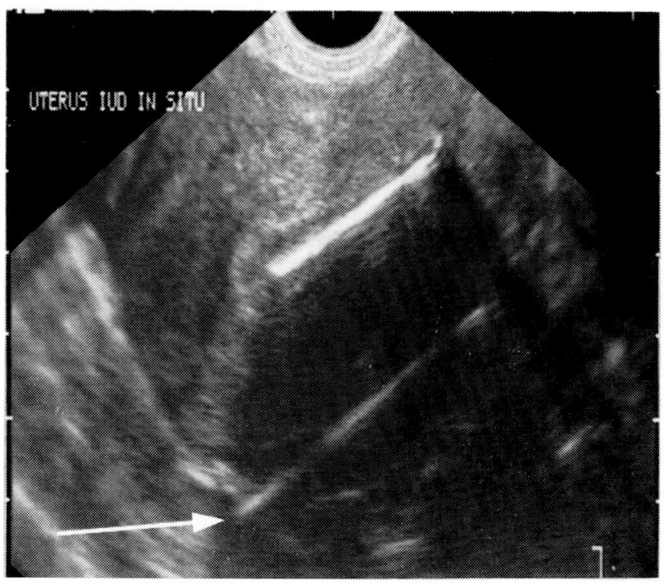

Fig. 5-17. Corte sagital do útero com dispositivo contraceptivo intra-uterino (DIU). Observa-se um sombreamento atrás do dispositivo. Pode-se observar um artefato de reverberação do DIU.

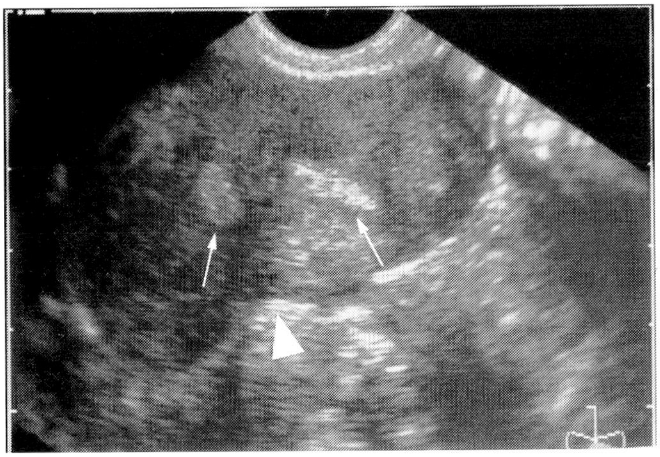

Fig. 5-18. Corte coronal de um útero bicorne. Os dois endométrios se encontram (*flechas*) na fase secretora do ciclo e observa-se a discreta chanfradura entre os cornos (*cabeça da flecha*).

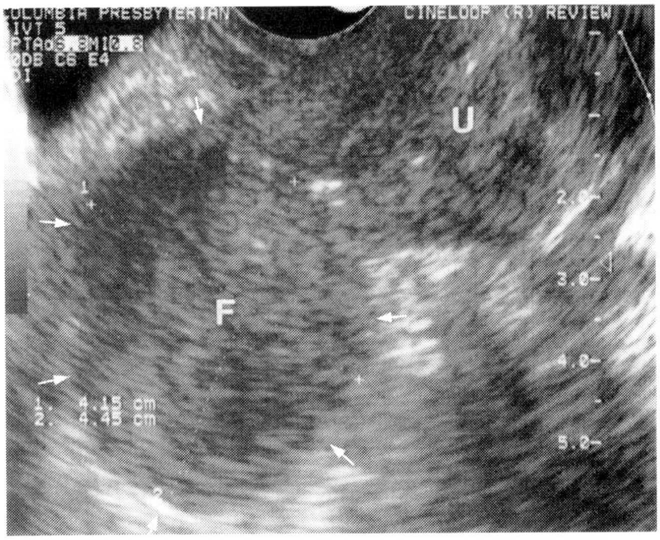

Fig. 5-19. Mioma uterino do lado direito, pediculado (*flecha*). U = útero; F = mioma.

duz imagens suficientemente claras da tuba saudável ou, às vezes, doente. Se a representação ultra-sonográfica da tuba é o nosso objetivo, a primeira escolha seria uma sonda transvaginal de alta-freqüência.[1-6,113,114]

Uma tuba de falópio saudável só pode ser representada se houver um pouco de líquido contrastante ao redor dela (Fig. 5-26). Esse líquido pode ser:

1. Um pouco de fluido pélvico normalmente presente na pelve.
2. Na metade do ciclo, depois que ocorre a ovulação, um pouco do líquido da pelve que possa delinear partes da tuba.
3. Em condições patológicas (isto é, sangue).
4. Ascite produzida por doenças neoplásicas, vasculares ou outras.
5. Produtos de processos infecciosos, como o pus.

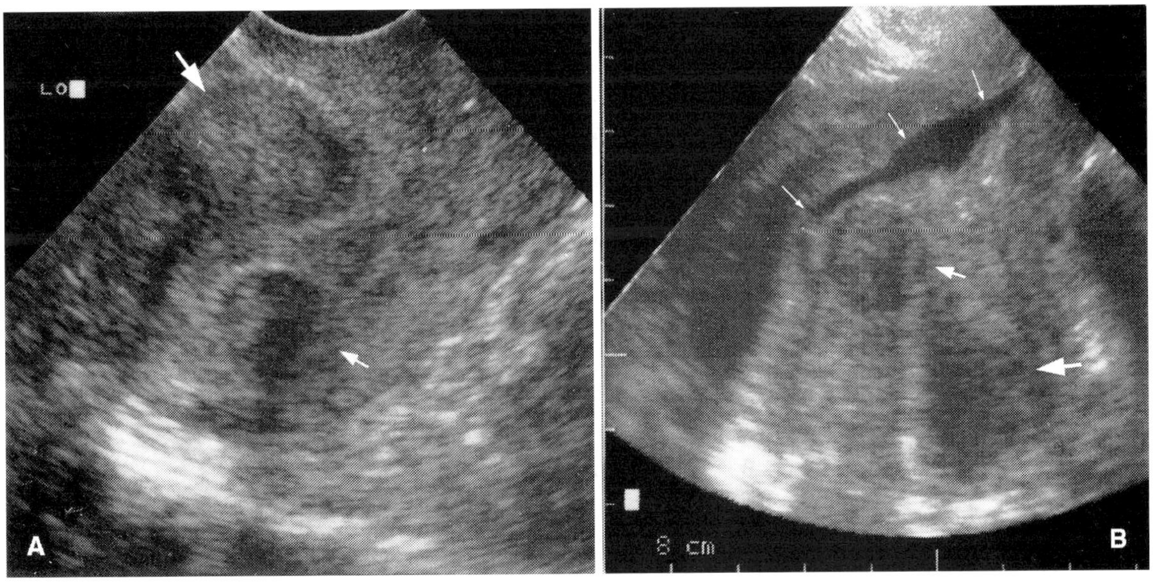

Fig. 5-20. Duas secções de um útero contendo discretos miomas intramurais (flechas). **(A)** O tamanho desses miomas fica entre 1,5 a 2 cm. O sombreamento é visto atrás de cada um desses miomas. **(B)** A instilação de líquido na cavidade (histerossonograma) evidencia a leve saliência de um dos pequenos miomas para dentro da cavidade uterina (*pequenas flechas*).

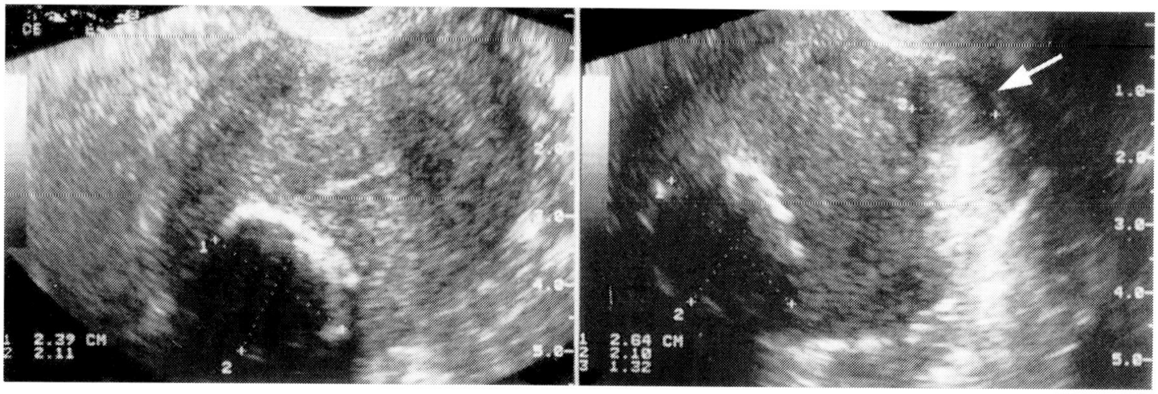

Fig. 5-21. Cortes sagital e coronal de um mioma com contorno hiperecóico (calcificação?) medindo 2,4 x 2,1 x 2,6 cm. Também é mostrado outro pequeno mioma não calcificado de 1-3 cm (*flecha*).

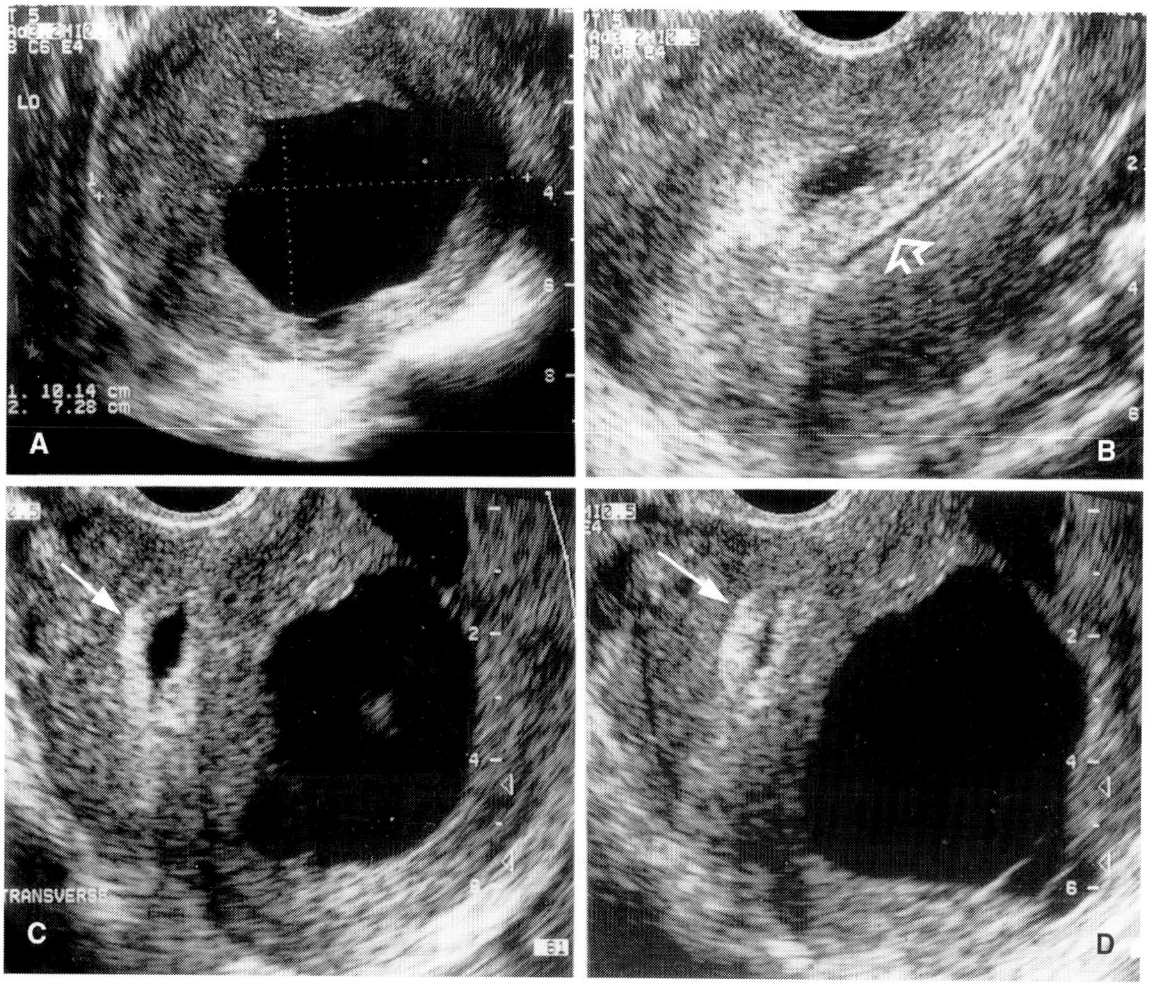

Fig. 5-22. Cortes seriados de um mioma grande posterior mostrando **(A)** o núcleo sonolucente (degeneração?). **(B)** A relação do mioma com a cavidade foi estudada injetando-se líquido na cavidade através do cateter (*flecha aberta*). **(C & D)** O líquido distende a cavidade (*flecha branca*) e mostra que o mioma está a aproximadamente 1 cm da cavidade.

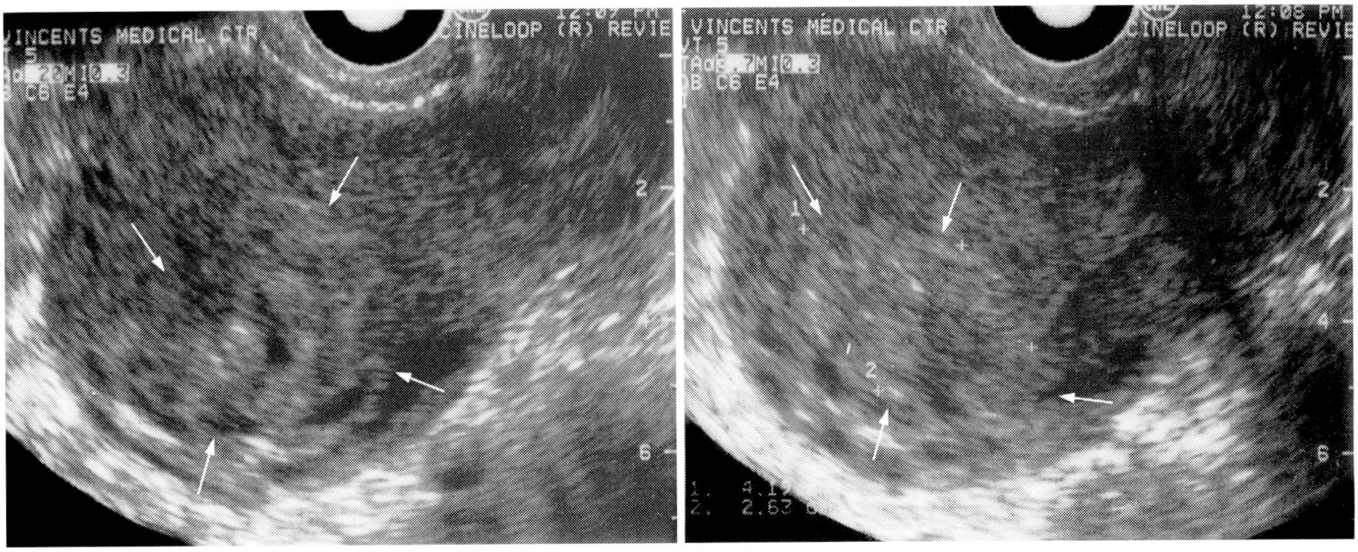

Fig. 5-23. Duas secções do útero de uma paciente que foi tratada com uma gravidez molar. Uma área com ecogenicidade um pouco aumentada (ressaltada pelas *flechas*). A dilatação e a curetagem resultaram em tecido consistente com coriocarcinoma. (Cortesia do Dr. Moretti, St. Vincent's Medical Center, Staten Island, N.Y.)

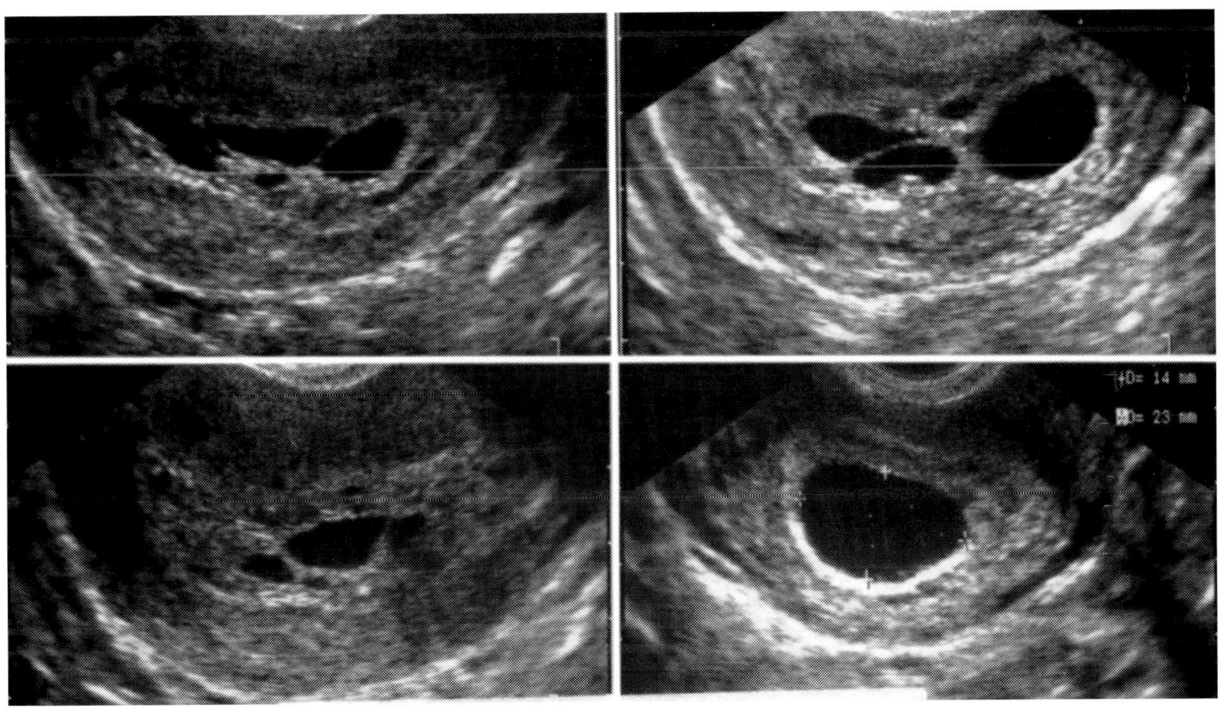

Fig. 5-24. Quatro cortes coronais seriados do útero de uma paciente com gravidez molar de 10 semanas de gestação e um nível hCG de 60.000 mIU/mL (IRP). Observe as estruturas císticas de vários tamanhos de 1 ou 2 mm até uma maior, de 14 x 23 mm de espaço, criando a falsa impressão de uma gravidez intra-uterina. A histologia revelou apenas tecido molar.

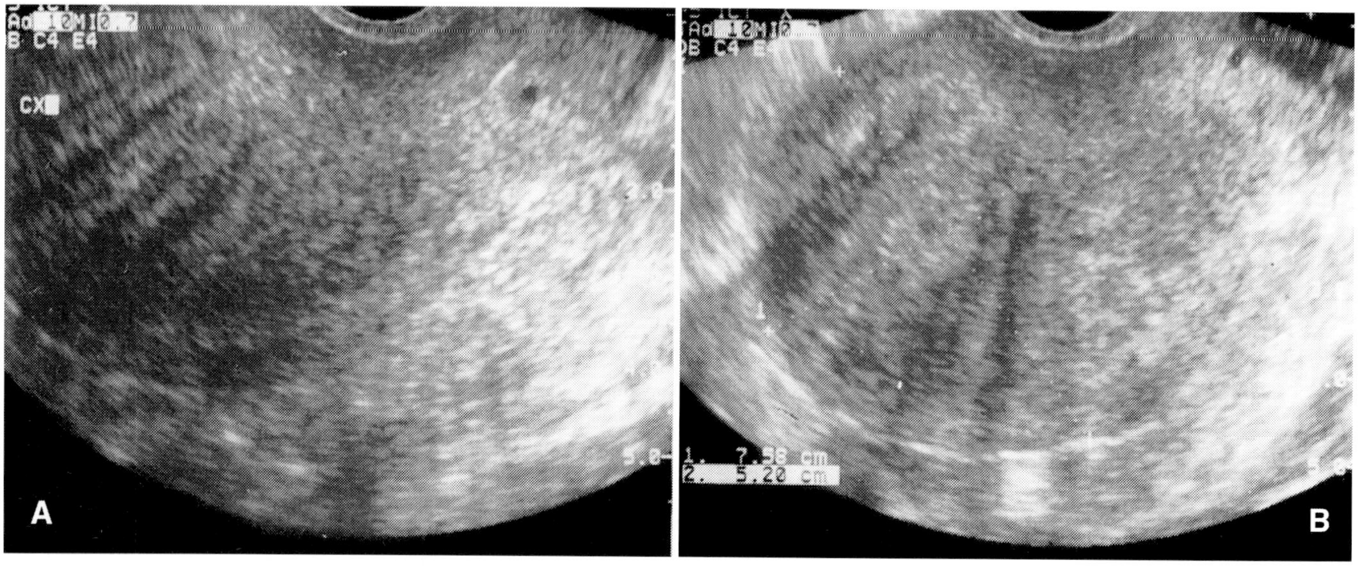

Fig. 5-25. (**A**) Corte sagital e (**B**) coronal de um útero simetricamente aumentado com vários sombreamentos finos de pequenas estruturas no miométrio. Os quadros clínicos e histopatológicos foram consistentes com adenomiose.

Entretanto, a extremidade proximal da tuba pode ser acompanhada pela ultra-sonografia por 1 ou 2 cm após sair da área cornual.

Desobstrução da Tuba de Falópio Monitorada Ultra-Sonograficamente

A histerossalpingografia é o padrão ouro para se avaliar a permeabilidade tubária. Não obstante, recentemente, a avaliação da permeabilidade tubária com a escala de cinza, assim como com o Dopper colorido, começou a ser desenvolvida. A técnica para se avaliar a permeabilidade tubária através da injeção de vários materiais ultra-sonográficos de contraste e observar sua passagem através das tubas pela ultra-sonografia vaginal é simples. Entre os materiais de contraste ultra-sonográficos usados, o mais simples é a solução salina normal.[115-117] Contudo, também foram desenvolvidos materiais de contraste específicos como o Albunex[118] e o Echovist 450 (Shering).[119-124] Se o resultado do uso de material de contraste ultra-sonográfico para a cromoperturbação laparoscópica foi investigado, 50% a 85% dele aparece relatado na literatura. Estudos de fluxo colorido da permeabilidade tubária, os quais são baseados na avaliação do Doppler da área fimbrial, também foram relatados.[96,121-127] Desta vez, a correlação com a histerossalpingografia e com a cromoperturbação sob controle laparoscópico chegou a 93%.[126,127] Ultimamente, também foi defendido o uso obrigatório de testar a permeabilidade das tubas de falópio.[128]

Deveria ficar claro que, no momento em que escrevo este livro, a avaliação ultra-sonográfica da permeabilidade da tuba de falópio ainda está em fase de pesquisa.

Em resumo, a visualização da patologia tubária é relativamente simples de se realizar porque a maioria das lesões apresenta líquido em volta ou dentro da própria tuba. A ferramenta de escolha para o diagnóstico é a sonda vaginal.

O OVÁRIO

Uma das tarefas mais importantes da ultra-sonografia em ginecologia é a visualização dos ovários. A varredura dos ovários é importante para o endocrinologista, para o especialista em infertilidade e para o ginecologista. A ultra-sonografia transabdominal fornece ao examinador uma visão panorâmica e as relações exatas dos órgãos dos anexos, do útero e do fundo de saco. Entretanto, devido à sua baixa resolução, é quase impossível distinguir um ovário normal de um ovário patológico. Às vezes, é perda de tempo procurar os ovários. Uma vez identificados, graças à alta resolução, as estruturas minúsculas com menos de 1 a 2 mm são detectadas e interrogadas pelos estudos Doppler orientados pelo fluxo colorido.

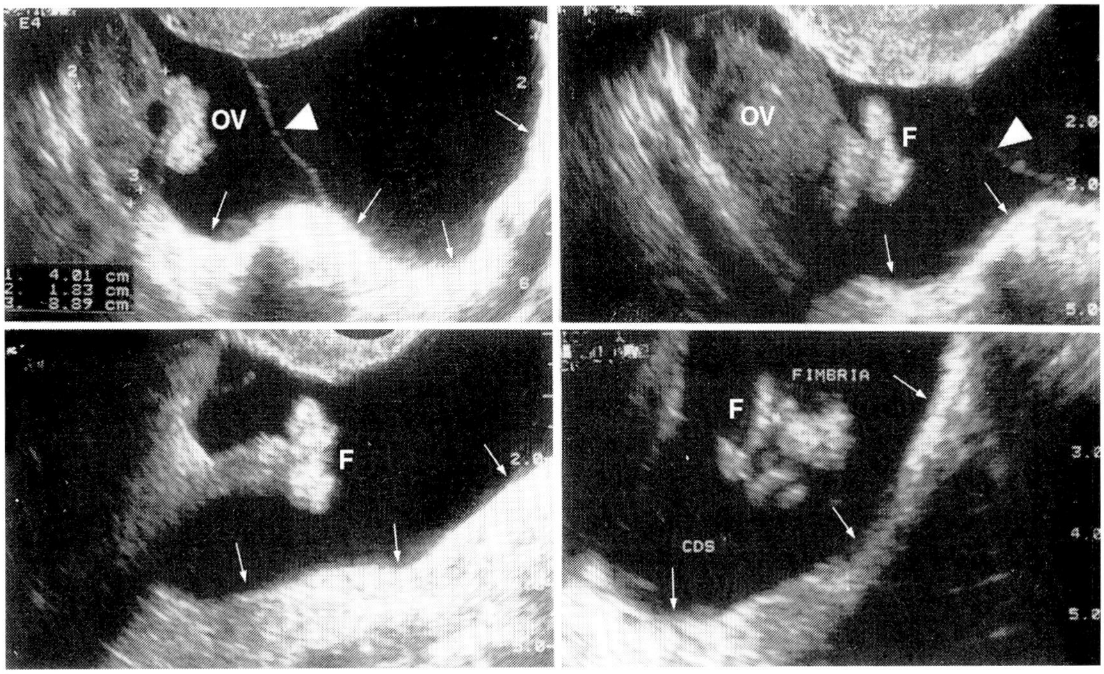

Fig. 5-26. Tuba de falópio normal (F) e fímbrias flutuam no líquido sonolucente de um cisto de inclusão peritoneal. O cisto de inclusão peritoneal é definido por duas características: suas paredes são as paredes da lateral da pelve (*flechas pequenas*) e pelas aderências delgadas (*cabeça de flecha*). (OV = ovário; CDS = fundo de saco).

A freqüência com a qual os ovários podem ser visualizados é importante. Usando-se a ultra-sonografia abdominal, Goswamy et al.[129] puderam ver o ovário em 99% das pacientes pós-menopausadas. Rodriguez et al.[130] conseguiram ver os ovários em 81% na varredura de 52 mulheres menopausadas, usando a ultra-sonografia transvaginal. Sassone et al.[131] conseguiram ver os ovários de 143 mulheres entre 20 e 85 anos de idade com uma freqüência de 76%. Gollub et al.[132] obtiveram sucesso na visualização dos ovários de mulheres pós-menopausadas em 64% dos casos. Holbert[133] detectou um ou ambos os ovários em 65% das varreduras das mulheres pós-menopausadas.

Anatomia Normal

O ovário normal é relativamente fácil de detectar nos anos reprodutivos. Os folículos ou o corpo lúteo funcionam como marcadores ultra-sonográficos. A sonda transvaginal deve ser direcionada na direção das paredes laterais da pelve. O ovário de tamanho normal de uma paciente sem cirurgia prévia ou doença pélvica inflamatória será encontrado cobrindo a veia hipogástrica, na maioria dos casos (Fig. 5-27). A mão livre do examinador deve ser colocada no abdome da paciente para aplicar uma pressão e manipular o ovário para dentro do campo visual da sonda vaginal, de forma bem parecida com o exame pélvico bimanual. A ultra-sonografia transvaginal deve ser realizada com uma bexiga vazia e pode ser o primeiro exame ultra-sonográfico a ser realizado, deixando a abordagem da ultra-sonografia transabdominal apenas para os problemas não resolvidos que surgirem se, e após, o exame transvaginal ultra-sonográfico deixar algumas questões não resolvidas.

Se houver presença de líquido pélvico, os ovários são facilmente identificados através da ultra-sonografia transvaginal (Fig. 5-28). Nos anos pós-menopáusicos, é mais difícil representar os ovários devido à diminuição ou inexistência de folículos, à retração do próprio ovário e à diminuição do corte pélvico, que propicia interface acústica. Nesse caso, a peristalse do intestino delgado adjacente ajuda a delinear o pequeno ovário estático. A questão prática é se a paciente pode ou não ser reassegurada do fato de que os ovários não contêm câncer ovariano.

Há visões confusas sobre este tópico: a primeira diz que uma varredura é chamada de normal apenas se o ovário foi visualizado e pareceu normal. A opinião oposta, entretanto, se apóia no uso da sonda transvaginal e na sua alta resolução, a qual iria detectar até uma pequena lesão, se houvesse alguma. Portanto, se o exame ultra-sonográfico transvaginal da pelve for negativo, há boas razões para acreditar que não há tumor.

A avaliação ultra-sonográfica dos ovários é discutida no capítulo sobre infertilidade. Basta dizer que os ovários hiperestimulados serão facilmente vistos porque o grande

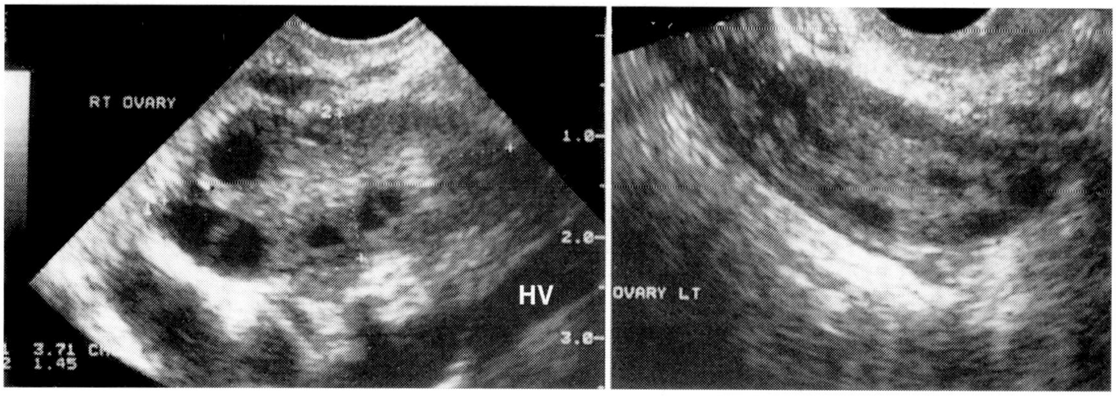

Fig. 5-27. Ovários direito e esquerdo normais no sétimo dia do ciclo. Os folículos servem como marcadores nos anos reprodutivos de uma mulher. HV = veia hipogástrica.

número de folículos permitirá a sua localização. Às vezes, até o cúmulo oóforo será visto (Fig. 5-29).

Um último comentário geral sobre os achados dos ovários é que, se uma paciente se submeteu a uma histerectomia, é mais difícil ver os ovários por causa da presença do intestino, o qual preenche o espaço que ficou livre com a remoção do útero. Neste caso, é importante deslocar as alças intestinais com uma segunda mão abdominal para obter uma visualização transvaginal melhor da pelve (leia também o Cap. 4). A peristalse intestinal também irá ajudar

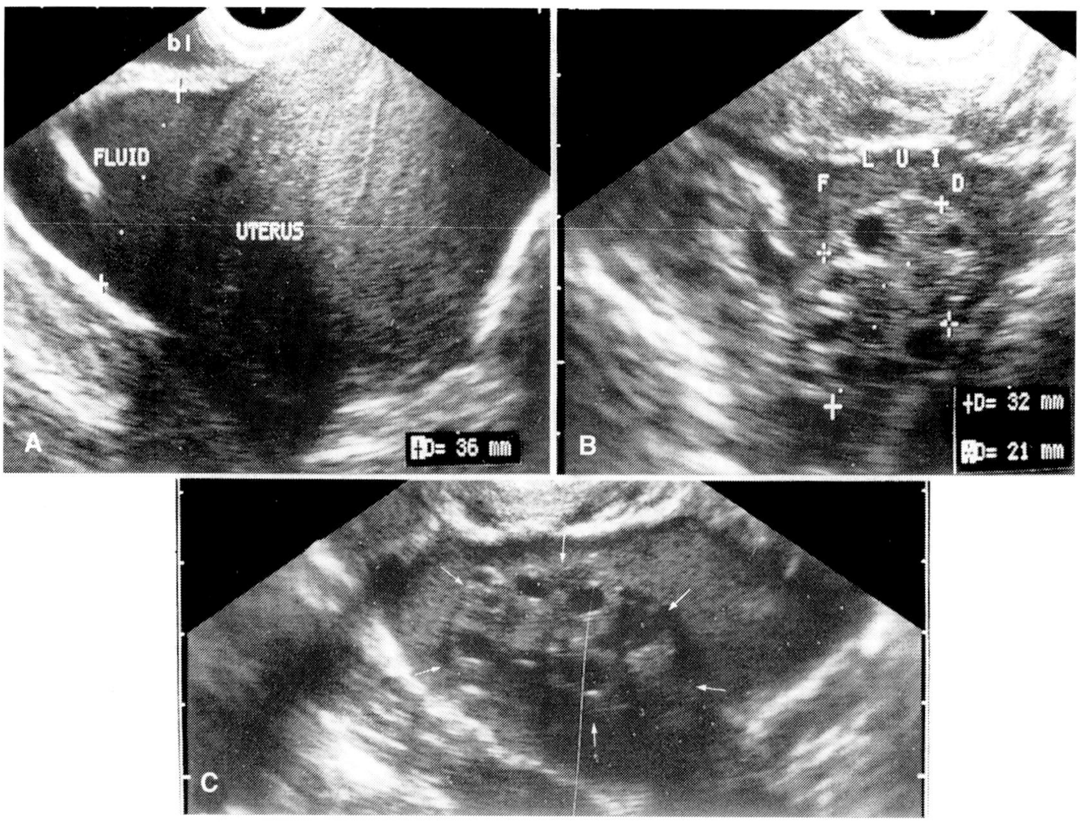

Fig. 5-28. Líquido pélvico com baixo nível de ecogenicidade (sangue). **(A)** O corte sagital mostra líquido anteriormente, entre o útero e a bexiga (bl.) **(B & C)** O líquido serve como um bom contraste para ressaltar o ovário de tamanho normal (*flechas pequenas*).

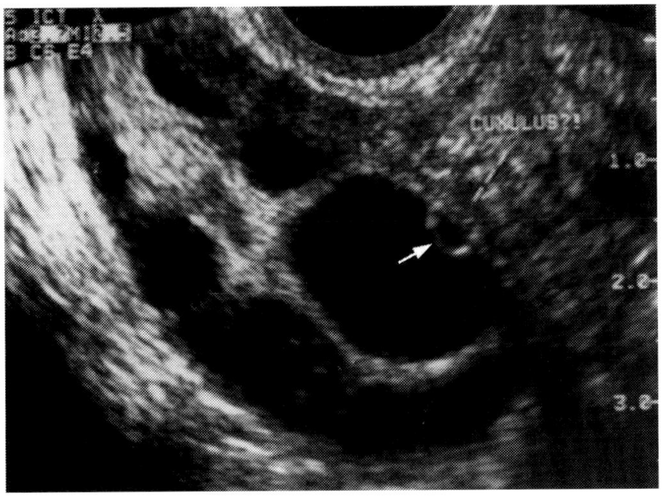

Fig. 5-29. Ovário direito estimulado hormonalmente com vários folículos. No folículo maior, a estrutura pode ser consistente com um cúmulo ovariano.

Quadro 5-2

Referência	*Volume médio* (cm^3)	*Proporção* (cm^3)
Transabdominal		
Goswany et al.[129]	3,6	0,8-6,4
Transvaginal		
Granberg & Wilkland[134]	1,3	0,7-1,9
Rodriguez et al.[130]	1,8	0,8-4,7
van Nagel et al.[135]	—	8 (limite superior)
McCarthy et al.[136]	—	2,5 (limite superior)

(Adaptado de Sabbagha, [41] com permissão.)

a "diferenciar" entre "tudo o que se move" na pelve e o ovário estático, o qual será tranqüilamente notado.

O último ponto a ser considerado é fazer a varredura para detectar os problemas ovarianos. Nos anos reprodutivos, é recomendado que a varredura dos ovários seja realizada antes da metade do ciclo. Isso é para evitar a presença do corpo lúteo, o qual aumenta o volume do ovário e pode enganar até o melhor dos ultra-sonografistas, deixando essa estrutura com uma aparência esquisita. Se for preciso contemplar as medições do fluxo, isso também deve ser feito na primeira parte do ciclo menstrual e, definitivamente, antes de aparecer o corpo lúteo. Entretanto, se houver importantes indicações clínicas para se realizar a varredura, o exame não deve ser adiado.

A extensão do ovário normal varia de acordo com o momento do ciclo em que é avaliado, bem como de acordo com a idade da paciente (melhor ainda, de acordo com seu estado hormonal). Normalmente, o volume do ovário é calculado pela medida do seu diâmetro mais longo multiplicado pelos dois diâmetros adicionais em ângulos retos a ele nos dois planos (A X B X C) e dividido por 2 (grosseiramente a fórmula do ovóide). Antes da ovulação, ele mede $3{,}2 \pm 1{,}7\ cm^3$. As medidas ultra-sonográficas transvaginais dos volumes ovarianos são um pouco menores do que a fita medida transabdominalmente.[134] Os volumes na menopausa são mostrados no Quadro 5-2.

Cistos e Variantes do Corpo Lúteo

No início, a imagem ultra-sonográfica do corpo lúteo muda dia após dia e reflete o processo de sangramento, a formação de coágulo, a retração e a reabsorção do sangue. Ele simula as estruturas internas mais estranhas possíveis. Uma dessas muitas "faces" do corpo lúteo é mostrada na Figura 5-30. O coágulo pode parecer com uma estrutura sonolucente ecogênica ou não, com uma área cavernosa ou irregularmente ecogênica com multilocularidade, ou com um núcleo ecogênico com ramificações em forma de espiga, saindo do centro em direção à periferia ou até mesmo uma textura em forma de rede. Pode imitar uma patologia como uma gravidez ectópica, neoplasia ou um mioma degenerado. A pista para o diagnóstico correto consiste em identificar o tecido ovariano normal ao redor dele. O conhecimento do tempo exato no ciclo é imperativo. Às vezes, no estado não gravídico, o corpo lúteo persiste por mais tempo, cresce em tamanho e forma um cisto de corpo

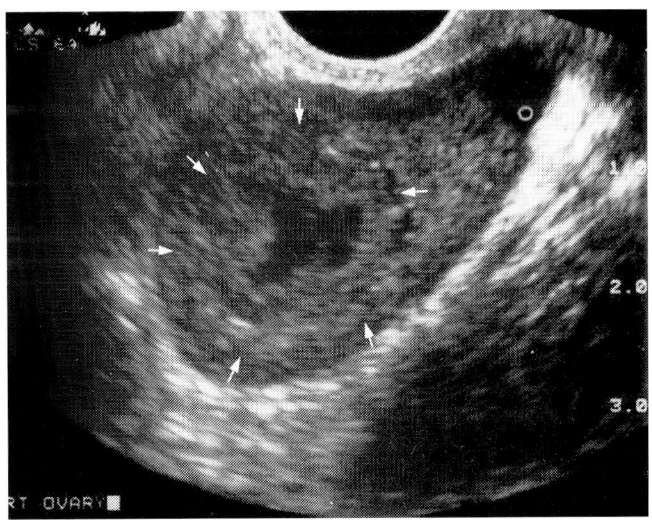

Fig. 5-30. Corpo lúteo (*flechas*) no centro do ovário.

lúteo. Tal cisto pode romper-se, tornando o diagnóstico ultra-sonográfico transvaginal extremamente difícil.

Usando os estudos da velocidade duplex do fluxo Doppler, e analisando os padrões da forma de onda, uma forma de onda com velocidade de baixa impedância é quase sempre típica da fase luteica do ciclo menstrual no que se refere ao suplemento sangüíneo ovariano.[67] A razão disso é a neovascularização extensiva e a angiogênese temporária ao redor do corpo lúteo, a qual, provavelmente, se desenvolve para carregar os produtos do corpo lúteo para a circulação menstrual. Quando há presença de corpo lúteo, tal fluxo diastólico proeminente é típico. Dessa forma, se os índices de resistência e de pulsatilidade de um corpo lúteo precisam ser diferenciados daqueles típicos de câncer ovariano, a paciente deve ser reexaminada nos primeiros dias do ciclo menstrual seguinte. As razões para programar pacientes para a varredura ovariana antes da ovulação são, portanto, duas: primeiro, para evitar confusão com o índice de baixa resistência e pulsatilidade associado ao corpo lúteo na fase lútea do ciclo e, segundo, para distinguir entre as características morfológicas dos dois.

Alguns clínicos discriminam entre corpo lúteo e o cisto hemorrágico (Figs. 5-31 e 5-32). Aqueles que acreditam que diagnosticam um cisto hemorrágico concordam que esses, na verdade, resultam do corpo lúteo básico. Entretanto, a imagem ultra-sonográfica é uma massa cística com ecos de baixo nível, ou simula uma massa sólida com conteúdo levemente hipoecogênico.[136-138] Quando o coágulo dentro do cisto retrai, ele produz uma grande variedade de imagens. Considero o cisto hemorrágico do corpo lúteo como uma variante do corpo lúteo; portanto, a única diferença entre os dois pode ser o tamanho (ou seja, este último é um pouco maior).

FUNDO DE SACO

O espaço entre o recesso peritoneal que cobre a face posterior do útero e a face anterior do reto é chamado fundo de saco de Douglas ou fundo de saco. Ultra-sonograficamente, ele pode ser representado no plano sagital, bem como no coronal ou transverso, se a sonda for orientada para uma direção posterior extrema. Praticamente, em uma paciente que se encontra na posição de litotomia, a sonda deve sempre apontar para a direção do solo. O líquido livre geralmente se acumula nos espaços e é facilmente visto, mesmo em pequenas quantidades. Pode haver um pouco de líquido imediatamente após a ovulação (se, anteriormente, não foi encontrado nenhum líquido no fundo de saco); entretanto, mesmo nas mulheres que não ovulam, pode haver um pouco de fluido pélvico.[139] As grandes quantidades de líquido, como no caso de uma ascite ou de um sangramento profuso, não passarão despercebidos pelo ultra-sonografista.

Se houver qualquer quantidade de líquido no fundo de saco, ela deve ser medida e incluída no relatório. Sua ecogenicidade, por exemplo, clara, especular, mista ou contendo estruturas flutuantes, deve ser descrita (Figs. 5-33 a 5-35). Uma boa aproximação consiste em medir a bolsa de líquido nas três dimensões mais amplas nos dois planos e usar a fórmula bem conhecida de (A x B x C) x 0,5. Por exemplo, a quantidade aproximada de líquido na paciente da Fig. 5-39 é (2,65 x 1,16 x 1,83) x 0,5 = 11,2 ml. Uma quantidade moderada de pressão exercida no colo irá

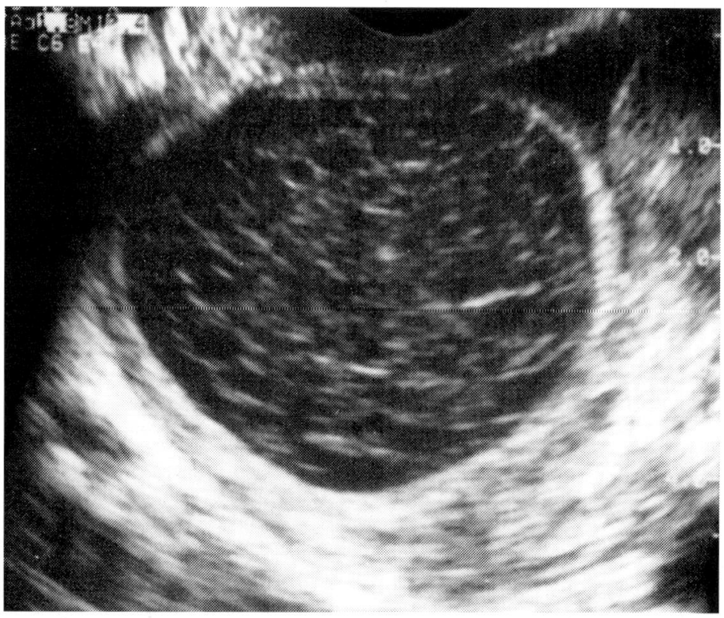

Fig. 5-31. Cisto hemorrágico do corpo lúteo três semanas após o período menstrual. Ele mede 4,5 x 3,9 x 3,8 cm e está cheio de partículas de baixo nível de ecogenicidade.

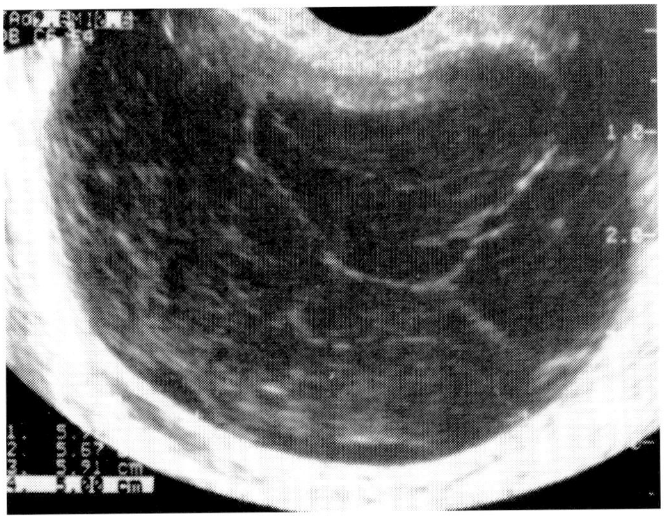

Fig. 5-32. Esta estrutura cística mede 5,7 x 5,6 x 5,9 cm e foi varrida na fase folicular de um ciclo. Provavelmente, é um cisto hemorrágico de corpo lúteo.

mover o útero no plano sagital; assim, o deslocamento livre do útero sobre o tecido adjacente deve ser observado. Dessa forma, as aderências podem ser observadas e descritas. Observar e descrever a aparência do líquido no fundo de saco pode não ser clinicamente útil se isso não for colocado no contexto da história da paciente na avaliação clínica. É muito raro precisar fazer uma punção nesse espaço e extrair líquido para um diagnóstico. Não obstante, caso isso seja necessário, o procedimento de punção dirigido transvaginalmente deve ser usado em vez de se fazer uma inserção cega com agulha.

As estruturas a seguir podem ser observadas no fundo de saco com ou sem a presença de uma inserção cega com agulha:

1. Intestino, que pode ser reconhecido por sua peristalse e por seu conteúdo especular (Fig. 5-36).
2. A tuba, se estiver normal e não estiver envolvida por líquido é difícil de discernir (contudo, se for patológica e cheia de líquido, ou se suas paredes estiverem espessas ou flutuando em líquido, é facilmente diagnosticada) (Figs. 5-37 e 5-38).
3. Às vezes, os ovários caem atrás do útero para dentro do fundo de saco e são diagnosticados por sua aparência (Figs. 5-35 e 5-38).
4. Várias massas de anexos (isto é, se houver líquido no fundo de saco, a parede lateral da pelve revela projeções ou implantação de tumor originando-se de diferentes localizações abdominais).
5. Cistos de inclusão peritoneal presentes, geralmente, após cirurgia, ou como resultado de uma doença pélvica inflamatória. Normalmente, eles apresentam adesões membranosas e o diagnóstico é feito com base na história da paciente e nos achados ultra-sonográficos.

Às vezes, há líquido contagioso no fundo de saco. A Figura 5-37 mostra uma quantidade moderada de líquido em uma paciente com tuberculose.

Às vezes, a quantidade de líquido permite a delineação detalhada de quase todos os órgãos reprodutivos internos, assim como seus ligamentos de sustentação (Fig. 5-38).

Se há suspeita de uma grande quantidade de fluido livre na pelve, deve ser realizada uma varredura transabdominal na linha auxiliar anterior envolvendo o fígado e o rim direito (Fig. 5-39). O espaço entre o rim e o fígado (bolsa de Morrison) é um "marcador" sensível de fluido que excede

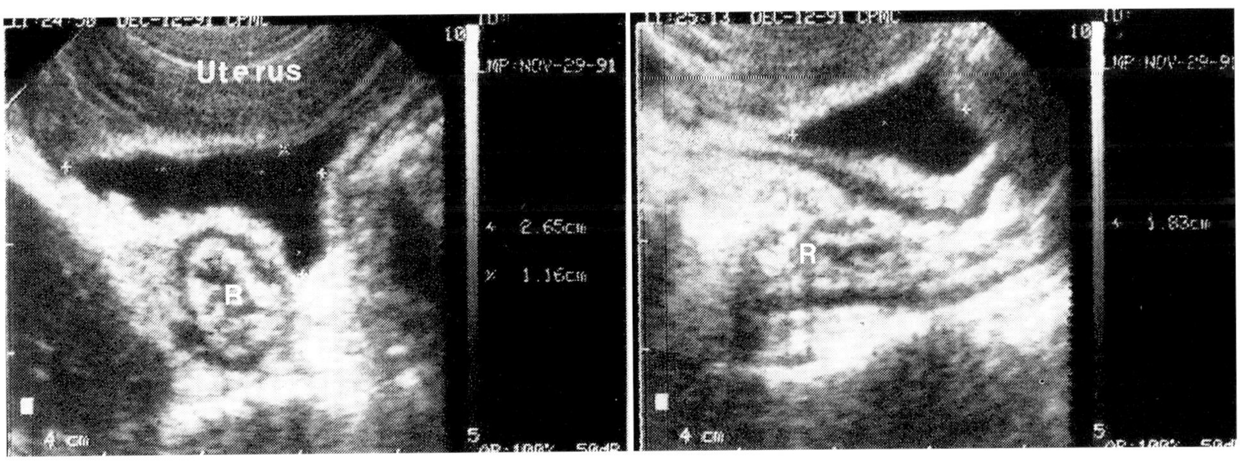

Fig. 5-33. Pequena quantidade de líquido livre no fundo de saco abaixo do útero e acima do reto (R) nos cortes coronal e sagital. A quantidade de líquido é de cerca de 11,2 ml.

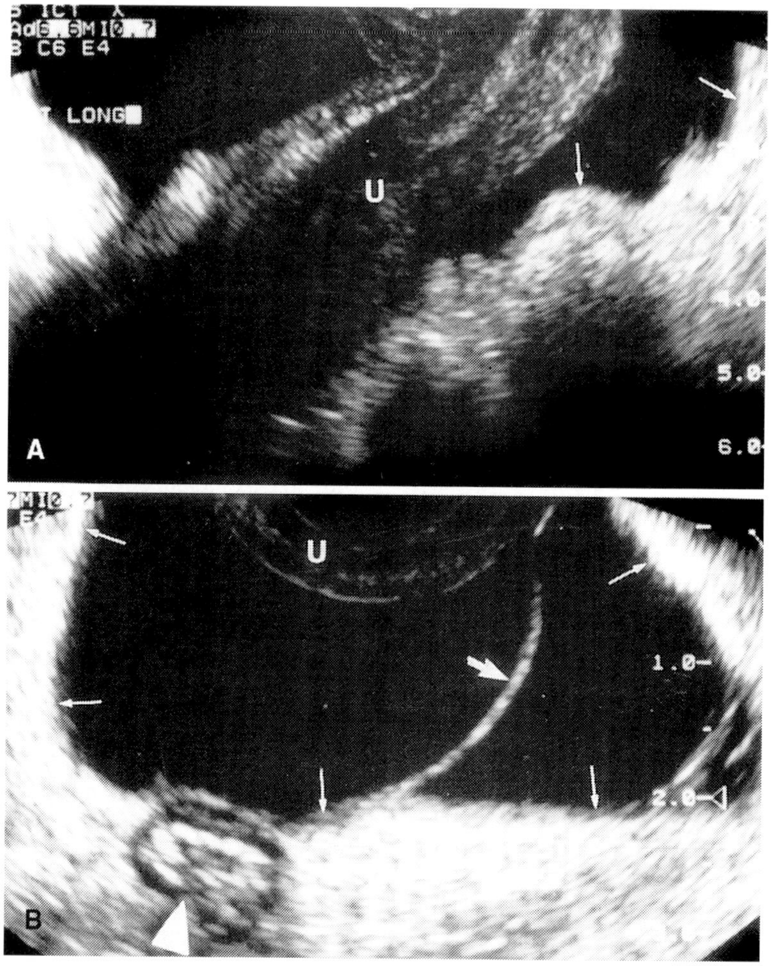

Fig. 5-34. **(A & B)** Dois cortes de um cisto pélvico de inclusão peritoneal. As duas características diagnósticas deste fluido localizado estão presentes. Os contornos do líquido são as paredes laterais da pelve (*flecha fina*) e as aderências delgadas e membranosas estão dentro do líquido sonolucente (*flecha grossa*). Cabeça da flecha = reto; u = útero.

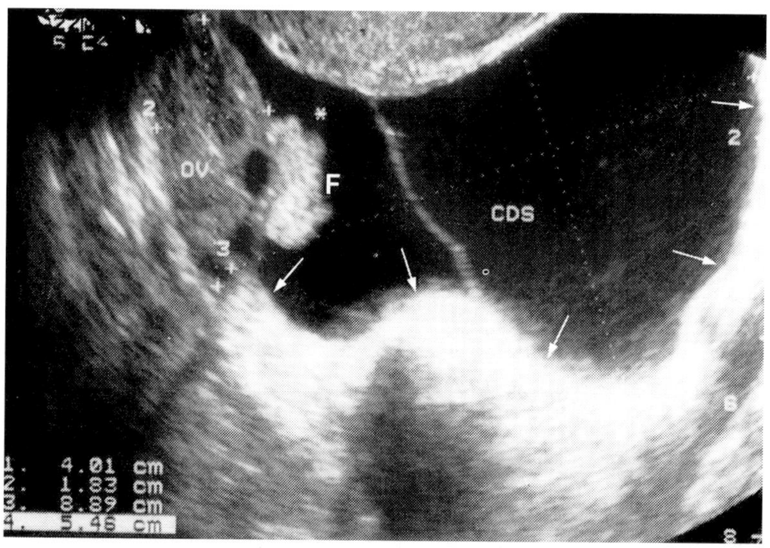

Fig. 5-35. Cisto de inclusão peritoneal definido por duas características: suas paredes são as paredes laterais da pelve (*flecha pequena*) e pelas aderências delgadas (*cabeça da flecha*). A tuba de falópio normal (F), a fímbria e o ovário (ov) flutuam no líquido sonolucente. CDS = Estudos de Doppler colorido.

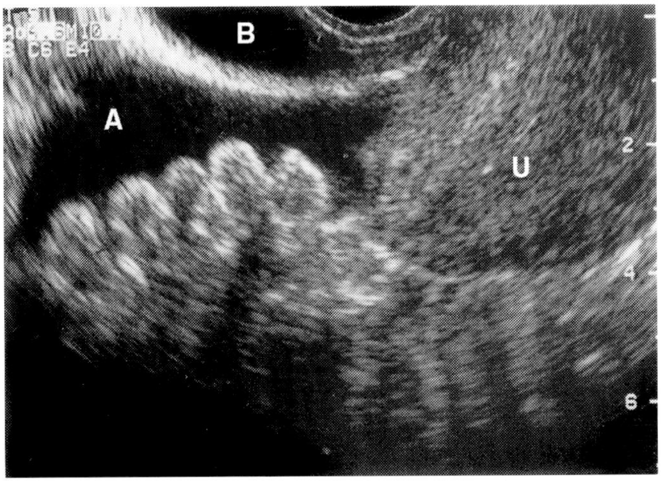

Fig. 5-36. Pequenas alças intestinais "flutuam" na ascite (A) acima do útero (U) e da bexiga (B).

200 a 300 ml em uma paciente deitada na posição de supino.

Em resumo, o fundo de saco, que constitui um espaço potencial, contém líquido claro, sangue, pus e, ocasionalmente, órgãos ou partes de órgãos com ou sem aderências. O exame minucioso do fundo de saco é uma das partes mais importantes da representação pélvica. O fundo de saco também pode ser usado para drenar líquido e como passagem para a punção dos ovários, do útero e das tubas.

COMENTÁRIOS E RESUMO

Após aproximadamente duas décadas de uso da ultra-sonografia transabdominal e de, aproximadamente, 10 anos de uso da ultra-sonografia transvaginal, vários fatos concernentes à varredura ultra-sonográfica vaginal são evidentes. O primeiro deles é que a varredura abdominal da pelve feminina foi um passo importante para a diferenciação de um achado pélvico normal de um achado anormal. Não obstante, a ultra-sonografia transvaginal apresenta a capacidade exclusiva de "sintonizar com precisão" o diagnóstico. O segundo elemento importante da representação ginecológica é que, devido à natureza clara e à resolução das fotos, a ultra-sonografia vaginal é "aproximada" das pontas dos dedos dos obstetras e ginecologistas praticantes. Eles a utilizam no consultório para fazer o diagnóstico ultra-sonográfico na ginecologia enquanto examinam a paciente. Entretanto, a representação permite que os laboratórios especializados em ultra-sonografia aperfeiçoem suas capacidades diagnósticas e utilizem suas habilidades mais sofisticadas como, por exemplo, os estudos de fluxo colorido e procedimentos de punção específicos, para o benefício das pacientes.

O terceiro fato usando a ultra-sonografia para fazer a varredura dos órgãos reprodutores femininos diz respeito à triagem de câncer ovariano. Existe uma diferença entre fazer a varredura dos ovários para detectar câncer ovariano e fazer uma triagem de uma população de baixo (ou alto) risco para essa doença horrível. A varredura e a detecção do câncer ovariano são benéficas, viáveis e vieram para ficar. A triagem do câncer ovariano, atualmente, é o principal objetivo de todos aqueles interessados neste campo e ainda está em fase de pesquisa. É quase certo que, no futuro, chegaremos ao meio apropriado para usar esta modalidade de diagnóstico para triagem, primeiro para a população de alto risco, e, posteriormente, para a de baixo risco, no que se refere ao câncer ovariano.

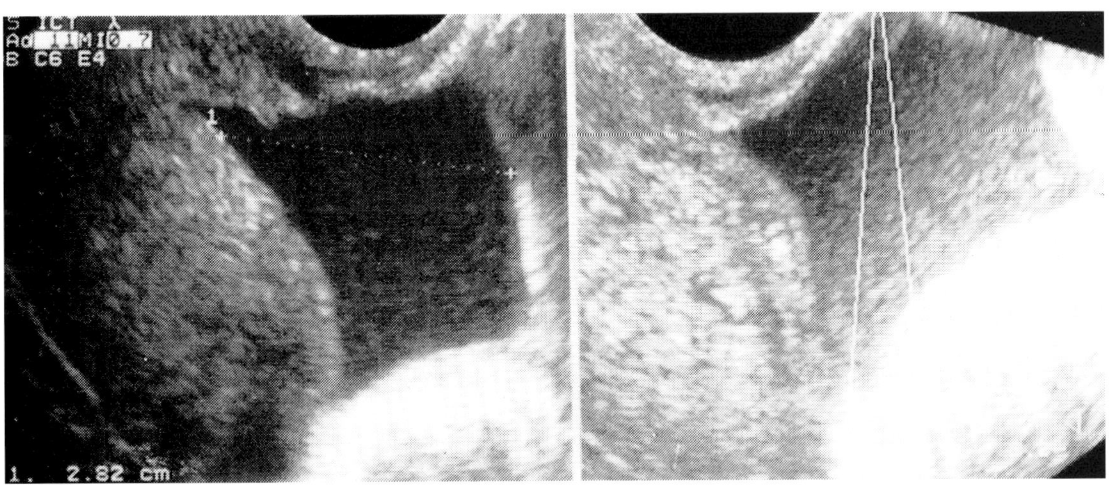

Fig. 5-37. Uma pequena quantidade de líquido com baixo nível de ecogenicidade difusa é observada no fundo de saco. A foto da direita foi tirada com aumento do ganho para ressaltar a substância particulada flutuante. A laparoscopia revelou um líquido serossangüíneo com fragmentos celulares. Uma coloração especial foi positiva para os bacilos da tuberculose.

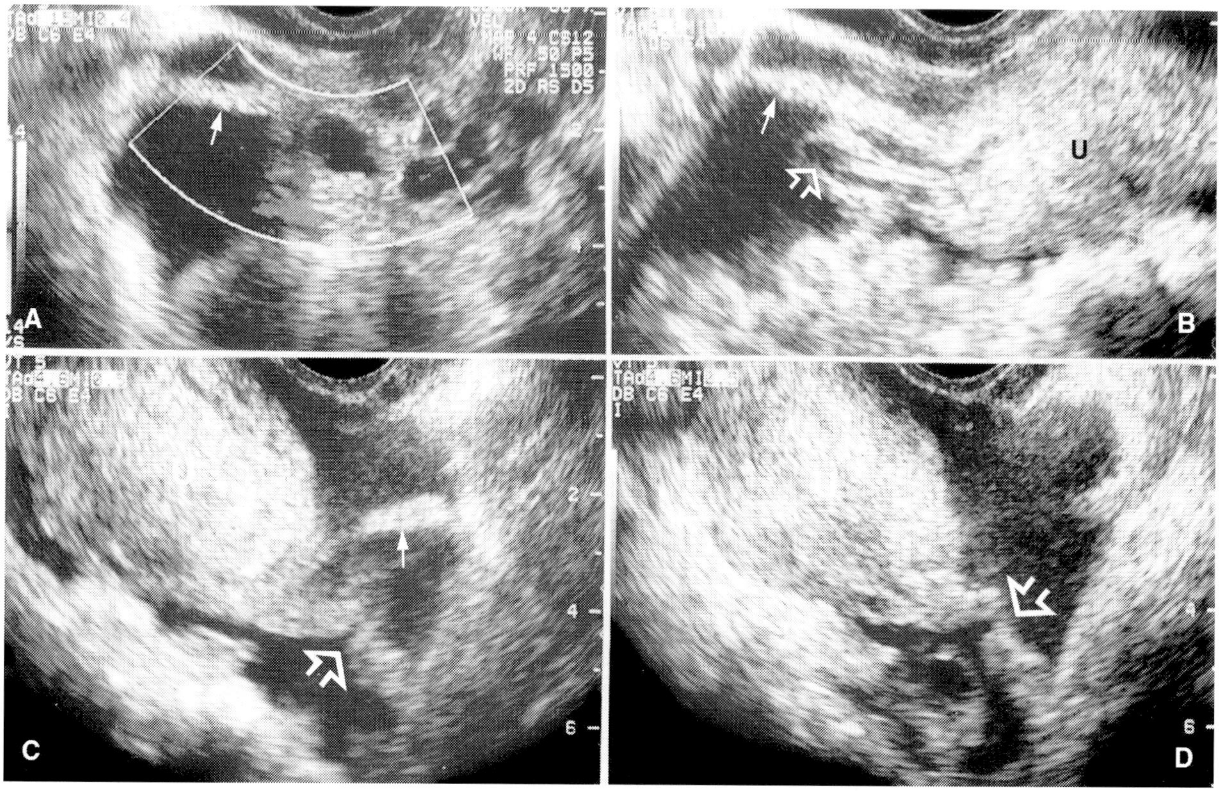

Fig. 5-38. O fluido pélvico permite a reprodução de diferentes estruturas que, de outro modo, não seriam visíveis, mesmo através da ultra-sonografia transvaginal. **(A & B)** Lado direito, o ligamento circular direito (*flecha*) e a tuba (*flecha aberta*) são vistos emergindo dos cornos uterinos (U). **(C & D)** Lado esquerdo, o ligamento circular esquerdo (*flecha*) e a tuba (*flecha aberta*) são vistos se originando do útero (U).

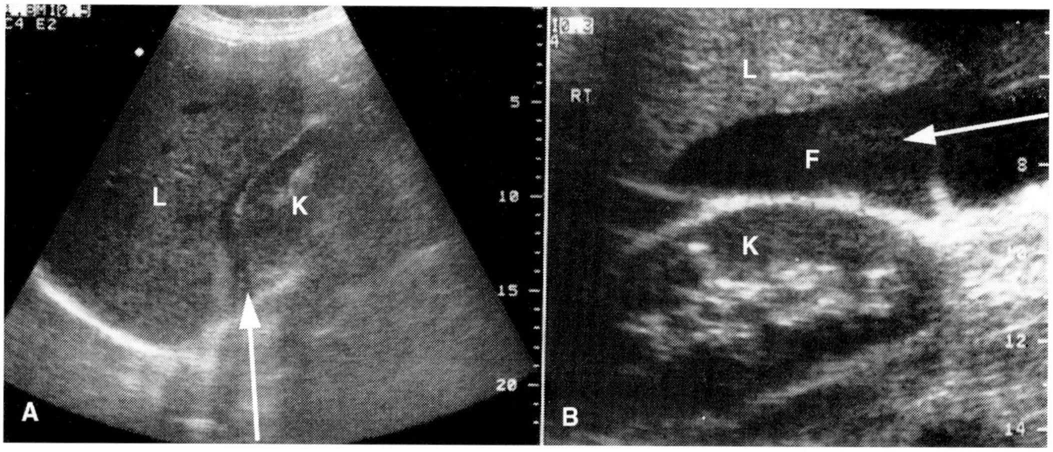

Fig. 5-39. Bolsa de Morrison (*flecha*) entre o fígado (L) e o rim direito (K). **(A)** Não se vê líquido. **(B)** O líquido (F) é visto no espaço.

REFERÊNCIAS BIBLIOGRÁFICAS

1. Fleischer AC, Romero R, Manning FA et al: The Principle and the Practice of Ultrasonography in Obstetrics and Gynecology. 4th Ed. Appleton & Lange, East Norwalk, CT, 1991
2. Timor-Tritsch IE, Rottem S: Transvaginal Sonography. 2nd Ed. Chapman & Hall, New York, 1991
3. Goldstein SR: Endovaginal Sonography. 2nd Ed. Wiley-Liss, New York, 1991
4. Sabbagha RE: Diagnostic Ultrasound Applied to Obstetrics and Gynecology. 3rd Ed. JB Lippincott, Philadelphia, 1994
5. Chervenak FA, Isaacson GC, Capbell S: Ultrasound in Obstetrics and Gynecology. Little, Brown, Boston, 1993
6. Nyberg DA, Hill LM, Bohm-Velez M, Mendelson EB: Transvaginal Ultrasound. Mosby-Yearbook, St. Louis, 1992
7. Varma TR, Patel RH, Pillai U: Ultrasonic assessment of cervix in normal pregnancy. Acta Obstet Gynecol Scand 1986; 65: 229-331
8. Zemlyn S: The effect of the urinary bladder in obstetrical sonography. Radiology 1978; 169:169-175
9. Paterson-Brown S, Fisk NM, Rodeck CH, Rodeck E: Preinduction cervical assessment by Bishop's score and transvaginal ultrasound. Eur J Obstet Gynecol Reprod Biol 1991; 40:17-23
10. Bowie JD, Andreotti RF, Rosenberg EL: Sonographic appearance of the uterine cervix in pregnancy: the vertical cervix. Am J Radiol 1983; 138:737-740
11. Varma TR, Patel RH, Pillai U: Ultrasonic assessment of cervix in "at risk" patients. Acta Obstet Scand 1986; 65:147-152
12. Ayers J, DeGrood R, Compton A et al: Sonographic evaluation of the cervical length in pregnancy: diagnosis and management of preterm cervical effacement in patients at risk for premature delivery. Obstet Gynecol 1988; 71:939-944
13. Podobnik, Bulic M, Smiljanic N et al: Ultrasonography in the detection of cervical incompetency. J Clin Ultrasound 1988; 13:383-391
14. Kushnir O, Vigil DA, Izquierdo L et al: Vaginal sonographic assessment of cervical length changes during normal pregnancy. Am J Obstet Gynecol 1990; 162:991-993
15. Andersen HF: Transabdominal and transvaginal sonography of the uterine cervix during pregnancy. J Clin Ultrasound 1991; 19:77-82
16. Murakawa H, Utumi T, Hasegawa I et al: Evaluation of threatened preterm delivery by transvaginal ultrasonographic measurement of cervical length. Obstet Gynecol 1993; 82: 829-832
17. Smith CV, Anderson JC, Matamoros A, Rayburn WF: Transvaginal sonography of cervical width and length during pregnancy. J Ultrasound Med 1992; 11:465-467
18. Jackson GM, Ludmir J, Bader TJ: The accuracy of digital examination and ultrasound in the evaluation of cervical length. Obstet Gynecol 1992; 79:214-218
19. Bernstine RL, Lee SH, Crawford WL et al: Sonographic evaluation of the incompetent cervix. J Clin Ultrasound 1981; 9: 417-420
20. Redford DHA, Nicol BD, Willman BK: Diagnosis by real time ultrasound of hourglass herniation of the fetal membranes. Br J Obstet Gynecol 1981; 88:73-75
21. Brook I, Feingold M, Schwartz A: Ultrasonography in the diagnosis of cervical incompetence in pregnancy: a new diagnostic approach. Br J Obstet Gynecol 1981; 88:640-643
22. Fried A: Bulging amnion in premature labor: spectrum of sonographic findings. Am J Radiol 1981; 136:181-185
23. Vaalamo P, Kivikoski A: The incompetent cervix during pregnancy diagnosed by ultrasound. Acta Obstet Scand 1983; 62:19
24. Feingold M, Brook I, Zakut H: Detection of cervical incompetence by ultrasound. Acta Obstet Scand 1984; 63:407
25. Confino E, Mayden KL, Giglia RV et al: Pitfalls in sonographic imaging of the incompetent uterine cervix. Acta Obstet Gynecol Scand 1986; 65:593-597
26. Michaels WH, Montgomery C, Karo J et al: Ultrasound differentiation of the competent from the incompetent cervix: prevention of preterm delivery. Am J Obstet Gynecol 1986; 154:537
27. Ludmir J: Sonographic detection of cervical incompetence. Clin Obstet Gynecol 1988; 31:101
28. Parulekar S, Kiwi R: Dynamic incompetent cervix uteri: sonographic observations. J Ultrasound Med 1988; 7:481- 485
29. Soneck JD, Iams JD, Blumenfeld M et al: Measurement of cervical length in pregnancy: comparison between vaginal ultrasonography and digital examination. Obstet Gynecol 1990; 76:172-175
30. Raner J, Davis Harrigan JT: Improving the outcome of cerclage by sonographic follow-up. J Ultrasound Med 1990; 9: 275-278
31. Quinn MJ: Vaginal ultrasound and cervical cerclage: a prospective study. Ultrasound Obstet Gynecol 1992; 2:410-416
32. Brown JE, Thiema GA, Shah DM et al: Transabdominal and transvaginal endosonography: evaluation of the cervix and lower uterine segment in pregnancy. Am J Obstet Gynecol 1986; 155:721-726
33. Boozarjomehri F, Timor-Tritsch IE, Chao CR, Fox HE: Transvaginal sonographic evaluation of the cervix in labor: presence of cervical wedging is associated with shorter duration of induced labor. Am J Obstet Gynecol, 1994; 171:1081-1087
34. Bartolucci L, Hill W, Katz M et al: Ultrasonography in preterm labor. Am J Obstet Gynecol 1984; 149:52-56
35. Andersen HF, Nugent CE, Wanty SD et al: Prediction of risk for preterm delivery by ultrasonographic measurement of cervical length. Am J Obstet Gynecol 1990; 163:589-593
36. Stubbs TM, Van Dorsten P, Miller MC: The preterm cervix and preterm labor: relative risk, predictive values and change over time. Am J Obstet Gynecol 1986; 155:829-834
37. Papiernik E, Bonyer J, Collin D et al: Precocious cervical ripening and preterm labor. Obstet Gyncol 1986; 238-242
38. Okitsu O, Mimura X, Nakayama T, Aono T: Early prediction of preterm delivery by transvaginal ultrasonography. Ultrasound Obstet Gynecol 1992; 2:402-409
39. Gomez R, Galasso M, Romero R et al: Sonographic examination of the uterine cervix is a better predictor of the likelihood of preterm delivery than digital examination of the cervix in preterm labor with intact membranes. Am J Obstet Gynecol 1994; 170:296
40. Guzman ER, Rosenberg JC, Houlihan C et al: A new method using vaginal ultrasound and transfundal pressure to evaluate the asymptomatic incompetent cervix. Obstet Gynecol 1994; 83:248-252
41. Romero R, Gomez R, Sepulveda W: Editorial: the uterine cervix, ultrasound and prematurity. Ultrasound Obstet Gynecol 1992; 2:385-388
42. Timor-Tritsch IE, Monteagudo A, Mandeville EO et al: Successful management of viable cervical pregnancy by local injection of methotrexate guided by transvaginal sonography. Am J Obstet Gynecol 1994; 170:737-739
43. Andersen HF, Ansbacher R: Ultrasound: a new approach to the evaluation of cervical ripening. Semin Perinatol 1991; 15:140-148
44. Fleischer AC, Lombardi S, Kepple DM: Guidance for cerclage using transrectal sonography. J Ultrasound Med 1989; 8: 589-590
45. Goldstein SR, Horii SC, Synder JR et al: Estimation of nongravid uterine volume based on a nomogram of gravid uterine

volume: its value in gynecologic uterine abnormalities. Obstet Gynecol 1988; 72:86-90

46. Platt JF, Bree FL, Davidson D: Ultrasound of the normal non-gravid uterus: correlation with gross anatomy histopathology. J Clin Ultrasound 1990; 18:19
47. Warwick W (ed): Gray's Anatomy. Churchill Livingstone, Edinburgh, 1973
48. Birnholz JC: Ultrasonic visualization of endometrial movements. Fertil Steril 1984; 41:157-158
49. de Vries K, Lyons EA, Ballard G et al: Contractions of the inner third myometrium. Am J Obstet Gynecol 1990; 172:679-682
50. Lyons EA, Taylor PJ, Zheng XH et al: Characterization of sub-enodmetrial myometrial contractions throughout the menstrual cycle in normal fertile women. Fertil Steril 1991; 55:771-774
51. Abramowicz JS, Archer DF: Uterine endometrial peristalsis, a transvaginal ultrasound study. Fertility 1990; 54:451-454
52. Timor-Tritsch IE, Rottem S: Transvaginal Sonography. 1st Ed. Elsevier, New York, 1988
53. Fleischer AC, Kepple DM, Entman SS: Transvaginal sonography of uterine disorders. p. 113. In Timor-Tritsch IE, Rottem S (eds). Transvaginal Sonography. 2nd Ed. Chapman & Hall, New York, 1991
54. Zimmer EZ, Timor-Tritsch IE: High-pregnancy transvaginal scanning of the uterus. p. 177-189. In Alchek A, Delidisch L (eds): The Uterus. Springer-Verlag, New York, 1991
55. Fleischer AC, Kalemeris GC, Entman SS: Sonographic depiction of the endometrium during normal cycles. Ultrasound Med Biol 1988; 12:271-272
56. Detchert U, Hackketoer BJ, Duame E: The sonographic and endocrinologic evaluation of endometrium in the luteal phase. Hum Reprod 1986; 1:219-222
57. Fleischer AC, Kalemeris GC, Machin JE et al: Sonographic depiction of normal and abnormal endometrium with histopathologic correlation. J Ultrasound Med 1986; 5:445- 452
58. Mendelson EB, Bohm-Velez M, Joseph N, Neiman HL: Endometrial abnormalities: evaluation with transvaginal sonography. AJR 1988; 150:139-142
59. Fleischer AC, Herbert CM, Hill GA et al: Transvaginal sonography of the endometrium during induced cycles. J Ultrasound Med 1991; 10:93-95
60. Grunfeld S, Wilkland M, Karlsson B et al: High resolution endovaginal endometrium: a noninvasive test for endometrial adequacy. Obstet Gynecol 1991; 78:200
61. Gonen Y, Casper RF, Jacobson W et al: Endometrial thickness and growth during ovarian stimulation: a possible predictor of implantation in vitro fertilization. Fertil Steril 1989; 52: 446-450
62. Gonen Y, Casper RF: Prediction of implantation by the sonographic appearance of the endometrium during controlled ovarian stimulation for IVF. J Vitro Fertil Embryo Transfer 1990; 7:146-152
63. Fleischer AC, Herbert CM, Sacks GA et al: Sonography of the endometrium during conception and nonconception cycles of in vitro fertilization and embryo transfer. Fertil Steril 1986;46:442
64. Santolaya-Forgas I: Physiology of the menstrual cycle by ultrasonography. J Ultrasound Med 1992; 11:139
65. Scholtes MCW, Wladimiroff JW, Van Rijen HJM, Hop WCI: Uterine and ovarian blood flow waveforms in the normal menstrual cycle. A transvaginal Doppler study. Fertil Steril 1989; 52:981
66. Bourne TH: Transvaginal color Doppler in gynecology. Ultrasound Obstet Gynecol 1991; 1:359
67. Sladkevicius P, Valentin L, Marsal K: Blood flow velocity in the uterine and ovarian arteries during the normal menstrual cycle. Ultrasound Obstet Gynecol 1993; 3:199-208
68. Steer CV, Campbell, S, Pampiglionel I et al: Transvaginal colour flow imaging of the uterine arteries during the ovarian and menstrual cycles. Hum Reprod 1990; 5:391
69. Granberg S, Wikland M, Karlsson B et al: Endometrial thickness as measured by endovaginal ultrasonography for identifying endometrial abnormality. Am J Obstet Gynecol 1991; 164:47
70. Varner RE, Sparks IM, Cameron CD et al: Transvaginal sonography of the endometrium in postmenopausal women. Obstet Gynecol 1991; 78:195
71. Goldstein SR, Nachtigall M, Snyder JR, Nachtigall L: Endometrial assessment by vaginal ultrasonography before endometrial sampling in patients with postmenopausal bleeding. AmJ Obstet Gynecol 1990; 163:119-123
72. Malpani A, Singer J, Wolverson MK, Merenda G: Endometrial hyperplasia: value of endometrial thickness in ultrasonographic diagnosis and clinical significance. J Clin Ultrasound 1990; 18:173-177
73. Requart CK, Wicks JD, Mettler FA: Ultrasonography in the staging of endometrial adenocarcinoma. Radiology 1981; 140:781
74. Fleischer AC, Dudley BS, Entman SS et al: Myometrial invasion by endometrial carcinoma: sonographic assessment. Radiology 1987; 161:307
75. Bourne TH, Campbell S, Steer CV et al: Detection of endometrial cancer by transvaginal ultrasonography with color flow imaging and blood flow analysis: a preliminary report. Gynecol Oncol 1991; 40:253
76. Kurjak A, Zalud I: The characterization of uterine tumors by transvaginal color Doppler. Ultrasound Obstet Gynecol 1991; 1:50
77. Lang PC, Filly RA, Marks W et al: Ultrasonic demonstration of endometrial fluid collections unassociated with pregnancy. Radiology 1980; 137:471-474
78. Scott WW JR, Rosenshein NB, Siegelman SS, Sanders RC: The obstructed uterus. Radiology 1981; 141:767-770
79. Breckenridge JW, Kurtz AB, Ritchie WGM, Macht EL Jr: Postmenopausal uterine fluid collection: indicator of carcinoma. AJR 1982; 139:529-534
80. Johnson MA, Graham MF, Cooperberg PL: Abnormal endometrial echoes: sonographic spectrum of endometrial pathology. J Ultrasound Med 1982; 1:161-166
81. Rubin D, Graham MF, Cronheim C, Cooperberg PL: Echogenic hematometra mimicking endometrial carcinoma. J Ultrasound Med 1985; 4:47-48
82. McCarthy KA, Hall DA, Kopans DB, Swann CA: Postmenopausal endometrial fluid collections: always an indicator of malignancy? J Ultrasound Med 1986; 5:647-649
83. Chambers CB, Unis JS: Ultrasonographic evidence of uterine malignancy in the postmenopausal uterus. Am J Obstet Gynecol 1986; 154:1194-1199
84. Carlson JA, Arger P, Thompson S, Carlson EJ: Clinical and pathologic correlation of endometrial cavity fluid detected by ultrasound in the postmenopausal patient. Obstet Gynecol 1991; 77:119-123
85. Goldstein SR: Postmenopausal fluid collections revisited: look at the doughnut rather than the hole. Obstet Gynecol 1993; 83:738-740
86. Fleischer AC, Dudley BS, Entman SS et al: Myometrial invasion by endometrial carcinoma: sonographic assessment. Radiology 1987; 162:307-310
87. Conte M, Guarglia L, Panici PB et al: Transvaginal ultrasound evaluation of myometrial invasion in endometrial carcinoma. Gynecol Oncol 1990; 29:224-226
88. Karlsson B, Norstrom A, Granberg S, Wikland M: The use of endovaginal ultrasound to diagnose invasion of endometrial carcinoma. Ultrasound Obstet Gynecol 1992; 2:35-39

89. Lehtovirta P, Cacciatore B, Wahlstrom T, Ylosotalo P: Ultrasonic assessment of endometrial cancer invasion. J Clin Ultrasound 1987; 15:519-524
90. Gordon AN, Fleischer AC, Reed GW: Depth of myometrial invasion in endometrial cancer: preoperative assessment by transvaginal ultrasonography. Gynecol Oncol 1990; 39:321-327
91. Cacciatore B, Lehtovirta P, Wahlstrom T, Ylostalo P: Preoperative sonographic evaluation of endometrial cancer. Am J Obstet Gynecol 1989; 160:133-137
92. Obata A, Akamatsu N, Sekiba K: Ultrasound estimation of myometrial invasion of endometrial cancer by intrauterine radial scanning. J Clin Ultrasound 1985; 13:397-404
93. Timor-Tritsch IE, Rottem S, Boldes R: Scanning the uterus. p. 27-43. In Timor-Tritsch IE, Rottem S (eds): Transvaginal Sonography. Elsevier, New York, 1988
94. Van Roessel J, Wamsteker K, Exalto N: Sonographic investigation of the uterus during artificial uterine cavity distention. J Clin Ultrasound 1987; 15:439-450
95. Parsons AK, Leuse JJ: Sonohysterography for endometrial abnormalities: preliminary results. J Clin Ultrasound 1993; 21:87-95
96. Goldstein SR: Use of ultrasonohysterography for triage of perimenopausal patients with unexplained uterine bleeding. Am J Obstet Gynecol 1994; 170:565-570
97. Fedele L, Bianchi S, Dorta M et al: Transvaginal sonography versus hysteroscopy in the diagnosis of uterine submucous myomas. Obstet Gynecol 1991; 77:745
98. Aaron J: Ultrasound localization of intra-uterine contraceptive devices and associated pathology. Br J Radiol 1984; 57:795
99. Najarian KE, Kurtz AB: New observations in the sonographic evaluation of intrauterine contraceptive devices. J Ultrasound Med 1986; 5:205-210
100. Carroll R, Gombergh R: Empty bladder (hysterographic) view on US for evaluation of intrauterine devices. Radiology 198; 163:822-823
101. Fleischer AC, Keppel DM: Transvaginal Sonography. JP Lippincott, Philadelphia, 1992
102. American Fertility Society: The American Fertility Society classification of adnexal adhesions, distal tubal occlusion, tubal occlusion secondary to tubal ligation, adhesions. Fertil Steril 1988; 49:944
103. Worthern NJ, Gonzales F: Septate uterus; sonographic diagnosis and obstetric complications. Obstet Gynecol 1984; 64:345-385
104. Fedele L, Dorta M, Vercellini P et al: Ultrasound in diagnosis of subclasses of unicornuate uterus. Obstet Gynecol 1988; 71:274
105. Nicolini U, Bellotti M, Bonazzi B et al: Can ultrasound be used to screen uterine malformations? Fertil Steril 1987; 47: 89-93
106. Randolph JF, Ying YK, Majer DB et al: Comparison of real time ultrasonography, hysterosalpingography and laparoscopy/ hysteroscopy in the evaluation of uterine abnormalities and tubal patency. Fertil Steril 1986; 46:828-832
107. Funk A, Fendel H: Sonography diagnosis of congenital uterine abnormalities. Z Geburtshilfe Perinatol 1988; 192:77-88
108. Lev-Toaff AS, Toaff ME, Friedman AC: Endovaginal sonographic appearance of a DES uterus. J Ultrasound Med 1990; 9:661
109. Bohlman ME, Ensor RE, Sanders RC: Sonographic findings in adenomyosis of the uterus. AJR 1987; 148:765-766
110. Siedler D, Laing FC, Jeffrey RB Jr, Wing VW: Uterine adenomyosis — a difficult sonographic diagnosis. J Ultrasound Med 1987; 6:345-349
111. Togashi K, Ozasa H, Konishi I et al: Enlarged uterus: differentiation between adenomyosis and leiomyoma with MR imaging. Radiology 1989; 171:531-534
112. Popp LW, Schwiedessen JP, Gaetje R: Myometrial biopsy in the diagnosis of adenomyosis uteri. Am J Obstet Gynecol 1993; 169:546-9
113. Timor-Tritsch IE, Rottem S, Lewitt N: The fallopian tubes. p. 131-144. In Timor-Tritsch IE, Rottem S (eds): Transvaginal Sonography. 2nd Ed. Chapman & Hall, New York, 1991
114. Timor-Tritsch IE, Rottem S: Transvaginal Ultrasound study of the fallopian tube. Obstet Gynecol 1987; 70:424-428
115. Mitri FF, Andronikou AD, Peripinyal S et al: A clinical comparison of sonographic hydrotubation and hysterosalpingography. Br J Obstet Gynaecol 1991; 98:1031- 1036
116. Volpi E, De-Grandis T, Sismondi P et al: Transvaginal salpingo-sonography (TSSG) in the evaluation of tubal patency. Acta Cur Fertil 1991; 22:325-328
117. Tufekci EC, Girit S, Bayirli E et al: Evaluation of tubal patency by transvaginal sonosalpingography. Fertil Steril 1992; 57: 336-340
118. Hotel J, Rassmunsen C, Morris H: First clinical experience with sonicated albumin (Albunex) as an intrafallopian ultrasound contrast medium. Ultrasound Obstet Gynecol 1993; 3:106 (A)
119. Deichert U, Schliefe R, Sandt H, Juhnke I: Transvaginal hysterosalpingo-contrast sonography (HyCoSy) compared with conventional tubal diagnostics. Hum Reprod 1989; 4: 418-424
120. Deichert U, Schlief R, van de Sandt M et al: [Transvaginal contrast hysterosalpingo-sonography with the B-image procedure and color-coded duplex sonography for the assessment of fallopian tube patency.] Geburtshilfe Frauenheilkd 1990; 50:717-721
121. Fobbe F, Becker R, Koch HC et al: [The demonstration of the patency of the uterine tubes with color-coded duplex sonography in combination with ultrasonic contrast media.] ROFO 1991; 154:349-353
122. Schlief R, Deichert U: Hysterosalpingo-contrast sonography of the uterus and fallopian tubes: results of a clinical trial of a new contrast medium in 120 patients. Radiology 1991; 178:213-215
123. Venezia R, Zangara C: Echohysterosalpingography: new diagnostic possibilities with SHU 450 (Echovist). Acta Eur Fertil 1991; 22:279-282
124. Deichert U, Schlief R, van de Sandt M, Daume E: Trans vaginal hysterosalpingo-contrast sonography for the asses sment of tubal patency with gray scale imaging and addi tional use of pulsed wave Doppler. Fertil Steril 1993; 57:62-67
125. Peters AJ, Coulam CB: Hysterosalpingography with color Doppler ultrasonography. Am J Obstet Gynecol 1991; 164: 1530-1534
126. Allahbadia GN: Fallopian tube patency using color Doppler. Int J Gynaecol Obstet 1993; 40:241-244
127. Stern J, Peters AJ, Coulam CB: Color Doppler ultrasono graphy assessment of tubal patency: a comparison study with traditional techniques. Fertil Steril 1992; 58:897- 900
128. Friberg B, Joergensen C: Tubal patency studied by ultrasonography. A pilot study. Acta Obstet Gynecol Scand 1994; 73: 53-55
129. Goswamy RK, Campbell S, Royston IP et al: Ovarian size in postmenopausal women. Br J Obstet Gynaecol 1988; 95:795
130. Rodriguez MH, Platt LD, Medearis AL et al: The use of transvaginal sonography for evaluation of postmenopausal ovarian size and morphology. Am J Obstet Gynecol 1988; 159: 810
131. Sassone AM, Timor-Tritsch IE, Artner A et al: Transvaginal sonographic characterization of ovarian disease: evaluation of a new scoring system to predict ovarian malignancy. Obstet Gynecol 1991; 78:70

132. Gollub E, Westhoff C, Timor-Tritsch IE: Transvaginal sonography in 230 healthy menopausal women. Ultrasound Obstet Gynecol 1993; 3:422-425
133. Holbert TR: Screening transvaginal ultrasonography of postmenopausal women in a private office setting. Am J Obstet Gynecol 1994; 170:1699-1774
134. Granberg S, Wikland M: Comparison between endovaginal and transabdominal transducers for measuring ovarian volume. J Ultrasound Med 1987; 6:649
135. van Nagell JR, Higgins RV, Donaldson ES: Transvaginal sonography as a screening method for ovarian cancer. Cancer 1990; 65:573
136. Reynolds T, Hill MC, Glassmann LM et al: Sonography of hemorrhagic ovarian cysts. J Clin Ultrasound 1986; 14:449
137. Yoffe N, Bronshtein M, Brandes J, Blumenfeld Z: Hemorrhagic ovarian cyst detection by transvaginal sonography: the great imitator. Gynecol Endocrinol 1991; 5:123-129
138. Baltarowich OH, Kurtz AB, Pasto ME et al: The spectrum of sonographic findings in hemorrhagic ovarian cysts. AJR 1987; 148:901-905
139. Davis JA, Gosink BB: Fluid in the female pelvis: cyclic patterns. J Ultrasound Med 1986; 5:75-79

6

DISTÚRBIOS UTERINOS

STEVEN R. GOLDSTEIN

O útero é a âncora da pelve feminina. É formado por tecido liso e tecido conjuntivo envolvidos por uma camada epitelial hormonalmente sensível. Sua principal função é aceitar o desenvolvimento do concepto e armazená-lo até a parturição. O colo, o primeiro que forneceu o muco endocervical para capacitar o espermatozóide e depois manteve uma integridade funcional para manter o feto e a placenta intactos, por fim amadurece e depois dilata como resultado das contrações rítmicas propositais do segmento uterino superior (isto é, trabalho de parto). Daí, o milagre do nascimento. Então, o útero involui quase que ao seu tamanho e à sua posição original.

Dessa forma, o útero é um órgão vigoroso. É suscetível a um rápido crescimento e a uma rápida involução. É um órgão bastante magnânimo. Podemos fazer uma incisão nele (secção cesariana), dilatar o colo (dilatação e curetagem), remover porções dele (miomectomia), introduzir bactéria, fazer buracos nele (perfuração para redução de gravidez multifetal), alterar seu ambiente hormonal (pílulas para controle de natalidade, agonistas de hormônio liberador de gonadotropina (GnRH) etc.), aplicar *laser*, coagular, colocar sutura ao redor da sua boca (*cerclage* cervical) e introduzir corpos estranhos nele (dispositivo intra-uterino) e, na maior parte das vezes, se a provisão sangüínea não estiver muito danificada, ele sara e funciona muito bem. Este capítulo reflete sobre como o útero pode ser sistematicamente abordado usando-se a ultra-sonografia, o que pode dar errado e como o exame ultra-sonográfico pode ser usado para o benefício do médico.

O útero pode ser dividido em corpo e ectocérvice. O corpo não pode ser observado diretamente (exceto por laparoscopia), ao passo que o ectocérvice pode (por meio de um espéculo comum). Antigamente, o corpo uterino só poderia ser apreciado pela palpação (exame bimanual), com dois dedos na vagina e uma mão no abdome. O ultra-som nos permite visualizar o útero de modo não-invasivo. As técnicas de ambas as ulftrasonogra-ias transabdominal e transvaginal têm um local bem merecido na avaliação do útero e dos distúrbios uterinos.

As vantagens do ultra-som transabdominal residem na visão panorâmica que ele fornece, sua orientação fácil e o fato de que o operador não precisa lidar com uma porção sensível da anatomia da paciente (ou seja, a vagina). Suas desvantagens são que há menos resolução detalhada e se requer uma bexiga urinária bastante cheia para se fazer uma varredura bem sucedida.

As vantagens da varredura com a sonda vaginal são a excelente resolução apesar dos altos graus de magnificação (isto é, sonomicroscopia); o procedimento é rápido; é bem tolerado pelas pacientes porque a bexiga urinária pode ficar vazia e o procedimento é fácil de ser realizado uma vez que a orientação é bem conhecida pelo examinador. As desvantagens incluem seu limitado campo visual secundário a ser uma abordagem de um órgão alvo altamente enfocado. As alças intestinais, gás e material fecal que produzem estranhos ecos complexos são vistos em todo lugar. O movimento do transdutor é limitado pelos limites da vagina.

Entretanto, a avaliação do útero e de seus distúrbios é certamente uma área que logo demonstra a natureza complementar do ultra-som transabdominal e transvaginal. Por exemplo, um útero miomatoso levemente aumentado pode não caber inteiramente na tela com a sonda vaginal; contudo, um transdutor abdominal pode não conseguir visualizar um eco endometrial que pode ser facilmente reconhecido transvaginalmente.

COLO

O colo é mais bem visualizado quando nos lembramos que a sonda não deveria ser inserida muito profundamente na vagina. Freqüentemente, especialmente em pacientes multíparas, serão observadas áreas sonolucentes no colo. São cistos de Naboth (se estiverem alinhados com epitélio escamoso) ou cistos de inclusão cervical (Fig. 6-1). O aumento através da transmissão produz uma borda ecogênica parcial ao redor do centro sonolucente desses cistos de inclusão cervical, os quais podem ser confundidos com um saco gestacional localizado fora do útero. O orifício interno, assim como todo o canal cervical, às vezes, é visualizado, especialmente quando há muco cervical no meio do ciclo, em uma paciente ovulatória. Como o câncer cervical se origina na junção do epitélio endo e ectocervical, ele é diagnosticado principalmente através da citologia esfoliativa e da avaliação colposcópica em vez da ultra-sonografia. Alguns trabalhos têm sido realizados para verificar ultra-sonograficamente a invasão estromal pré-operatória em casos de franco carcinoma da célula escamosa do colo.[1] Para uma exposição melhor sobre o aspecto sonográfico do colo, leia o Capítulo 5.

FUNDO DO ÚTERO

À medida que a avaliação continua em direção ao fundo do útero, nos interessamos por caracterizar a camada miométrica de tecido muscular-conjuntivo (tamanho, formato, contorno, textura sonográfica) assim como o endométrio (espessura, homogeneidade) e seu reflexo no estado hormonal, bem como nas fases proliferativa, periovulatória e secretora do ciclo menstrual, da gravidez, da menopausa e dos achados anatômicos anormais.

MIOMÉTRIO

Leiomioma

Os leiomiomas são tumores benignos com origem na célula muscular. Esses tumores geralmente são identificados como miomas ou fibróides, mas esses termos são, na verdade, denominações impróprias. A maioria dos leiomiomas contém muita quantidade de tecido fibroso que acredita-se que sejam secundários à degeneração de algumas das células do músculo liso.

Os leiomiomas são os tumores pélvicos mais freqüentes e os que apresentam a maior incidência ocorrendo durante a quinta década da vida de uma mulher. Inicialmente, todos os miomas se desenvolvem a partir do miométrio, originando-se como miomas intramurais. À medida que crescem, eles permanecem presos ao miométrio com um pedículo de largura e espessura variada. Os miomas são classificados em subgrupos de acordo com a relação e a posição anatômica relativa às camadas do útero. Os três tipos mais comuns são: (1) intramural (Fig. 6-2), (2) subseroso (Fig. 6-3) e (3) submucoso (Fig. 6-4). É usada uma nomenclatura especial para o ligamento largo e para os miomas parasitários. Um mioma parasitário ocorre quando o crescimento extremo de um mioma subseroso acarreta um mioma pedunculado movendo-se pela cavidade peritoneal, o que acarreta no excesso de seu suplemento sangüíneo no útero criando um suplemento sangüíneo secundário a outro órgão como o omento. O crescimento do mioma na direção lateral pode resultar em um mioma de

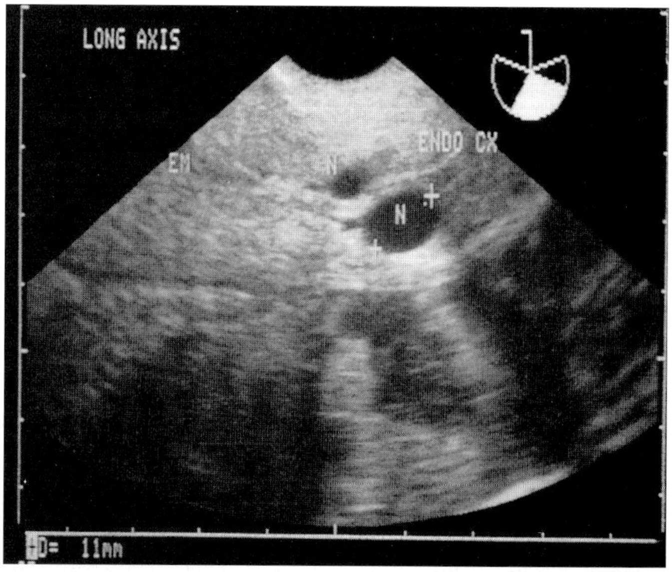

Fig. 6-1. O corte do eixo longitudinal do útero e do segmento uterino baixo revelam duas áreas sonolucentes (N): a posterior 11 mm (*compassos*). Se estiverem alinhados com o epitélio escamoso, elas representam cistos de Naboth; caso contrário, são considerados cistos de inclusão cervical. Na visão coronal, eles não devem ser confundidos com um saco gestacional precoce.

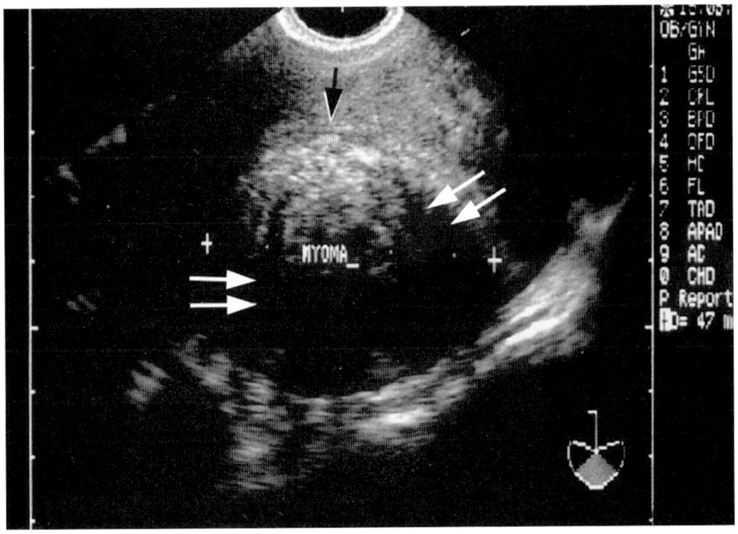

Fig. 6-2. Mioma intramural que vai da borda do eco endometrial (*flecha negra*) até a serosa sem causar uma deformidade nesta superfície serosa. Observe que as áreas sonolucentes do sombreamento acústico encobrem as mudanças miomatosas (*flechas brancas*).

ligamento largo. Esses são difíceis de serem diferenciados dos tumores ovarianos sólidos e também podem produzir hidroureter à medida que aumentam. Os miomas também são encontrados envolvendo a região cervical (Fig. 6-5).

A apresentação ultra-sonográfica dos miomas dependerá de sua aparência *in vivo*. Os miomas pequenos são tumores redondos, firmes e sólidos. Com crescimento contínuo, as bordas dos tumores se comprimem e formam uma pseudocápsula. O estímulo para o crescimento dos miomas não é claro, entretanto, é óbvio que há alguma relação com a estimulação de estrogênio porque os miomas são raros antes da menarca e, normalmente, diminuem de tamanho após a menopausa ou a castração. Isso também é evidenciado no uso popular freqüente de agonistas GnRH para criar uma pseudomenopausa e, às vezes, diminui os miomas em até 50%.[2] A maioria dos miomas possui um suplemento vascular fraco. Desse modo, à medida que crescem, eles excedem seu suplemento sangüíneo, resultando na degeneração que normalmente parece sonolucente no ultra-som (Fig. 6-6A). Os miomas, entretanto, também podem sofrer hialinização, calcificação, degeneração cística (Fig. 6-6B) e necrose.

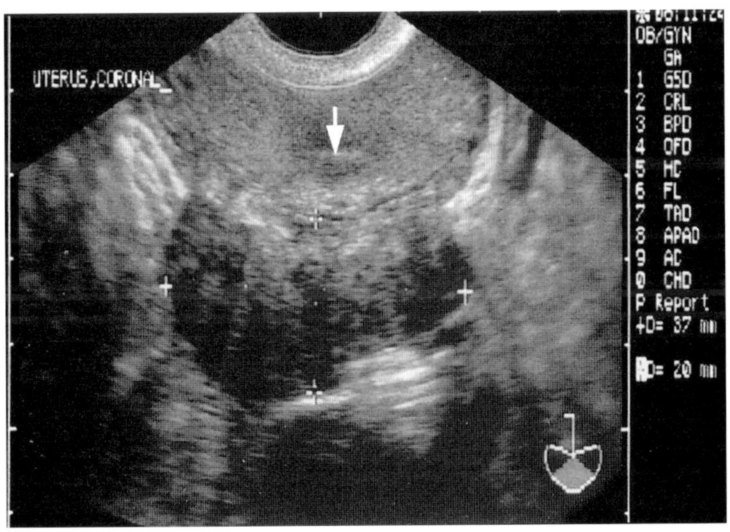

Fig. 6-3. Corte coronal do útero. O eco endometrial está indicado (*flecha*). Um mioma subseroso começa na parede posterior e na região serosa e se estende por mais de 3,7 x 2,0 cm (*compassos*).

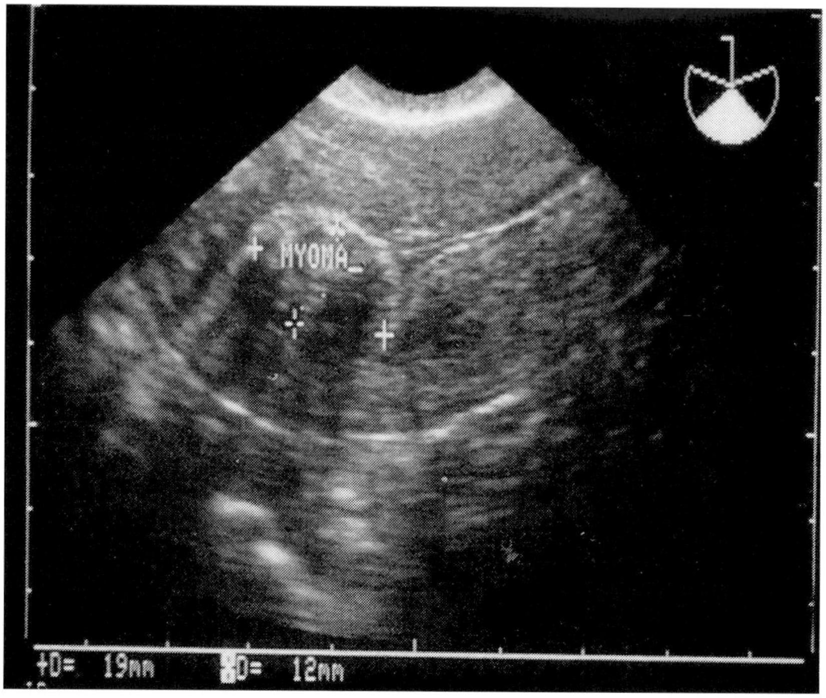

Fig. 6-4. O corte da linha média do eixo longitudinal do útero revela um mioma submucoso fúndico medindo 1,9 x 1,2 cm (*compassos*). Observe seu padrão típico de sombreamento acústico assim como sua invasão na cavidade endometrial.

Os sintomas relacionados aos miomas estão, sobretudo, relacionados à pressão do aumento de uma massa pélvica. Além do mais, eles podem resultar em dismenorréia, sangramento uterino anormal, infertilidade e complicações na gravidez. A severidade dos sintomas normalmente está relacionada ao número, localização e tamanho dos miomas. Ainda assim, entretanto, a maioria das mulheres com miomas uterinos são assintomáticas.

Com relação aos miomas, o principal papel da ultra-sonografia consiste em identificá-los corretamente como sendo de origem uterina, medi-los e mapear sua localização, especialmente se estiver planejada uma miomectomia ou um acompanhamento conservador. Para facilitar os precisos métodos padrão de relatar o aumento patológico do corpo do útero, eu e meus colegas construímos um nomograma usando os volumes de um corpo uterino grávido de 5 a 20

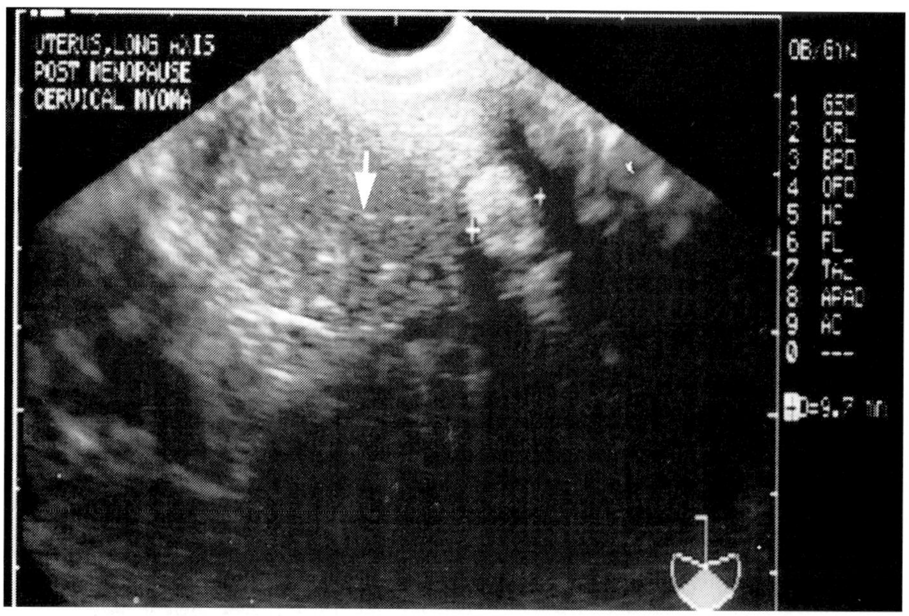

Fig. 6-5. Corte do eixo longitudinal de uma paciente pós-menopausada com uma linha de raios finos de eco endometrial (*flecha*). Na região dos ossos internos, há um mioma cervical de 9,7 mm (*compassos*) com padrão típico de um sombreamento acústico.

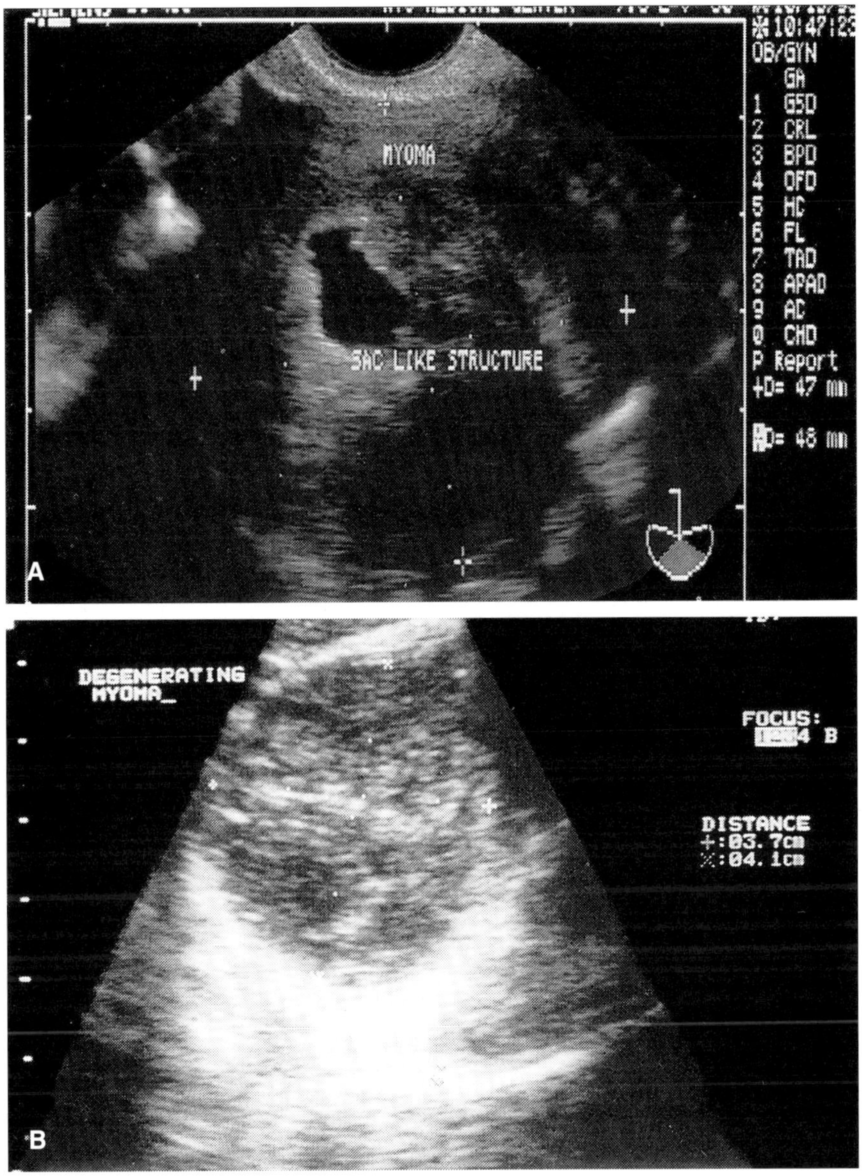

Fig. 6-6. **(A)** Degeneração cística dentro de um mioma de 4,7 x 4,8 cm. Ele quase tem uma aparência similar a uma estrutura parecida com um saco gestacional precoce. **(B)** Corte ampliado de um mioma com áreas de degeneração cística no mioma subseroso, medindo 4,1 x 3,7 cm (*compassos*).

semanas de gestação em 186 pacientes.[3] O volume foi calculado medindo-se o comprimento máximo (L) e os diâmetros ântero-posterior (AP) e transverso (T) do corpo uterino e usando-se a fórmula para o volume (V) de um elipsóide fusiforme: V = 0,52 X (L X AP X T). Os clínicos podem usar o nomograma para uma melhor compreensão do volume da avaliação uterina (Quadro 6-1). Além disso, a caracterização do endométrio relacionado ao mioma é importante, mas às vezes, é difícil de ser feita por causa do afunilamento dos ecos que as mudanças miomatosas podem produzir.

Sarcomas

Os sarcomas representam câncer que se originam dos músculos ou de elementos do tecido conjuntivo do útero. Isso está em direta contraposição aos cânceres que se originam de elementos epiteliais ou glandulares do endométrio (adenocarcinoma). São tumores extremamente raros. A incidência de sarcoma que se origina de um mioma é de aproximadamente 0,3% (3 por 1.000). Os sarcomas são caracterizados por um rápido crescimento, mas nem sempre são diferenciados dos miomas de rápido crescimento, especialmente com a representação anatômica convencional. O conceito de que as malignidades apresentam neovascularização anormal com muitas anastomoses arteriovenosas resultando em uma resistência diminuída do fluxo sangüíneo tem sido estudado em cânceres ovarianos (leia o Cap. 17), mas a baixa incidência de sarcomas nos leva a especular somente se o Doppler de fluxo colorido e a resis-

Quadro 6-1. Volume Total do Corpo Uterino na Gravidez Normal

Semanas de gestação	*Nº de casos (N = 186)*	*Volume uterino (ml; média ± DP) (0,52 x L x AP x T)*
5	7	79 ± 16
6	16	109 ± 21
7	13	161 ± 17
8	27	190 ± 17
9	7	249 ± 26
10	6	296 ± 12
11	8	339 ± 25
12	15	383 ± 29
13	5	454 ± 15
14	4	494 ± 31
15	4	574 ± 15
16	13	684 ± 123
17	37	795 ± 81
18	12	924 ± 112
19	7	1056 ± 59
20	5	1243 ± 124

Abreviatura: L, comprimento; AP, ântero-posterior; T, transverso. (De Goldstein et al,[3] com permissão)

sistência ao fluxo sangüíneo serão úteis e, se forem, até que ponto. Não é de se surpreender que o ultra-som convencional apresente dificuldade para distinguir rapidamente os miomas celulares em crescimento dos sarcomas. Com freqüência, os patologistas têm dificuldade de fazer uma distinção entre os miomas altamente celulares com abundante mitoses e os de baixo grau, sarcomas clinicamente malignos.

Adenomiose

Trata-se de uma vaga entidade clínica a qual se atribui um sangramento abundante, dor pélvica, dismenorréia e "congestão pélvica". Até o momento, o diagnóstico tem sido um diagnóstico histológico retrospectivo no momento da histerectomia, caracterizado pela presença de glândulas endometriais e de, pelo menos, um campo de força elevado dentro do miométrio adjacente. A sonolucência profunda dentro do miométrio não deveria ser automaticamente considerada uma adenomiose, porém, pode representar vasos arqueados normais ou ser resultado de uma cirurgia ou de um trauma anterior, mudanças de miomas muito precoces em miomas bem encapsulados discretos ou achados normais nos casos de paridade avançada. Mesmo quando os sintomas são apropriados, precisamos ter cautela ao fazermos um diagnóstico ultra-sonográfico de adenomiose.

Malformações Uterinas Congênitas

As anomalias congênitas do útero são muitas e variadas. Felizmente, elas são relativamente raras. A maioria não é diagnosticada antes da gravidez ou apenas se manifesta com problemas obstétricos. As mais comuns encontradas na ultra-sonografia são um útero septado (Fig. 6-7) ou um útero bicorno (Fig. 6-8). É importante conseguir distinguir entre essas duas entidades por causa da diferença quanto ao tratamento clínico. O atual tratamento de opção para um septo uterino é o procedimento cirúrgico ressectoscópico realizado transcervicalmente em vez da laparotomia.

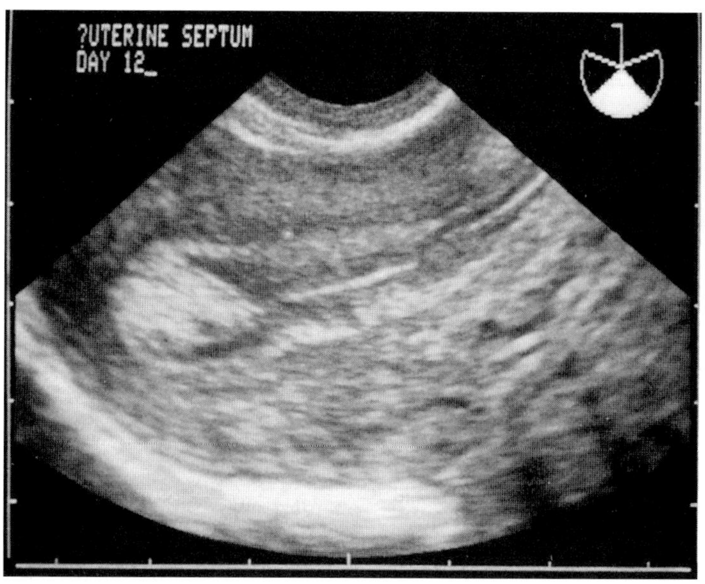

Fig. 6-7. Corte do eixo longitudinal de uma paciente com septo uterino. A área sonolucente, no outro lado do septo, observada aqui no 12º dia ajudou a visualizar isso sem intensificação de líquido exogenético.

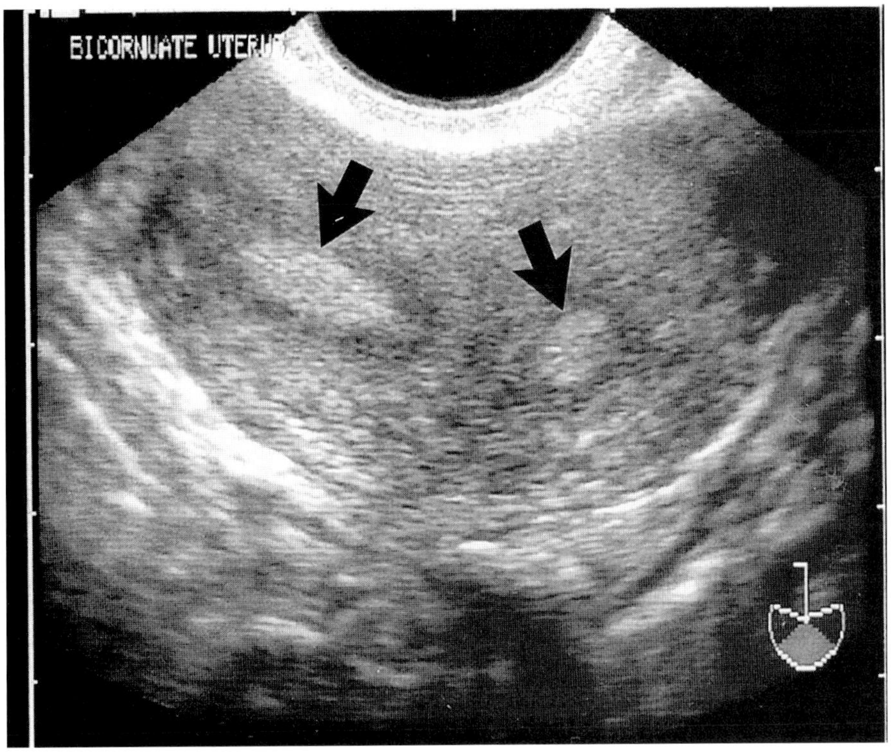

Fig. 6-8. Aparência típica de um útero bicorno com endométrio secretor visto em ambos os cornos neste corte coronal (*flechas*).

Útero Pós-Menopausado

O útero pós-menopausado normal é muito menor no tamanho total que o útero pré-menopausado. É mais propenso a apresentar calcificações ocasionais, as quais produzem heterogenicidade dentro de um padrão acústico. Os problemas endometriais pós-menopáusicos são discutidos abaixo.

ENDOMÉTRIO

Durante os anos reprodutivos, o endométrio sofre alterações cíclicas que estão em sincronia com as variações do ciclo menstrual. Durante a fase proliferativa inicial, existe uma ecogenicidade central que é o resultado da interface entre os dois lados do endométrio (Fig. 6-9). As mudanças sonográficas durante o ciclo são bem descritas, mas não há unanimidade com respeito ao que as mudanças psicológicas-anatômicas estão causando no aspecto sonográfico. Antes da ovulação há um endométrio com múltiplas camadas (Fig. 6-10) no qual se encontram dois "halos" sonolucentes em ambos os lados da interface ecogênica central. Após a ovulação, sob a influência da progesterona, eles ficarão cheios e o endométrio secretor tornar-se-á uniformemente ecogênico (Fig. 6-11). Isso, em geral, nos ajuda a correlacionar os achados endometriais com a história da paciente (dia do ciclo, medicamento, tais como pílulas contraceptivas orais, agonistas GnRH, terapia de reposição hormonal etc.). É de grande ajuda correlacionar os achados endometriais com os achados ovarianos. Por exemplo, um folículo dominante de 20 mm no ovário e um endométrio pré-ovulatório com múltiplas camadas refletem sincronia entre o ovário e o útero. Similarmente, é de se esperar que ambos sejam um corpo lúteo óbvio em um ovário e em um endométrio de aparência secretora na fase lútea. De uma paciente que toma pílulas anticoncepcionais espera-se encontrar uma ecogenicidade linear delgada dentro do endométrio (Fig. 6-12) e ovários contendo múltiplas estruturas foliculares pequenas com menos de 10 mm de diâmetro.

Distúrbios do Endométrio

A menstruação cíclica regular prognosticável é a marca da ovulação. Um problema clínico comum, entretanto, é o do sangramento vaginal irregular. Ele pode ser disfuncional, secundário à falta de ovulação e apenas à produção irregular de estrogênio (o que alguns médicos irão denominar de "desequilíbrio hormonal"). Entretanto, em pacientes no final dos 30 e 40 anos, esse sangramento também é indicativo de anormalidades anatômicas, incluindo miomas submucosos, pólipos ou hiperplasia endometrial. Todavia, em alguns casos extremos, esse sangramento anormal pode representar um adenocarcinoma invasivo do endométrio. Existem fatores de risco bem conhecidos para hi-

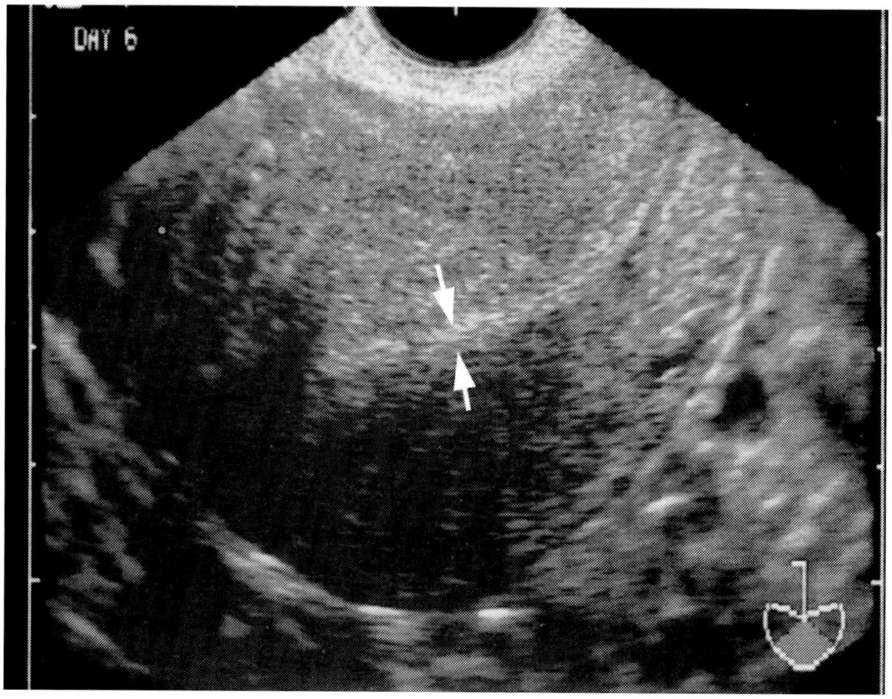

Fig. 6-9. Endométrio proliferativo precoce visto aqui no sexto dia em uma varredura do eixo longitudinal vaginal. Neste estágio do ciclo, o eco endometrial está representado por uma ecogenicidade central delgada (*entre as flechas*).

e adenocarcinoma consistindo em obesidade, hipertensão, diabetes e pacientes com baixa paridade (sugerindo anovulação crônica e a crônica não oposição estrogênica). O ultra-som (especificamente, o ultra-som com sonda vaginal) ajuda a delinear e a caracterizar o endométrio e auxilia na distinção entre o sangramento de natureza hormonal do sangramento que representa defeitos anatômicos. Considere o caso hipotético de uma mulher de 43 anos de idade com sangramento irregular (intervalo das últimas quatro "menstruações": 18 dias, 37 dias, 24 dias, 21 dias) com

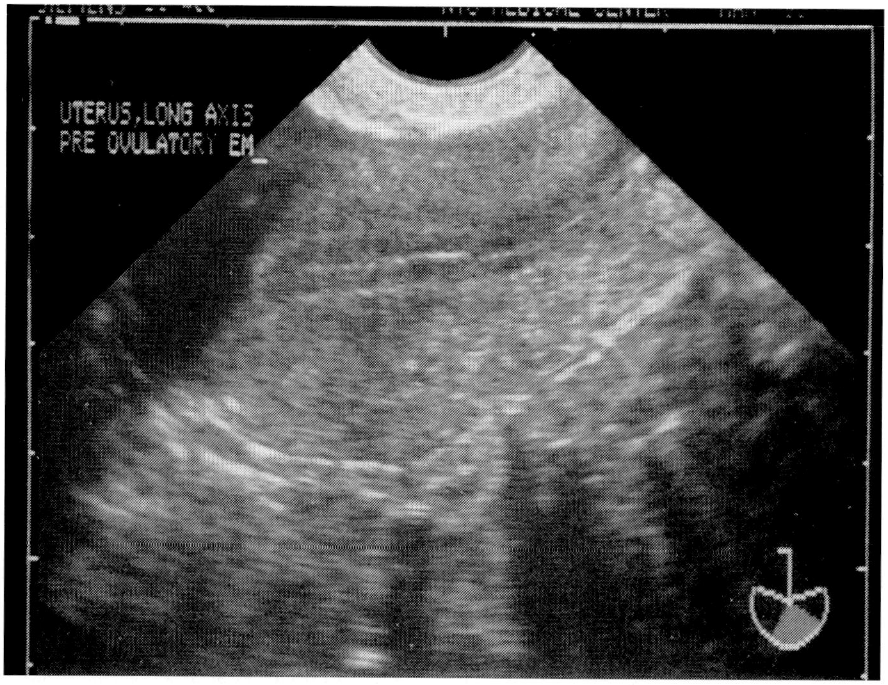

Fig. 6-10. Corte do eixo longitudinal de um endométrio pré-ovulatório com múltiplas camadas. O eco central ecogênico está envolvido por um "halo" sonolucente em ambos os lados. Foto típica de um endométrio de aparência normal antes da ovulação.

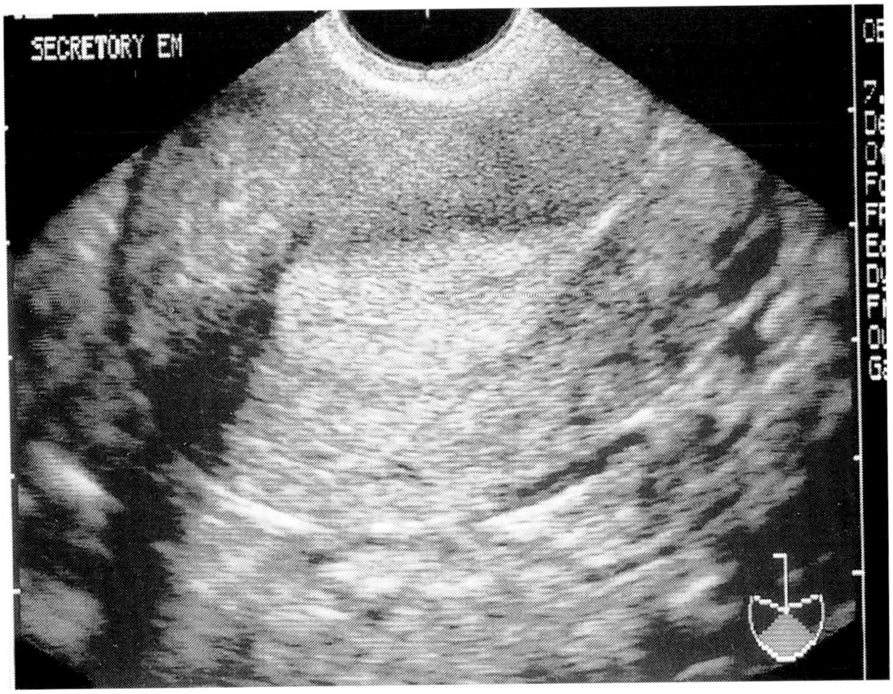

Fig. 6-11. Corte do eixo longitudinal de um endométrio secretor. Quando comparado à Fig. 6-10 sob a influência de progesterona, o endométrio assume uma aparência totalmente ecogênica.

um eco endometrial homogêneo de 7 mm (Fig. 6-13) e ovários sonograficamente ruins (sem folículo dominante ou corpo lúteo). Essa apresentação é compatível com o sangramento disfuncional anovulatório, em geral, típico dessa faixa etária. Ao descartar a possibilidade de miomas, pólipos ou de outra patologia endometrial, a paciente pode ser regulada com progestogênios ou novas pílulas anticoncepcionais orais com baixas doses específicas para pacientes da idade dela. Alternativamente, considere uma paciente da mesma idade com uma história de sangramento similar e que no ultra-som se descobriu que possuía um mioma submucoso ou um pólipo (Fig. 6-14) ou um endo-

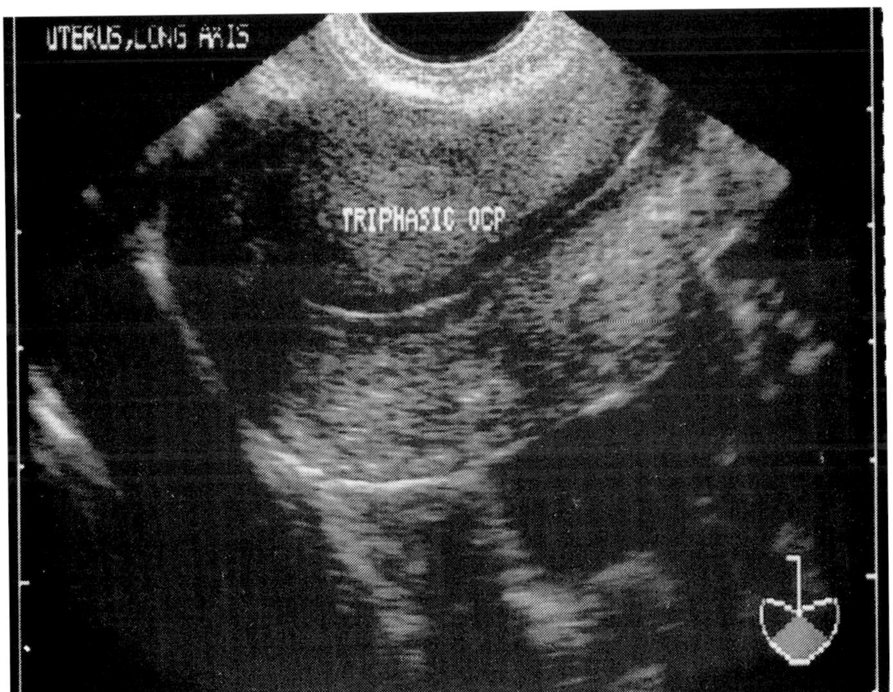

Fig. 6-12. Corte do eixo longitudinal de uma paciente que toma pílulas contraceptivas orais trifásicas. O endométrio é representado por uma ecogenicidade central branca, delgada, envolta por uma zona hiperecóica.

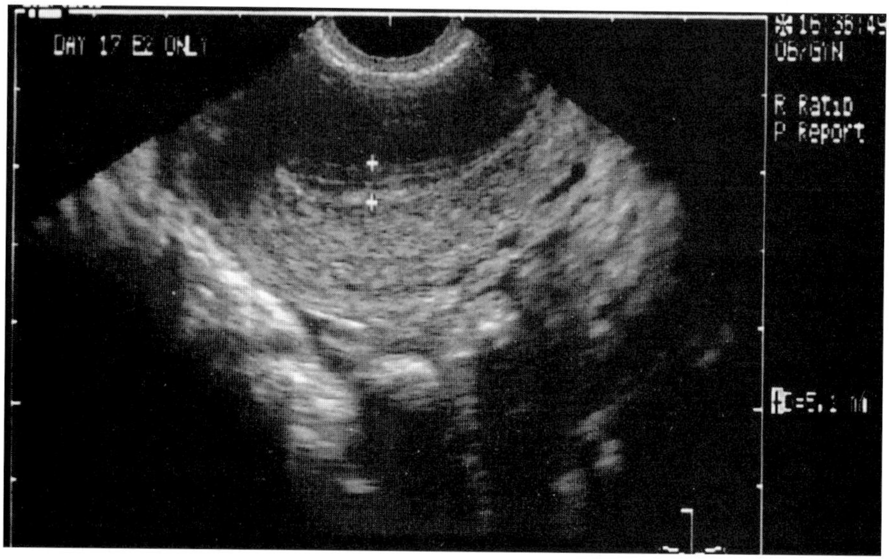

Fig. 6-13. Corte do eixo longitudinal de uma paciente com 43 anos de idade com uma história de sangramento vaginal de vários meses. O eco endometrial aqui é suave e homogêneo e típico de um padrão de sangramento de disfunção não-ovulatória.

endométrio mais espesso com ou sem heterogenicidade. Essas pacientes também precisam de algum tipo de amostragem endometrial direta e de terapias alternativas. O exame desses endométrios será mais bem realizado na fase proliferativa inicial do ciclo porque a ecogenicidade da fase lútea impossibilita apreciar um pólipo. Alternativamente, é bastante útil fazer um "hiterossonografia" (leia o Cap. 14) usando 2 a 10 ml de solução salina estéril instilada através de um cateter padrão de inseminação intra-uterina enquanto é feita, simultaneamente, uma avaliação ultra-sonográfica vaginal em tempo real. Isso irá ressaltar o endométrio bem como delinear pólipos de miomas submucosos.

Carcinoma Endometrial

Setenta e cinco por cento dos carcinomas endometriais ocorrem em mulheres pós-menopausadas (leia o Cap. 8). Esse diagnóstico é feito com espécimes histológicos no laboratório de patologia. Entretanto, o ultra-som pode de-

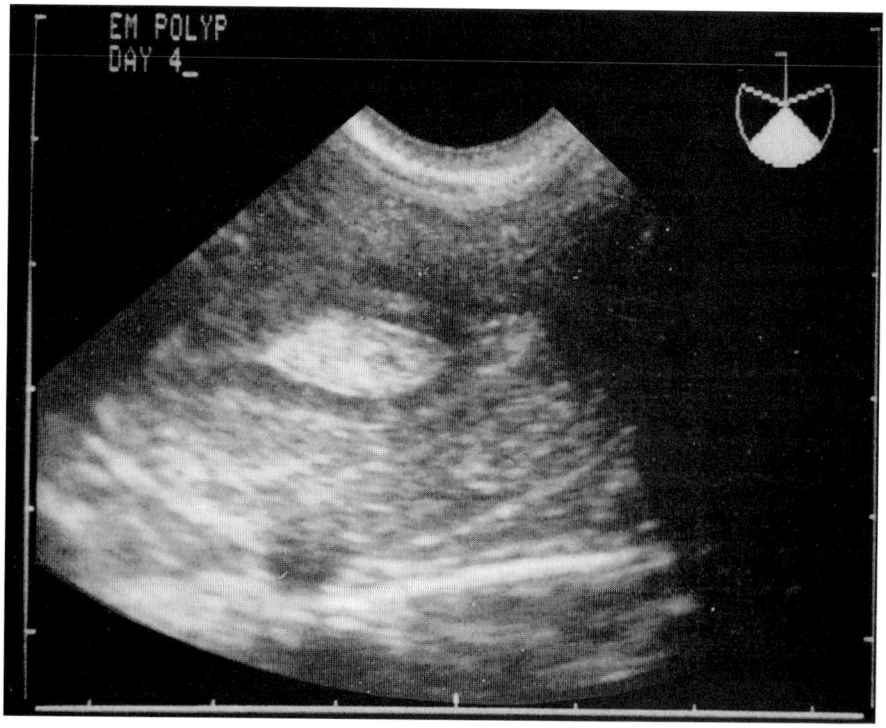

Fig. 6-14. Corte do eixo longitudinal de uma paciente com uma história similar à descrita na Fig. 6-13. Entretanto, esta varredura vaginal revela uma estrutura localizada centralmente que foi um pólipo endometrial.

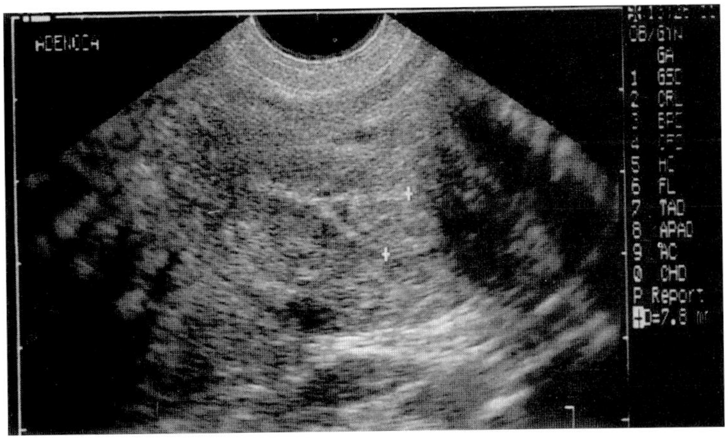

Fig. 6-15. Corte do eixo longitudinal de um útero retrovertido com um adenocarcinoma bem diferenciado (entre os compassos). Há uma zona hipoecóica intacta ao redor dele. Este tumor ficou totalmente exofítico sem invasão miométrica.

tectar cada vez mais as anomalias endometriais em vários ambientes clínicos que permitem formas apropriadas de amostragem de consultório ou operatória. As pacientes com sangramento uterino pré-menopausa não regulado se beneficiam da infusão salina por histerossonografia (leia o Cap. 14). O sangramento pós-menopausa é discutido a seguir e no Capítulo 8.

O ultra-som desempenha um papel no prognóstico da profundidade da invasão em adenocarcinoma comprovado no útero. A preservação do halo sonolucente do miométrio interno parece prognosticar a presença de invasão miométrica.[4] (Fig. 6-15).

Endométrio Pós-Menopáusico

A paciente pós-menopáusica possui um endométrio atrófico devido à falta de estimulação hormonal. Seu aspecto sonográfico normal é o de uma ecogenicidade fina como uma "linha de lápis" (Fig. 6-16). Está circundado por um halo subendotelial sonolucente que representa um segmento miométrico compacto e vascular. Muitos estudos têm indicado que esse aspecto, independente da presença de sangramento clínico, exclui a presença de tecido endometrial significativo. A causa desse sangramento é a "endometrite senil", na qual o epitélio pode tornar-se tão del-

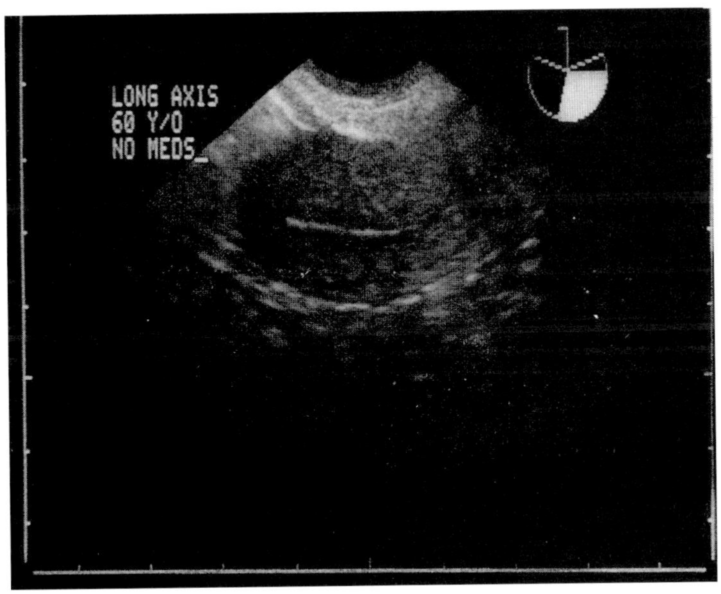

Fig. 6-16. Corte do eixo longitudinal de uma paciente pós-menopausada sem medicamentos, com um endométrio "linha de lápis" fino envolvido por um halo hiperecóico.

do a ponto de se tornar friável e suscetível à ulceração superficial.

Na presença de sangramento, uma espessura endometrial maior de 5 mm na medida ântero-posterior está associada a, praticamente, todo tipo de tecido (endométrio inativo, proliferativo, hiperplasia, pólipos ou câncer[5]) (leia o Cap. 8). A textura sonográfica, seja heterogênea ou homogênea, constitui um importante parâmetro em corte do espessamento endometrial. As medições do Doppler de fluxo colorido de índices resitivos é uma ferramenta de pesquisa promissora. Contudo, atualmente, podemos resumir dizendo que a espessura endometrial menor ou igual a 4 a 5 mm tem sido consistentemente associada ao endométrio inativo ou ao diagnóstico da patologia conhecido como *tecido insuficiente para o diagnóstico*.[5-9] A espessura endometrial de 6 mm ou mais deve ser exemplificada para o diagnóstico histopatológico (admita que o que foi dito acima é verdade para as pacientes pós-menopausadas e com sangramento). E quanto às pacientes pós-menopausadas que *não* apresentam sangramento e *não* fazem terapia de reposição hormonal? Qualquer espessura endometrial acima de 8 mm não é compatível com um endométrio inativo e, na minha opinião, o endométrio deveria ser examinado (leia o Cap. 8).

As mulheres pós-menopausadas apresentam um aumento bem conhecido de osteoporose e doença cardíaca. Como resultado disso, tem ressurgido a terapia de reposição de estrogênio. A adição de um agente progestacional (mais corretamente denominado como terapia de reposição hormonal) pode prevenir hiperplasia uterina e malignidade.[10] Há vários regimes de reposição de estrogênio-progesterona em termos de dosagens e programa. Os valores normativos para a espessura endometrial em vários momentos do mês, com vários programas de doses e regimes de tratamento com terapia de substituição hormonal não foram estabelecidos. Clinicamente, as pacientes submetidas a um programa de reforço contínuo de estrogênio com progesterona ciclicamente adicionada, devem ter uma hemorragia bem no final da terapia com progesterona. O trabalho de Pedwick et al.[11] tem mostrado que essas pacientes que sangram no momento adequado apresentarão endométrio secretor ou ausente na biópsia. Quando as pacientes com estrogênio contínuo e progesterona cíclica sangram em momentos inadequados ou não programados, isso é associado a um endométrio proliferativo ou hiperplásico, e ambos devem ser considerados anormais.

Coleções de Líquido Endometrial

No passado, as coleções de líquido endometrial eram altamente indicativas de malignidade. Entretanto, a estenose cervical pode resultar em uma coleção de material transudado que será facilmente visto como uma coleção de líquido endometrial com a sonda vaginal. Além do mais, se essas pacientes apresentam achados endometriais anormais, a presença de estenose cervical, a qual não está possibilitando a drenagem do líquido, também irá impedir o sangramento vaginal clinicamente aparente. Nesses casos, deveríamos verificar a camada endometrial ao redor do acúmulo de líquido endometrial[12] (Fig. 6-17). Se ela for regular e delgada, a paciente possui endomé-

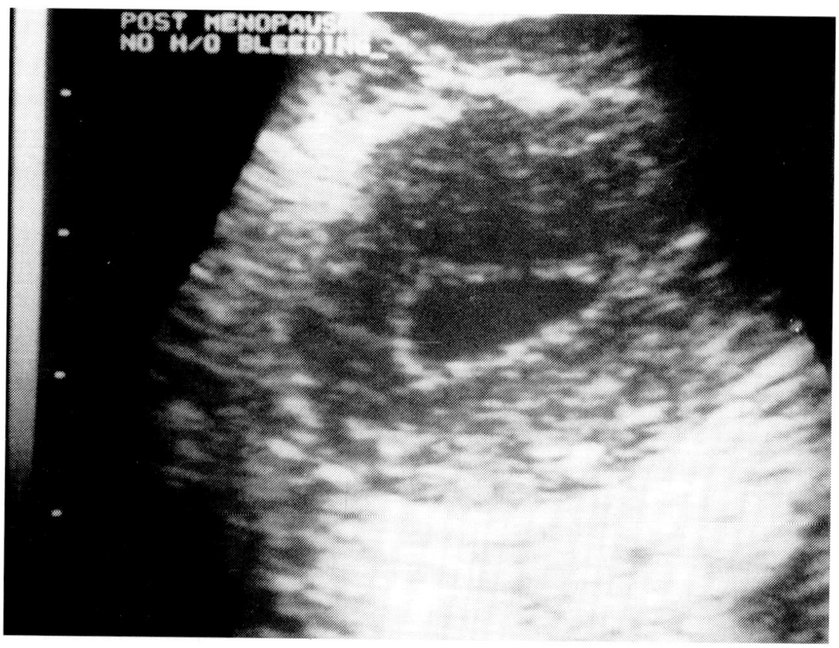

Fig. 6-17. Coleção de líquido endometrial envolvido por uma fina camada de endométrio. Isso foi associado a estenose cervical. A histeroscopia revelou mudanças atróficas e uma quantidade deficiente de endométrio inativo.

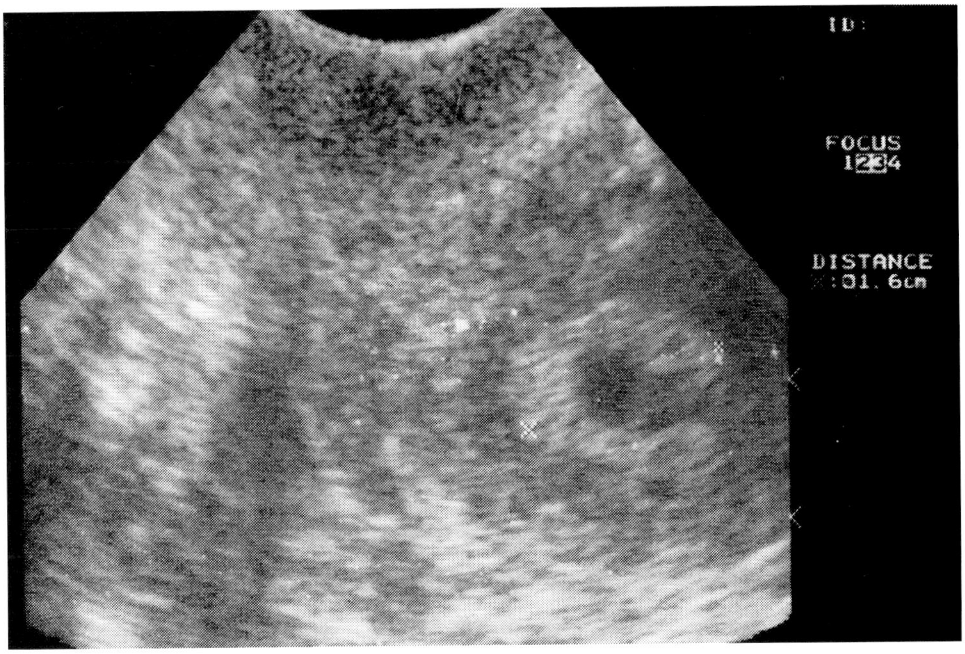

Fig. 6-18. Coleção de líquido endometrial envolvida por tecido espesso e irregular. Esta paciente, igualmente à da Fig. 6-17, também apresentava estenose cervical, mas a histologia endometrial revelou hiperplasia com atipia.

trio atrófico e o líquido representa transudação. Se ela for espessa e irregular (Fig. 6-18), então a mesma preocupação concernente à histologia endometrial anormal existe apesar do fato de o sangramento não poder ocorrer devido à estenose cervical.

TAMOXIFENO

O tamoxifeno é um antiestrogênio não esteróide que envolve o receptor de estrogênio e, assim, possui ações agonistas (estrogênio) e antagonistas (antiestrogênios). Ele tem sido amplamente usado clinicamente como terapia adjuntiva para as mulheres com câncer de mama. Devemos enfatizar que trata-se de um excelente antiestrogênio para o tecido da mama. De fato, uma visão geral de 61 triagens randomizadas envolvendo quase 29.000 mulheres[13] mostra uma melhora significativa tanto da sobrevivência sem recidiva e quanto da sobrevivência geral em mulheres pós-menopausadas com câncer de mama, tratadas com tamoxifeno.

Entretanto, estudos *in vitro*[14] e estudos conduzidos em ratos com atimia[15] têm indicado que enquanto o tamoxifeno é um estrogênio antagonista na mama, ele pode exibir atividade antagonista no trato genital e até resultar no crescimento de tumor endometrial. Nos idos de 1980, uma série de cartas e de **relatos de casos**[16-22] sugeriram uma associação entre o tamoxifeno e a neoplasia endometrial.

Fornander et al[23] descobriram um aumento contínuo de 6,4 no risco de câncer endometrial após cinco anos de tratamento com 40 mg diárias de tamoxifeno. Outro relatório foi o de 16 pacientes com câncer de mama que receberam 20 mg diárias de tamoxifeno e foram acompanhadas prospectivamente com exames de histeroscópios.[24] Um caso de adenocarcinoma do endométrio foi observado após 36 meses de tratamento com tamoxifeno. Das 15 pacientes restantes, oito permaneceram com endométrio atrófico, mas em sete pacientes o endométrio tornou-se proliferativo e desses sete, quatro desenvolveram pólipos. Contudo, outro relatório preliminar[25] acompanhou 38 pacientes consumindo 20 mg diárias de tamoxifeno prospectivamente, durante 12 meses. As biópsias revelaram endométrios anormais em sete (18%), incluindo uma com hiperplasia simples sem atipia, quatro com hiperplasia complexa sem atipia e duas com hiperplasia complexa com atipia. Isso levou os autores a sustentarem a recomendação para exame endometrial periódico em pacientes submetidas à terapia com tamoxifeno para câncer de mama.[26]

Cada vez mais o ultra-som transvaginal tem sido usado para medir, bem como caracterizar, o endométrio em uma variedade de situações clínicas. Quando observadas com o ultra-som vaginal, a maioria das pacientes com endométrio inativo irá apresentar uma ecogenicidade central fina "como uma linha de lápis", mas as medidas da espessura endometrial até 6 a 8 mm relatadas têm sido associadas a um endométrio inativo na biópsia.[5,7]

Dessa forma, para os problemas enfocados acima, bem como para o crescente uso da ultra-sonografia vaginal, mais pacientes com tamoxifeno têm sido e continuarão a ser examinadas ultra-sonograficamente. Podemos esperar

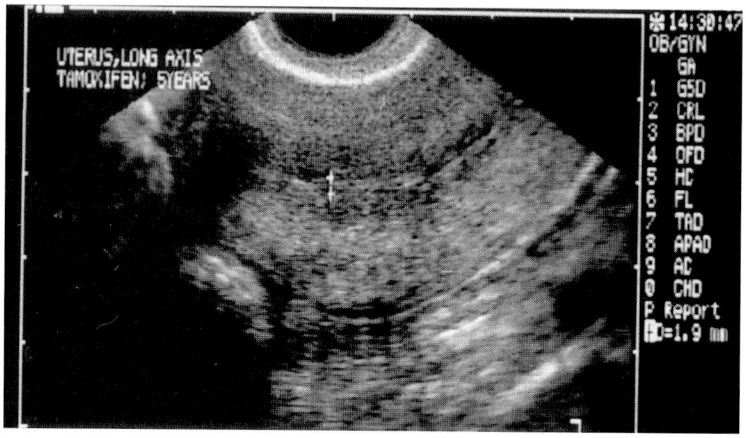

Fig. 6-19. Corte do eixo longitudinal de uma paciente que usa tamoxifeno há cinco anos. O eco endometrial é delgado, mede 1,9 mm (*compassos*), é compatível com mudanças atróficas inativas que se esperariam em uma paciente que toma uma droga antiestrogênica potente como o tamoxifeno.

esperar que a maioria dessas pacientes que recebem tamoxifeno apresentem mudanças ultra-sonográficas consistentes com um endométrio inativo (Fig. 6-19).

Contudo, meus relatórios iniciais[27] revelam que algumas pacientes com tamoxifeno apresentam estranhas mudanças uterinas localizadas centralmente quando inicialmente observadas com ultra-som com sonda vaginal (Fig. 6-20). Cinco dessas pacientes se submeteram à histeroscopia por dilatação e curetagem, a qual revelou cavidades endometriais lisas atróficas com pequenas quantidades de tecido inativo. Entretanto, quando essas pacientes foram observadas com a técnica de intensificação de líquido (histerossonograma com infusão salina), as mudanças de algumas atribuídas ao miométrio, na verdade se localizavam no miométrio proximal. Esta técnica consiste na inserção de um cateter de inseminação intra-uterina 5,3 Soules (Cook Ob/Gin, Indianápolis) dentro da cavidade endometrial. O espéculo vaginal é cuidadosamente removido sem desalojar o cateter. A sonda vaginal é, a seguir, inserida de novo e, aproximadamente 2 a 10 ml de solução estéril é lentamente instilada com visualização ultra-sonográfica direta. Com o aumento do líquido, as mudanças originalmente interpretadas como sendo endometriais foram observadas sendo subendometriais e localizadas no miométrio proximal (Fig. 6-21).

Essas mudanças foram atribuídas às mudanças tipo adenomiomatosas no miométrio proximal. Desde então, uma de nossas pacientes, assim como uma paciente na

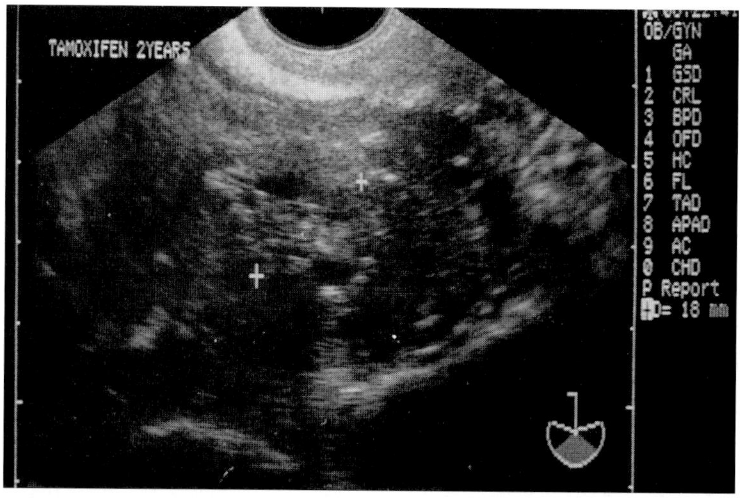

Fig. 6-20. Corte do eixo longitudinal de uma paciente submetida à terapia com tamoxifeno durante dois anos. Observe que a aparência central do útero está notadamente mais espessa (18 mm, entre os *compassos*) e é irregular e heterogênea.

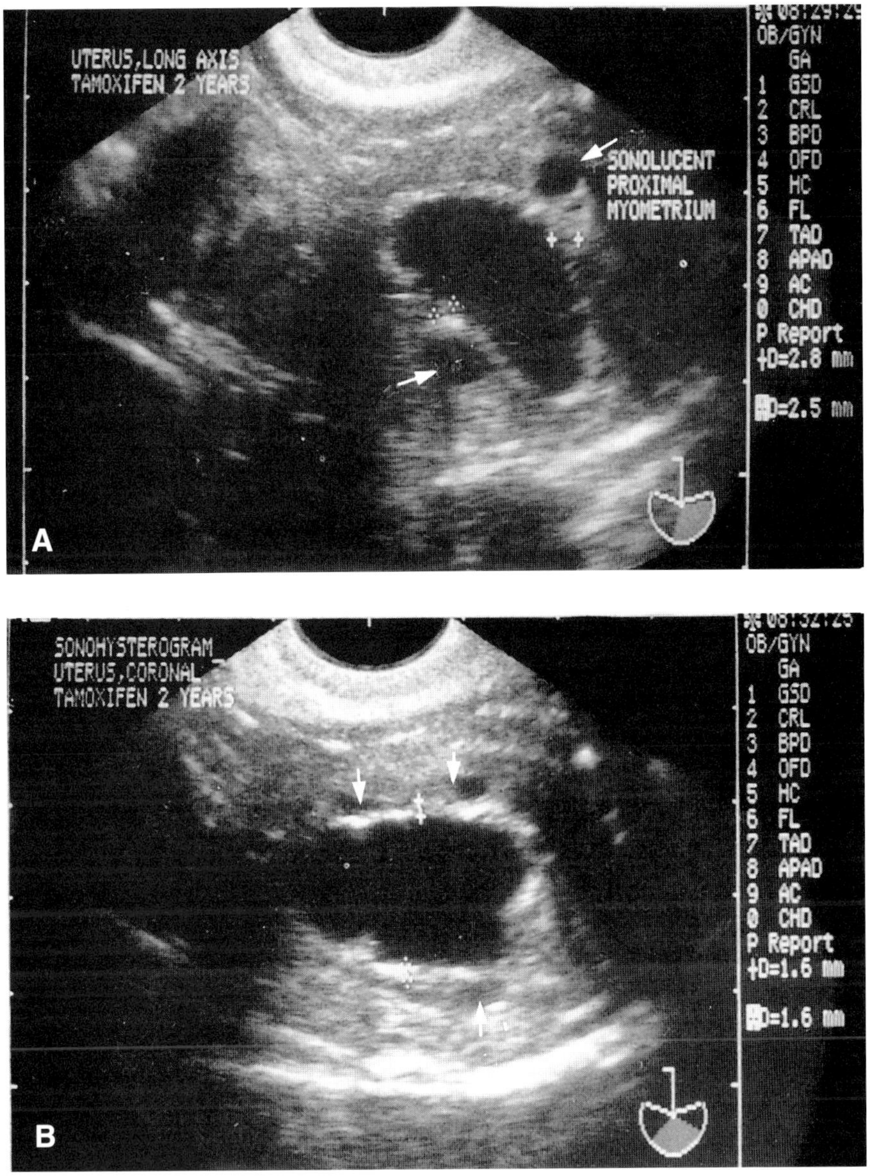

Fig. 6-21. **(A)** Corte do eixo longitudinal e **(B)** corte do eixo coronal da mesma paciente, igual à Fig. 6-20 após se submeter ao histerossonogramia com infusão salina com aproximadamente 3 a 10 ml de solução salina estéril infusa através de um cateter de inseminação uterina. Observe que o endométrio é delgado, com uma espessura máxima de 2,8 mm. Na histeroscopia, ele parecia pálido e atrófico e havia tecido escasso que estava inativo na histopatologia. Observe as áreas sonolucentes no miométrio proximal (*flechas*). Elas representam os focos de reativação de adenomiose.

França[28], foi submetida a uma histerectomia. As pequenas sonolucências proximais foram reativação de focos de adenomiose na forma de microcistos. Além disso, na avaliação patológica, a área de ligação entre o endométrio e o miométrio era irregular e não-linear quando comparada à área de ligação linear observada nas mulheres pós-menopausadas que não recebiam medicamentos. Isso deixa uma apresentação difícil de avaliar sem a infusão salina, com a técnica de histerossonograma, em pacientes com as mudanças bizarras provocadas pela tamoxina mencionadas anteriormente (Fig. 6-22 A). As mudanças de microcistos parecem muito sutis e, normalmente, só podem ser apreciadas com a histerossonografia. (Fig. 6-22B & C).

Esses microcistos também serão vistos dentro dos pólipos endometriais. A histologia é similar aos microcistos no miométrio proximal, tanto que essas lesões polipóides (Fig. 6-23) são histologicamente assinadas como "adenomiomas".

Ademais, uma vez que algumas pacientes que estão recebendo tamoxifeno apresentarão hiperplasia, e até carcinoma indistinto sem aumento de líquido, talvez seja impossível distinguir o endométrio globalmente espesso (Fig. 6-24) das mudanças previamente discutidas.

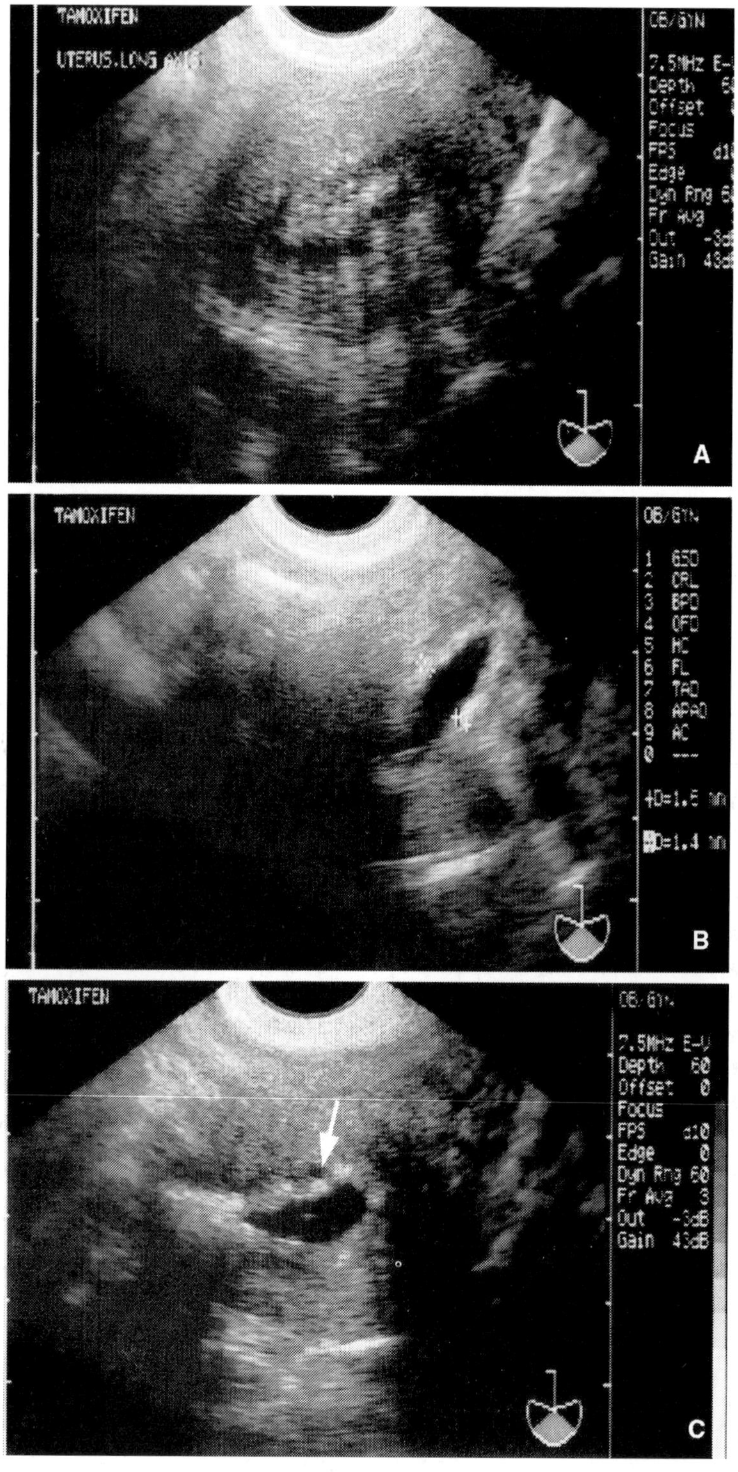

Fig. 6-22. **(A)** Corte do eixo longitudinal de uma paciente recebendo terapia de tamoxifeno. O detalhe endometrial é heterogêneo com múltiplas áreas sonolucentes. Há perda da área de junção normal entre o endométrio e o miométrio. **(B)** Corte do eixo longitudinal da mesma paciente após a introdução de infusão salina. O endométrio parece delgado e atrófico e mede 1,6 e 1,4 mm, respectivamente (*compassos*). **(C)** O corte coronal da mesma paciente mostra, claramente, mudanças de microcistos muito precoces (*flecha*) no miométrio proximal.

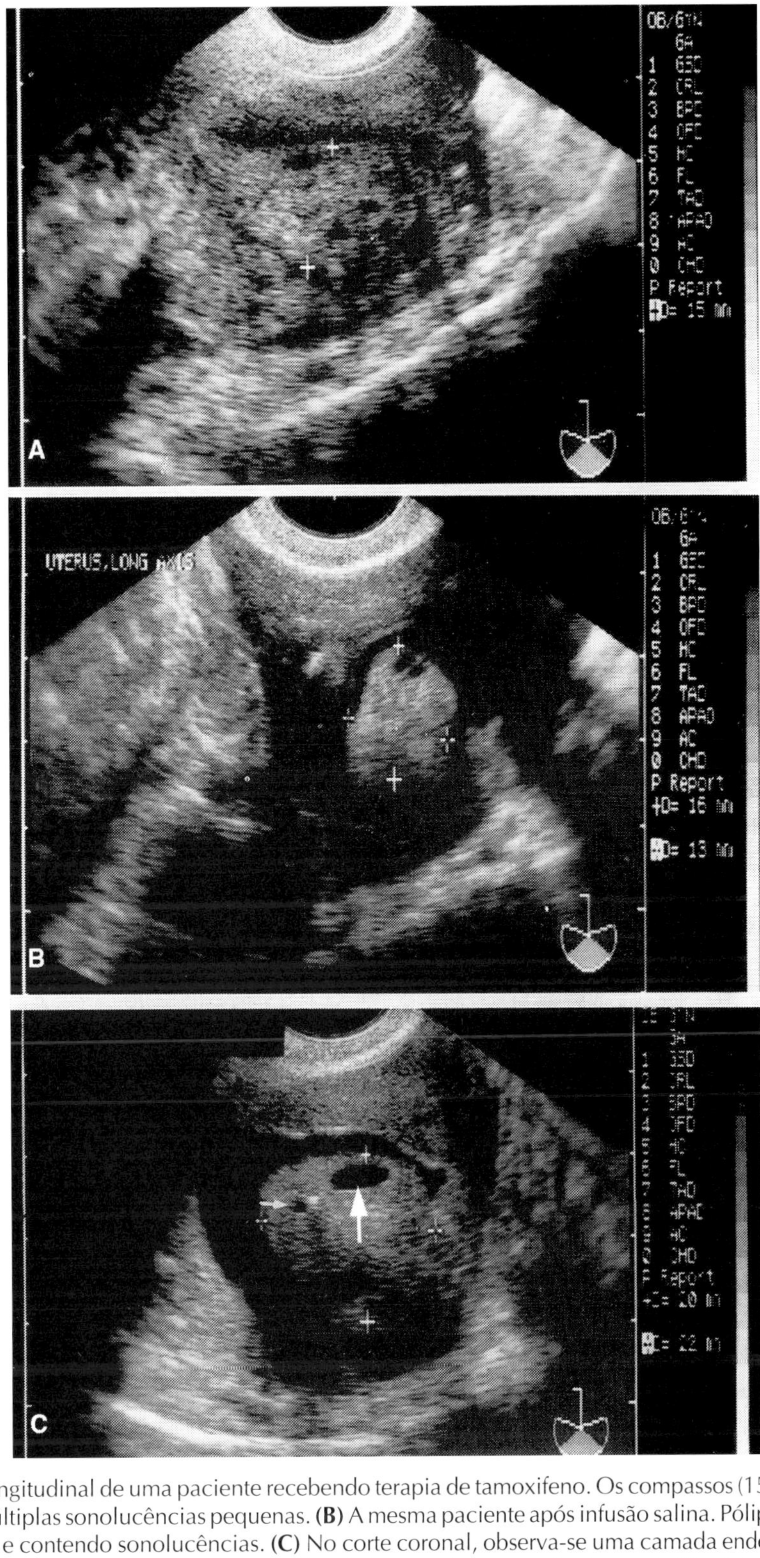

Fig. 6-23. **(A)** Corte do eixo longitudinal de uma paciente recebendo terapia de tamoxifeno. Os compassos (15 mm) medem uma área heterogênea espessa central com múltiplas sonolucências pequenas. **(B)** A mesma paciente após infusão salina. Pólipos claramente marcados (*compassos*) medindo 16 x 13 mm e contendo sonolucências. **(C)** No corte coronal, observa-se uma camada endometrial fina. Há uma massa de pólipo projetando-se da parede lateral para a esquerda do endométrio, a qual, nesta projeção, mede 22 x 20 mm (*compassos*). Os espaços sonolucentes (*flechas brancas*) eram áreas de reativação de focos de adenomiose. O patologista assinou como sendo um adenomioma.

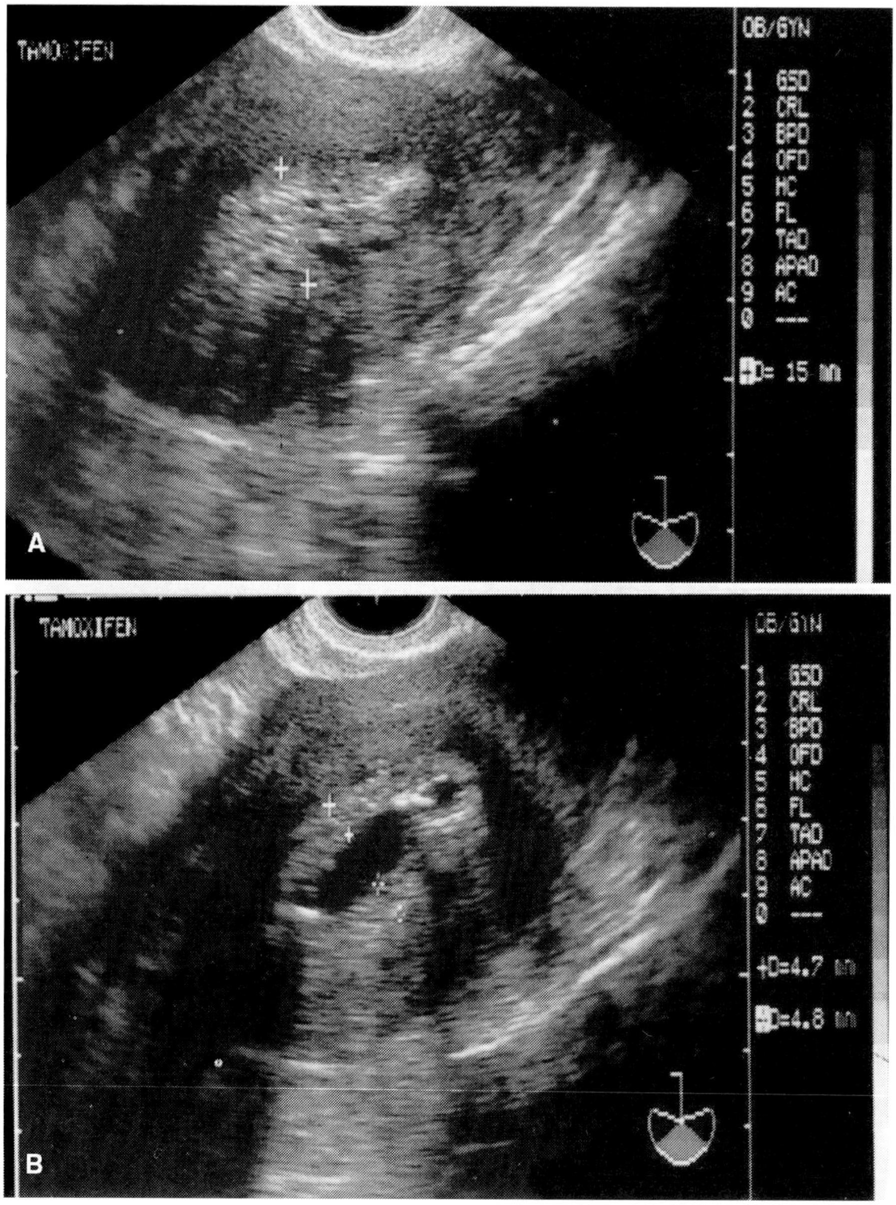

Fig. 6-24. **(A)** Corte do eixo longitudinal de uma paciente recebendo terapia de tamoxifeno. A aparência uterina central é mais espessa e heterogênea. Comparada à Fig. 6-22 A, parece que há a manutenção de uma grande integridade da área de união entre o endométrio e o miométrio. Não obstante, isso pode ser óbvio apenas em retrospectiva. **(B)** A mesma paciente, após a introdução de solução salina intracavitária por histerossonografia. A camada endometrial está claramente mais espessa (*compassos*) e mede 4,7 x 4,8 mm a camada anterior e a camada posterior, respectivamente. Na hora da curetagem e da histeroscopia o tecido recuperado foi descrito como "hiperplasia complexa com atipia".

Em resumo, o tamoxifeno é um excelente antiestrogênio para câncer de mama. Devido à atividade agonística paradoxal no trato genital de algumas mulheres, uma pequena percentagem desenvolve proliferação, pólipos e, até, adenocarcinomas. Entretanto, muitas mulheres manterão mudanças endometriais atróficas, mas manifestarão pequenos microcistos (reativação de focos de adenomatoses) no miométrio proximal. Essas pacientes, invariavelmente não terão história de sangramento e tecido deficiente na dilatação e curetagem ou no exame usando orientação histeroscópica. Dessa forma, uma triagem adequada para monitorar as pacientes com terapia com tamoxifeno inicialmente deveria ser com ultra-som vaginal (Fig. 6-25). Se for visto um eco endometrial delgado, provavelmente há atrofia. Se o eco endometrial for heterogêneo e/ou espesso, o histerossonograma com infusão salina deve ser o passo seguinte. Se a patologia endometrial for demonstrada, deve ser realizada a dilatação e a curetagem com histeroscopia. Se as mudanças forem subendometriais com um endométrio fino persistindo no histerossonograma, então a paciente deve ser acompanhada sem intervenção cirúrgica.

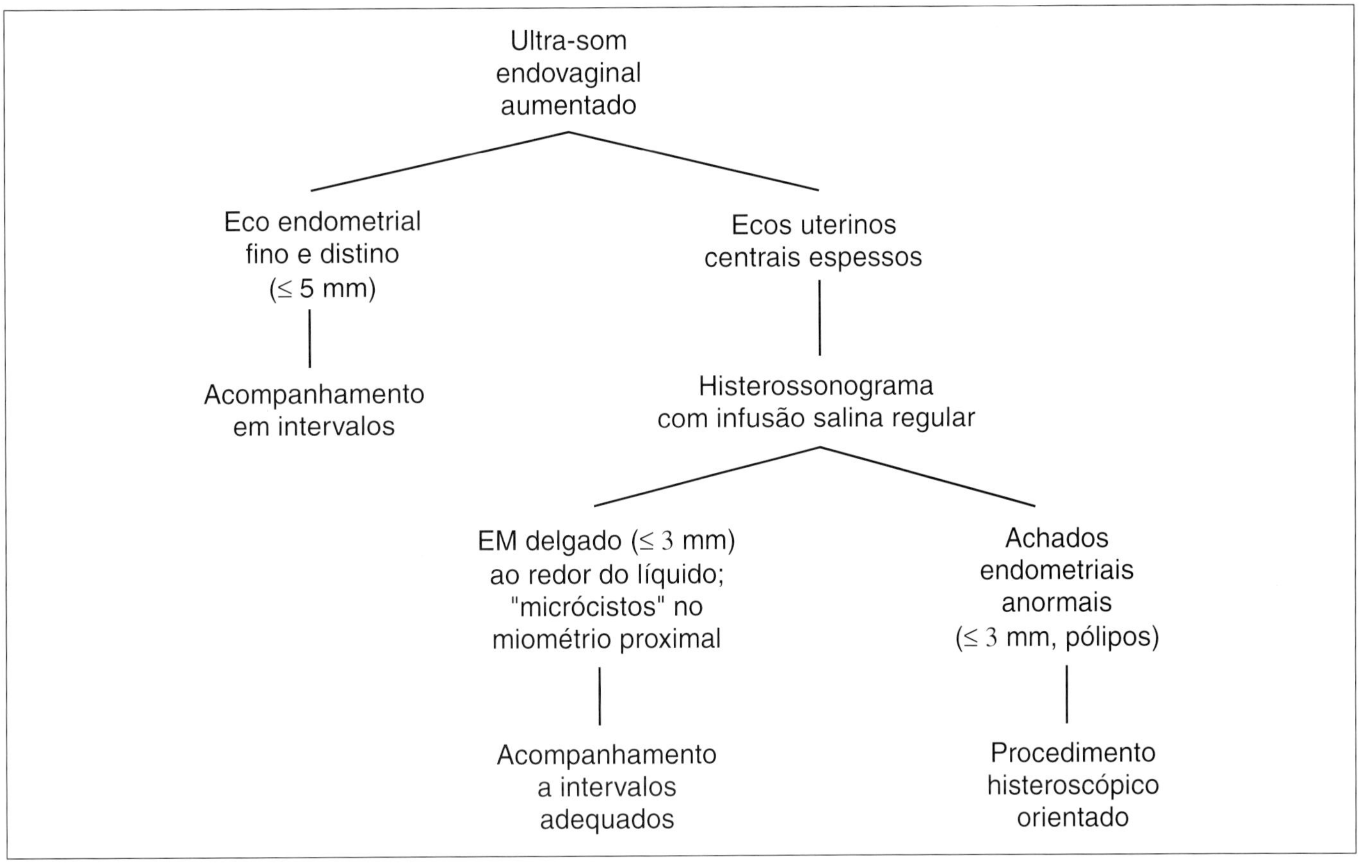

Fig. 6-25. Análise de uma paciente recebendo tamoxifeno.

REFERÊNCIAS BIBLIOGRÁFICAS

1. Bernashek G, Deutinger J, Bertl W, Janish H: Endoscopic staging of carcinoma of the uterine cervix. Arch Gynecol 1986; 239:21-26
2. Friedman AJ, Barbier RL, Benacenef BR, Schiff I: Treatment of leiomyomata with intranasal or subcutaneous leuprolide, a gonadotropin releasing hormone agonist. Fertil Steril 1987; 48:560-564
3. Goldstein SR, Horii SC, Snyder JR et al: Estimation of nongravid uterine volume based on a nomogram of gravid uterine volume: its value in gynecologic uterine abnormalities. Obstet Gynecol 1988; 72:86-90
4. Fleischer AC, Dudley BS, Entman SS et al: Myometrial invasion by endometrial carcinoma — sonographic assessment. Radiology 1987; 162:307-310
5. Goldstein SR, Nachtigall M, Snyder JR, Nachtigall L: Endometrial assessment by vaginal ultrasonography before endometrial sampling in patients with postmenopausal bleeding. Am J Obstet Gynecol 1990; 163:119-123
6. Nasri MN, Coast GJ: Correlation of ultrasound findings and endometrial histopathology in postmenopausal women. Br J Obstet Gynaecol 1989; 96:1333-1338
7. Osmers R, Volksen M, Schauer A: Vaginosonography for early detection of endometrial carcinoma? Lancet 1990; 335: 1569-1571
8. Varner RE, Sparks JM, Cameron CD et al: Transvaginal sonography of the endometrium in postmenopausal women. Obstet Gynecol 1991; 78:195
9. Granberg S, Wikland M, Karlsson B et al: Endometrial thickness as measured by endovaginal ultrasonography for identifying endometrial abnormality. Am J Obstet Gynecol 1991; 164:47-52
10. Nachtigall LE, Nachtigall RH, Nachtigall RD et al: Estrogen replacement therapy. II. A prospective study in the relationship of carcinoma and cardiovascular and metabolic problems. Obstet Gynecol 1979; 54:74-79
11. Pedwick M, Pryse-Davis J, Whitehead M: A simple method for determining the optimal dosage of progestin in postmenopausal women receiving estrogens. N Engl J Med 1986; 315: 930-934
12. Goldstein SR: Postmenopausal endometrial fluid collections revisited: look at the doughnut rather than the hole. Obstet Gynecol 1994; 83:738-740
13. Early Breast Cancer Trialists Collaborative Group: Effects of tamoxifen and of cytoxic therapy on mortality in early breast cancer: an overview of 61 randomized trials among 28,896 women. N Engl J Med 1988; 319:1681

14. Grenman SE, Roberts JA, England BG et al: In vitro growth regulation of endometrial carcinoma cells by tamoxifen and medroxyprogesterone acetate. Gynecol Oncol 1988; 30: 239-250
15. Gottardia MM, Robinson SP, Satyaswaroop PG et al: Contrasting actions of tamoxifen on endometrial and breast tumor growth in the athymic mouse. Cancer Res 1988; 48:812-815
16. Hardell L: Tamoxifen as risk factor for carcinoma of corpus uteri: letter. Lancet 1988; 2:563
17. Hardell L: Pelvic irradiation and tamoxifen as risk factors for carcinoma of corpus uteri: letter. Lancet 1988;2:1432
18. Jordan VC: Tamoxifen and endometrial cancer: letter. Lancet 1989; 2:117-120
19. Stewart HJ, Knight GM: Tamoxifen and the uterus and endometrium: letter. Lancet 1989; 1:375-376
20. Neven P, De Muyleder X, Van Belle Y et al: Tamoxifen and the uterus and endometrium: letter. Lancet 1989; 1:375
21. Mathew A, Chabon AB, Kabakow B et al: Endometrial carcinoma in five patients with breast cancer on tamoxifen therapy. NY J Med 1990; 90:207-208
22. Atlanta G, Pozzi M, Vincenzoni C et al: Four case reports presenting new acquisitions on the association between breast andendometrial carcinoma. Gynecol Oncol 1990; 37: 378-380
23. Fornander T, Cedermark B, Mattsson A et al: Adjuvant tamoxifen in early breast cancer: occurrence of new primary cancers. Lancet 1989; 1:117-120
24. Neven P, De Muylder X, Van Belle Y et al: Hysteroscopic follow-up during tamoxifen treatment. Eur J Obstet Reprod Biol 1990; 35:235-238
25. Gal D, Kopel S, Bashevkin M et al: Oncogenic potential of tamoxifen on endometria of postmenopausal women with breast cancer-preliminary report. Gynecol Oncol 1991; 42: 120-123
26. Gusberg SB: Editorial: tamoxifen for breast cancer: associated endometrial cancer. Cancer 1990; 65:1463-1464
27. Goldstein SR: Unusual ultrasonographic appearance of the uterus in patients receiving tamoxifen. Am J Obstet Gynecol 1994; 170:447-451
28. Perrot N, Guyot B, Antoine M, Uzan S: The effects of tamoxifen on the endometrium. Ultrasound Obstet Gynecol 1994;4: 83-84

7

MASSAS DE ANEXOS

ILAN E. TIMOR-TRITSCH

A ultra-sonografia transvaginal é a ferramenta de escolha de imagem para varrer os anexos. As fotos de alta resolução geradas pelas sondas de 5,0- a 7,5- MHz permitem uma acuidade diagnóstica aumentada. O maior avanço na compreensão dos processos inflamatórios dos anexos e, mais ainda, da patologia ovariana, foi alcançado com a introdução das sondas vaginais de alta freqüência. Devido à importância desses assuntos, dedicamos um capítulo separado à discussão do aspecto sonográfico e à avaliação da patologia das tubas de falópio e dos ovários. Igual aos demais capítulos, fornecemos uma lista de livros didáticos pertinentes que podem ajudar o leitor interessado a buscar base de referência.[1-6]

ASPECTO SONOGRÁFICO DA TUBA DE FALÓPIO PATOLÓGICA

O que se pode examinar da tuba afetada são suas paredes, os conteúdos do lúmen e as aderências ao seu redor. A grande maioria das doenças tubárias está relacionada a processos inflamatórios. Os processos inflamatórios produzem mudanças na espessura da parede bem como algumas coleções de líquido dentro do lúmen da tuba. Esse líquido intraluminal ajuda a localizar a tuba e a diagnosticar a doença.[7] Uma vantagem inconfundível da ultra-sonografia transvaginal, no caso de doença pélvica inflamatória (DPI), é que a sonda vaginal é mais bem tolerada pelas pacientes do que a sonda transabdominal, que necessita da bexiga cheia. Nesta última, a pressão abdominal é, às vezes, intolerável para as pacientes.[8-10]

Os conteúdos da tuba podem ser sonolucentes ou uniformemente ecogênicos, com ecos de baixo nível (líquido mucoso ou purulento). Os coágulos sangüíneos também podem encher a cavidade tubária no caso de ruptura ou sangramento de gravidez ectópica tubária. Às vezes, um saco gestacional não rompido, com ou sem batimentos cardíacos embrionários, também é uma das estruturas reconhecidas na tuba.

PROCESSOS INFLAMATÓRIOS DAS TUBAS

As subdivisões das doenças inflamatórias incluem *doenças inflamatórias confinadas à tuba*, normalmente hidrossalpinge e piossalpinge; tanto uma quanto a outra podem ser agudas ou crônicas. Geralmente, os processos agudos mostram uma parede tubária espessa bastante sensível ao toque da sonda (Fig. 7-1). A hidrossalpinge crônica mostra uma parede tipicamente delgada que não é sensível (Fig. 7-2). Observamos os processos agudos quando é indicada uma varredura para DPI, ao passo que a doença tubária crônica pode ser diagnosticada incidentalmente. O outro processo inflamatório mais complicado é o *envolvimento de um ou de ambos os lados da tuba e do ovário*. Dois estágios deste envolvimento tubário e ovariano são evidentes: o *complexo tubovariano* e o *abscesso tubovariano* (Fig. 7-3). Minha experiência com a ultra-sonografia transvaginal da pelve durante todos esses anos levou-me à observação de que existem fases na formação do abscesso tubovariano. O termo *abscesso tubovariano* descreve um processo agudo, dramático, com um quadro clínico impressionante consistindo em dor severa no baixo abdome e febre alta. O processo patológico é bilateral e, invariavelmente, leva à ruptura dos tecidos na pelve e à formação de um abscesso no fundo de saco e em ambos os anexos. Entretanto, durante a fase aguda, geralmente apenas uma ou, às vezes, as duas tubas ficam comprometidas. A secreção inflamatória encherá as tubas levando à piossalpinge. Neste estágio, o líquido encherá as tubas convolutas as quais, às vezes, assumem o formato de retorta usada em laboratórios de química, por isso o termo *tubas com formato de retorta*.[8] Se o processo pára aqui, o resultado é uma hidrossalpinge crônica. Neste momento, os vestígios fibróticos das dobras endossalpingeas são vis-

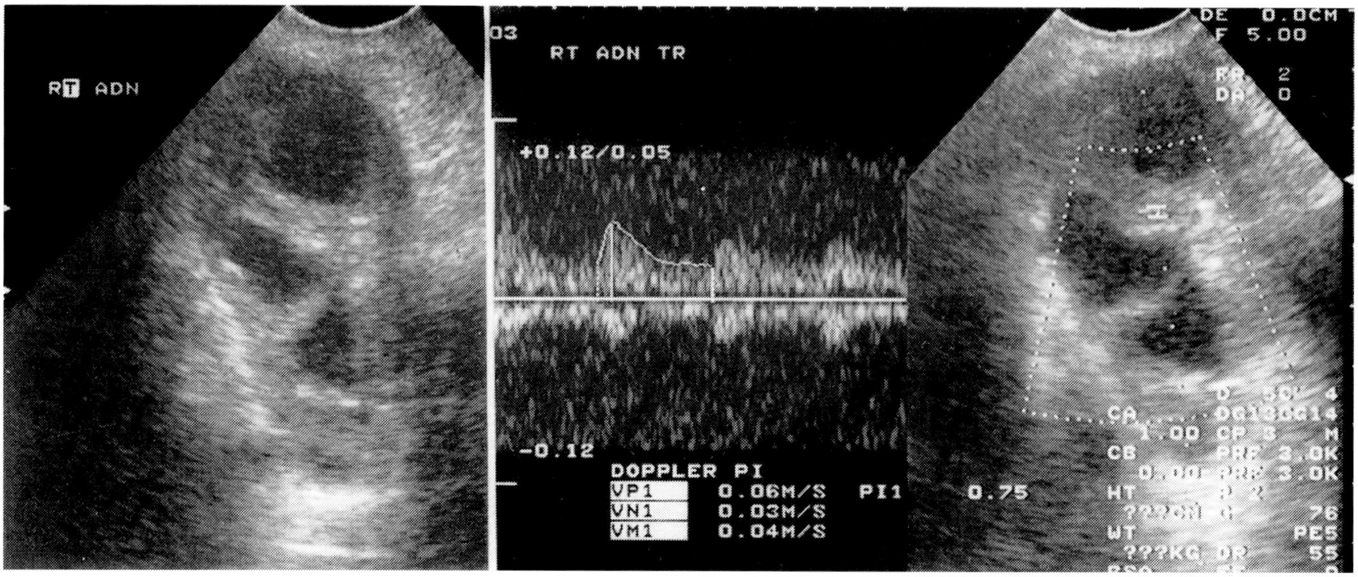

Fig. 7-1. Salpingite aguda com líquido nas tubas. As paredes das tubas são espessas. Os estudos de fluxo colorido revelaram uma taxa de pulsatilidade de 0,75 relativamente baixa, que pode ser consistente com um processo inflamatório.

tos de forma que, na foto de seção transversal da tuba, pareçam uma engrenagem; por esse motivo é chamado de *sinal de engrenagem*.[8] Este sinal também pode ser descrito comparando esta foto de secção transversal da tuba distendida com "nós" hiperecóicos situados a cada poucos milímetros, ao redor da parede tubária, criando um aspecto de "nódulos em um cordão".

Se o processo não pára, ele envolverá um ou ambos os ovários, principalmente quando os ovários estão "vulneráveis" (por exemplo, no momento da formação do corpo

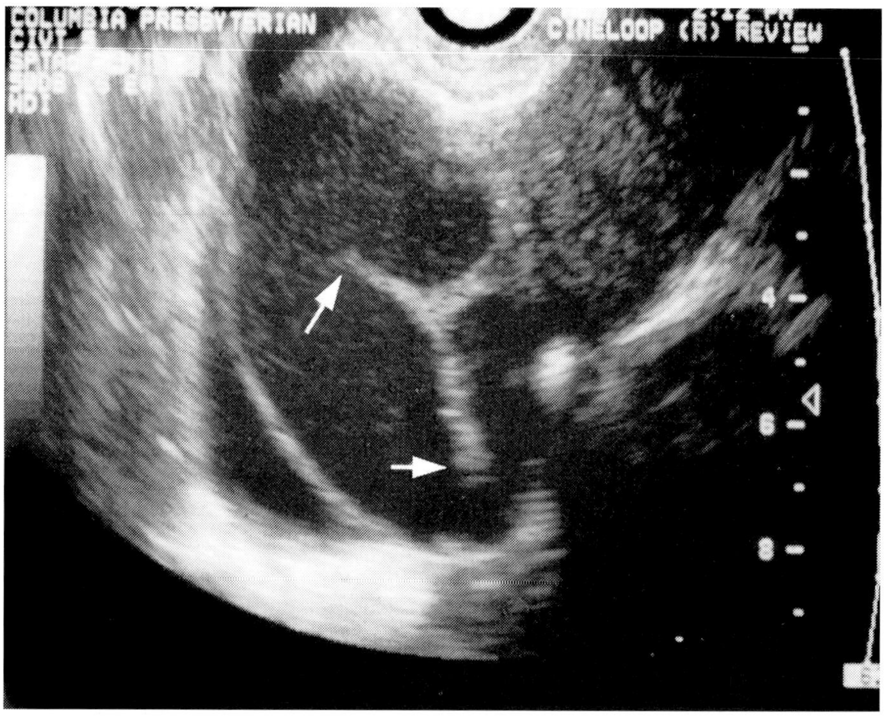

Fig. 7-2. Hidrossalpinge crônica. Os septos incompletos (*flechas*) são as características sonográficas patológicas da tuba dilatada pelo líquido.

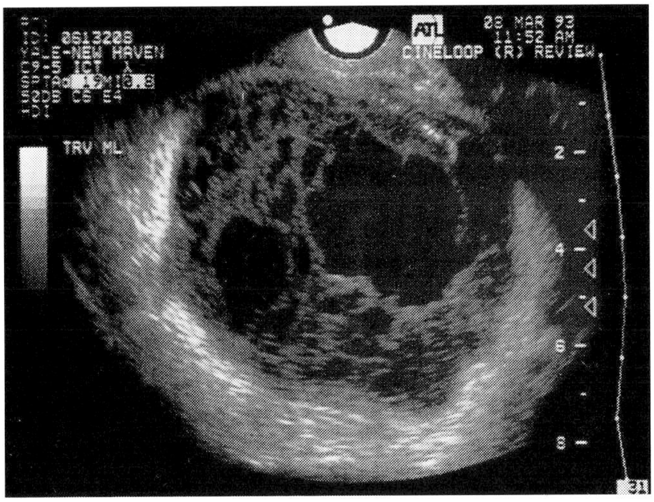

Fig. 7-3. Abscesso tubovariano. Os contornos do tecido e dos órgãos estão quebrados e irreconhecíveis. (Cortesia do Advanced Tecnology Laboratories and Yale University, New Haven, CT.)

lúteo). Desta forma, resulta num abscesso unilateral ou, na maioria das vezes, um abscesso tubovariano.

A diferença entre o aspecto sonográfico do complexo tubovariano e do abscesso tubovariano é a seguinte: enquanto o processo tubovariano existe, a anatomia da tuba e dos ovários ainda pode ser mais ou menos reconhecida. Ao contrário disto, quando o abscesso tubovariano está presente, os limites entre essas estruturas anatômicas se rompem. Uma estrutura maior, multiloculada, cheia de líquido ou, às vezes, unilocular, ocupa os anexos ou o fundo de saco, observa-se na foto sonográfica substância particulada contendo líquido. Os dois anexos apresentam uma foto sutilmente diferente, como se estivessem fora da fase, e um dos lados fosse afetado primeiro, se espalhando depois para o outro lado. Se há presença de bactérias que produzem gás, talvez a foto mostre pontos altamente ecogênicos dentro do abscesso. Se quisermos duplicar essa foto sonográfica, devemos imergir uma sonda em água fresca, coletada da torneira. As pequenas bolhas de ar dentro da água imitam muito bem a foto vista no caso de um abscesso tubovariano com bactérias que produzem gás.

No algoritmo correto do diagnóstico e do tratamento dos abscessos tubovarianos, podem ser usados os procedimentos de punção. Esses procedimentos de punção são amplamente discutidos no Capítulo 5.

A gravidez tubária é uma patologia que envolve a tuba e é discutida no Capítulo 12. Entretanto, deveria ser observado que toda imagem complexa da área de anexos deve suscitar a questão de uma gravidez ectópica e então deveriam ser tomadas medidas necessárias para excluí-la.

A malignidade da tuba é muito rara; entretanto, tem surgido um número crescente de relatórios relacionados ao reconhecimento sonográfico desta entidade.[11-18] A foto sonográfica não é patognomônica. Ela pode apresentar um aspecto complexo, provavelmente similar ao de uma piossalpinge ou de uma tuba cheia de líquido com componente sólido significativo adjacente à tuba, o que, evidentemente, não é parte do ovário ou do colo ou do útero. Posteriormente, tentou-se fazer uma avaliação do carcinoma tubário com o Doppler colorido.[19] Também foi relatado um leiomioma da tuba de falópio na varredura ultra-sonográfica.[20]

A torção dos anexos, com ou sem envolvimento da tuba de falópio, pode ser diagnosticada usando-se a ultrasonografia.[21] A detecção com o fluxo colorido em um anexo torcido dá uma dimensão mais acurada para diagnosticar esta entidade.[22,23] Esse diagnóstico permite que seja evitada a ressecção da tuba e do ovário para preservar a função reprodutiva através de acompanhamento conservador.[24]

PATOLOGIA OVARIANA

O ovário normal e o corpo lúteo são descritos no Capítulo 5. Algumas lesões ovarianas benignas e malignas e suas definições sonográficas são discutidas a seguir.

Cisto Ovariano Funcional

A patologia ovariana mais comum é o cisto funcional. Para compreender a fisiopatologia de algumas das estruturas funcionais benignas no ovário é necessário saber que o ovário é um órgão extremamente dinâmico. Ele muda seu tamanho, seu formato e sua anatomia estrutural durante o ciclo menstrual. Os cistos funcionais simples geralmente têm 6 mm ou menos de diâmetro. Na maioria das vezes, trata-se de cistos foliculares com uma parede delgada e um aspecto sonolucente. Às vezes, se não ocorre ovulação, estes cistos aumentam de tamanho e atingem cerca de 4 a 5 cm. Geralmente eles diminuem de tamanho espontaneamente e é melhor fazer a varredura deles quando a paciente está entre o 5º e o 10º dia do ciclo subseqüente. Também pode ser tentado um regime de supressão hormonal, o qual é mais bem monitorado com a sonda transvaginal. Ultra-sonograficamente, esses cistos são uniloculares e sonolucentes e apresentam o contorno suave à parede interna e delgado.

Ovário Policístico

A síndrome dos ovários policísticos foi descrita pela primeira vez por Stein e Leventhal.[25] Este tipo de ovário possui uma típica apresentação ultra-sonográfica. Ele é reconhecido como um ovário aumentado e de formato quase esférico, apresentando múltiplos folículos imaturos e peque-

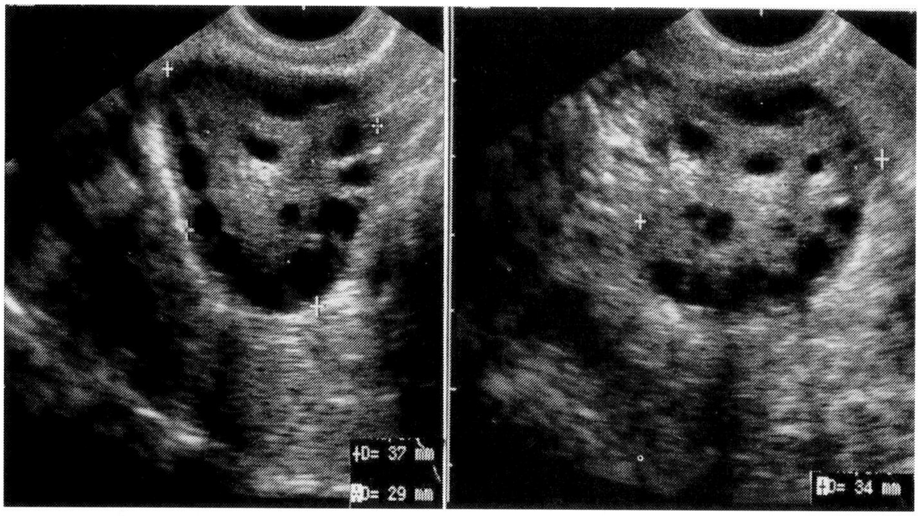

Fig. 7-4. Este típico ovário policístico tem um volume de 15,5 ml e contém muitos folículos subcapsulares de cerca de 0,6 a 0,8 cm.

nos, com menos de 10 mm, reunidos ao longo da sua superfície (Fig. 7-4). Esses folículos, alinhados lado a lado, deixam o ovário com o aspecto de contas em um cordão.[2-33]

Se a paciente for estimulada com hormônios, a imagem do ovário policístico fica ainda mais evidente e fica parecendo uma "janela manchada". O achado ultra-sonográfico mais comum dos ovários policísticos são ovários aumentados, geralmente com mais de 12 cm^3. Como a ultra-sonografia transvaginal desempenha um papel muito importante na detecção e no acompanhamento dessas pacientes, ela tem sido usada para estudar o efeito da terapia com o hormônio liberador de gonadotropina.

Ovário Hiperestimulado

Atualmente, mais e mais centros e ginecologistas-obstetras estão empenhados no desenvolvimento de tecnologias reprodutivas e de fertilidade. Dessa forma, os médicos passarão a tratar de pacientes às quais eram administradas por menotropinas. Essas pacientes apresentarão ovários aumentados com muitos folículos ou corpos lúteos mostrando um aspecto variável. Os ovários hiperestimulados, às vezes, estão envolvidos por ascites (Fig. 7-5). É mais vantajoso fazer a varredura de pacientes com a síndrome do ovário hiperestimulado usando a varredura transabdominal em vez da varredura transvaginal. A varredura vaginal talvez não "alcance" ou inclua o ovário no plano de varredura.[34-38]

Torsão Ovariana

A torção ovariana normalmente envolve ambos os ovários e a tuba de falópio; entretanto, uma tuba de falópio severamente dilatada pode sofrer uma torção separadamente. (Ver Prancha 16-17.)

Cistoadenoma

O cistoadenoma é uma das estruturas císticas ovarianas mais comuns encontradas nas mulheres pós-menopausadas. Os cistoadenomas podem crescer mais de 4 a 5 cm e podem apresentar uma arquitetura simples ou unilocular; entretanto, eles também podem apresentar componentes sólidos e elementos e septações complexos. Se uma estrutura cística de 5 cm ou mais persiste por mais de dois ou três ciclos, de fato, isso pode ser um cistoadenoma. É quase impossível distinguir entre um conteúdo seroso e um conteúdo mucinoso; entretanto, de acordo com a natureza deles, o cistoadenoma mucinoso provavelmente aparecerá com uma ecogenicidade de baixo nível no centro (Fig. 7-6).

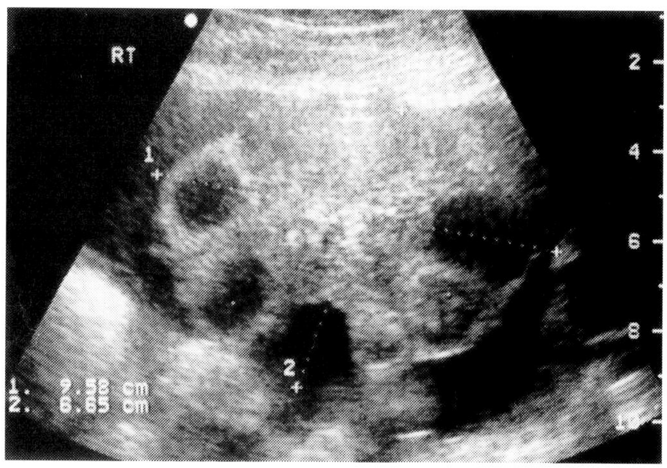

Fig. 7-5. Ovário direito hiperestimulado medindo 9,5 x 6,6 cm dentro de líquido ascítico.

Endometrioma

A endometriose é uma doença predominante e é estimado que ocorra em 5% a 20% das mulheres durante seus anos reprodutivos.[39,40] É o resultado do tecido endometrial funcionante em uma localização ectópica e pode ser encontrada em quase todos os lugares, dentro da cavidade abdominal; contudo, é predominantemente encontrada nas pelves menores. O tecido endometrial "mal localizado" responde a mudanças hormonais durante todo o ciclo menstrual. Da mesma forma que o tecido endometrial localizado corretamente, este tecido ectópico "sangra" durante os dias de fluxo menstrual normal. A ultra-sonografia não consegue detectar os pequenos implantes endometriais; contudo, as estruturas císticas maiores melhor localizadas, tais como os endometriomas ou "cistos de chocolate", podem ser facilmente detectadas através da ultra-sonografia transvaginal. Sua apresentação ultra-sonográfica é típica: possuem paredes espessas e alguns apresentam septações. Podem conter componentes sólidos ou apresentar ecogenicidade mista.[41-45] Não obstante, segundo minha experiência, a apresentação ultra-sonográfica que mais prevalece em um endometrioma é a de um cisto esférico contendo uma ecogenicidade difusa de baixo nível, produzida pelo sangue grosso (Fig. 7-7). Às vezes, é difícil diferenciá-lo de um cisto hemorrágico do corpo lúteo. Neste caso, uma nova varredura posterior ou a história da paciente pode ajudar no diagnóstico diferencial. Os cistos hemorrágicos desaparecem ou diminuem de tamanho durante os próximos um ou dois meses.

Cistos Paraovarianos e Cistos de Morgagni

Os cistos paraovarianos e os cistos de Morgagni podem ficar muito grandes e têm a arquitetura de cistos simples. Esses cistos se originam no ducto de Wolff ou nos ductos müllerianos ou podem ter origem no mesotélio.[46] Muito raramente, eles contêm ecos internos e apresentam uma característica típica de mudar rapidamente de lugar na pelve. O diagnóstico pode basear-se em uma única característica importante, ou seja, é preciso demonstrar um ovário separado do cisto em questão[47-49] (Fig. 7-8). Muito raramente eles se tornam malignos.[46] A aspiração desses cistos é questionável.[50]

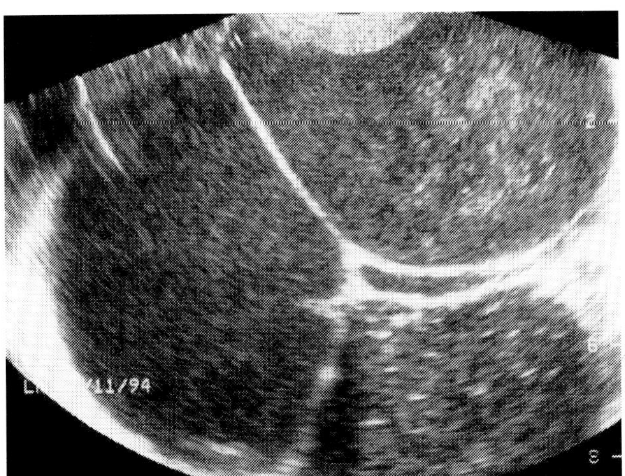

Fig. 7-6. Cistoadenoma mucinoso cheio de líquido, apresentando baixa ecogenicidade.

Tumores Ovarianos Neoplásicos

Uma das principais razões e, ao mesmo tempo, uma das mais importantes para se fazer a varredura da pelve feminina é avaliar os ovários e detectar o mais cedo possível os processos neoplásicos. O carcinoma ovariano é a causa mais temida e a responsável pela morte por malignidade ginecológica no mundo. Como ele é detectado muito tarde, no III ou IV estágio, a sobrevivência geral de cinco anos é entre 30% e 35%.

Embora a caracterização acurada de uma massa ovariana determine a sua natureza, a principal tarefa da ultra-sonografia é tentar detectar a malignidade ovariana no seu estágio inicial. Se ela for detectada cedo o bastante (por exemplo, no estágio I), a paciente tem 80% a 85% de chance de sobreviver cinco anos.[51]

Como o Capítulo 17 é dedicado ao assunto da varredura de câncer ovariano e o Capítulo 8 discute os ovários pós-menopáusicos, neste capítulo nos restringimos à discussão da apresentação ultra-sonográfica do câncer ovariano. Serão dadas apenas as referências que contêm características ultra-sonográficas.

Teratoma Cístico

O teratoma cístico benigno ou cisto dermóide origina-se de todas as três camadas germinativas. Ocorre, tipicamente, em mulheres jovens e é bilateral em até 20% de todos os casos. A variabilidade ultra-sonográfica dos cistos dermóides é infinita. Eles podem ser císticos e cheios, com um conteúdo de baixa ecogenicidade (material sebáceo); entretanto, eles também podem ser multiloculados ou de aparência sólida (Fig. 7-9). O sinal de "ponta de um *iceberg*" sugeriu a descrição de um núcleo ecogênico dessa lesão.[52] Na ultra-sonografia transvaginal, esses cistos podem apresentar o sinal típico de "ovo frito", que consiste em um núcleo central altamente ecogênico entre anéis de baixa ecogenicidade[53] (Fig. 7-10). O aspecto variável dessas lesões ovarianas tem sido descrito com o uso da tomografia computadorizada, assim como da ultra-sonografia.[54] Desde a introdução da ultra-sonografia vaginal, a detecção de pequenos cistos dermóides incorporados em quase todos os ovários de tamanho normal é uma ocorrência comum. Agora nos defrontamos com o problema de como

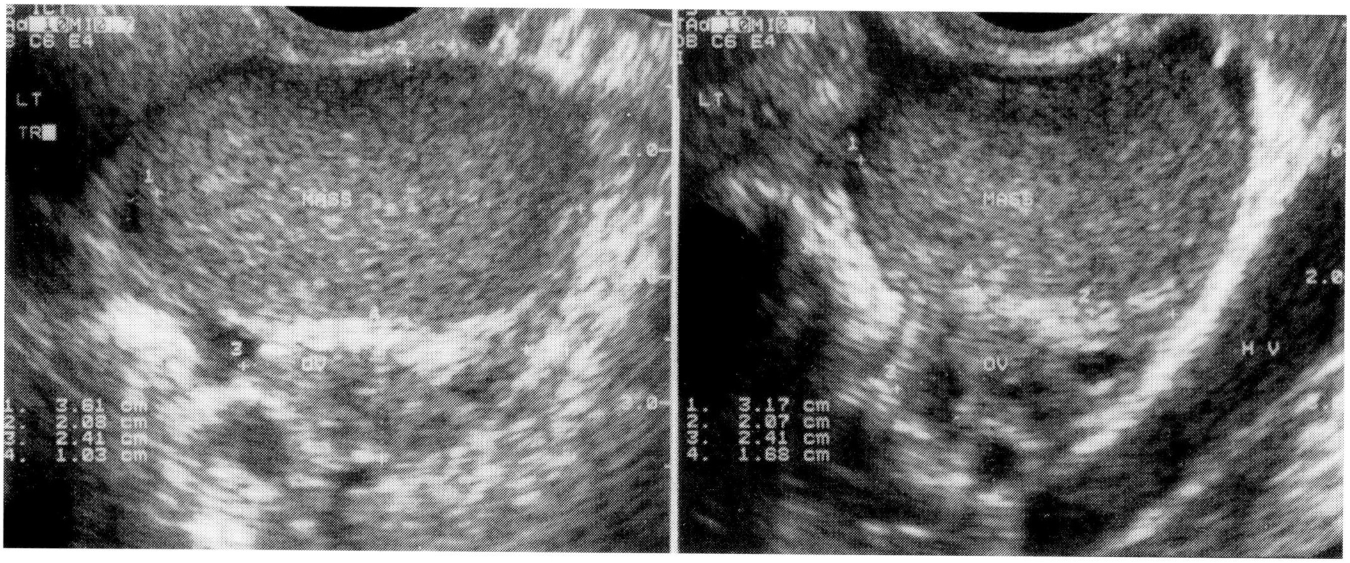

Fig. 7-7. Cisto endometrióide no ovário esquerdo (ov). Foi realizada a cistectomia laparoscópica. A ecogenicidade difusa e homogênea de baixo nível é a marca ultra-sonográfica destes cistos.

reagir a esses pequeninos dermóides, os quais são detectados como unilaterais ou mesmo bilaterais.

O aspecto de múltipla ecogenicidade do dermóide criou problemas na construção e no uso de diferentes sistemas de registro[55] e dificultou a diferenciação do reconhecimento do tumor benigno e do maligno na ultra-sonografia transvaginal. Como mais de 80% dos cistos dermóides demonstram sombreamento distal atrás de tecidos mais densos, um dos mais novos sistemas de registro tenta corrigir o aspecto ou a falta de sombreamento nas lesões ovarianas.[56] Isso melhorou a diferenciação entre uma lesão maligna e um teratoma cístico. Cohen e Sabbagha[57] descrevem os vários aspectos ultra-sonográficos dos teratomas císticos usando a sonda ultra-sonográfica transvaginal.

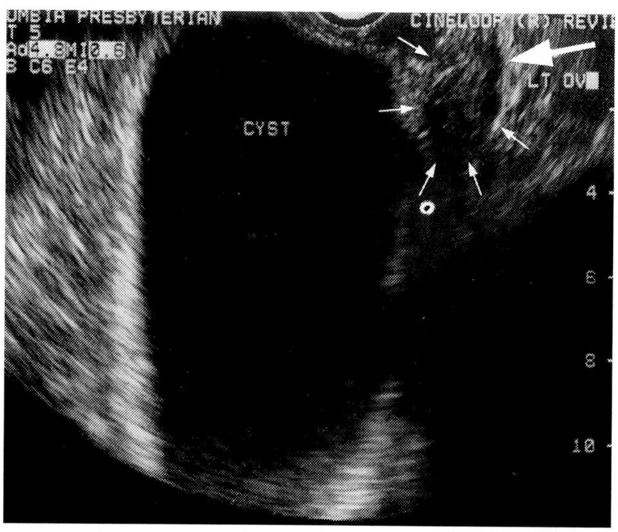

Fig. 7-8. Típico cisto paraovariano com uma arquitetura simples de cisto. O ovário (*flecha grande*) é visto (*ressaltado pelas pequenas flechas*) lado a lado com o cisto.

Minha experiência mostrou que, no grupo de idade adequada, o teratoma cístico tem de ser incluído na lista do diagnóstico diferencial de todas as lesões ovarianas. Isso é particularmente verdadeiro para aqueles que parecem mais típicos para essa patologia ovariana, tais como ecos de baixo nível, núcleo central mais ecogênico, bilateralidade.

Tumores Ovarianos Malignos

É importante tocar no aspecto patológico dos cânceres ovarianos mais prevalentes. É importante conhecer a estrutura desses cânceres porque a caracterização sonográfica das massas ovarianas leva em consideração algumas das características desses neoplasmas.

Cistoadenomas Serosos

Os cistoadenomas serosos geralmente são uniloculares e apresentam líquido claro. Às vezes, são multiloculares e cheios de líquido sonolucente. Os cistoadenocarcinomas, entretanto, geralmente são multiloculares, contendo proeminências papilares e nódulos papilares sólidos. O líquido geralmente é sangüíneo e 30% a 50% desses neoplasmas são bilaterais. Eles podem conter muitos componentes císticos. Normalmente, eles mostram uma baixa resistência ao fluxo (baixo índice de pulsatilidade [IP] e baixo índice de resistência [IR]) se são realizados os estudos com Doppler (Fig. 7-11).

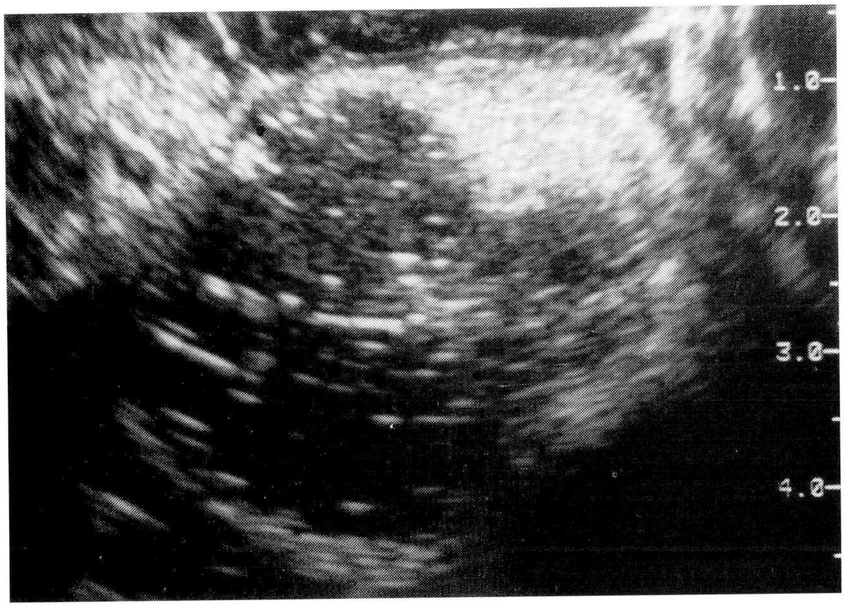

Fig. 7-9. Cisto dermóide. Observa-se a parte sólida hiperecóica e o aspecto manchado dos conteúdos sebáceos.

Tumores Mucinosos

Os tumores mucinosos geralmente são benignos; cerca de 1 em 10 são *bordeline* malignos (Fig. 7-12) e 10% mostram malignidade explícita. Os cistoadenomas mucinosos são massas císticas multiloculares. Alguns apresentam componentes sólidos. A parede interna é lisa. O líquido que preenche o tumor é mucinoso; portanto, seu aspecto sonográfico é o de um líquido de baixa ecogenicidade. Cerca de 10% são bilaterais.

Adenocarcinoma Cístico Mucinoso

O adenocarcinoma cístico mucinoso é, por definição, uma massa cística multiloculada que pode apresentar componentes sólidos e nódulos papilares. Este tumor pode se espalhar dentro de toda a cavidade peritoneal (*mixoma peritonei*).

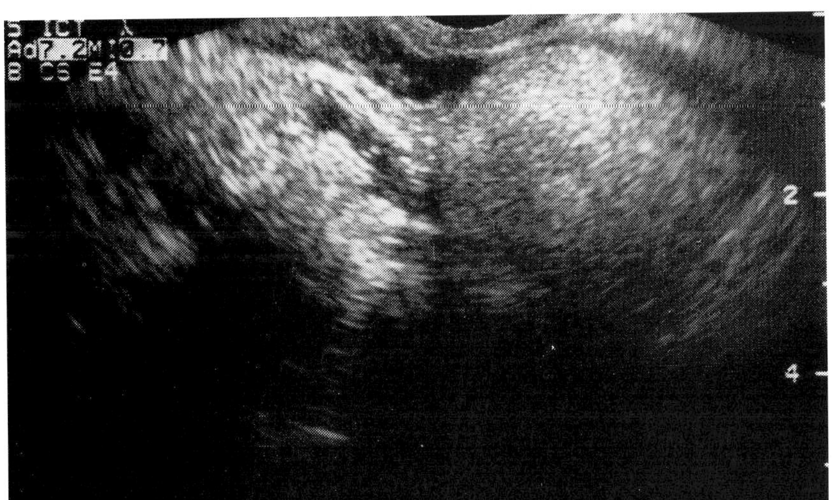

Fig. 7-10. Cistos dermóides bilaterais.

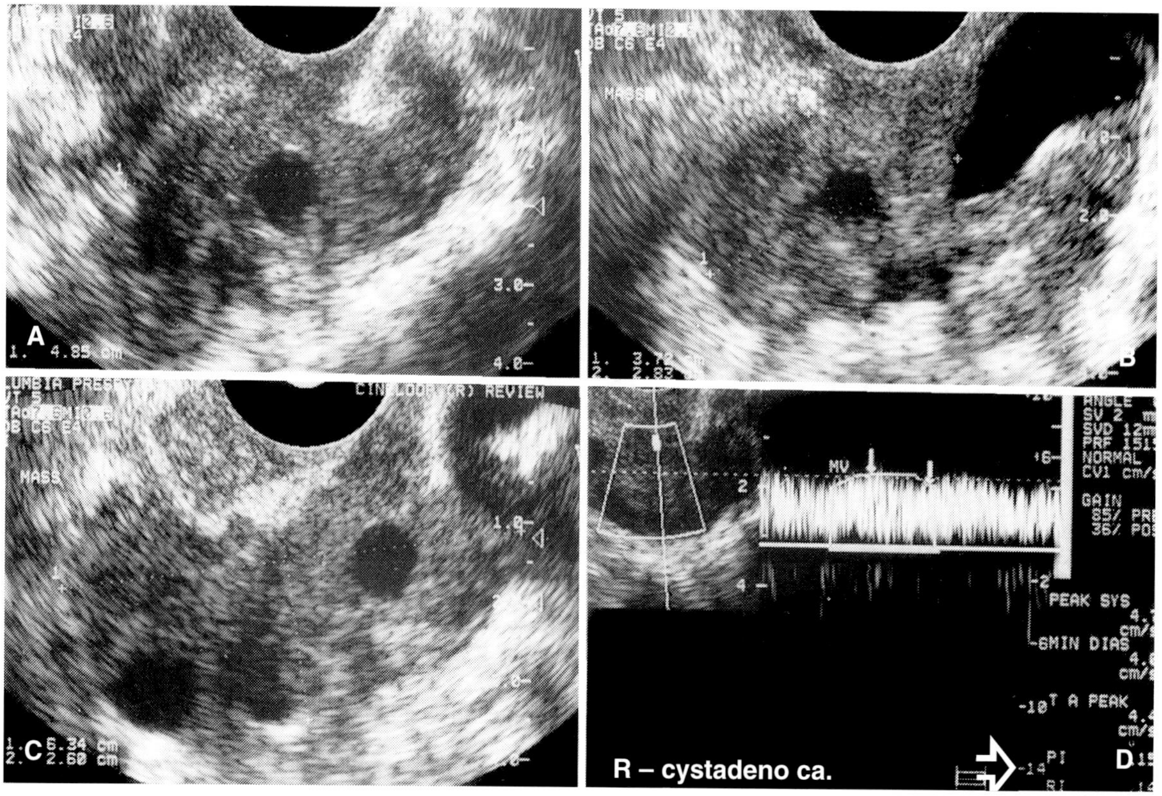

Fig. 7-11. Três secções (**A-C**) do ovário mostrando ecogenicidade mista. Os estudos com o Doppler colorido (**D**) mostraram uma baixa resistência ao fluxo (*flecha aberta*). O padrão pode ser consistente com o fluxo venoso; entretanto, todas as áreas continham padrões de fluxo similares. O relatório histológico foi cistoadenocarcinoma do ovário.

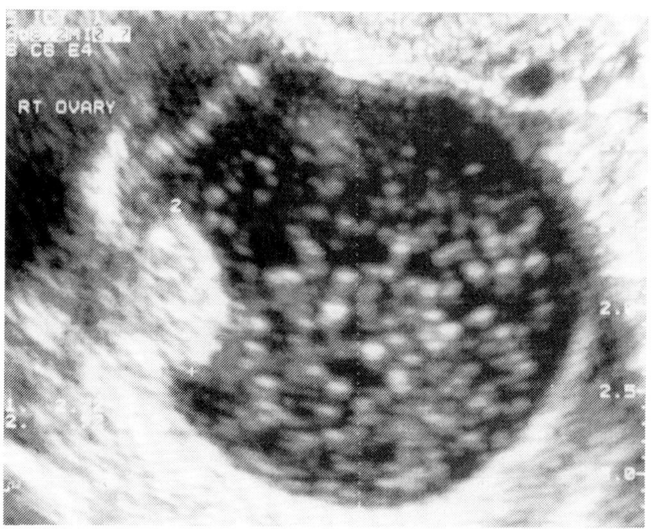

Fig. 7-12. Pequena área de malignidade *borderline* e 3 x 2,5 cm no limite de um tumor ovariano com uma protusão papilar de 0,9 cm.

Carcinoma Endometrióide

O carcinoma endometrióide é, provavelmente, o terceiro câncer ovariano mais comum. É uma massa cística que contém componentes hemorrágicos ou mucinosos e a imagem ultra-sonográfica dele é muito similar à de um endometrioma (isto é, estrutura cística com paredes espessas, cheia de eco, de baixa ecogenicidade).[45]

Carcinoma Metástico

O carcinoma metastático abrange cerca de 10% dos cânceres ovarianos. Ultra-sonograficamente, é quase impossível determinar esse detalhe. A imagem ultra-sonográfica pode ser consistente com um componente hiperecóico denso e com mais eco.

Tumores das Células da Granulosa e da Teca

Os tumores das células da granulosa e da teca, na maioria das vezes, são sólidos. Eles apresentam algumas áreas de mudanças degenerativas de sangramento e císticas. Eles podem ser multiloculares e parecerem com os cistoadenomas. Os tecomas são tumores ovarianos que, raramente, ocorrem e são sólidos na apresentação sonográfica.

Fibromas

Os fibromas são neoplasmas fibrosos maiores e densos. Contudo, cerca de um sexto dos casos pode conter cistos. Esse, normalmente, é o resultado de mudanças degenerativas. Os fibromas podem estar associados a líquido na cavidade abdominal (síndrome de Meig).

Tumores de Brenner

Os tumores de Brenner geralmente são tumores benignos e sólidos. Em poucos casos, eles podem se apresentar bilaterais. Eles geralmente mostram atenuação acústica.

CARACTERIZAÇÕES ULTRA-SONOGRÁFICAS DOS TUMORES DE ANEXOS

Foram feitas várias tentativas para se caracterizar as massas de anexos usando a ultra-sonografia transabdominal e a transvaginal com ou sem a adição de informações derivadas do Doppler de fluxo colorido na sua vascularização.[55,58-69]

Sassonne et al.[55] publicaram, em 1991, uma tentativa de usar a ultra-sonografia transvaginal na caracterização de massas de anexos. Os parâmetros a serem avaliados foram a *parede interna*, no que concerne às irregularidades ou às projeções papilares, a *espessura da parede*, à presença ou ausência de *septações* finas ou grossas e, finalmente, o *padrão ecogênico* da massa. Os escores foram de 1 a 14, e um escore de 9 ou mais foi escolhido para ser significante em predizer malignidade. "Escaneando" 143 pacientes com uma prevalência de 10% de massas anexiais, a especificidade foi 83%, a sensibilidade foi 100%, e o valor preditivo positivo foi 37% e o preditivo negativo foi 100%. A dificuldade encontrada foi que não foi possível distinguir os teratomas císticos das malignidades clinicamente evidentes. Um ano depois, uma triagem para corrigir as deficiências desse sistema de escore resultou na construção de um sistema de escore ponderado, o qual levou em consideração a importância das variáveis individuais no sistema.[56] Com o uso de uma análise de regressão logística, tornou-se evidente que a espessura da parede das massas de anexo era indiscriminatória. Os escores foram simplificados e várias categorias foram integradas, o que tornou o sistema de escore mais lógico para uso (Fig. 7-13). Ao se eliminar a espessura da parede, a qual provou ser estatisticamente indiscriminatória, foi possível introduzir uma nova variável, a saber, o "sombreamento". A presença de sombreamento recebeu um escore de 0 e a falta dele foi "penalizada" adicionando-se 1 ponto. A razão para isso foi que como a maioria dos teratomas císticos continham componentes teciduais que mostravam sombreamento distal, poderia ser tentado um diagnóstico melhor desses tumores, geralmente benignos. Este novo sistema de escore permitiu uma melhor discriminação entre os tumores benignos e malignos. Com o uso da análise estatística elaborada, ficou provada a validade científica do sistema anterior de escore[55].

Evidentemente, a caracterização ultra-sonográfica transvaginal das massas de anexos pela escala de cinza é viável, mas o usuário não deve esperar encontrar o diagnóstico histológico exato ou mesmo o estágio da doença. Os diferentes sistemas de escore nos aproxima de uma identificação mais precisa das malignidades ovarianas.[70]

A introdução dos estudos de fluxo codificado a cores representa outra modalidade diagnóstica que se for acrescentada à caracterização transvaginal em escala de cinza das massas de anexos pode aumentar a sensibilidade e a especificidade, bem como o valor positivo preditivo do diagnóstico da malignidade ovariana.[67-69,71-77]

O exame em escala de cinzas das massas de anexos usando a ultra-sonografia transvaginal representa apenas uma dimensão das capacidades diagnósticas do ultra-som (isto é, o estudo da morfologia da lesão). O exame com Doppler colorido da velocidade e da resistência acrescenta uma nova dimensão, que é o estudo da provisão sangüínea ou da fisiologia dessas lesões. As células dos tumores crescem rapidamente. Elas necessitam de uma provisão sangüínea constante e crescente. Folkman et al[78-80] formularam hipóteses e provaram que o tumor é alimentado por uma abundância de vasos recém-formados. Esta neovascularização ou neo-antígeno consiste em um rápido crescimento de capilares. A nova geração de vasos sangüíneos é desprovida de camada muscular. Esses novos vasos que possuem apenas uma camada interna e uma camada externa não implicam uma resistência significativa para o fluxo sangüíneo. A resistência do fluxo descendente pode, portanto, ser determinada pelo ultra-som usando-se as determinações do fluxo de Doppler. Ao analisar as ondas sistólicas e diastólicas em termos de sua freqüência, é possível especular sobre uma resistência baixa ou alta para fluir no sistema. O IP e o IR dos vasos que fornecem sangue às estruturas anexas patológicas para os ovários normais foram estudados, entre outros, por Fleischer et al.,[73,77] Kurjak et al.,[66,71,74,76] Bourne et al.[81] e outros.[56,67,72,75,82,83] A discussão específica sobre este tópico pode ser encontrada nos Capítulos 16 e 17.[8]

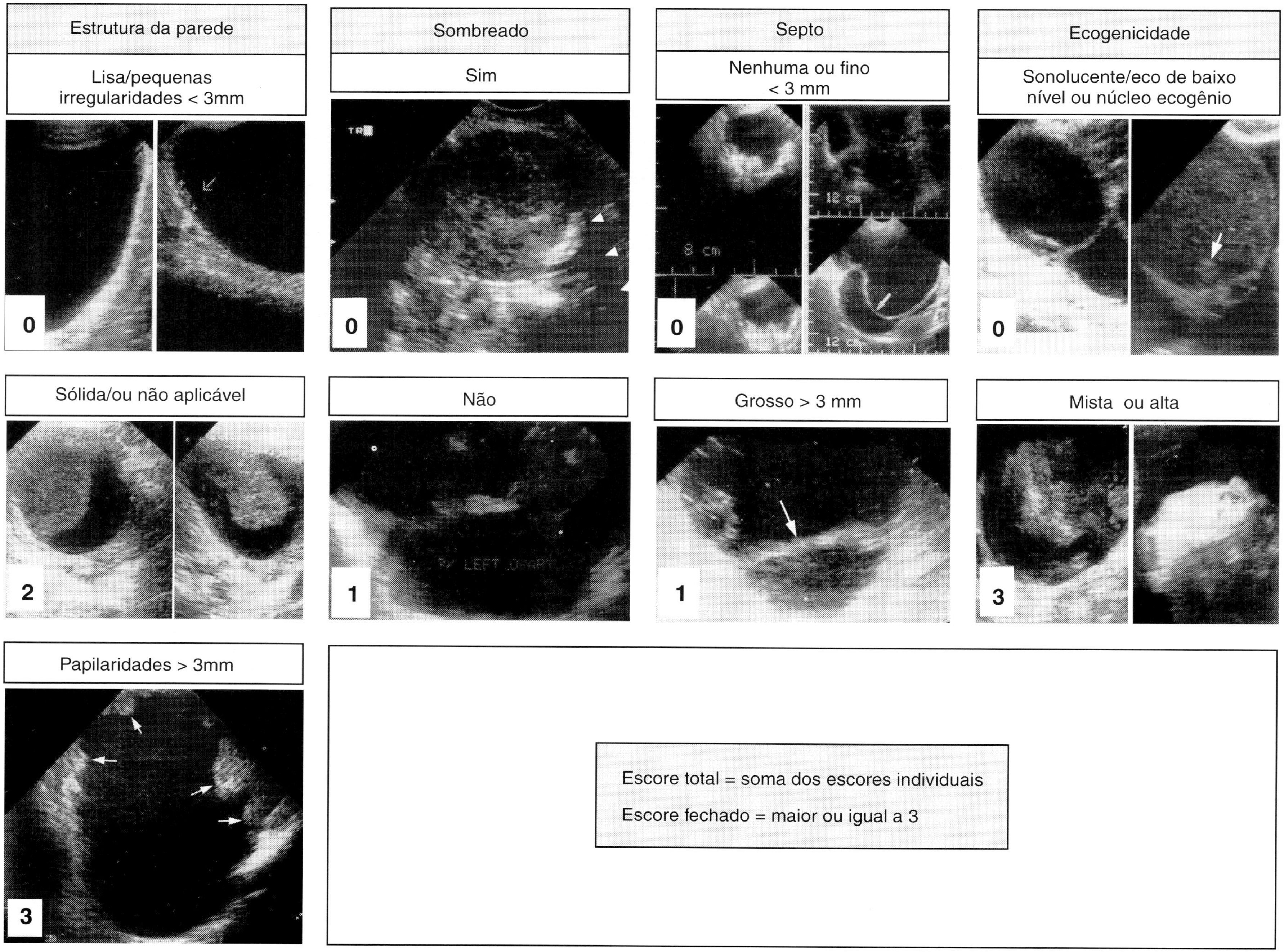

Fig. 7-13. Novo sistema de escore para diferenciar tumores ovarianos benignos de malignos. Um escore de 3 ou mais foi associado a um alto risco de malignidade do ovário.

REFERÊNCIAS BIBLIOGRÁFICAS

1. Fleischer AC, Romero R, Manning FA: The Principle and the Practice of Ultrasonography in Obstetrics and Gynecology. 4th Ed. Appleton & Lange, East Norwalk, CT, 1991
2. Timor-Tritsch IE, Rottem S: Transvaginal Sonography. 2nd Ed. Chapman & Hall, New York, 1991
3. Goldstein SR: Endovaginal Sonography. 2nd Ed. Wiley-Liss, New York, 1991
4. Sabbagha RE: Diagnostic Ultrasound Applied to Obstetrics and Gynecology. 3rd Ed. JB Lippincott, Philadelphia, 1994
5. Chervenak FA, Isaacson GC, Campbell S: Ultrasound in Obstetrics and Gynecology. Little, Brown, Boston, 1993
6. Nyberg DA, Hill LM, Bohm-Velez M, Mendelson EB: Transvaginal Ultrasound. Mosby-Yearbook, St. Louis, 1992
7. Tessler FN, Perrella RR, Fleischer AC, Grant EG: Endovaginal sonographic diagnosis of dilated fallopian tubes. AJR 1989; 153:523-525
8. Timor-Tritsch IE, Rottem S, Lewitt N: The fallopian tubes, p. 131-144. In Transvaginal Sonography. 2nd Ed. TimorTritsch IE, Rottem S (eds): Chapman & Hall, New York, 1991
9. Timor-Tritsch IE, Rottem S: Transvaginal ultrasound study of the fallopian tube. Obstet Gynecol 1987; 70:424-428
10. Patten RM, Vincent LM, Wolner-Hanseen P, Thorpe E Jr: Pelvic inflammatory disease: endovaginal sonography with laparoscopic correlation. J Ultrasound Med 1990; 9:681-689
11. Submramanyam BR, Raghavendra BN, Whalen CA, Yee J: Ultrasonic features of fallopian tube carcinoma. J Ultrasound Med 1984; 3:391-393
12. Ajjimakorn S, Bhamarapravati Y, Israngura N: Ultrasound appearance of fallopian tube carcinoma (case report). J Clin Ultrasound 1988; 16:516-518
13. Hinton A, Bea C, Winfield AC, Entman SS: Carcinoma of the fallopian tube. Urol Radiol 1988; 10:113-115
14. Granberg S, Jansson I: Early detection of primary carcinoma of the fallopian tube by endovaginal ultrasound. Acta Obstet Gynecol Scand 1990; 69:667-668
15. Ajjimakorn S, Bhamarapravati Y: Transvaginal ultrasound and the diagnosis of fallopian tubal carcinoma. J Clin Ultrasound 1991; 19:116-119
16. Chang HC, Hwueh S, Soong YK: Malignant mixed mullerian tumor or the fallopian tube. Case report and review of the literature. Chang Keng I Hsueh 1991; 14:259-263
17. Kol S, Gal D, Friedman M, Paldi E: Preoperative diagnosis of fallopian tube carcinoma by transvaginal sonography and CA125. Gynecol Oncol 1990; 37:129-131
18. Podobnik M, Singer Z, Ciglar S, Bulic M: Preoperative diagnosis of primary fallopian tube carcinoma by transvaginal ultrasound, cytological finding and Ca-125. Ultrasound Med Biol 1993; 19:587-591
19. Shalan H, Sosic A, Kurjak A: Fallopian tube carcinoma recent diagnostic approach by color Doppler imaging. Ultrasound Obstet Gynecol 1992; 2:297-299
20. Schust D, Stovall DW: Leiomyomas of the fallopian tube. A case report. J Reprod Med 1993; 38:741-742
21. Sherer DM, Liberto L, Abramowicz JS et al: Endovaginal sonographic features associated with isolated torsion of the fallopian tube. J Ultrasound Med 1991; 10:107-109
22. Rosado WM, Trambert MA, Gosink BB, Pretorius DH: Adnexal torsion: diagnosis by using Doppler sonography. AJR 1992; 159:1251-1253
23. Gordon JD, Hopkins KL, Jeffrey RB, Giudice LC: Adnexal torsion: color Doppler diagnosis and laparoscopic treatment. Fertil Steril 1994; 61:383-385
24. Oelsner G, Bider D, Goldenberg M et al: Long-term follow-up of the twisted ischemic adnexa managed by detorsion. Fertil Steril 1993; 60:976-979
25. Stein IF, Leventhal ML: Amenorrhea associated with bilateral polycystic ovaries. Am J Obstet Gynecol 1935; 29:181-186
26. Swanson M, Sauerbrei EE, Cooperberg PL: Medical implication of ultrasonically detected polycystic ovaries. JCU 1981; 9:219-222
27. Parisi L, Tramonti M, Casciano S et al: The role of ultrasound in the study of polycystic ovarian disease. JCU 1982; 10: 167-172
28. Hall DA: Sonographic appearance of the normal ovary of polycystic ovary and of functional ovarian cysts. Semin Ultrasound 1983; 4:149
29. Hann LE, Hall DA, McArdle CR, Siebel M: Polycystic ovarian disease: sonographic spectrum. Radiology 1984; 150:531
30. Nicolini U, Ferrazzi E, Bellotti M et al: The contribution of sonographic evaluation of ovarian size in patients with polycystic ovarian disease. J Ultrasound Med 1985; 4:347-351
31. Yeh H-C, Futterwert W, Thornton JC: Polycystic ovarian disease: US features in 104 patients. Radiology 1987; 163: 111-116
32. Takahashi K, Nishigaki A, Eda Y et al: Transvaginal ultrasound is an effective method for screening in polycystic ovarian disease: preliminary study. Gynecol Obstet Invest 1990; 30:34-36
33. Orsini LF, Venturoli S, Lorusso R et al: Ultrasonic findings in polycystic ovarian disease. Feril Steril 1985; 43:709-714
34. Graif M, Shalev J, Strauss S et al: Torsion of the ovary: sonographic features. AJR 1984; 143:1331-1334
35. Warner MA, Fleischer AC, Edell SL et al: Uterine adnexal torsion: sonographic findings. Radiology 1985; 154:773-775
36. Graif M, Itzchak Y: Sonographic evaluation of ovarian torsion in childhood and adolescence. AJR 1988; 150:647-649
37. Halvie MA, Silver TM: Ovarian torsion: sonographic evaluation. J Clin Ultrasound 1989; 17:327-332
38. Sommerville M, Grimes DA, Koonings PP, Campbell K: Ovarian neoplasms and the risk of ovarian torsion. Am J Obstet Gynecol 1991; 164:577-578
39. Dawood MY: Endometriosis. p. 387. In Gold JF, Josimovich JB (eds): Gynecologic Endocrinology, 4th Ed. Plenum Press, New York, 1987
40. Cramer DW: Epidemiology of endometriosis. p. 5-22. In Wilson EA (ed): Endometriosis. Alan R Liss, New York, 1987
41. Sandler MA, Karo JJ: The spectrum of ultrasonic findings in endometriosis. Radiology 1978; 127:229-231
42. Coleman BG, Arger PH, Mulhern CB Jr: Endometriosis: clinical and ultrasonic correlation. AJR 1979; 132:747-749
43. Friedman H, Vogelzang RL, Mendelson EB et al: Endometriosis detection by US with laparoscopic correlation. Radiology 1985; 157:217-220
44. Athey PA, Diment DD: The spectrum of sonographic findings in endometriomas. J Ultrasound Med 1989; 8:487-491
45. Kupfer MC, Schwimer SR, Lebovic J: Transvaginal sonographic appearance of endometriomata: spectrum of findings. J Ultrasound Med 1992; 11:129
46. Stenback F, Kauppila A: Development and classification of parovarian cysts: an ultrastructural study. Gynecol Obstet Invest 1981; 12:1-10
47. Alpern MB, Sandler MA, Madrazo BL: Sonographic features of parovarian cysts and their complications. AJR 1984; 143:157-160
48. Athey P, Cooper NB: Sonographic features of parovarian cysts. AJR 1985; 144:83-86
49. Reuter KL, Meyer RN: Unusual features of parovarian cyst: a report of two cases. J Reprod Med 1987; 32:371-374
50. Stein AL, Koonings PP, Schlaerth JB et al: Relative frequency of malignant parovarian tumors: should parovarian tumors be aspirated? Obstet Gynecol 1990; 75:1029-1031

51. Swenerton KD, Hislop TG, Spinelli J et al: Ovarian carcinoma: a multivariate analysis of prognostic factors. Obstet Gynecol 1985; 65:264-270
52. Guttman PH: In search of the elusive benign cystic ovarian teratoma: application of the ultrasound "tip of the iceberg" sign. J Clin Ultrasound 1977; 5:403-406
53. Quinn SF, Erickson S, Blach WC: Cystic ovarian teratomas: the sonographic appearance of the dermoid plug. Radiology 1985; 155:477-478
54. Sheth S, Fishman EK, Buck JL et al: The variable sonographic appearances of ovarian teratomas: correlation with CT. AJR 1988; 151:331-334
55. Sassone AM, Timor-Tritsch IE, Artner A et al: Transvaginal sonographic characterization of ovarian disease: evaluation of a new scoring system to predict ovarian malignancy. Obstet Gynecol 1991; 78:70
56. Lerner JP, Timor-Tritsch IE, Federman A, Abramovich G: Transvaginal sonographic characterization of ovarian masses using an improved, weighted scoring system. Am J Obstet Gynecol 1994; 170:81-85
57. Cohen LS, Sabbagha RE: Echopatterns of benign cystic teratomas by transvaginal ultrasound. Ultrasound Obstet Gynecol 1993; 3:120
58. Finkler NJ, Benacerraf B, Lavin PT et al: Comparison of serum CA 125, clinical impression and ultrasound in the postoperative evaluation of ovarian masses. Obstet Gynecol 1988; 72:659-664
59. Herrmann UJ, Locher GW, Goldhirsch A: Sonographic patterns of ovarian tumors: prediction of malignancy. Obstet Gynecol 1987; 69:777-781
60. Granberg S, Norstrom A, Wikland M: Tumors in the lower pelvis as imaged by vaginal sonography. Gynecol Oncol 1990; 37:224-229
61. Benacerraf BR, Finkler NJ, Wojciechowski C, Knapp RC: Sonographic accuracy in the diagnosis of ovarian masses. J Reprod Med 1990; 35:491-495
62. Luxman D, Bergman A, Sagi J, David MP: The postmenopausal adnexal mass: correlation between ultrasonic and pathologic findings. Obstet Gynecol 1991; 77:726-728
63. Finkler NJ, Benacerraf B, Wojciechowski C et al: Comparison of serum 125, clinical impression, and ultrasound in the preoperative evaluation of ovarian masses. Am J Obstet Gynecol 1988; 72:659
64. Granberg S, Wikland M, Jansson I: Macroscopic characterization of ovarian tumors and the relation to histologic diagnosis: criteria to be used for ultrasound evaluation. Gynecol Oncol 1989; 35:139
65. Benacerraf B, Finkler NJ, Wojciechowski C, Knapp RC: Sonographic accuracy in the diagnosis of ovarian masses. J Reprod Med 1990; 35:491
66. Kurjak A, Predanic M: New scoring system for prediction of ovarian malignancy based on transvaginal color Doppler sonography. J Ultrasound Med 1992; 11:631
67. Timor-Tritsch IE, Lerner JP, Monteagudo A, Santos R: Transvaginal sonographic characterization of ovarian masses using color flow directed Doppler measurements and a morphologic scoring system. Am J Obstet Gynecol 1993; 168:909-913
68. Bromley B, Goodman H, Benacerraf BR: Comparison between sonographic morphology and Doppler waveform for the diagnosis of ovarian malignancy. Obstet Gynecol 1994; 83: 434-437
69. Deligdisch L, Altchek A, Cohen CJ: Atlas of Ovarian Tumors. Igaku-Shoin, New York, 1994
70. van Nagell JR, Higgins RV, Donaldson ES: Transvaginal sonography as a screening method for ovarian cancer. Cancer 1990; 65:573
71. Kurjak A, Zalud I, Jurkovic D et al: Transvaginal colour Doppler for the assessment of pelvic circulation. Acta Obstet Gynecol Scand 1989; 68:131
72. Kawai M, Kano T, Kikkawa F et al: Transvaginal Doppler ultrasound with color flow imaging in the diagnosis of ovarian cancer. Obstet Gynecol 1991; 79:163
73. Fleischer AC, Rodgers WH, Rao BK et al: Assessment of ovarian tumor vascularity with transvaginal color Doppler sonography. J Ultrasound Med 1991; 10:563
74. Kurjak A, Zalud I, Alfievic Z: Evaluation of adnexal masses with transvaginal color ultrasound. J Ultrasound Med 1991; 10:295
75. Weiner Z, Thaler I, Beck D et al: Differentiating malignant from benign ovarian tumors with transvaginal color flow imaging. Obstet Gynecol 1992; 79:159
76. Kurjak A, Schulman H, Sosic A et al: Transvaginal ultrasound, color flow and Doppler waveform of the postmenopausal adnexal mass. Obstet Gynecol 1992; 80:917
77. Fleischer AC, Rodgers WH, Kepple DM et al: Color Doppler sonography of ovarian masses: a multiparameter analysis. J Ultrasound Med 1993; 12:41
78. Folkman J, Shing Y: Minireview. J Biol Chem 1992; 267: 10931-10934
79. Folkman J, Meirel E, Abernethy C, Williams G: Isolation of a tumor factor responsible for angiogenesis. J Exp Med 1971; 133:275-278
80. Folkman J: Tumor angiogenesis. Adv Cancer Res 1985; 43: 175-180
81. Bourne T, Campbell S, Steer C et al: Transvaginal colour flow imaging: a possible new screening technique for ovarian carcinoma. Br Med J 1989; 229:1367
82. Tekay A, Jouppila P: Validity of pulsatility and resistance indices in classification of adnexal tumors with transvaginal color Doppler ultrasound. Ultrasound Obstet Gynecol 1992; 2:338
83. Hata K, Hata T, Manabe A et al: A critical evaluation of transvaginal Doppler studies, transvaginal sonography and magnetic resonance imaging and Ca 125 in detecting ovarian cancer. Obstet Gynecol 1992; 80:922

8

MENOPAUSA

STEVEN R. GOLDSTEIN

O climatério marca a fase no processo de envelhecimento, que assinala a transição do estágio reprodutivo da vida para o estágio não-reprodutivo. Uma mulher é considerada menopausada após o término da menstruação por, pelo menos 6 meses, devido à depleção dos folículos ovarianos. No passado, em termos de terapia de reposição hormonal, as pacientes freqüentemente eram aconselhadas a esperar até que estivessem verdadeiramente menopausadas antes de considerarem a instituição desse tratamento. Entretanto, muitas mulheres nesta transição irão se beneficiar com a terapia de reposição hormonal. Algumas dessas mulheres, apesar de continuarem com sangramento vaginal (isto é, "menstruação"), ainda podem mostrar sinais de privação de estrogênio (alterações no humor, distúrbios no sono, esquecimento e, eventualmente, vagina seca, assim como fogachos).

A idade média da menopausa é 51,4 anos. Uma mulher saudável, de 50 anos de idade, que não tenha nem câncer nem doença cardíaca, tem uma expectativa de vida de 91 anos. Geralmente as pacientes, quando confrontadas com opções sobre terapia de reposição hormonal, irão expressar seus sentimentos dizendo que não é "natural". O que não é natural é que a expectativa de vida tenha subido tão surpreendentemente em tão pouco tempo. Em 1850, a idade média da menopausa era 46 anos e a expectativa de vida era 50 anos. Conforme dito anteriormente, uma mulher saudável de 50 anos de idade pode esperar por mais de 40% de sua vida em um estado pós-menopausado privado de estrogênio. Não foram as terapias de alta tecnologia, como a derivação das artérias coronárias ou substituição de quadril, que elevaram a expectativa de vida dessas mulheres para 91 anos. Talvez os últimos cinco anos desta longevidade possam ser explicados com as implementações dessa alta tecnologia. A maior parte dessa longevidade aumentada deve-se a coisas básicas como a purificação da água, vacinações e antibióticos.

CÂNCER OVARIANO

ASPECTOS GERAIS

Parece que cada capítulo sobre pós-menopausa e ovários começa com a mesma ladainha de estatísticas.[1-4]

O câncer ovariano é a principal causa de óbitos por câncer ginecológico nos Estados Unidos.

O câncer ovariano é a quinta principal causa de todos os óbitos de câncer em mulheres.

Oitenta por cento dos casos envolvem mulheres com mais de 50 anos de idade, portanto, é óbvia a importância de um capítulo sobre menopausa.

Aproximadamente 1 em cada 70 mulheres irá desenvolver câncer ovariano durante sua vida. Esse número aumenta de 4% a 6% se há uma história familiar de uma parenta de primeiro grau.

Anualmente, há aproximadamente 20.700 novos casos de câncer ovariano diagnosticados nos Estados Unidos e 12.500 mortes (mais que os câncer endometrial e o cervical juntos).

Mais de dois terços dos casos de câncer ovariano são diagnosticados no estágio III ou IV.

A taxa de sobrevivência de cinco anos para os casos avançados é de 9% a 28%, ao passo que o estágio I apresenta uma sobrevivência de 73%.

INTRODUÇÃO DO ULTRA-SOM

Inicialmente, a ultra-sonografia foi uma ferramenta do obstetra. Os primeiros equipamentos mal possuíam resolução suficiente para localizar a placenta, descobrir a posição fetal e medir o diâmetro biparietal. À medida que o equipamento e a resolução melhoraram, a ultra-sonografia começou a ser usada em áreas como a menopausa. A introdução da sonda vaginal e a "sonomicroscopia" que ela possibilita, abriram novas portas para a aplicação do ultra-som em pacientes pós-menopausadas. É como se estivéssemos fazendo um ultra-som através de um microscópio de baixa potência. A analogia de nossa experiência com varredura na gravidez precoce deve ser considerada. Um embrião de 3 mm ligado ao seu saco vitelino aos 45 dias do último período menstrual nos permite uma clara visualização das pulsações cardíacas encontradas *dentro* desse embrião. Se estivéssemos segurando uma estrutura como essa nas mãos, à distância de um braço esticado, não conseguiríamos observar as pulsações cardíacas dentro dessa estrutura. Isso só é possível com a ampliação da imagem encontrada na sonda vaginal, daí o nome "sonomicroscopia".

ULTRA-SOM E PÓS-MENOPAUSA: O OVÁRIO

Primeiro são discutidas as massas pequenas (questionavelmente císticas) palpadas ou descobertas incidentemente. Cada vez mais, os clínicos estão requisitando os estudos por imagem. Por exemplo, o internista, diante de uma mulher pós-menopausada com dores vagas no abdome inferior, pode requisitar uma varredura pélvica-abdominal por tomografia computadorizada. Em geral, o único achado positivo é uma pequena estrutura cística de origem nos anexos. Essas pacientes muitas vezes procuram um ginecologista para fazer uma avaliação.

Perspectiva Histórica

Em 1971, Hugh Barber descreveu a síndrome do ovário pós-menopausado palpável (PPMO). Baseado em três casos editoriais atualmente clássicos[5], dos quais dois eram malignos, ele declarou:

A palpação do que é interpretado como um ovário de tamanho normal nas mulheres pré-menopausadas representa um tumor ovariano na mulher pós-menopausada....

Não existe essa coisa de aumento fisiológico do ovário pós-menopausado. Os cistos fisiológicos podem se originar apenas da não-ruptura de um folículo (cistos foliculares) ou de uma degeneração cística do corpo lúteo (cistos lúteos). Não existem cistos foliculares ou lúteos no ovário pós-menopausado simplesmente porque não existem folículos ou corpos lúteos.

Posteriormente, Barber afirmou que "a comparação entre o ovário pré-menopausado e o ovário pós-menopausado" é surpreendente.

Baseado nisto, toda uma geração de ginecologistas foi ensinada que a habilidade para palpar um ovário pós-menopausado era uma justificativa para a laparotomia exploratória, para a histerectomia abdominal total e para a salpingoforectomia bilateral. Até 1984, Barber[6] ainda dizia que:

... as pacientes com a síndrome do ovário pós-menopausado palpável não deveriam ser acompanhadas ou reavaliadas, mas deviam ser investigadas imediatamente para se verificar a presença ou a ausência de um tumor ovariano... O único método para diminuir a mortalidade por câncer ovariano é a aceitação de indicações mais liberais de cirurgia.

Em 1988, meus colaboradores e eu publicamos um artigo sobre as massas císticas pós-menopausadas de anexos e o papel do ultra-som no tratamento conservador.[7] O estudo consistiu de 48 pacientes pós-menopausadas com idade variando entre 46 e 86 anos. Nenhuma delas havia menstruado há, pelo menos, 12 meses antes do início do estudo. Todas apresentavam cistos simples, unilaterais, detectados através da ultra-sonografia transabdominal. O diâmetro máximo dos cistos era de 5 cm ou menos. Nenhum dos cistos apresentava septações ou componentes sólidos e nenhuma das pacientes tinha ascite. Vinte e seis pacientes fizeram uma avaliação cirúrgica imediata. Dezesseis fizeram avaliação ultra-sonográfica periódica a cada três a seis meses. Seis pacientes foram perdidas no acompanhamento. Dos 26 casos cirúrgicos, 16 apresentaram cistos serosos, uma apresentou cisto mucinoso, quatro apresentaram hidrossalpinge, duas apresentaram cistos endometriais e três apresentaram cistos paraovarianos.

Duas pacientes foram operadas subseqüentemente. Uma foi operada aos seis meses de observação devido ao tamanho aumentado e ao desenvolvimento de uma septação. A patologia revelou um cistoadenofibroma. Uma paciente foi operada aos nove meses de observação devido ao aumento de dor. Isso provou que era um mioma degenerado.

Quatorze pacientes foram acompanhadas entre 10 e 73 meses (média: 29 meses) sem mudança no tamanho ou no caráter do cisto.

Concluímos que aquelas "pequenas (5 cm ou menos) massas císticas pós-menopausadas de anexos uniloculares, unilaterais, sem septações ou ascite, apresentariam uma incidência muito baixa de doença maligna e, portanto, o acompanhamento periódico com o ultra-som sem intervenção cirúrgica poderia desempenhar um papel no tratamento clínico dessas pacientes."[7]

Revisamos os dois trabalhos que precederam os nossos. Hall e McCarthy[8] descreveram 13 cistos pós-menopausados (apenas 10 eram uniloculares). Havia uma parte com malignidade em um cisto simples de 3,5 cm. Assim, sua incidência de malignidade era de 8% de todos os casos, ou 10% dos casos com cistos uniloculares. Eles concluíram que "o cisto de anexo simples não é necessariamente um achado ameaçador." Não concordo com a conclusão deles. Se 10% dessas estruturas tiverem malignidade *bordeline*, então a remoção cirúrgica seria o procedimento adequado a ser realizado. Na medicina clínica, 10% é um **índice de captação** relativamente grande.

Rulin e Preston[9] descreveram uma experiência de quatro anos com massas de anexos. Eram massas de anexos e não simplesmente cistos. Eles dividiram seus achados em três grupos de lesões com base no tamanho: (1) 5 cm ou menos, (2) entre 5 e 10 cm e (3) maiores que 10 cm. Dos 33 casos de 5 cm ou menos, havia um carcinoma endometrióide de 3 cm. Aparentemente, tratava-se de um ovário cístico complexo e de aparência sólida. Eles afirmaram: "Nossos achados põem em dúvida o conceito de que todas as mulheres pós-menopausadas com ovário minimamente aumentado devem se submeter à laparotomia."

Anatomia do Ovário Pós-Menopausado

Para entendermos a aplicação do ultra-som na avaliação do sistema reprodutivo da mulher pós-menopausada, primeiro deveríamos entender a anatomia do ovário pós-menopausado. Um tema repetitivo em um livro como este é que, quanto mais o clínico entender como as coisas parecem *in vivo*, mais ele estará bem equipado para compreender porque as imagens ultra-sonográficas são como são e para interpretar corretamente as imagens ultra-sonográficas obtidas.

Na pós-menopausa, a foliculogênese cessa. A túnica albugínea torna-se muito densa, fazendo com que a superfície do ovário fique manchada e contraída. Por fim, o ovário fica inerte, consistindo, principalmente, de tecido conjuntivo e grudando na folha posterior do ligamento largo. Dessa forma, ele já não pode mais ser palpado no exame padrão de palpação bimanual. Essa foi, de fato, a base para a tese original de Hugh Barber em 1971.

Anatomia Ovariana e Ultra-Som

Contrastar o ovário pré e o pós-menopausado será uma lição útil neste momento. Nas pacientes pré-menopausadas as sonolucências dos folículos torna a visualização bastante simples (leia o Cap.4). Além do mais, quando uma mulher assume a posição de litotomia, um ovário pré-menopausado, livremente móvel ficará localizado lateral ao útero e é facilmente visto com a sonda vaginal imediatamente adjacente à parede lateral pélvica, sobrepondo-se à artéria ilíaca e à veia ilíaca (Fig. 8-1). Esses vasos ilíacos são retroperitoneais. Se a paciente ficar na posição genupeitoral, os ovários livremente móveis mover-se-ão um pouco na direção da parede abdominal anterior, ao passo que os vasos ilíacos não, devido à sua localização retroperitoneal.

Para provar o que digo, os ovários pós-menopausados não apresentam foliculogênese e, assim, não devem apresentar pequenas sonolucências que permitam uma fácil identificação sonográfica (Fig. 8-2). Ele não atinge a parede pélvica lateral; portanto, os vasos ilíacos não ajudam muito na identificação (Figs. 8-3 e 8-4). Com a sonda vaginal, observam-se alças intestinais por toda a pelve. Elas contêm padrões de eco complexos, confusos e grotescos, produzidos por gases e material fecal.

Além do mais, quando consideramos a avaliação do ovário na pós-menopausa, é preciso ver um ovário em dois planos, em ângulos retos entre si para se estimar a natureza tridimensional da estrutura. A habilidade para visualizar um ou ambos os ovários em mulheres pós-menopausadas irá variar, dependendo da experiência, do equipamento e da paciência do observador.[10]

A pergunta final, entretanto, é: a ausência de um ovário normal e o ultra-som serão tão tranquilizadores quanto localizar definitivamente o ovário e ver que é atrófico?

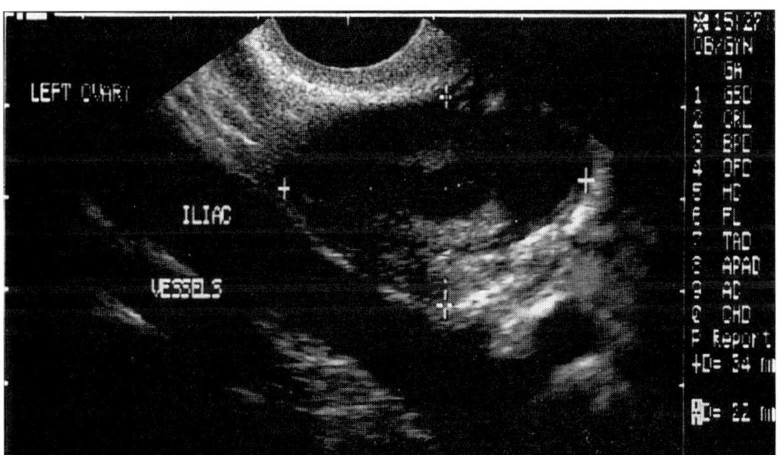

Fig. 8-1. Um ovário esquerdo pré-menopáusico normal medindo 3,4 x 2,2 cm (*compassos*), contendo muitos folículos pequenos e sonolucentes. Sua relação imediatamente adjacente com os vasos ilíacos deve ser observada. Os vasos ilíacos são retroperitoneais, ao passo que os ovários são estruturas intraperitoneais. Uma paciente pré-menopausada, sem nenhuma doença, com aderências, que se encontra em posição de litotomia, pode ter seus ovários visualizados imediatamente adjacentes aos vasos ilíacos.

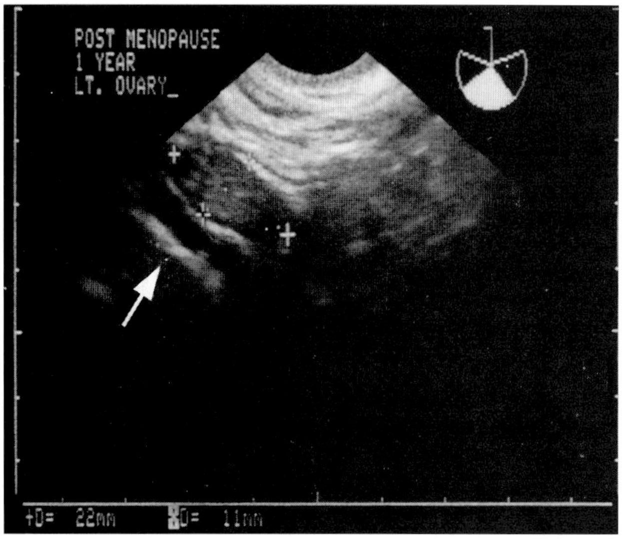

Fig. 8-2. Ovário pós-menopáusico um ano após o último período. Mede 2,2 x 1,1 cm (*compassos*). Ainda ocupa uma localização adjacente aos vasos ilíacos (*flecha*).

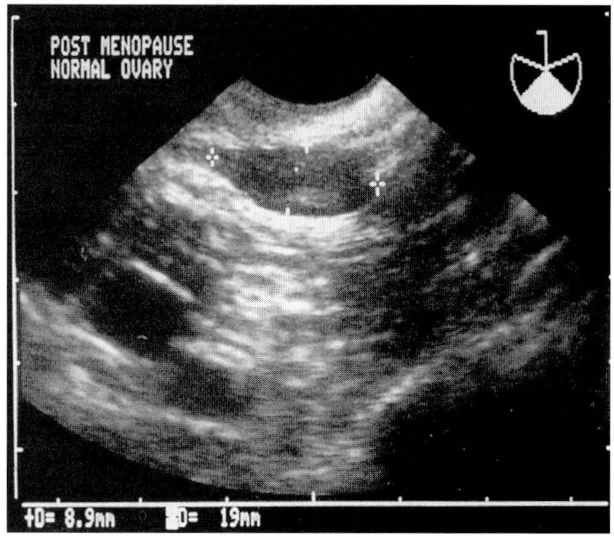

Fig. 8-4. Ovário normal na pós-menopausa avançada. Mede 1,9 x 0,9 cm. Novamente, não há foliculogênese. Esses ovários são mais difíceis de encontrar do que as estruturas menopausadas.

Ultra-som e Cistos do Anexo

Os ultra-sonografistas há muito têm estado interessados nas estruturas císticas dos anexos, porque 1) as estruturas císticas são facilmente visualizadas no ultra-som e 2) 85% dos tumores ovarianos são epiteliais e, praticamente todos os tumores epiteliais irão apresentar algum componente cístico.

A incidência dos cistos de anexos nas mulheres pós-menopausadas, quando observados com a sonda vaginal, parece muito maior do que a ultra-sonografia transabdominal indicava. Nas primeiras 100 pacientes examinadas no Women's Wellness Center at New York University Medical Center, 10 apresentaram cistos ovarianos simples quando examinadas com o ultra-som vaginal (Fig. 8-5). Wolf et al[11] relataram 184 mulheres com 358 ovários e 137 úteros. No exame inicial, 17,3% tinham cistos simples de anexos (média: 4 a 47 mm). Desses, 58% era de 1 cm ou menos e 90% era de 3 cm ou menos. Não havia diferença estatística quanto ao fato de essas mulheres estarem ou não fazendo terapia de reposição hormonal. O artigo não discutiu qual a percentagem das pacientes com "cistos" que tinha feito cirurgia anterior. Entretanto, de acordo com a demografia, ficou óbvio que 47 mulheres tinham feito histerectomias. Certamente, algumas dessas estruturas podia representar cistos de inclusão peritoneal. Seis das

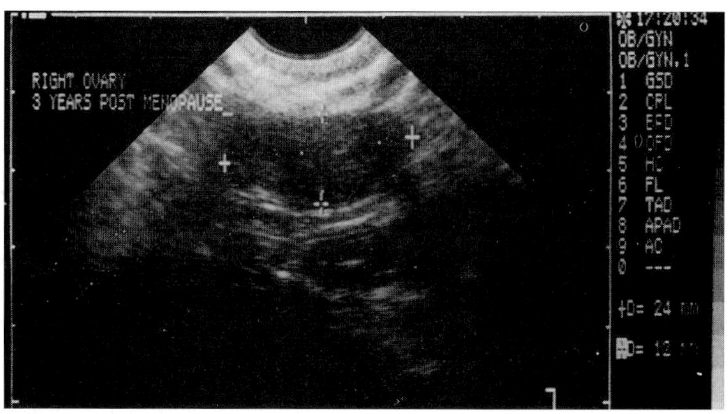

Fig. 8-3. Ovário normal há três anos na pós-menopausa. Mede 2,4 x 1,2 cm (*compassos*). Não há foliculogênese nem ele alcança mais o lado pélvico, portanto, a localização dos vasos ilíacos não ajuda a encontrar essa estrutura.

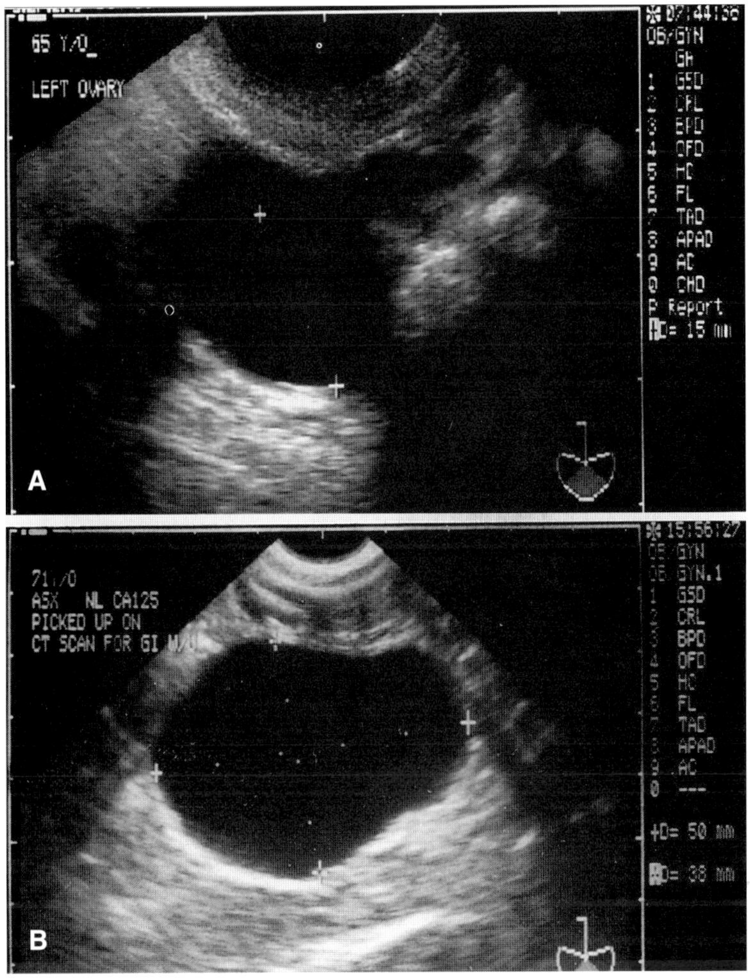

Fig. 8-5. **(A)** Uma estrutura cística unilocular com paredes lisas dentro do ovário de uma paciente pós-menopausada de 65 anos de idade. O CA-125 estava dentro dos limites normais. Esta varredura permaneceu inalterada por mais de 18 meses. **(B)** Ultra-sonografia transvaginal de uma paciente de 71 anos de idade, com recomendação de um médico gastrintestinal para fazer uma varredura por tomografia computadorizada (TC), como parte do exame, devido a dores indefinidas no abdome inferior. O único achado positivo na varredura por TC foi essa estrutura cística no anexo com 5,0 x 3,8 cm. Apresenta paredes lisas e é unilocular, sem evidência de septações, componentes sólidos ou ascite pélvica. O CA-125 se encontrava dentro dos limites normais. A paciente tem sido acompanhada durante mais de dois anos sem apresentar nenhuma alteração.

pacientes fizeram a exploração cirúrgica: duas com hidrossalpinge, uma com cistoadenoma seroso papilar, uma com cisto paraovariano, uma com um cisto adenomatóide e uma com câncer ovariano no estágio IC em uma massa complexa de 4,0 cm.

Dessa forma, com referência aos cistos de anexos em pacientes pós-menopausadas, podemos concluir que (1) nem todas as estruturas císticas de anexos são de origem ovariana, (2) nada do que vemos (pelo menos aquilo com confirmação cirúrgica) são cistos "funcionais" ou "fisiológicos" e (3) a sonda vaginal irá identificar muitas sonolucências muito pequenas (10% a 17%).

TRIAGEM DE CÂNCER OVARIANO

Embora este assunto seja importante o suficiente para garantir o seu próprio capítulo (leia o Cap. 17), uma breve exposição certamente é necessária no contexto da mulher pós-menopausada. A morte prematura de Gilda Radner e a cruzada pública patrocinada pelo seu marido Gene Wilder, despertaram a opinião pública e o conhecimento sobre o câncer ovariano. Como resultado, há mais pressão para que os médicos façam uma triagem de câncer ovariano independente de essa triagem justificar-se eficaz.

O primeiro e o maior projeto de triagem de câncer ovariano teve origem com Campbell et al.[12] Eles fizeram uma triagem de 5.479 pacientes durante mais de oito anos. As pacientes tinham mais de 44 anos de idade e fizeram varreduras anuais durante três anos. Cinco pacientes apresentaram câncer primário, para um índice de um câncer primário em cada 1.100 mulheres examinadas. O índice falso positivo foi de 3,5%.

Van Nagell et al.[13] descreveram 1.300 mulheres pós-menopausadas examinadas com uma sonda vaginal de 5-MHz. Cada ovário foi medido em três planos. Um ovário "anormal" era o que apresentava um volume acima de 8 cm ou possíveis áreas complexas. Eles identificaram 33 mulheres anormais, das quais 27 tinham laparotomias (2,5%). Eles escolheram dois cânceres ovarianos primários, que mediam 4,4 X 4,0 cm e 6,7 X 6,1 cm. Os achados benignos que surgiram na cirurgia incluíram 14 adenomas císticos serosos, três leiomiomas, três cistos epiteliais, dois hidrossalpinges, um endometrioma e um tecoma. As similaridades entre as várias patologias benignas com o meu estudo transabdominal, mencionadas acima, devem ser observadas.

Em termos de custo do exame de câncer ovariano com o ultra-som, tem-se afirmado que ele é muito caro e não é "financeiramente eficaz".[14] Essas análises pressupõem um custo separado de $150 a $200 por varredura. Já fazemos exame de câncer ovariano. É a visita ginecológica anual. Ela não ajuda muito na detecção precoce. Se incorporássemos a ultra-sonografia vaginal ao exame ginecológico geral (leia o Cap. 4), nossa visita ginecológica anual apresentaria um índice de detecção maior.

Imagem Anatômica *versus* Fisiológica

O que temos discutido até agora representa a imagem da anatomia. Já fiz alusões ao fato de que o ultra-som possui tanta ampliação de imagem que chega até a ser uma forma de "sonomicroscopia". Esperamos mais refinamento ultra-sonográfico com detalhes estruturais melhores? Na minha opinião, alguns desses detalhes aumentados, de fato bastam para criar algumas das armadilhas da sonda vaginal (leia o Cap. 20).

Doppler de Fluxo Colorido

A imagem fisiológica, ou seja, os estudos Doppler de fluxo colorido, talvez representem o próximo horizonte (leia o Cap.16). A princípio, os tumores são ricos em neovascularização. Esses novos vasos normalmente são bizarros e ricos em anastomoses arteriovenosas. Portanto, há uma resistência diminuída ao fluxo sangüíneo através desses vasos. A avaliação Doppler de resistência ao fluxo é bastante favorecida pela adição do mapeamento do fluxo colorido, o qual possibilita uma avaliação rápida e muito fácil de onde colocar o portão de Doppler para realizar a análise espectral (isto é, obter os índices de resistência). A experiência de pesquisadores na Croácia (antiga Iugoslávia) produziu uma experiência com Doppler de fluxo colorido que nos levaria a crer que algum dia iríamos simplesmente apontar uma sonda para um ovário, obter um índice resistivo no ovário morfologicamente normal, e distinguir o tumor benigno do maligno com grande precisão.[15] Infelizmente, de modo geral, esta não tem sido a experiência de todos os pesquisadores.[16,17]

Atualmente, os possíveis problemas do Doppler de fluxo colorido incluem a falta de padronização do equipamento de fabricante para fabricante. Na verdade, alguns modelos vendidos com o mesmo nome são completamente diferentes, "por baixo da carapuça", nos Estados Unidos e em outros países, por causa dos regulamentos da United States Food and Drug Administration. Quando o fluxo colorido começou a ser importante para a ginecologia-obstetrícia, muitos fabricantes de equipamentos simplesmente colocaram sondas vaginais em unidades fabricadas para a aplicação vascular cardíaca ou periférica. Quando não vemos fluxo na periferia de um cisto ou em um ovário pós-menopausado proeminente, isso ocorre porque, na verdade, não há fluxo ou a sensibilidade do equipamento é inadequada?

Fazendo uma colocação diferente, o significado de não conseguir detectar o fluxo dentro de uma estrutura ovariana com o Doppler colorido ou pulsátil não tem sido satisfatoriamente determinado. É tentador pensar que este achado negativo significa ausência de neovascularidade. Embora isso possa ser verdade, a precisão deste achado negativo não tem sido confirmada. Muitos parâmetros podem afetar a habilidade do Doppler em detectar o fluxo dentro de uma massa, não menos importante é que nem todos os instrumentos de varredura possuem a mesma sensibilidade para fluxo lento e o equipamento, assim como os métodos para se fazer as medições, não é padronizado.

Por fim, a localização que obtemos com a forma de onda do Doppler pulsátil é mais uma área de preocupação. A descrição dos métodos de alguns estudos ou não menciona ou é ambígua com relação à localização dos vasos a partir dos quais as formas de onda Doppler são obtidas. A análise Doppler dos vasos nitidamente dentro de uma massa deveria ser um indicativo de resistência vascular pelo menos dentro daquela parte da massa. E quanto a análise Doppler para as massas que são cistos simples ou que, mesmo não apresentando todos os critérios dos cistos simples, apresentam pouco ou nenhum componente sólido com o qual a análise Doppler possa ser feita. À medida que se move mais lateralmente, é difícil saber se o vaso que está sendo interrogado está dentro da massa em questão ou apenas fora dela e, portanto, reflexivo ao fluxo sangüíneo dentro da área de preocupação. Além do mais, uma resistência diminuída pode ser observada em alguns processos benignos, especialmente em doença inflamatória e torsão ovariana.[17]

Baseado em muito do que foi explicado anteriormente, atualmente, a análise Doppler de fluxo colorido ainda deve ser considerada uma ferramenta de pesquisa que ainda precisa de mais estudos e da padronização dos resultados quantificáveis.

A pergunta real é se o Doppler colorido será eficaz antes da mudança anatomicamente reconhecível. A avaliação fisiológica irá complementar, ou eventualmente substituir, a avaliação anatômica para distinguir entre o benigno e o maligno? Em outras palavras, o Doppler de fluxo colorido nos permitirá diagnosticar o câncer no estágio IA em um ovário que parece morfologicamente normal? Este é um conceito bastante interessante, mas, atualmente, o Doppler de fluxo colorido ainda é uma ferramenta de pesquisa que precisa de mais estudos e da padronização de resultados quantificáveis.

CA-125

Pelo menos 75 antígenos estão associados aos carcinomas ovarianos epiteliais humanos definidos por anticorpos monoclonais. Destes, o mais amplamente aceito e testado é o CA-125, o determinante antigênico de uma glicoproteína de alto peso molecular reconhecido como um anticorpo monoclonal elevado à linhagem celular ovariana cancerígena como um imunógeno. O determinante CA-125 é expresso pelos tumores ovarianos epiteliais, mas também por vários outros tecidos patológicos e normais de origem müllleriana,[18] incluindo endometriose, leiomioma uterino, gravidez e infecção pélvica.[19] Assim sendo, essas doenças não malignas irão reduzir significativamente o uso de CA-125 em mulheres pré-menopausadas, mas não tanto no grupo de mulheres pós-menopausadas. O antígeno é detectável em 80% dos tumores serosos e, menos do que isso, nos tumores mucinosos. Só é positivo em 50% das pacientes com doença confinada ao ovário (Estágio I). Ele tem sido usado eficazmente na detecção de recidiva de câncer e no monitoramento de pacientes durante a terapia primária para câncer ovariano epitelial.[20] Seu uso como prova de rastreamento também não está testado. Entretanto, mais uma vez, principalmente devido aos esforços do marido de Gilda Radner, Gene Wilder, o público leigo está bastante ciente dele e normalmente cobra isso dos clínicos.

Os estudos de CA-125 na triagem de câncer ovariano fornecem uma ilustração do valor preditivo. Na população geral, o câncer ovariano tem uma prevalência de aproximadamente 30 casos a cada 100.000 mulheres. Como aproximadamente 80% das mulheres com câncer ovariano têm um CA-125 elevado, e 99% das mulheres saudáveis do grupo de controle têm um CA-125 normal, o valor preditivo positivo calculado é 2,4%; ou seja, 2,4% das mulheres, na população geral, com níveis elevados de CA-125 terão câncer ovariano. Dessa forma, quase 98% das mulheres com elevação de CA-125 estariam mostrando que *não* têm câncer ovariano. Isso elimina alguns dos problemas no uso desses testes sangüíneos por si próprios na triagem.

A resposta do médico para um CA-125 elevado, contudo, deveria depender do grau de elevação, da mudança no nível com o passar do tempo, da idade e do estado menopausado da paciente, das condições médicas associadas, da história familiar e, mais importante, dos achados do exame e do ultra-som pélvico. As pacientes pré-menopausadas são muito mais propensas a terem níveis elevados que as mulheres mais velhas e, na ausência de patologia pélvica, possivelmente elas são mais bem acompanhadas. As mulheres pós-menopausadas com elevações de CA-125 na ausência de patologia pélvica devem ser examinadas para verificar se existem tumores que elevam o CA-125, principalmente os carcinomas de mama e colorretal. Assim, para os nossos propósitos, o CA-125 é melhor destinado às pacientes com patologia anexal no estado pós-menopausado e não simplesmente como um teste de triagem aleatório.

Endoscopia Operatória

O uso de cirurgia endoscópica foi muito difundido na década passada. Há uma pressão crescente por parte de alguns clínicos e pacientes de fazerem operações através da endoscopia que, previamente, exigiam uma laparotomia aberta de rotina. Não nos compete discutir neste capítulo o quanto essas técnicas têm sido utilizadas por vários clínicos. Nossa preocupação consiste em tratar as massas de anexos pequenas com histologia desconhecida. É tentador tratar uma endoscopia operatória como uma solução maravilhosa para as pacientes pós-menopausadas com achados que, anteriormente, eram considerados sombrios. Certamente, a laparotomia com histerectomia abdominal total e salpingooforectomia bilateral não podem ser adequadas se 10% a 17% das pacientes pós-menopausadas apresentarão uma massa cística de anexos conforme demonstrado na ultra-sonografia transvaginal. O uso muito difundido da endoscopia operatória já resultou em uma coleção de 42 pacientes que tiveram uma excisão laparoscópica de neoplasmas ovarianos posteriormente considerados malignos.[21]

TRATAMENTO CLÍNICO

Em última análise, ainda ficamos com a pergunta de o que fazer no caso de uma paciente pós-menopausada com massas císticas de anexos. Primeiro é feita uma tentativa para se estabelecer um plano com o qual o médico e a paciente fiquem tranqüilos, sem que ambos injetem preconceitos pessoais (pelo menos, o menos honestamente possível). Deveria ser compreendido que isso não é o mesmo que uma triagem de câncer ovariano. Cada vez mais os estudos de imagem do abdome e da pelve feminina têm sido requisitados por internistas; mais ultra-som de rotina tem sido pedido ou realizado no consultório como parte de um exame pélvico geral. Desta forma, nós, como clínicos, constantemente nos defrontamos com o achado de pequenas estruturas císticas nos anexos de pacientes pós-menopausadas. Com certeza, é adequado obter um CA-125 dessas pacientes. Se estiver elevado (ainda não foi estabelecida uma definição padrão para "elevado") e associado a uma massa nos anexos dessa paciente pós-menopausada, então ela dever ser removida. Neste contexto clínico específico (pós-menopausa, anexos anormais e CA-125 elevado), a laparotomia exploratória, a histerectomia abdominal total e a salpingo-oforectomia bilateral são apropriadas. Entretanto, se as habilidades do médico na endoscopia operatória são suficientes para *remover* a massa em sua totalidade, então isso deve ser aceitável. Na minha opinião, a aspiração, seja durante a endoscopia (independente do quanto essa estrutura pareça benigna) ou através da orientação ultra-sonográfica transvaginal, não é adequada. No presente, o Doppler de fluxo colorido é uma ferramenta de pesquisa que necessita de mais estudos.

Baseado nos dados apresentados acima, se a estrutura cística é unilateral, unilocular, sem septação ou ascite e com menos de 3 cm (e provavelmente com até 5 cm), seguramente a paciente deveria ser acompanhada de modo conservador. O intervalo do acompanhamento é negociável. Inicialmente, examino pacientes com seis semanas e depois, novamente, com 10 a 12 semanas. *Devemos lembrar às pacientes que nos preocupamos com o câncer.* Se este algoritmo for seguido, nós temos, na pior das hipóteses, uma doença no estágio IA (unilateral e sem evidência de ascite). Se houver alguma progressão no ultra-som com o passar do tempo (tamanho aumentado, mudança nos ecos internos, desenvolvimento de bilateralidade, ascite) ou uma elevação subseqüiente de CA-125, então a exploração cirúrgica imediata é obrigatória. Se não for observada nenhuma mudança com o passar do tempo, a paciente certamente pode ser acompanhada de modo conservador e, no final, o intervalo entre os exames pode ser confortavelmente aumentado.

Em resumo, o câncer ovariano é o tumor ginecológico mais frustrante. Os ovários pós-menopausados normais não são vistos tão facilmente e nem com tanta freqüência com o ultra-som. O CA-125 não é considerado uma ferramenta de triagem adequada, mesmo para a população pós-menopausada. O Doppler de fluxo colorido é uma promessa significativa para o futuro mas ainda deve ser considerado uma ferramenta de pesquisa. A endoscopia operatória, se for usada, deve possibilitar a remoção da estrutura em questão em sua totalidade, assim a avaliação patológica imediata pode ser realizada. Os cistos simples (especialmente com menos de 3 cm) são mais comuns do que se pensava em pacientes pós-menopausadas, muito improváveis de serem malignos e, com certeza, suscetíveis de serem acompanhados de modo conservador.

ULTRA-SOM E PÓS-MENOPAUSA: O ÚTERO

Anteriormente, a primeira pista para o inevitável câncer endometrial era o sangramento. O carcinoma endometrial possui uma idade de pico de 55 anos. Dessa forma, 75% dos casos ocorrem em mulheres pós-menopausadas. O papel do estrogênio sem oposição tem sido conhecido há algum tempo. Os fatores clássicos de risco incluem obesidade, diabetes, hipertensão e baixa paridade.

Com a introdução do uso da sonda vaginal, podem ser discernidos detalhes endométricos nunca antes imaginados. O endométrio pré-menopausado tem sido amplamente caracterizado (leia o Cap. 6). O endométrio, na menopausa, torna-se fino e atrófico. Não há estimulação epitelial pelo estrogênio. A mucosa atrófica é suscetível à ulceração pontilhada superficial. Tal *endometritis senile* constitui a causa mais comum de sangramento pós-menopáusico. Entretanto, ele deve ser distinguido de uma hiperplasia ou de um adenocarcinoma.

Tem havido uma crescente conscientização a respeito dos benefícios da terapia de reposição hormonal a partir da compreensão de que a adição de agentes progestacionais poderia proporcionar proteção endometrial.[22] Os benefícios do estrogênio, em termos de prevenção de doença cardíaca,[23] osteoporose[24] e alívio dos sintomas menopausados são bem conhecidos.

REGIMES DE SUPLEMENTAÇÃO DE PROGESTERONA

Os progestogênios seqüenciais têm sido usadas de modo que as mulheres recebam estrogênio contínuo e um progestogênio é adicionado por 10 a 14 dias (Figs. 8-6 e 8-7). Grande parte do tratamento clínico dessas mulheres é baseada no trabalho de Pedwick et al.[25] Neste trabalho, as pacientes recebiam, regularmente, estrogênio contínuo e depois recebiam progesterona durante 12 dias/mês. Se elas sangrassem no 10º dia ou antes, a biópsia endometrial era hiperplástica ou proliferativa 100% das vezes. Se elas sangrassem no 11º dia ou depois, elas tinham ou um endométrio secretório ou um endométrio ausente no momento da biópsia. Ambos esses achados têm de ser considerados aceitáveis nessas pacientes.

Um regime mais recente usa estrogênio contínuo e progestogênio contínuo em dose menor (Fig. 8-8). Após três meses, 75% dessas pacientes não apresentam mais sangramento e exibirão endométrio inativo na biópsia.[26] Entretanto, se ocorrer sangramento, ele não é programado, como uma terapia de reposição hormonal seqüencial e, no passado, isso tornava a amostragem obrigatória. Algumas pacientes declaram que este regime causa menos efeitos colaterais relacionados à progesterona.

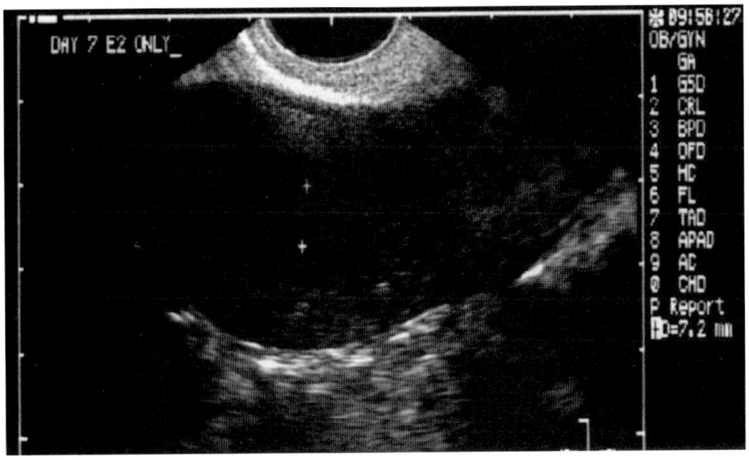

Fig. 8-6. Corte do eixo longitudinal de uma paciente com terapia de reposição hormonal seqüencial. Esta varredura foi realizada apenas no sétimo dia da terapia com estrogênio. O endométrio mede 7,2 mm (*compassos*) e é liso e homogêneo. Além disso, existe aquela zona hiperecóica previamente descrita ao redor do endométrio.

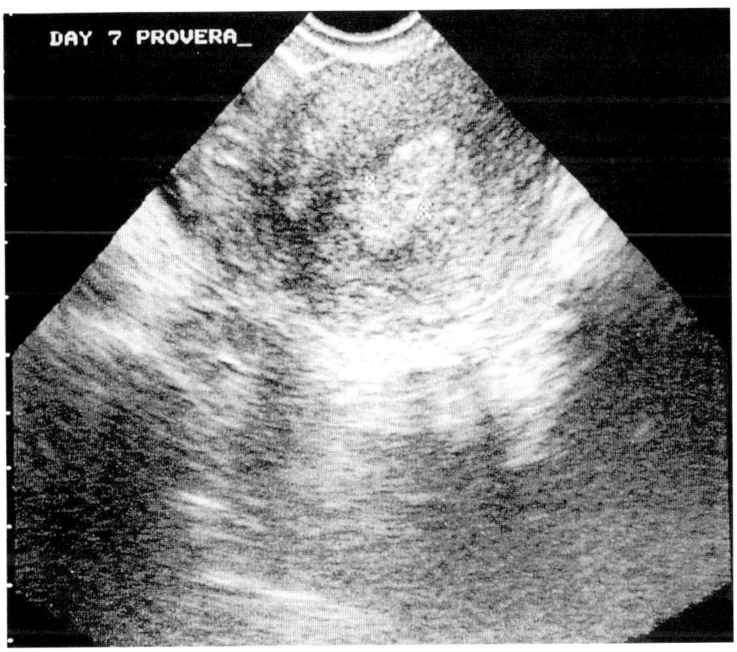

Fig. 8-7. Corte do eixo longitudinal de uma paciente com terapia de reposição hormonal seqüencial. Esta varredura foi feita no sétimo dia da adição de Provera ao estrogênio contínuo. O endométrio mede 1,1 cm (*compassos*). Os valores normais para a espessura endometrial nesta paciente não foram firmemente estabelecidos. O controle ainda deve ser feito baseado nas diretrizes clínicas.

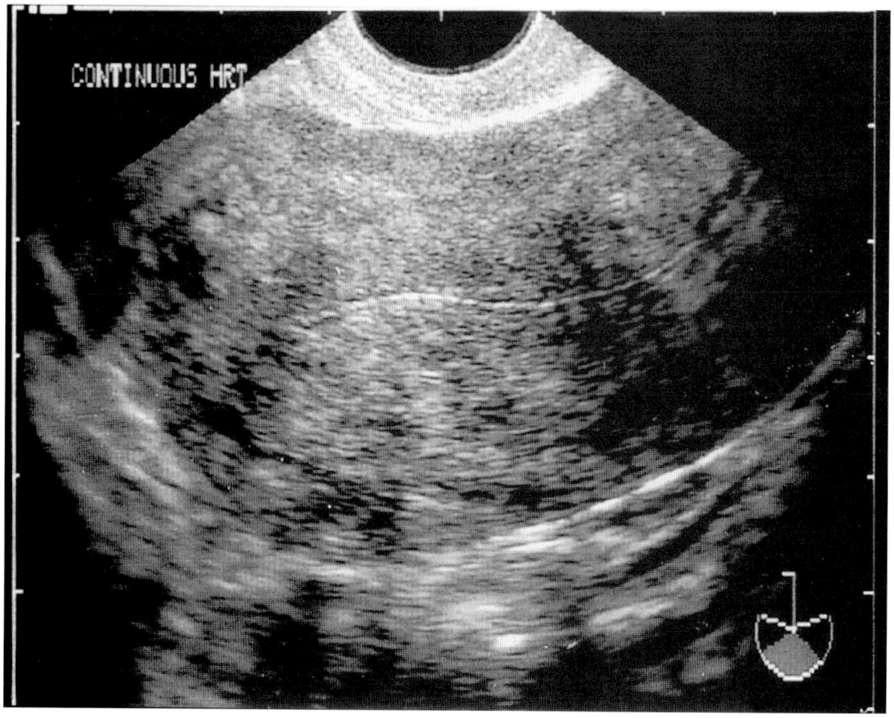

Fig. 8-8. Corte do eixo longitudinal de uma paciente recebendo terapia de reposição hormonal contínua há sete meses. Ela não experimenta sangramento cíclico, e este endométrio é fino e atrófico, conforme evidenciado pelo aspecto "linha de lápis".

Aspecto Ultra-Sonográfico do Endométrio

O endométrio atrófico, conforme esperado em uma paciente pós-menopausada que não está recebendo terapia de reposição hormonal, aparecerá no ultra-som como uma ecogenicidade fina, igual a uma "linha de lápis". Ela é circundada por um "halo" hiperecóico intacto (Fig. 8-9). Esta linha ecogênica fina representa meramente a interface entre dois lados do endométrio basal atrófico. O próprio endométrio é uma camada de célula espessa neste estágio. Não é claro o que causa exatamente a ecogenicidade que rotineiramente imaginamos com esta "interface".

Os diversos aspectos do endométrio nas pacientes pré-menopausadas durante as diferentes fases do ciclo menstrual estão bem descritas (leia o Cap. 6). As pacientes que estão recebendo terapia para endometriose, originariamente danazol, e mais recentemente agonistas de hormônio liberador de gonadotropina, irão mostrar um eco

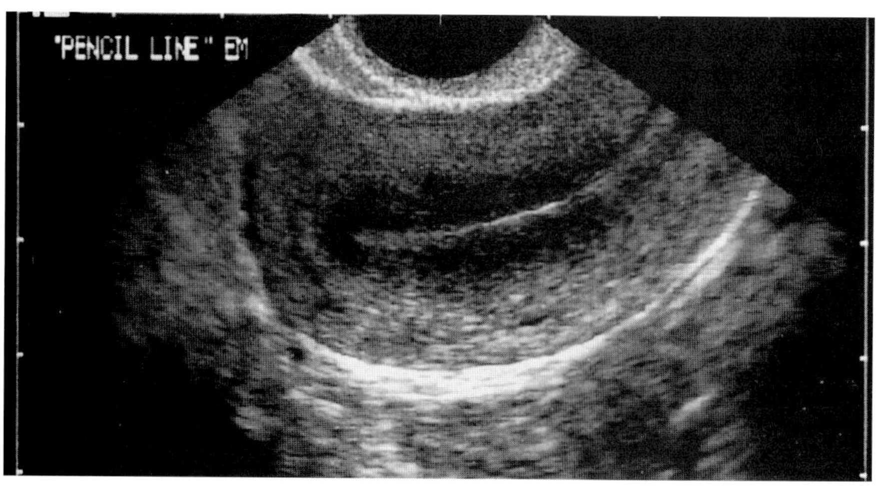

Fig. 8-9. Corte do eixo longitudinal de um útero revelando um endométrio delgado com aspecto de "linha de lápis". Está rodeado por uma zona hiperecóica intacta. Este é um aspecto típico de um endométrio pós-menopausado atrófico e inativo.

endometrial como uma linha de lápis fina quando observadas com o ultra-som vaginal. Este foi o processo que estimulou a performance e a publicação de um estudo piloto sobre 30 mulheres pós-menopausadas com sangramento.[27] O estudo consistiu de 30 mulheres pós-menopausadas com idade que variava entre 39 a 81 anos. Doze não estavam fazendo a terapia de reposição hormonal; portanto, todo sangramento foi considerado anormal. Dezoito estavam fazendo a terapia de reposição hormonal seqüencialmente, mas estavam sangrando em momento inadequado com relação ao programa previamente descrito por Pedwick et al. O ultra-som transvaginal foi realizado antes da amostragem endometrial. A espessura endometrial foi medida com uma distância máxima ântero-posterior no corte do eixo longitudinal. Onze das pacientes apresentaram uma espessura endometrial de 5 mm ou menos (variando de 1 a 5 mm) (Fig. 8-10). Todas as 11 tiveram uma amostragem que revelou "material celular insuficiente" ou tecido insuficiente para o diagnóstico (TIFD). Dezessete pacientes apresentaram eco endometrial de 6 mm ou mais (variando de 6 a 25 mm) (Fig. 8-11). Dessas, duas também tinham TIFD. Ambas mediram 6 mm. Além disso, havia seis pacientes com endométrio proliferativo, três pacientes com endométrio secretor, três pacientes com hiperplasia, duas pacientes com pólipos, e uma paciente com carcinoma endometrial bem diferenciado. Em duas dessas pacientes, o endométrio proliferativo mediu 6 mm. A paciente com câncer endometrial tinha um endométrio com 8 mm.

Duas pacientes com miomas múltiplos tinham um endométrio que não podia ser visualizado (Fig. 8-12). Na biópsia, uma paciente tinha TIFD, e uma paciente tinha endométrio proliferativo e hiperplasia focal glandular. O estudo piloto concluiu que um eco endometrial de 5 mm ou menos estava uniformemente associado ao endométrio inativo ou ao tecido insuficiente para diagnóstico. Além do mais, o eco endometrial de 6 mm ou mais estava associado a praticamente todo tipo de patologia conhecida. O estudo concluiu que quando o eco endometrial, nessas pacientes com sangramento anormal, era de 6 mm ou mais, o diagnóstico histológico deveria permanecer no laboratório de patologia. Entretanto, o potencial existiu no caso de algumas pacientes com ecos endometriais de 5 mm ou menos (37%), nessas séries, **para serem** amostragens endometriais extras e seus riscos, desconforto e custo.

Outros autores têm examinado esta questão. Nasri e Coast[28] estudaram 93 mulheres com sangramento pós-menopausa e fizeram uma correlação entre o ultra-som e a histologia.

Cem por cento dos casos com medidas endometriais de 1 a 5 mm (51 de 51) tinham endométrio inativo. Havia seis pacientes com câncer endometrial. As medidas endometriais variavam de 8 a 38 mm. Quando havia líquido endometrial (veja abaixo), eles incorporavam o líquido e as medidas endometriais anteriores e posteriores em uma medida total combinada.

Osmer et al.[29] estudaram 103 mulheres com sangramento pós-menopausa e 283 mulheres pós-menopausadas sem sangramento. Curiosamente, 3,5% (11 de 283) do grupo assintomático tinham carcinoma. Do grupo com sangramento, 12,6% (8 de 103) tinham carcinoma. Eles recomendaram a curetagem para as mulheres assintomáticas com endométrio maior de 4 mm. Entretanto, eles mediram apenas metade da espessura ou apenas um lado do endométrio. Dessa forma, isso igualaria 8 mm se comparado com outros estudos. Nenhuma das suas pacientes fazia a terapia de reposição hormonal. Eles não tinham nenhuma paciente com câncer com metade da espessura inferior a 4 mm (menos de 8 mm da espessura total). Eles apenas não mencionaram a medida *mais espessa* associada

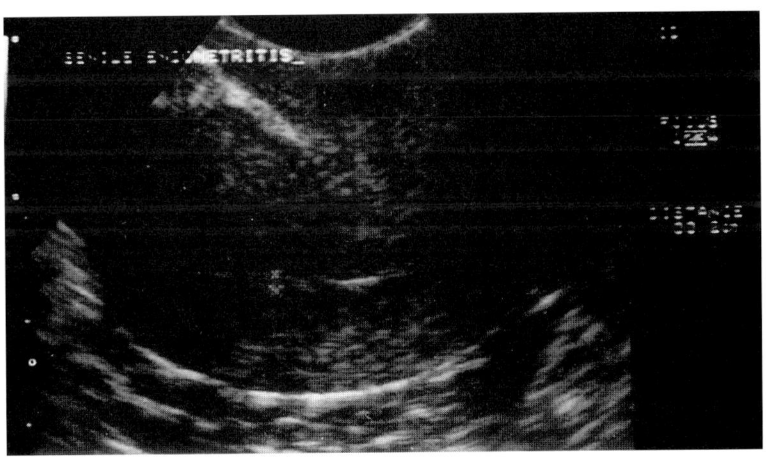

Fig. 8-10. Paciente com sangramento pós-menopáusico com um endométrio delgado (2 mm, *compassos*). Quando foi feita a biópsia, a amostra endometrial revelou material celular escasso. Este é um exemplo de "endometrite senil" como uma fonte de sangramento.

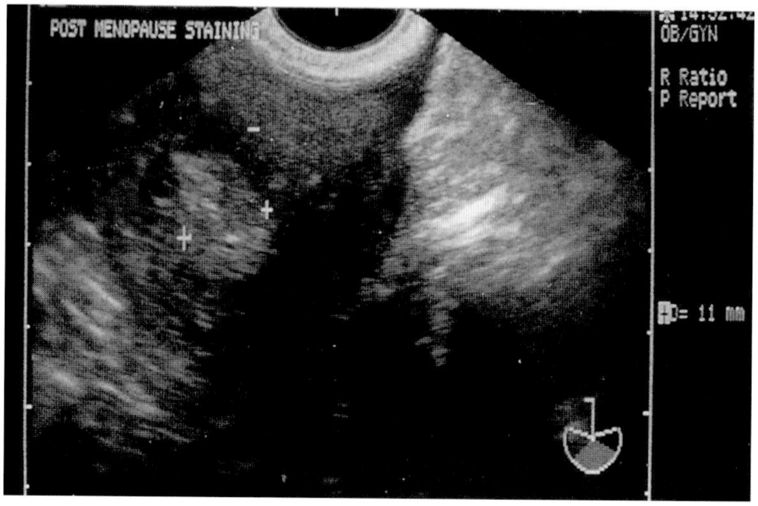

Fig. 8-11. Paciente pós-menopausada com uma história de sangramento. O eco endometrial, neste útero retrovertido, mede 11 mm. A amostra endometrial revelou hiperplasia simples.

com atrofia na histologia. Eles não deram a medida *mais fina* associada ao câncer.

Varner et al.[30] estudaram 80 mulheres, das quais 65 eram assintomáticas e 15 apresentavam sangramento pós-menopausado. Eles usaram ou uma aspiração com *pipelle* ou a curetagem de Novak. Todas as mulheres (100%) com medida endometrial de 4 mm ou menos tinham medida endometrial de 5 mm. Destes endométrios, dois eram inativos, um proliferativo, um hiperplásico e um com carcinoma (embora nenhum destes tivesse quadros mostrados). Sua maior medida associada a endométrio inativo era de 5 mm. A espessura do endométrio nos dois cânceres media 5 e 9 mm, respectivamente.

Granberg et al[31] estudaram 205 mulheres, todas com sangramento pós-menopausa. Não havia casos de câncer com um eco endometrial inferior a 9 mm. A espessura média para o câncer endometrial foi de 15,2 mm (variando de 9 a 25 mm). A espessura média para mudanças atróficas foi de 3,4 mm (variando de 1 a 15), embora 150 de 157 tinha 5 mm ou menos. Eles concluíram que a curetagem poderia ser evitada em mulheres pós-menopausadas com sangramento e com um eco endometrial de

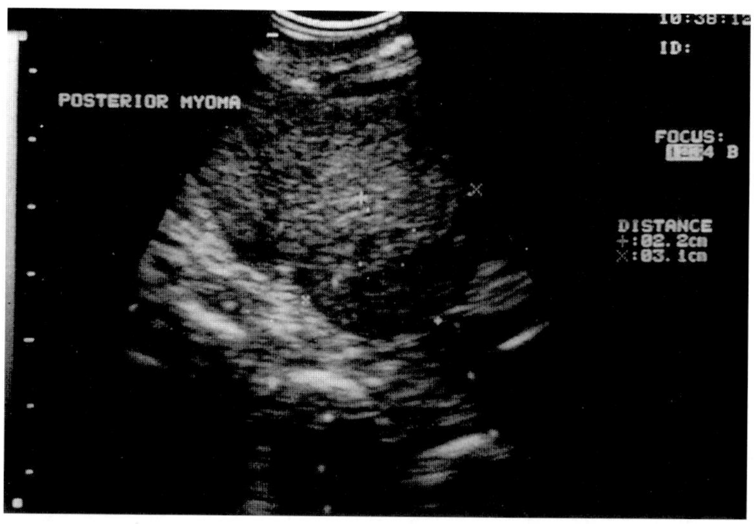

Fig. 8-12. Uma das duas pacientes do grupo de estudos com múltiplos miomas. Um eco endometrial não pôde ser visualizado e, desta forma, não pôde ser caracterizado no ultra-som.

5 mm ou menos, não deixar escapar nenhum câncer endometrial e ainda reduzir o número de dilatação e curetagem para 70%.

Parece que há muita confusão a respeito do uso da medida ultra-sonográfica vaginal da espessura endometrial em vários tipos de pacientes pós-menopausadas. Existem diversos problemas distintos que deveriam ser diferenciados uns dos outros; pacientes que estão sangrando (pode ser em um momento não programado da terapia de reposição hormonal ou qualquer sangramento em pacientes sem a terapia de reposição hormonal) requisitaram, no passado, uma amostragem obrigatória. Os estudos revisados acima poderiam indicar que, nessas pacientes, um eco endometrial que se apresenta fino na ultra-sonografia vaginal (5 mm ou menos, 4 mm ou menos, "linha de lápis") estivesse *uniformemente* associado com tecido insuficiente para o diagnóstico ou endométrio inativo, indicando que esse sangramento resulta de mudanças atróficas e, portanto, a biópsia, seja no consultório ou uma curetagem formal, pode ser evitada. Isso não é o mesmo que dizer que a espessura endometrial maior que 5 mm, em pacientes que não estão sangrando, é anormal.

As perguntas permanecem com relação a dois grupos muito diferentes de pacientes. Qual a espessura que um endométrio pode ter no ultra-som e ainda ser considerado dentro do limite normal se a paciente (1) não está tomando medicamentos e (2) estiver fazendo vários regimens de terapia de reposição hormonal. As pacientes que não estão tomando medicamentos e que são pós-menopausadas deveriam apresentar um endométrio atrófico. Portanto, a questão é: qual é a espessura que um "eco endometrial" pode ter no ultra-som e ainda continuar associado a mudanças histologicamente atróficas? O endométrio atrófico é literalmente espesso em células. O eco endometrial representa uma interface entre os dois lados do endométrio. A espessura endometrial medida, ainda associada ao endométrio "inativo", tem variado de 6 a 8 mm.[27,29] Dessa forma, a espessura endometrial medida até 6 a 8 mm ainda pode ser compatível com endométrio inativo e, se aquelas pacientes não estão sangrando clinicamente, a amostragem invasiva não é necessária. Uma espessura maior que 6 a 8 mm em pacientes pós-menopausadas, sem terapia de reposição hormonal e sem sangramento não está associada e ainda pode ser compatível com um endométrio inativo e, portanto, não pode ser considerado "normal" (não necessariamente maligno), mas demanda algum tipo de amostragem.

Para aquelas pacientes com terapia de reposição hormonal, atualmente não existe dado com correlação histológica sobre a espessura média e dois desvios padrões ao redor da média para a terapia de reposição hormonal seqüencial em vários momentos durante o decorrer de um mês. No caso das pacientes tomando estrogênio contínuo e progestogênio contínuo, após três meses é esperado que elas apresentem um endométrio inativo e sangramento não programado. Caso o sangramento não programado ocorra, a espessura endometrial de 4 a 5 mm ou menos não necessita ser examinada, mas nos casos de sangramento não programado, como observado acima, se o endométrio mede mais de 6 mm, o exame deve ser realizado. Das pacientes submetidas ao regime de tratamento de estrogênio sem oposição espera-se que tenham endométrios proliferativos. Os dados normativos para a variação da espessura endometrial ultra-sonograficamente medida nessas pacientes não foram estabelecidos, e o uso de estrogênio sem oposição não é mais favorecido clinicamente. Nas pacientes que fazem a terapia de reposição hormonal seqüencial (estrogênio contínuo com progestogênio adicionado aproximadamente 10 a 14 dias por mês), os dados normativos ultra-sonográficos ainda não foram estabelecidos. Até que esses dados sejam estabelecidos, essas pacientes devem ser controladas clinicamente (isto é, o sangramento anormal requer um exame para verificar se o endométrio mede mais de 5 mm). Não é necessário fazer o exame se o sangramento ocorre apenas no tempo normalmente programado relativo ao progestogênio independente das medidas do ultra-som.

Outra consideração importante, além da espessura endometrial medida, é a textura do endométrio. Se ele for heterogêneo e irregular, este pode ser um determinante mais importante do que, simplesmente, a espessura absoluta. Além do mais, devemos enfatizar que essas medidas endometriais precisam ser feitas na visão do eixo longitudinal perpendicular ao eco endometrial. O corte coronal ficará cheio de erros porque pode estar tangencial e não perpendicular. Além do mais, os carcinomas, as hiperplasias e os pólipos são geralmente focais. Não basta simplesmente produzir uma visão única do eixo longitudinal e então medi-la. Os múltiplos cortes bidimensionais no eixo longitudinal de cornos a cornos são obrigatórios na tentativa de se recriar uma anatomia tridimensional e evitar perder as mudanças que possam ser focais. A histerossonografia com instilação de líquido também pode ajudar muito (leia o Capítulo 14) e prova que um processo patológico é simétrico (isto é, "global" e não é focal) deveria proceder todo tipo de exame clínico cego.

Coleções de Líquido Endometrial

A presença de uma coleção de líquido endometrial tem sido previamente observada como um terrível sinal, geralmente associado à malignidade. Em 1982, Breckenridge et al.[32] descobriram que 16 de 17 pacientes com coleções de líquido intra-uterino no ultra-som tinham carcinoma no corpo ou no colo uterino. Com o desenvolvimento da resolução transabdominal melhorada, McCarthy et al.[33] relataram, em 1986, que seis de oito pacientes pós-menopausadas com coleções de líquido endometrial tinham processos benignos. A sonda vaginal permite um grau de ampliação de imagem que resulta em "sonomicroscopia" de baixa potência. O líquido é facilmente visto nas mudanças foliculares do ovário, no fundo de saco após a ovulação, ou aumentadamente dentro da cavidade endometrial de mulheres pós-menopausadas.

Em 1991, eu[34] considerei como postulado que as coleções de líquido encontradas no endométrio de muitas mulheres pós-menopausadas de fato representam transudato associado à estenose cervical. Mais recentemente, um trabalho descrevendo 30 casos de coleções de líquido endometrial pós-menopausado descreveu a necessidade de medir o tecido endometrial *periférico* com o líquido observado.[35] Este é o tecido significativo, não a mera presença do próprio líquido. Inicialmente, durante o exame bimanual de ultra-som de rotina aumentado, nove mulheres pós-menopausadas com exames de palpação comuns foram diagnosticadas com coleções de líquido endometrial. Nenhuma delas tinha história de sangramento, e nenhuma estava fazendo a terapia de reposição hormonal. Eram pacientes pós-menopausadas de 9 a 14 anos. Por causa da preocupação de que o líquido endometrial assinalasse uma anormalidade,[32,33] cada uma das mulheres do grupo de estudo fez um exame endometrial. Havia um certo grau de estenose cervical em cada caso. O tecido deficiente foi colhido e classificado pelo patologista como "endométrio inativo". Subseqüentemente, os sonogramas de cada paciente foram reexaminados e descobriu-se que o endométrio ao redor do líquido tinha, uniformemente, 3 mm ou menos (Fig. 8-13).

Depois daquelas nove pacientes iniciais, foram identificadas mais 21 pacientes com coleções de líquido endometrial. Nenhuma delas apresentou história de sangramento. Nenhuma estava fazendo a terapia de reposição hormonal. Eram pacientes pós-menopausadas de 3 a 26 anos. Dezoito das vinte e uma pacientes adicionais, tinham tecidos que mediam 3 mm ou menos circundando o líquido. Essas pacientes foram acompanhadas de modo conservador durante 6 a 26 meses, com varreduras em intervalos de três a seis meses. Seis apresentaram resolução do líquido e 12 casos permaneceram inalterados. Três, das vinte e uma, apresentaram endométrio espesso heterogêneo (pelo menos 3 mm) periférico ao líquido. Em uma foram feitas duas tentativas de dilatação e curetagem, mas foram mal sucedidas devido à estenose cervical, e foi realizada a histerectomia abdominal total e a salpingooforectomia bilateral; foi encontrado um pólipo endometrial de 15 mm. As outras duas pacientes apresentaram endométrio espesso ao redor do líquido (Fig. 8-14). A dilatação e curetagem e a histeroscopia em ambas revelou hiperplasia simples sem atipia. Parece que o endométrio pós-menopausado atrófico, quando associado com estenose cervical, pode estar acompanhado de coleções de líquidos en-

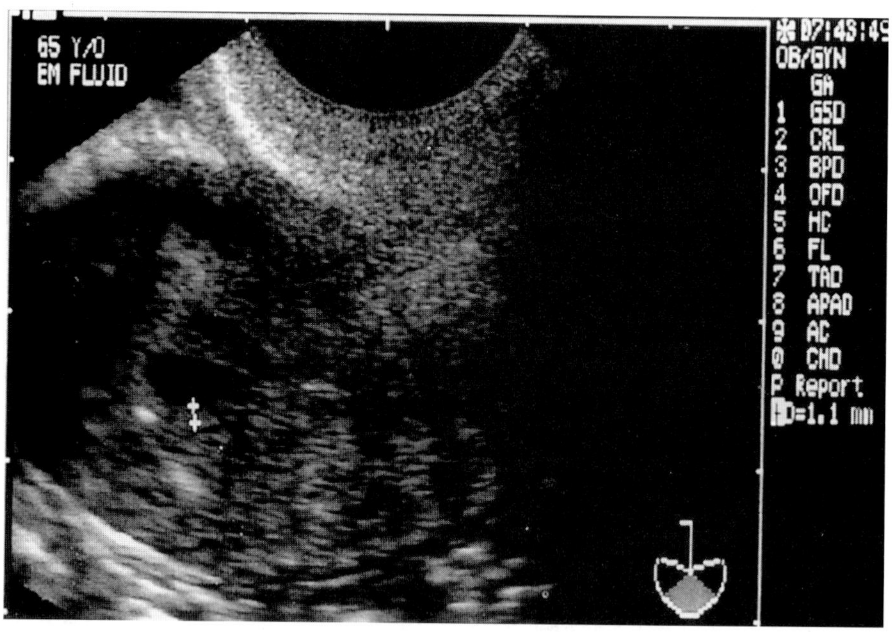

Fig. 8-13. Corte do eixo longitudinal de uma paciente assintomática de 65 anos de idade. O líquido endometrial é identificado. O tecido endometrial ao redor do líquido é fino e sua medida máxima era 1,1 mm (*compassos*). Essa imagem foi observada com estenose cervical clínica. A histeroscopia revelou um endométrio atrófico pálido e a curetagem produziu tecido inativo escasso.

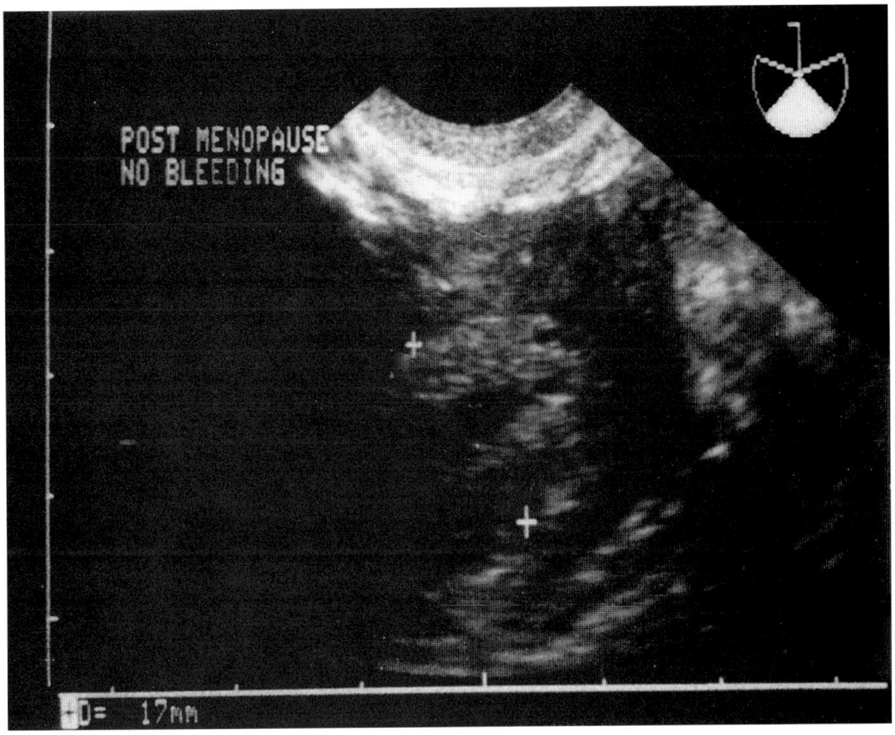

Fig. 8-14. Corte do eixo longitudinal de uma paciente com coleção de líquido endometrial, mas com um endométrio notadamente espesso redor do líquido. Isso também foi associado com estenose cervical, e no momento da histeroscopia e de dilatação e curetagem, foi encontrado tecido abundante. Isso representou hiperplasia com atipia.

dometriais, facilmente observadas na ultra-sonografia com sonda vaginal. Quando da camada endometrial periférica à coleção de líquido não tem mais de 3 mm, o relatório da patologia endometrial é, invariavelmente, o de um endométrio inativo e o exame não é indicado. Se o endométrio periférico é mais espesso que 3 mm, não se pode esperar que o endométrio seja inativo, e é necessário fazer o exame. Dessa forma, o tecido importante não é propriamente o líquido, mas a espessura e o caráter do tecido ao redor dele.

Achados Ultra-sonográficos no Útero de Pacientes Tratadas com Tamoxifeno

O tamoxifeno é um antagonista estrogênico amplamente usado em mulheres com câncer de mama com estrogênio receptor-positivo. Ele é discutido em detalhes no final do Capítulo 6. É um excelente antagonista de estrogênio da mama. Paradoxalmente, ele apresenta algumas propriedades agonistas estrogênicas, em algumas mulheres, no trato genital. Dessa forma, em vez de resultar em um endométrio atrófico, alguns estudos indicam que até 20% a 50% das mulheres podem apresentar proliferação, hiperplasia e até carcinoma.[36,37] Portanto, as mulheres que tomam tamoxifeno têm passado, e cada vez mais continuarão a passar, pelo minucioso exame ultra-sonográfico. Tenho observado mudanças uterinas bizarras, localizadas centralmente no ultra-som e que parecem ser endometriais (Fig. 8-15). Entretanto, quando observadas através do histerossonograma com infusão salina, na verdade, elas representavam mudanças no miométrio proximal, com o endométrio permanecendo fino e atrófico (Fig. 8-16).[38] Essas, aparentemente, representam focos de reativação de adenomiose e são caracterizadas como pequenas sonolucências no miométrio proximal.[39]

RESUMO

Em resumo, a avaliação ultra-sonográfica das estruturas de anexos e do detalhe endometrial tem permitido novos "*conhecimentos*" nas mudanças fisiológicas e patológicas das pacientes pós-menopausadas. Além disso, elas começaram a modificar a abordagem clínica no caso de muitas dessas pacientes, conforme resumido acima.

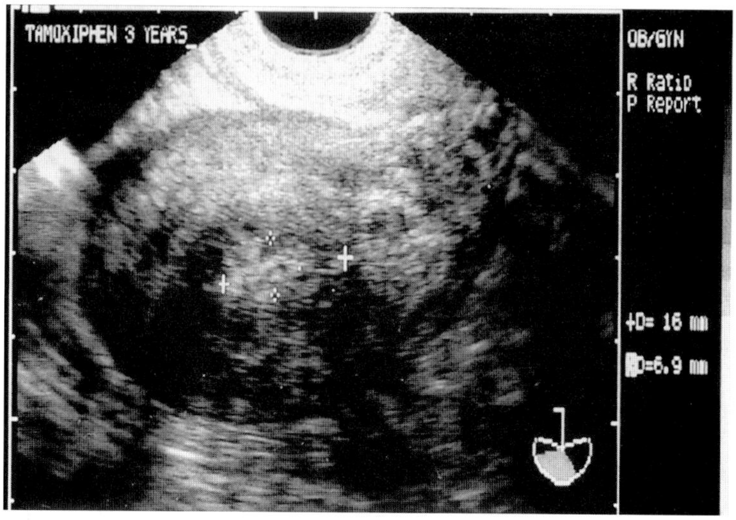

Fig. 8-15. Corte do eixo longitudinal de uma paciente tratada com tamoxifeno durante três anos. O aspecto central do útero nesta imagem é estranho e heterogêneo e mediu 7 mm de espessura.

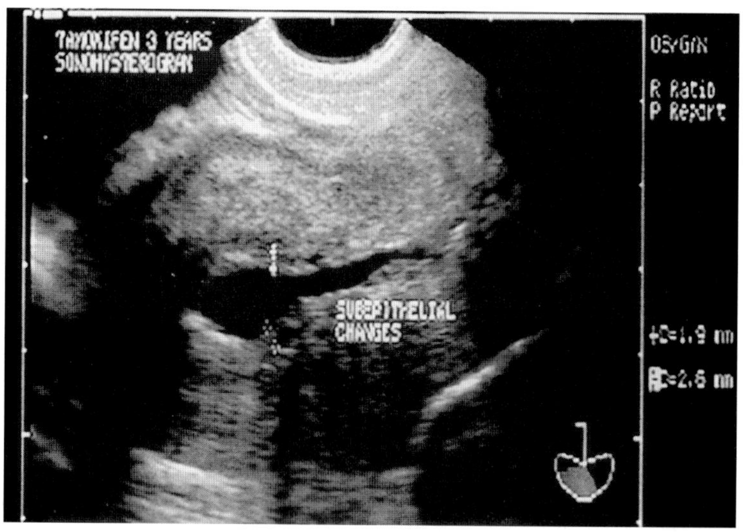

Fig. 8-16. Mesma paciente da Fig. 8-15 após instilação de líquido através do histerossonograma com infusão salina, no qual aproximadamente 8 ml de salina estéril foi infundida através de um catéter de inseminação intra-uterina. Os espaços sonolucentes previamente identificados são vistos subepiteliais no miométrio proximal. O endométrio ao redor do líquido instilado é fino e atrófico, com uma espessura máxima de 2,6 mm (*compassos*).

REFERÊNCIAS BIBLIOGRÁFICAS

1. Boring CC, Squires TS, Tong, T: Cancer Statistics 1991; 41:19
2. Cutler SJ, Young JL (eds): Third National Cancer Survey; Incidence Data. Monograph 41. US Department of Health, Education and Welfare publication (NIH) 75-77. National Cancer Institute Washington, DC, 1975
3. Petterson F (ed): Annual report on the results of treatment in gynecological cancer. Int Fed Gynecol Obstet 1990; 20-26
4. Murphy GP (ed): CA-A Cancer Journal for Clinicians. 1994, 44:18
5. Barber H, Graber E: The PMPO syndrome (postmenopausal palpable ovary syndrome). Obstet Gynecol 1971; 38:921-923
6. Barber H: Ovarian cancer: diagnosis and management. Am J Obstet Gynecol 1984; 150:910-916
7. Goldstein SR, Subramanyam B, Snyder JR et al: The postmenopausal cystic adnexal mass: the potential role of ultrasound in conservative management. Obstet Gynecol 1989; 73:8-10
8. Hall DA, McCarthy KA: The significance of the postmenopausal simple adnexal cyst. J Ultrasound Med 1986; 5:503-505
9. Rulin MC, Preston AL: Adnexal masses in postmenopausal women. Obstet Gynecol 1987; 70:578-581
10. Rodriguez MH, Platt LD, Medeoris AL et al: The use of transvaginal sonography for evaluation of postmenopausal size and morphology. Am J Obstet Gynecol 1988; 159:810-814
11. Wolf SI, Gosink BB, Feldesman MR et al: Prevalence of simple adnexal cysts in postmenopausal women. Radiology 1991; 180:65-71
12. Campbell S, Royston P, Bhan V et al: Novel screening strategies for early ovarian cancer by transabdominal ultrasonography. Br J Obstet Gynaecol 1990; 797:304-311
13. Van Nagell JR, Higgins RV, Donaldson ES et al: Transvaginal sonography as a screening method for ovarian cancer. Cancer 1990,65:573-577
14. Crane JP, Gray DL, Mulch DG: Routine ultrasound screening for ovarian cancer—can we afford it? J Ultrasound Med 1991; 10:543
15. Kurjak A, Zalud I, Alfirevic Z: Evaluation of adnexal masses with transvaginal color ultrasound. J Ultrasound Med 1991; 10:295-297
16. Bourne T, Campbell S, Steer C et al: Transvaginal color flow imaging: a possible new screening test for ovarian cancer. Br Med J 1989; 289:1367-1370
17. Fleischer AC, Rodgers WH, Rao B et al: Assessment of ovarian tumor vascularity with transvaginal color Doppler sonography. J Ultrasound Med 1991; 10:563-568
18. Kabowat S, Bast R, Knapp RC et al: Immunopathologic characterization of a monoclonal antibody that recognizes common surface antigens of human ovarian tumors of serous, endometriod and clear cell types. Am J Clin Pathol 1983; 79:98-104
19. Niloff JM, Knapp RC, Schoetzl EM: CA 125 antigen levels in obstetrics and gynecologic patients. Obstet Gynecol 1984; 64:703-707
20. Niloff JM, Bast RC, Schoetzl EM et al: Predictive value of CA 125 antigen levels in second look procedures for ovarian cancer. Am J Obstet Gynecol 1985; 151:981-986
21. Maiman M, Seltzer V, Boyce J: Laparoscopic excision of ovarian neoplasms subsequently found to be malignant. Obstet Gynecol 1991; 77:563-565
22. Nachtigall LE, Nachtigall RH, Nachtigall RD et al: Estrogen replacement therapy. II. A prospective study in the relationship of carcinoma and cardiovascular and metabolic problems. Obstet Gynecol 1979; 54:74-79
23. Hazzard WR: Estrogen replacement and cardiovascular disease: serum lipids and blood pressure effects. Am J Obstet Gynecol 1989; 162:1847-1853
24. Ettinger B, Genant HK, Cann CE: Long-term estrogen replacement therapy prevents bone loss and fractures. Ann Intern Med 1985; 102:319-324
25. Pedwick M, Pryse-Davis J, Whitehead M: A simple method for determining the optimal dosage of progestin in postmenopausal women receiving estrogens. N Engl J Med 1986; 315:930-934
26. Prough SG, Aksel S, Wiebe RH, Sheperd J: Continuous estrogen/progestin therapy in menopause. Am J Obstet Gynecol 1987; 157:1449-1453
27. Goldstein SR, Nachtigall M, Snyder JR, Nachtigall L: Endometrial assessment by vaginal ultrasonography before endometrial sampling in patients with postmenopausal bleeding. Am J Obstet Gynecol 1990; 163:119-123
28. Nasri MN, Coast GJ: Correlation of ultrasound findings and endometrial histopathology in postmenopausal women. Br J Obstet Gynaecol 1989; 96:1333-1338
29. Osmers R, Volksen M, Schauer A: Vaginosonography for early detection of endometrial carcinoma? Lancet 1990; 335:1569-1571
30. Varner RE, Sparks JM, Cameron CD et al: Transvaginal sonography of the endometrium in postmenopausal women. Obstet Gynecol 1991; 78:195
31. Granberg S, Wikland M, Karlsson B et al: Endometrial thickness as measured by endovaginal ultrasonography for identifying endometrial abnormality. Am J Obstet Gynecol 1991; 164:47-52
32. Breckenridge JW, Kurta A, Ritchie W, Macht E: Postmenopausal uterine fluid collection: indicator of carcinoma. AJR 1982; 139:529-534
33. McCarthy KA, Hall DA, Swann CA: Postmenopausal endometrial fluid collections: always an indicator of malignancy? J Ultrasound Med 1986; 5:647-649
34. Goldstein SR: Endovaginal Ultrasound. 2nd Ed. John Wiley & Sons, New York, 1991
35. Goldstein SR: Postmenopausal endometrial fluid collections revisited: look at the doughnut rather than the hole. Obstet Gynecol 1994; 83:738-740
36. Neven P, De Muyleder X, Van Belle Y et al: Tamoxifen and the uterus and endometrium (letter). Lancet 1989; 1:375
37. Gal D, Kopel S, Bashevkin M et al: oncogenic potential of tamoxifen on endometria of postmenopausal women with breast cancer—preliminary report. Gynecol Oncol 1991; 42:120-123
38. Goldstein SR: Unusual ultrasonographic appearance of the uterus in patients receiving tamoxifen. Am J Obstet Gynecol 1994; 170:447-451
39. Perrot N, Guyot B, Antoine M, Uzan S: The effects of tamoxifen on the endometrium. Ultrasound Obstet Gynecol 1994; 4:83-84

9

TRATO URINÁRIO INFERIOR

ILAN E. TIMOR-TRITSCH

A incontinência urinária é uma queixa comum de muitas mulheres de todas as idades. Ela torna-se mais freqüente e mais severa com o avanço da idade. A causa subjacente mais comum é a incontinência urinária de esforço (IUE) "genuína" com ou sem instabilidade do mecanismo detrussor.[1] Os testes urodinâmicos completos são exigidos para diferenciar a instabilidade do detrussor da IUE. Classicamente, esses testes e investigações incluíram o cistouretrograma lateral (correntinha)[2], o viscerograma pélvico,[3] a prova do coxim,[4] a profilometria da pressão uretral,[5] a cistouretrografia em vídeo [6] e as medições da condução elétrica.[7,8] Todos, ou quase todos os testes mencionados acima são mais ou menos invasivos e requerem um ambiente especial para serem realizados.[9] Outra consideração é que a maioria dos testes usam raios X, uma exposição com radiação óbvia para a pelve.

O exame ultra-sonográfico do trato urinário inferior parece evitar a invasão das técnicas mencionadas acima. Primeiro, foram avaliadas as abordagens transabdominal, perineal e retal.[10-12]

A introdução da ultra-sonografia transvaginal abriu novos horizontes e possibilidades para o estudo da incontinência urinária e para várias outras doenças na parede da bexiga com o uso de uma técnica de imagem menos invasiva e de fácil aplicação.[1,13,14] A ultra-sonografia transvaginal atinge as estruturas alvo como o colo e a parede da bexiga mais facilmente que a ultra-sonografia transabdominal, graças à proximidade da extremidade do transdutor. A via transvaginal parece ser mais bem tolerada pelas pacientes que a via transretal.[1,14] Nos últimos anos, tem sido publicado um número crescente de estudos ultra-sonográficos transvaginais na literatura urológica, cirúrgica, ginecológica e ultra-sonográfica.

TRANSDUTORES E TÉCNICAS

Os transdutores de freqüência relativamente alta (6,5 a 7,5 MHz) (retais ou transvaginais), com uma visão de varredura de, pelo menos, 110°, que produzem imagens claras têm de ser usados nos exames ultra-sonográficos uroginecológicos. As cabeças de exploração setorias mecânicas ou eletrônicas têm de usar uma saliência 20° a 30° fora do eixo para conseguir capturar a região de interesse. As pacientes são examinadas em decúbito dorsal e, às vezes, sentadas, usando uma cadeira especialmente adaptada, que permite uma introdução fácil da sonda vaginal.

A preparação da sonda é similar à do exame ultra-sonográfico transvaginal usual. O exame é iniciado com um bexiga urinária relativamente cheia. No final, ou próximo ao final do exame, a bexiga é esvaziada, após o que o volume da urina residual é avaliado. A introdução excessiva na bexiga deveria ser evitada para não distorcer a anatomia (ou a patologia) pela pressão da sonda.

A imagem é gerada em dois planos: os planos sagital e o coronal. Depois de se obter a angulação adequada, uma imagem clara deve ser apresentada no monitor. Várias sondas transvaginais (mecânicas, bem como eletrônicas) possuem capacidades de direcionar o campo de varredura. Essas sondas têm uma nítida vantagem se for preciso fazer tal varredura. Podem ser usadas várias manobras para aumentar a capacidade diagnóstica do exame, tais como a tosse e o esforço expiratório (manobra de Valsalva).

Ao leitor interessado indicamos vários capítulos sobre o assunto em livros didáticos sobre ultra-sonografia.[15-17]

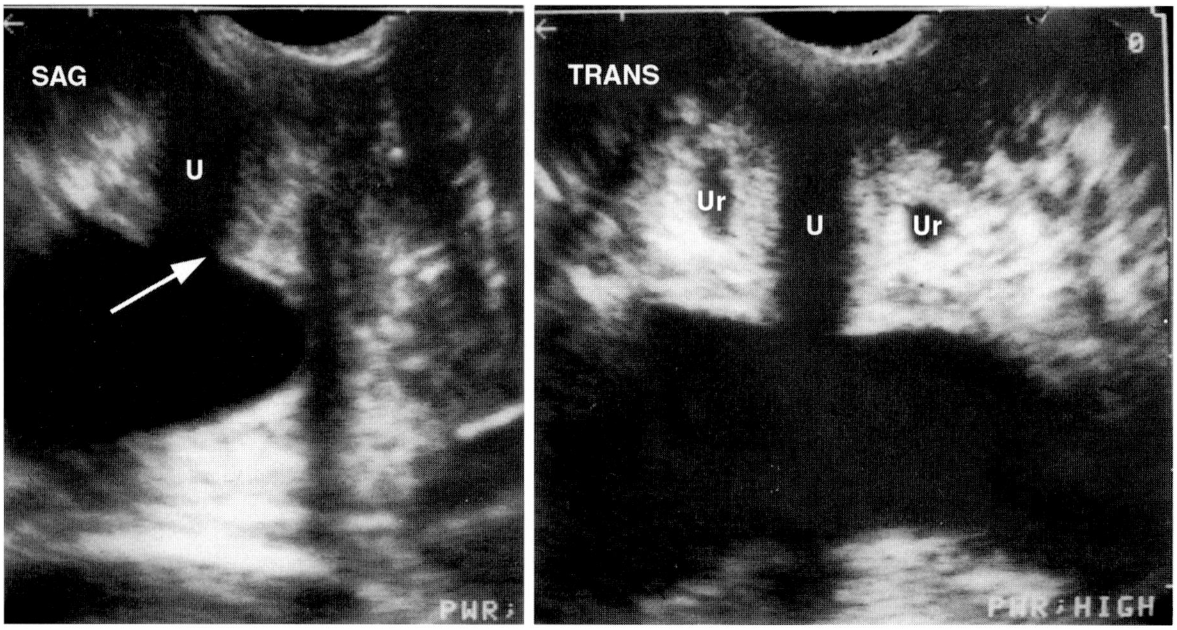

Fig. 9-1. Corte sagital e transversal (coronal) da bexiga visualizada usando uma sonda transvaginal. O corte sagital mostra a uretra (U) e o ângulo posterior do colo da bexiga (*flecha*). No corte transversal, os uréteres (Ur) são vistos em ambos os lados da uretra.

AVALIAÇÃO ULTRA-SONOGRÁFICA DA BEXIGA E DA URETRA

Anatomia Ultra-sonográfica Normal do Trato Urinário Inferior

No plano sagital, à medida que a uretra entra na bexiga, o colo da bexiga é visto na junção da uretra e da bexiga urinária (Fig. 9-1). Se a sonda for colocada no intróito ou inserida no primeiro quarto ou quinto inferior da vagina, podem ser visualizadas três estruturas paralelas no plano sagital: a anterior é a uretra, a estrutura posterior é o reto e entre as duas vemos a vagina (Fig. 9-2). É possível medir o ângulo entre a uretra e a parte posterior do colo da bexiga. Foi postulado que este ângulo, no estado normal, é de 100° a 110° (Figs. 9-1 a 9-3). A parede da bexiga pode ser examinada e, dependendo da quantidade de urina na bexiga, a sua espessura é diferente. Uma nova técnica para medir a espessura da parede da bexiga usando a ultra-sonografia transvaginal foi descrita em pacientes com instabilidade do detrusor diagnosticada urodinamicamente.[18] Essas pacientes tinham as paredes da bexiga significativamente mais espessas que as mulheres com IUE diagnosticadas urodinamicamente.

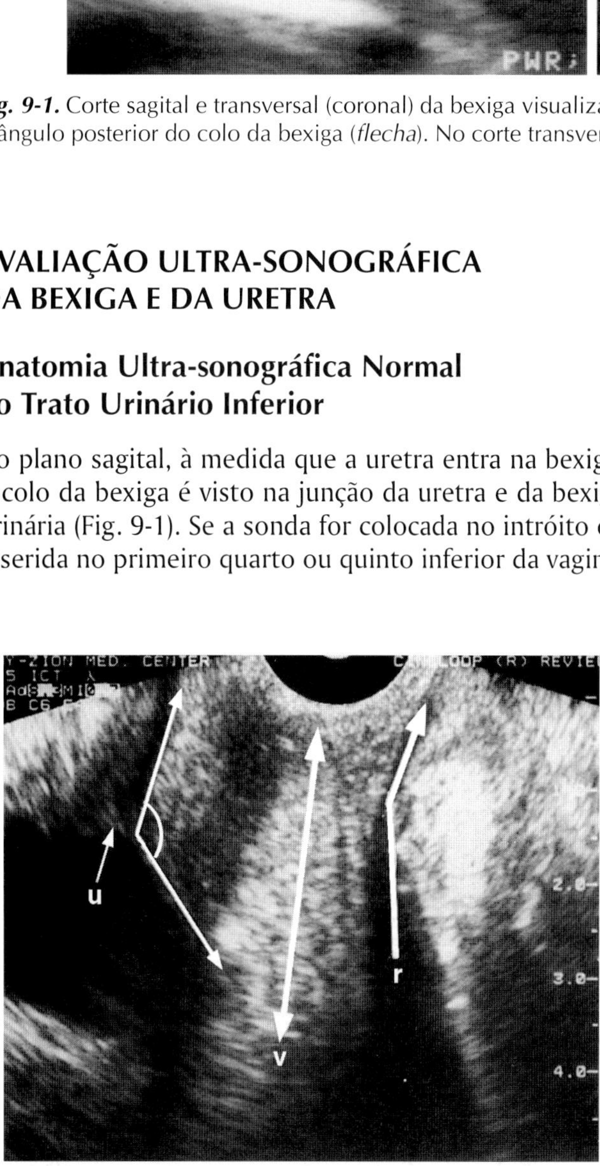

Fig. 9-2. Corte sagital da uretra (U), a vagina (V), e o reto (r) são vistos pela sonda vaginal colocada acima do intróito vaginal. O ângulo do colo da bexiga posterior está realçado.

A imagem da bexiga no plano coronal se parece com um T maiúsculo invertido; o componente horizontal é sempre mais espesso do que o componente vertical, que é a uretra (Figs. 9-1 a 9-3A). Esta seção de varredura permite uma investigação meticulosa da parede da bexiga. "jatos" discretos de urina são vistos na seção coronal sendo lançados dentro da bexiga urinária, oriundos dos dois ureteres localizados lateralmente.[19] A varredura do fluxo com cores codificadas detecta esses jatos um pouco melhor (Fig. 9-3B). A uretra, que possui cerca de 4 cm de comprimento no indivíduo feminino, pode ser detectada devido a sua sonolucência, a qual é atribuída às camadas de músculos imóveis fixos da uretra. É importante verificar as mudanças da localização anatômica do colo da bexiga durante o esforço expiratório ou a tosse; o colo da bexiga normal deve sempre permanecer retropúbico (Fig. 9-4). Com patologia, esta relação pode ser alterada.

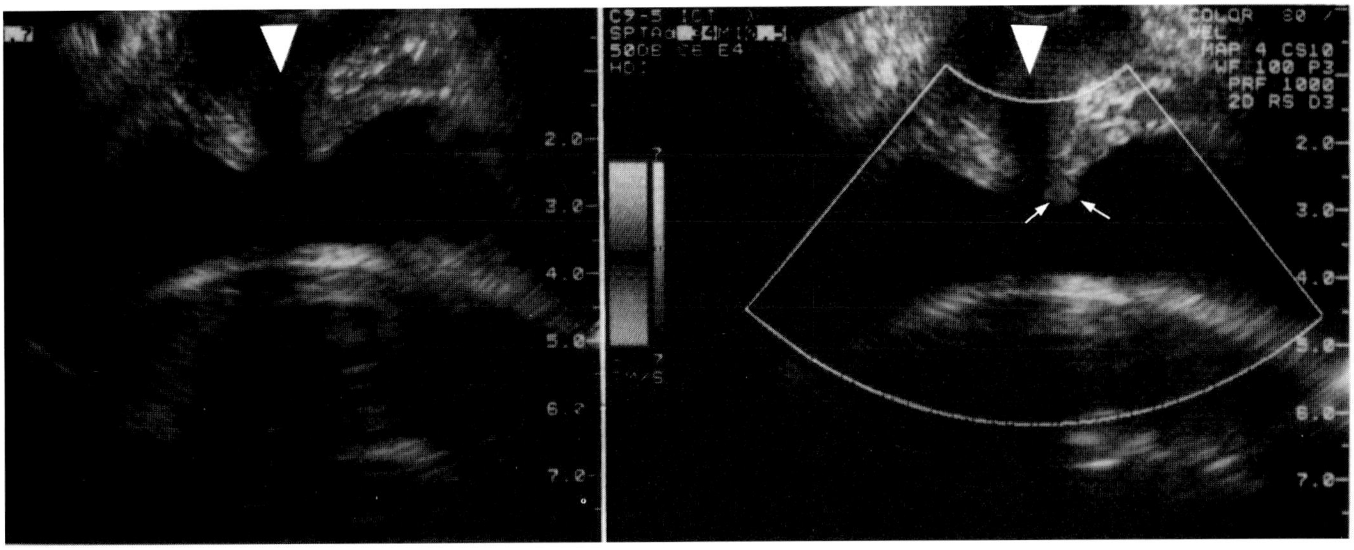

Fig. 9-3. Cortes transversais (coronais) de uma bexiga normal parcialmente cheia de urina. O fluxo colorido detectou o jato de urina (*flechas pequenas*) surgindo do ureter esquerdo. A uretra está indicada (*cabeça das flechas*).

Patologia da Bexiga e da Uretra

Conforme dito anteriormente, a ultra-sonografia transvaginal possibilita uma avaliação confortável e fácil do trato urinário inferior. A descida de mais de 1 cm durante o esforço do colo da bexiga foi considerado diagnóstico para hipermobilidade do colo da bexiga.[20,21] Alguns autores relacionam a posição do colo da bexiga até o osso púbico durante o repouso, bem como durante o aumento da pressão intra-abdominal.[15] (Figs. 9-4 e 9-5). Várias publicações mostram bons resultados na realização de estudos ultra-sonográficos, o que se correlaciona bem com os exames "padrão ouro" como o cistouretrograma. Uma dessas vantagens dos testes baseados no ultra-som é que eles podem ser repetidos várias vezes durante a sessão e que eles também conseguem avaliar os resultados dos procedimentos cirúrgicos usados para corrigir a patologia.[20,22]

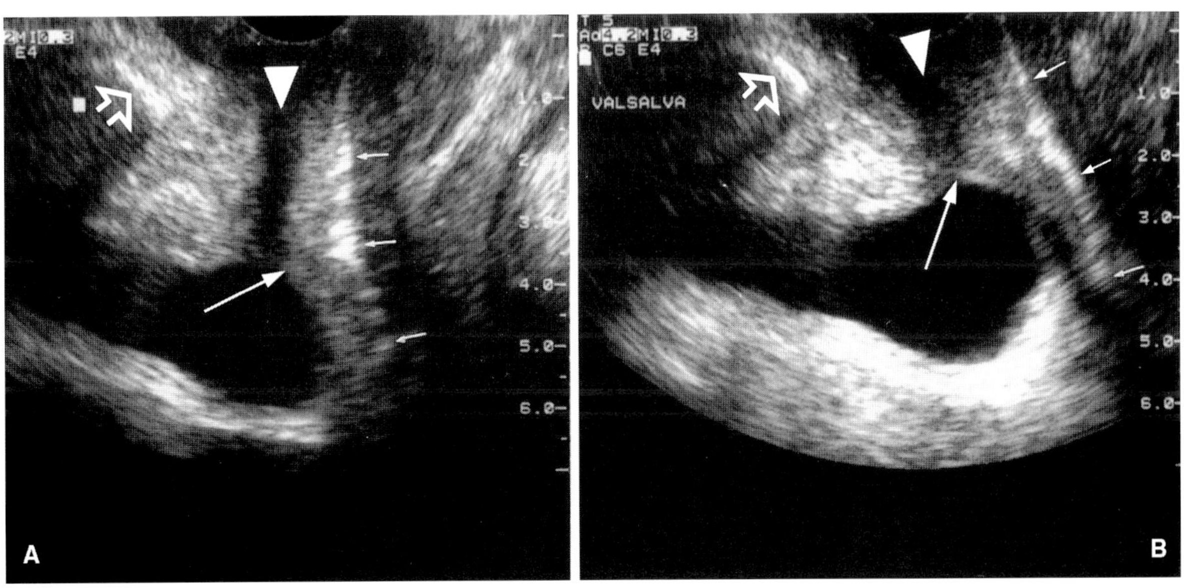

Fig. 9.4. Cortes sagitais da bexiga de uma mulher saudável. A uretra (cabeça das flechas), a sínfise (flechas abertas), o ângulo da bexiga posterior (*flecha longa*) e a parede vaginal anterior (*flechas pequenas*) estão medicados. **(A)** Imagem de uma anatomia normal no plano sagital. **(B)** A manobra de Valsalva da paciente cria uma pequena protuberância na parede da bexiga posterior, mas o colo da bexiga permanece acima do nível da sínfise. (Caudal é em direção à parte superior da foto.)

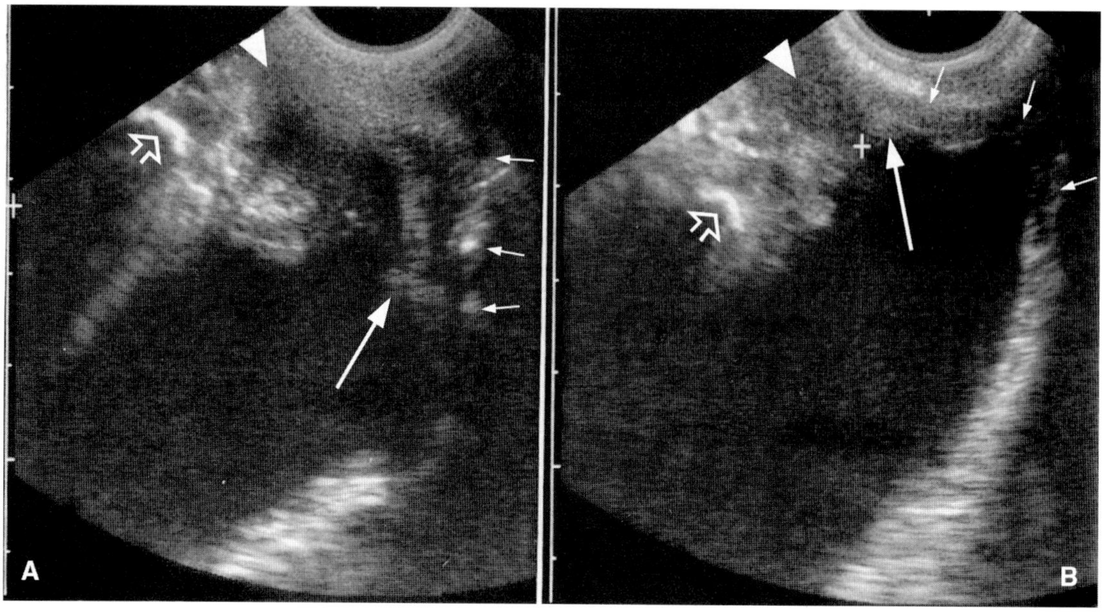

Fig. 9-5. Corte sagital da bexiga de uma paciente que reclama de uma leve incontinência de esforço. A uretra (*cabeças das flechas*), a sínfise (*flecha aberta*), o colo da bexiga (*ângulo posterior*), e a parede vaginal anterior (*flechas pequenas*) estão indicadas. **(A)** Imagem da anatomia no plano sagital. **(B)** A manobra de Valsalva de uma paciente faz com que o colo da bexiga afunde abaixo do nível da sínfise, ao passo que a parede posterior da bexiga se projeta significativamente para dentro da vagina. (Caudal é em direção à parte superior da foto.)

A praticabilidade da ultra-sonografia transvaginal foi testada por Leroy et al.[23] Eles fizeram a varredura de 25 pacientes que reclamavam de incontinência urinária de esforço e puderam mostrar uma sensibilidade de 94% com uma especificidade de 100% para estabelecer o diagnóstico pelo método transvaginal. A boa correlação entre os resultados do teste usando a urodinâmica e ultra-sonografia transvaginal foi relatada por Leroy et al.[23] A descida ou a distorção do colo da bexiga abaixo do nível da sínfise foi usada como um ponto-limite para definir a incontinência urinária de esforço.

É fácil de avaliar a pós-micção residual da bexiga. A quantidade normal deixada após a micção é de aproximadamente 30 a 50 ml. As medidas nos três planos básicos obtidos através da ultra-sonografia transabdominal têm sido desanimadoras na avaliação do volume da bexiga.[24] Haylen [25,26] usou a ultra-sonografia transvaginal para avaliar os volumes da bexiga. A quantidade mais favorável determinada por esse método foi de 50 a 200 ml. O erro médio foi de 46%. Haylen sugeriu a seguinte fórmula:

$$\text{Volume da bexiga (ml)} = 5{,}9 \text{ X (altura X profundidade)} - 14{,}6$$

A determinação do volume residual de urina pela ultra-sonografia é não invasiva, fácil e informativa.

Geralmente são encontrados cálculos na bexiga; eles são ecogênicos e normalmente produzem sombra atrás deles. Eles se movimentam livremente se a sonda for empurrada na direção onde se encontra na bexiga. Às vezes, as pedras situadas no primeiro quinto inferior do ureter também podem ser vistas pela ultra-sonografia transvaginal com uma leve dilatação acima do cálculo.

As malignidades da bexiga também são detectáveis pela ultra-sonografia transvaginal. Granberg et al. [27] identificaram, através da ultra-sonografia transvaginal, cinco tumores na bexiga num estudo prospectivo de 100 mulheres com sangramento pós-menopausa. Nesse artigo, eles enfatizaram a importância de se fazer a varredura de todas as mulheres com sangramento pós-menopausa com a ultra-sonografia transvaginal.[28] Leiomiomas da bexiga também foram encontrados através da ultra-sonografia transvaginal.[28,29]

Um endometrioma dentro da bexiga se originando da parede da bexiga é mostrado na Figura 9-6.

Os divertículos uretrais ocorrem, aproximadamente, em 2% a 5% das mulheres. A detecção desta patologia foi relatada pela ultra-sonografia transabdominal[30] bem como pela transvaginal.[32] Se a remoção da urina da bexiga urinária é desejada, alguns clínicos preferem realizá-la através da punção suprapúbica. Tal procedimento pode ser realizado com grande precisão e é, portanto, mais fácil de ser realizado com a orientação ultra-sonográfica.[33]

Às vezes, uma varredura vaginal minuciosa pode revelar um rim ectópico. Com todos os problemas de diagnóstico diferencial envolvidos, a correta identificação de

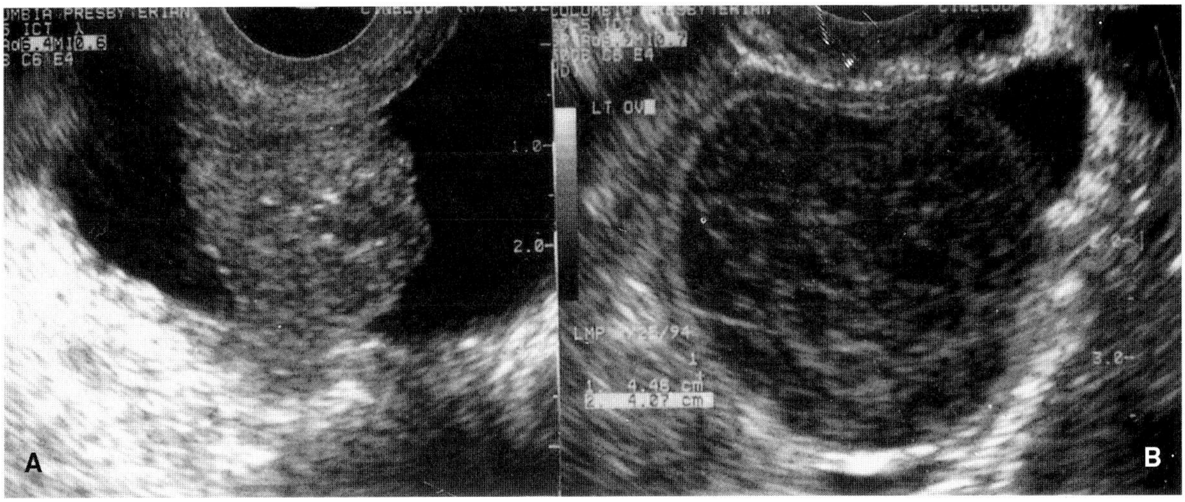

Fig. 9-6. Cortes **(A)** sagital e **(B)** coronal do endometrioma na bexiga urinária. Seu tamanho é 4,4 x 4,0 x 4,5 cm.

um caso como este é obviamente importante (Fig. 9-7). Para concluir, a ultra-sonografia transvaginal é uma nova modalidade para se avaliar a anatomia e a patologia do trato urinário inferior. Ela tem várias vantagens práticas sobre as técnicas diagnósticas tradicionalmente usadas. O uso desta modalidade diagnóstica na avaliação da instabilidade do detrusor precisa ser mais amplamente estudado. A ultra-sonografia transvaginal ou do intróito provavelmente ainda não pode substituir todos os testes usados na avaliação urodinâmica; entretanto, ela possibilita o uso de menos testes e aumenta a previsão diagnóstica de outros.

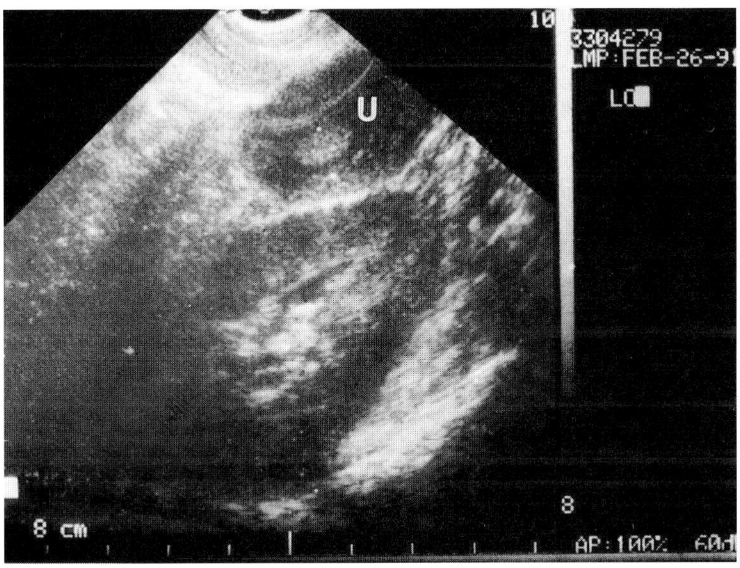

Fig. 9-7. Imagem do rim direito levemente acima do útero (U), visualizado pela ultra-sonografia transvaginal.

REFERÊNCIAS BIBLIOGRÁFICAS

1. Hilton P: Urinary incontinence in women. BMJ 1987; 299:455-460
2. Green TH: Urinary stress incontinence: differential diagnosis, pathophysiology and management. Am J Obstet Gynecol 1967; 29:324-327
3. Richter K, Hausegger K, Lissner J et al: Die Dochtmethode, Eine vervollkommete Alt der Kolpozystourethrographle. Geburtshilfe Frauenheilkd 1974; 34:711-719
4. Sutherst J, Brown M, Shawer M: Assessing the severity of urinary incontinence in women by weighing perineal pads. Lancet 1981; 1128-1129
5. Hilton P, Stanton SL: Urethral pressure measurement by microtransducer. I. An analysis of variance; II. An analysis of rotation variation. p. 69. In Sundin T, Mattiasson A (eds): Proceedings of the 11th annual meeting of the International Continence Society, Lund, Sweden, 1981
6. Bates CP, Whiteside CG, Turner-Warwick R: Synchronous cine/ pressure/flow cystourethrography with special reference to stress and urge incontinence. Br J Urol 1970; 42: 714-723
7. Plavnik S: Urethral electric conductance. p. 111. In Drife JO, Hilton P, Stanton SL (eds): Micturition. Springer Verlag, New York, 1990
8. Kirby RS, Eardley R: Role of electrophysiological studies. p.143. In Drife JO, Hilton P, Stanton SL (eds): Micturition. Springer Verlag, New York, 1990
9. Stanton SL: What is the place of urodynamic investigations in a district general hospital? (editorial) Br J Obstet Gynecol 1983
10. Bhatia NN, Ostergard NN, Ostergard DR, McQuown D: Ultrasonography in urinary incontinence. Urology 1987; 29:90-94
11. White RD, McQuon D, McCarthy TA, Ostregard DA: Real-time ultrasonography in the evaluation of urinary stress incontinence. Am J Obstet Gynecol 1980; 138:235-237
12. Richmond D, Sutherst JR, Brown MC: Screening of the bladder base and urethra-using array transrectal ultrasound scanning. Am J Obstet Gynecol 1983; 90:97-9
13. Koelbl H. Bernscheck G, Deutinger J: Assessment of female urinary incontinency by intro sonography. J Clin Ultrasound 1990; 18:370-374
14. Quinn MJ, Beynon J, Mortensen JMC, Smith PIB: Transvaginal endosonography: a new method to study the anatomy of the lower urinary tract in urinary stress incontinence. Br J Urol 1988; 62:414-418
15. Quinn M: Transvaginal ultrasound of the lower urinary tract. p.175. In Timor-Tritsch IE, Rottem S (eds): Transvaginal Sonography. 2nd Ed. Chapman & Hall, New York, 1991
16. Cardozo L, Tapp AJS, Wise B: Ultrasonography of the lower urinary tract. p. 1675. In Chervenak FA, Isaacson GC, Campbell S (eds): Ultrasound in Obstetrics and Gynecology. Little Brown, Boston, 1993
17. Debus-Thiede G: Ultrasound in urinary incontinence. p. 691. In Sabbagha RE (ed): Diagnostic Ultrasound Applied to Obstetrics and Gynecology. 3rd Ed. JB Lippincott, Philadelphia, 1994
18. Khullar V, Salvatore S, Cardozo L et al: A novel technique for measuring bladder wall thickness in women using transvaginal ultrasound. Ultrasound Obstet Gynecol 1994; 4:220-223
19. Dubbins PA, Kurty AB, Darby J, Goldberg BB: Ureteric jet effect: the echogenic appearance of urine entering the bladder. Radiology 1981; 140:573-575
20. Johnson JD, Lamensdorf H, Hollander IN, Thurman AE: Use of transvaginal endosonography in the evaluation of patients with stress urinary incontinence. J Urol 1992; 147:421-425
21. Bergman A, Koonings P, Ballard CA, Platt LD: Ultrasonic prediction of stress urinary incontinence development in surgery for severe pelvic relaxation. Gynecol Obstet Invest 1988; 26:66-72
22. Quinn MJ, Beynon J, Mortensen NJM, Smith PBJ: Vaginal endosonography in the postoperative assessment of colposuspension. Br J Urol 1989; 63:295-300
23. Leroy B, Jeny B: Contribution of vaginal echography in urinary incontinence. Arch Gynecol Obstet 1988; 244:530-7
24. Holm H, Dristensen J, Rasmussen S et al: Abdominal Ultrasound. University Park Press, Baltimore, 1976
25. Haylen B: Verification of the accuracy and range of transvaginal ultrasound in measuring bladder volumes in women. Br J Urol 1981; 64:350-352
26. Haylen B: Residual urine voumes in a normal female popuLation: application of transvaginal ultrasound. Br J Urol 1989; 64:347-349
27. Granberg S, Wikland M, Norstrom A: Endovaginal ultrasound scanning to identify bladder tumors as the source of vaginal bleeding in postmenopausal women. Ultrasound Obstet Gynecol 1991; 1:63-65
28. Caspi B, Weinberg D, Weissman A et al: Leiomyosarcoma of the bladder: ultrasonographic features. Ultrasound Obstet Gynecol 1992; 2:432-433
29. Fernandez-Fernandez A, Mayayo-Dehesa T: Leiomyoma of the urinary bladder floor: diagnosis by transvaginal ultrasound. Urol Int 1992; 48:99-101
30. Lee T, Keller F: Urethral diverticulum: diagnosis by ultrasound. Am J Roentgenol 1977; 128:690-691
31. Peat B, Korda A, Boogert A et al: Transvaginal ultrasound for the detection of urethral diverticula at urodynamic assessment. Int Urogynecol J 1992; 3:188-120
32. Iwamoto K, Kigawa J, Minagawa Y et al: Transvaginal ultrasonographic diagnosis of bladder-wall invasion in patients with cervical cancer. Obstet Gynecol 1994; 83:217-219
33. Goldberg BB, Meyer H: Ultrasonically guided suprapubic urinary bladder aspiration. Pediatrics 1973

10

GRAVIDEZ INCIPIENTE

STEVEN R. GOLDSTEIN
ILAN E. TIMOR-TRITSCH

À primeira vista, podemos nos perguntar por que um livro dedicado à ultra-sonografia vaginal tem capítulos sobre gravidez incipiente e sua interrupção. Mesmo com pequenas reflexões, entretanto, percebemos que a gravidez incipiente forma uma ponte muito especial entre o campo da obstetrícia e o da ginecologia. Certamente, o especialista em medicina fetomaterna não pode questionar a grande importância da gravidez incipiente para o desenvolvimento do feto. Similarmente, os ginecologistas, mesmo os que praticam mais a obstetrícia, são constantemente confrontados com pacientes em idade reprodutiva que são amenorréicas. O teste de gravidez seguro, realizado com amostras urinárias em dois minutos, tem mudado a abordagem do clínico com muitas dessas pacientes. Entretanto, os ginecologistas, bem como os especialistas em infertilidade, devem ter conhecimento adequado sobre gravidez incipiente — saber como diagnosticá-la, reconhecer se ela é "normal" ou se está destinada à interrupção, e saber como julgar seu "bem-estar" continuado para orientar adequadamente as pacientes quanto aos cuidados-padrão obstétricos pré-natais (seja pelas próprias mãos do ginecologista ou por outros médicos). Além do mais, somente a segurança de uma gravidez incipiente normal pode proporcionar a base a partir da qual serão detectadas as gestações intra-uterinas anormais destinadas à falência (leia o Cap. 12), bem como para o primeiro e mais importante passo no diagnóstico da gravidez intra-uterina. Por fim, as pacientes que estão gestantes, mas que não continuarão a gestação, deveriam receber uma avaliação precisa sobre a idade gestacional antes da interrupção da gravidez ser realizada, a fim de aumentar a segurança do procedimento.

O processo de concepção, implantação, desenvolvimento e nascimento é uma jornada difícil. A infertilidade remete a um grande número de razões porque aquele processo talvez nunca se inicie. As perdas que ocorrem naturalmente em diferentes estágios após a fertilização, estão sendo mais bem compreendidas. Anteriormente, várias gerações de obstetras e ginecologistas foram ensinados, e muitos ainda acreditam que 25% de todas as gestações irá experimentar sangramento no primeiro trimestre e desses 25% metade irá abortar.[1] Esta informação tem sido passada a pacientes por médicos, bem como através de livros escritos para a comunidade médica consumidora. O assunto da interrupção de gravidez — a freqüência com que ocorre, quando ela ocorre e por que ela ocorre — tem sido tema de grande interesse na pesquisa clínica. A ultrasonografia de alta resolução, especialmente as sondas vaginais mais recentes (e a "sonomicroscopia" que elas possibilitam), a habilidade de se detectar níveis minúsculos de gonadotropinas coriônicas humanas (hCG) na urina e no sangue, os dados abundantes dos programas de fertilização *in vitro* e o interesse continuado nas taxas de perdas para procedimentos como a amostragem das vilosidades coriônicas têm todos contribuído para o nível de compreensão apresentado aqui.

NOVA NOMENCLATURA

Nosso conceito do que constitui uma gestação nos conduz a uma armadilha clínica. Considere a paciente que faz um teste de gravidez em casa (sensibilidade a 50 mIU/ml da preparação de referência internacional [IRP]) quando a menstruação dela atrasa dois dias. O resultado é positivo, mas logo depois ela tem um sangramento vaginal um pouco mais forte que sua menstruação regular. Ela acredita que teve um "aborto" e, quando isso se repete dois meses depois, ela exige um exame de "abortamento habitual". Na verdade, sua "concepção" e perda dessa gravidez química é um sinal prognóstico muito bom em termos da sua fertilidade e, essencialmente, tendo um bebê nascido vivo.

Wilcox et al.[2] estudaram 221 mulheres que tentavam engravidar e obtinham diariamente gonadotropina coriônica urinária através de radioimunoensaio. Vinte e dois por cento das gestações detectadas pelo ensaio foram perdidas durante a menstruação ou perto do período das menstruações esperadas, portanto, antes do reconhecimento clínico. Dessas mulheres, entretanto, 35% ficaram clinicamente gestantes no ciclo seguinte, 65% por volta do terceiro ciclo, 93% por volta do sexto ciclo e 95% dentro de dois anos.

Uma gestação *química* é aquela em que a concepção ocorre mas a perda acontece antes do período embrionário. Esta terminologia foi usada para ser empregada para as gestações que não foram reconhecidas clinicamente. Entretanto, com habilidade crescente para se detectar hCG mais inicial e convenientemente (os testes de gravidez caseiros feitos em consultórios são testes de anticorpos monoclonais e possuem grande sensibilidade), este conceito de gravidez química precedendo o reconhecimento clínico perde o seu significado. Ademais, essas não são todas falhas de implantação — porque a implantação ocorre no estágio de blastocisto e se completa antes das menstruações perdidas. A produção anormal de hormônio (estrogênio e progesterona) do corpo lúteo pode estar um pouco comprometida. Indiscutivelmente, um número anormal de cromossomas geralmente também é mencionado como a causa principal da falência da gravidez incipiente. Ohno et al[3] estudaram 144 abortos espontâneos **distribuindo preparações diretas** de vilosidades coriônicas. Desses, 69,4% tinham cromossomas anormais, dos quais 64% eram trissomias autossômicas e 7% monossomia do X. Nove por cento eram poliplóides e 6% eram rearranjos estruturais. Isso não indica um problema com cromossomas ou gametas parentais — simplesmente uma compreensão de que o método da natureza de redução do número de cromossomas para gametas de 46 a 23 (meiose) é um processo imperfeito. Felizmente, o alto desperdício é o processo de seleção da natureza. Dito de outra maneira, a pequena percentagem de indivíduos cromossomicamente aberrantes que sobrevivem até o nascimento são os mais exigentes e fortes daquele grupo.

Mesmo o conceito de "primeiro trimestre" constitui um divisor de tempo arbitrário que tem sua origem no fato de que é este o período em que o útero grávido passa de um órgão pélvico a um órgão abdominal. A adesão a essa antiga estrutura arbitrária de tempo nos impede de ver com mais naturalidade os processos anatômicos e de desenvolvimento que estão ocorrendo, bem como o agrupamento de perdas com fatores contribuintes muito diferentes.[4] Muita confusão clínica emana da divisão dos eventos aprisionados no primeiro trimestre cronológico, o qual seria mais adequadamente dividido anatômica e morfologicamente, e em termos de risco de perda espontânea, em período embrionário e em período fetal.

Embrião deriva da palavra grega "metamorfose". O período embrionário se inicia com três semanas após a concepção (cinco semanas do último período menstrual [UPM] quando o sistema cardiovascular e o sistema nervoso central começam a se formar. É o período da organogênese (portanto, convém se preocupar com os teratógenos) e da morfogênese — o desenvolvimento da forma.

Antes de 18 mm não existe ainda uma verdadeira "coroa" e uma "cauda".[5] As medidas do tamanho inicial do embrião (TEI) são, de fato, a maior medição ao longo do eixo longitudinal do embrião.[6] Inicialmente, no estágio de somitos, o embrião é uma estrutura linear de 2 a 3 mm de comprimento (Fig. 10-1). O neuroporo rostral se fecha e se transforma na proeminência do prosencéfalo e, depois, na cabeça. O neuróporo caudal se alonga e forma uma cauda. À medida que cresce, o embrião é uma estrutura parecida com um girino em forma de C (Fig. 10-2). O coração primitivo é bastante proeminente, o que nos permite detectar, logo no início, as pulsações da atividade cardíaca antes de visualizarmos um embrião distinto do saco vitelino adjacente. À medida que se desenvolve, a cauda regride, a cabeça se desdobra da sua posição flexionada e os botões dos membros se desenvolvem e são substituídos por mãos e pés. Com 18 a 22 mm, medimos um comprimento vértice-nádegas reconhecível (CVN) (Fig. 10-3). Antes de 18 mm, as medidas do ESS são as maiores medidas ao longo do eixo longitudinal do embrião. Por volta de 10 semanas do UPM, o desdobramento posterior da cabeça, a regressão final da cauda, a regressão da proeminênica cardíaca e o desenvolvimento dos membros e dos olhos permitem que esta forma primitiva, parecida com um girino, seja reconhecida como um ser humano quanto à forma — por conseguinte: *feto* (derivado da palavra latina "prole"). Desse modo, o período fetal se inicia aos 70 dias do UPM (Fig. 10-4).

Esta demarcação natural parece surgir em estudos mais recentes sobre taxas de perdas. Os estudos de Wilson et al[7] indicam uma taxa de perda total de 2,3% de embriões entre 7 e 12 semanas, mas a taxa foi de 5% para sete a nove semanas e 1% a 2% entre 10 e 12 semanas. Um estudo realizado por Goldstein[4] optou por expressar os marcos anatômicos em vez das semanas menstruais por causa da incerteza dos dados menstruais. Os dados se encontram no Quadro 10-1.

Nesta série, não houve perdas entre um embrião de 17 mm (oito semanas e três dias) e diâmetro biparietal de 3,4 cm (15,5 semanas). Entretanto, 2,0% das gestações que entraram no período fetal intactas tiveram perdas espontâneas após 15,5 semanas. Dito de outra forma, um embrião que sobrevive o período embrionário intacto tem muito pouco risco de perda espontânea até a metade do trimestre, quando ele pode sucumbir, provavelmente, devido a um conjunto totalmente diferente de fatores etiológicos, como anormalidades de placentação, perfusão,

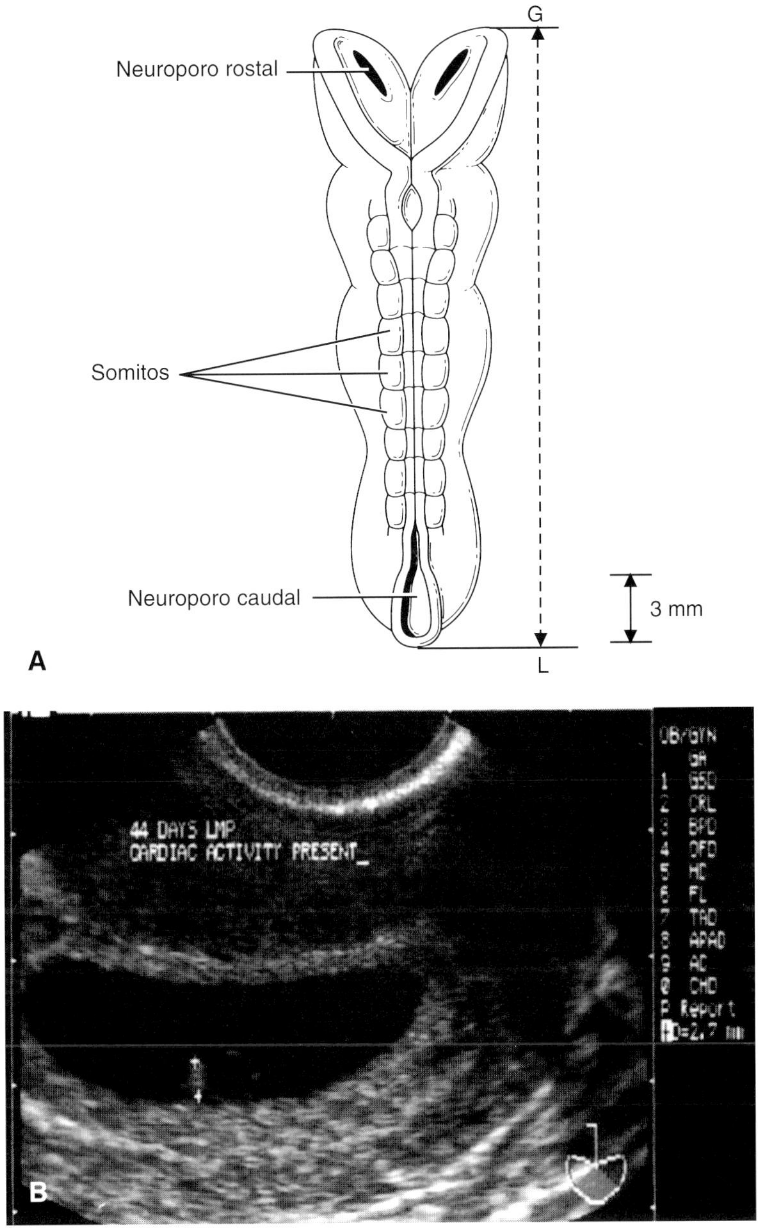

Fig. 10-1. **(A)** Desenho esquemático de um embrião com 3 mm no comprimento maior, aos 45 dias do último período menstrual. Observe que o embrião é uma estrutura linear com neuroporos rostral e caudal distalmente. **(B)** Embrião no estágio somito medindo 2,7 mm a 44 dias do último período menstrual. A atividade cardíaca estava claramente presente.

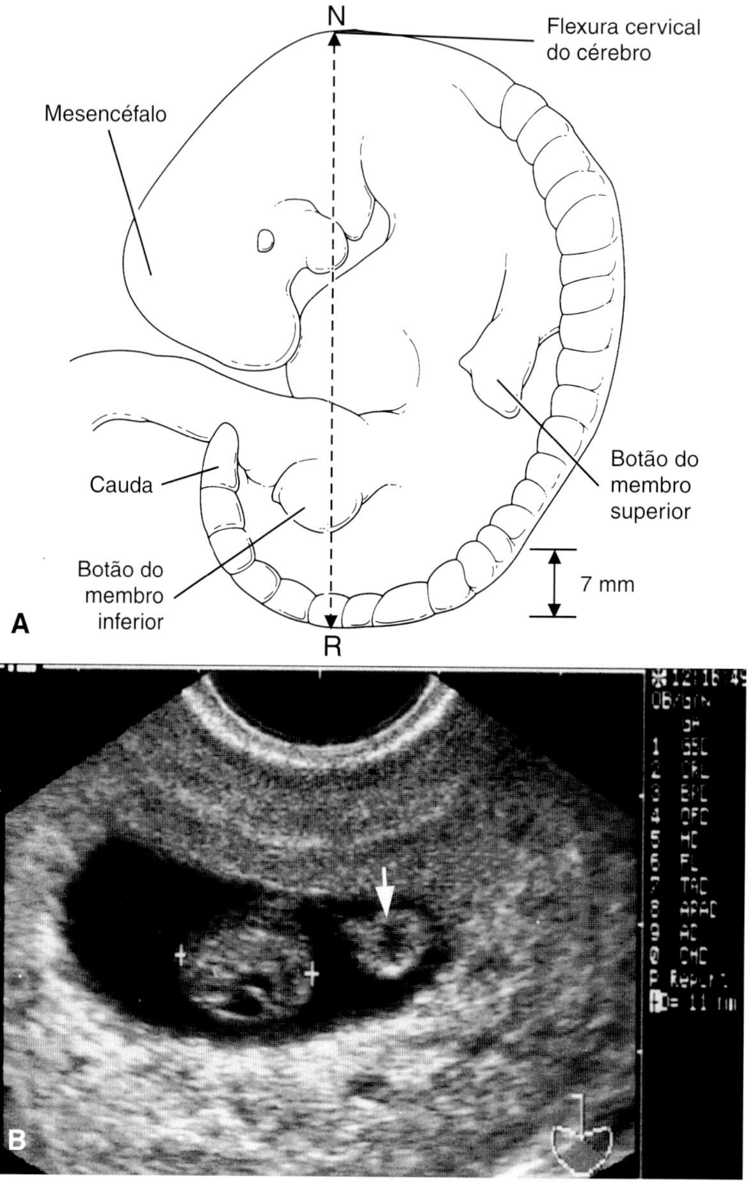

Fig. 10-2. **(A)** Desenho esquemático de um embrião com 7 mm no comprimento máximo, aos 49 dias do último período menstrual. O neuroporo rostral se transformou no mesencéfalo. O neuroporo caudal se transformou numa cauda. O coração é bastante proeminente. Os botões dos membros começam a se desenvolver. **(B)** Uma estrutura embrionária como um girino em forma de C cujo comprimento máximo é 11 mm (*compassos*) aos 53 dias do último período menstrual é claramente vista adjacente, mas separada de seu saco vitelino (*flecha branca*).

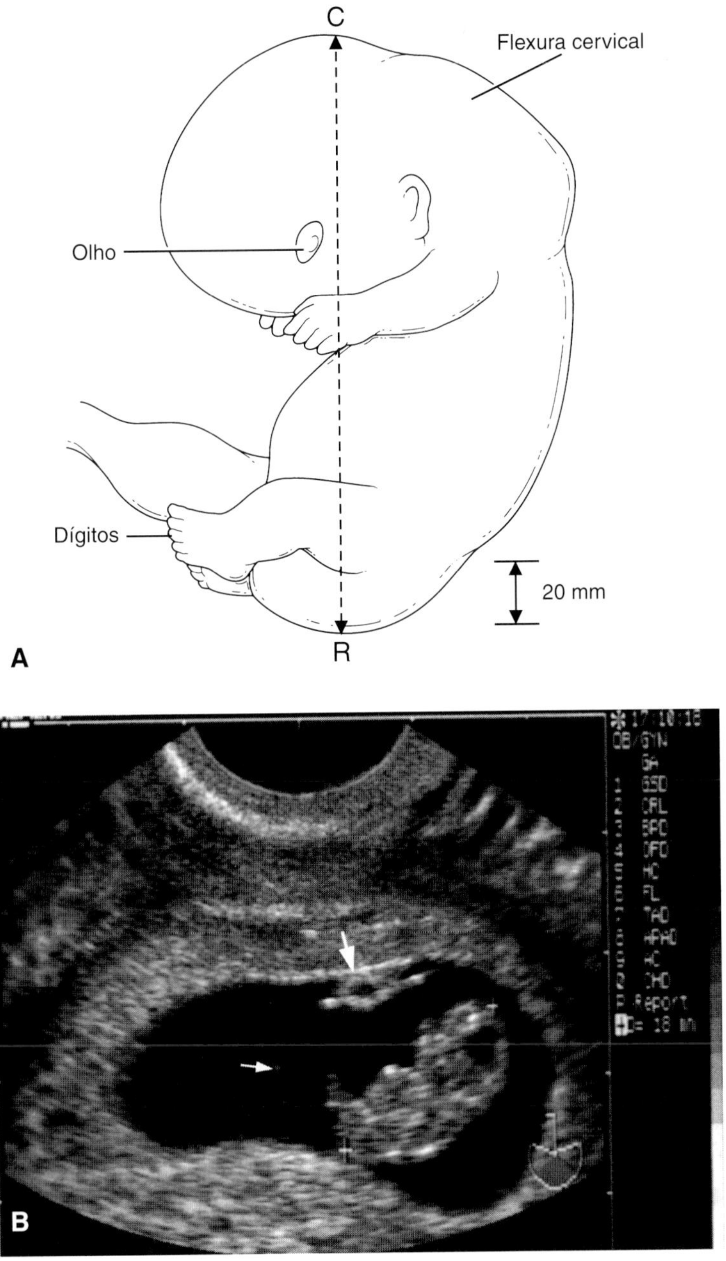

Fig. 10-3. **(A)** Desenho esquemático de um embrião aos 62 dias do último período menstrual com um comprimento máximo vértice-nádegas de 20 mm. O desdobramento da cabeça e a regressão da cauda, pela primeira vez, finalmente permitiu uma medida do comprimento vértice-nádegas. **(B)** Um embrião aos 60 dias do último período menstrual com um comprimento vértice-nádegas de 18 mm (compassos). Observe o âmnio (*pequena flecha branca*) e o saco vitelino (*flecha branca maior*).

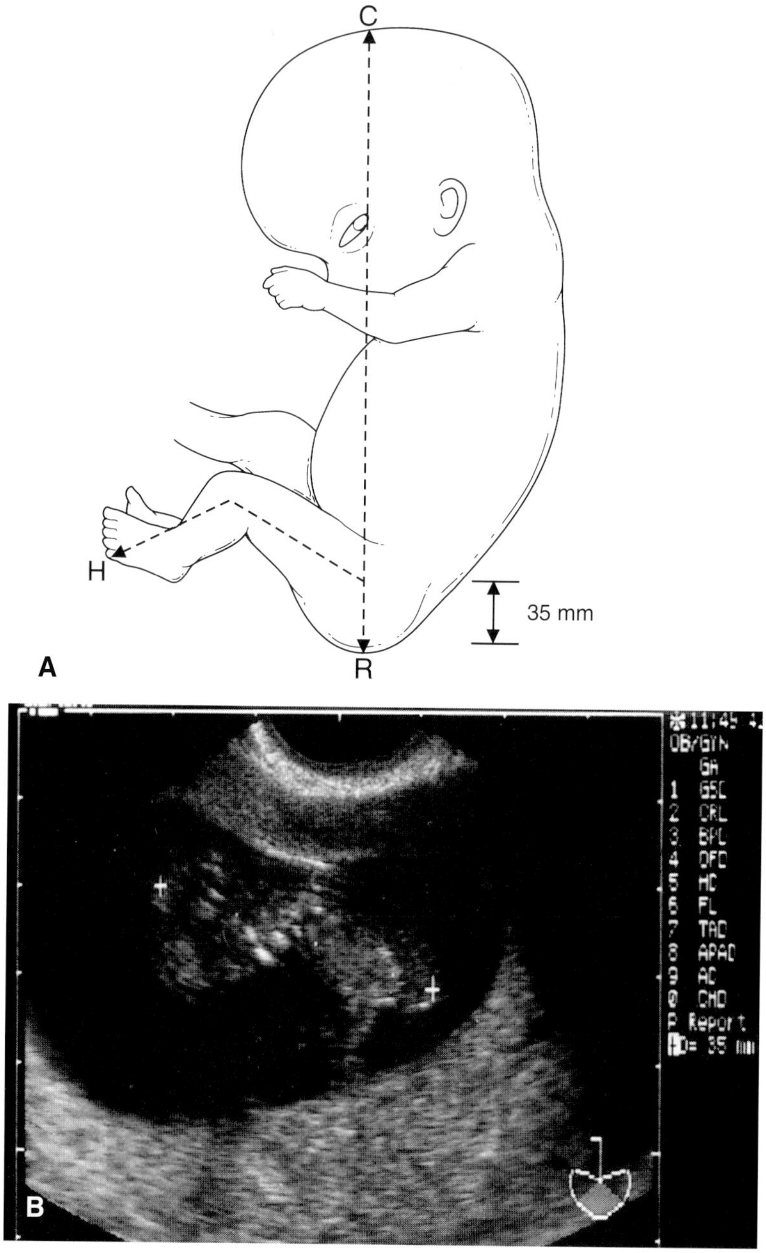

Fig. 10-4. **(A)** A 70 dias do último período menstrual, este desenho esquemático mostra um comprimento vértice-nádegas de 35 mm. O período embrionário terminou e o período fetal começa agora. **(B)** Um feto aos 70 dias do último período menstrual com um comprimento vértice-nádegas de 35 mm (*compassos*). Mesmo o observador menos sofisticado (a própria paciente e seu marido) conseguem reconhecer essa imagem como o "bêbê".

Quadro 10-1. Perda na Gravidez incipiente

Gravidez por estágio desenvolvida até um	*Taxa de perda subseqüente no período embrionário (%)*
Saco gestacional	11,5
Saco vitelino	8,8
Embrião até 5 mm TEI	7,1
Embrião entre 5 mm e 10 mm TEI	3,3
Embrião de 10 mm TEI ou mais	0,5

TEI = tamanho embrionário inicial

defeitos uterinos, doença materna crônica ou aguda e incompetência cervical. Isto está em contradição à vasta preponderância de perdas embrionárias precoces nas quais um número anormal de cromossomas é consistentemente encontrado em cerca de 70% dos casos.[3]

ABORDAGEM ULTRA-SONOGRÁFICA DA GRAVIDEZ INCIPIENTE

Antigamente, somente as gestações com um problema suspeitado (sangramento, discrepância de tamanho-data) faziam uma avaliação ultra-sonográfica. Progressivamente, mais gestações estão sendo avaliadas como uma rotina.[5] Isso é especialmente verdade no caso de pacientes envolvidas em várias formas de tecnologias de reprodução assistida. A ampla disseminação das sondas vaginais tornou a visualização dos conteúdos uterinos na primeira visita obstétrica uma rotina mais comum. Por conseguinte, um discernimento claro de como é uma gravidez incipiente no exame ultra-sonográfico e porque, quais marcos são alcançados e quando, e como diferenciar um crescimento aceitável e um bem-estar continuado de uma gravidez que está definitivamente fadada à falência, são essenciais se o amplo uso do ultra-som, de fato, aumentar nossos esforços de melhorar o resultado reprodutivo. Possuímos a habilidade de datar com precisão a gravidez, de diagnosticar definitivamente sua falência antes da passagem espontânea, de diagnosticar diretamente a gravidez ectópica ou de, pelo menos, suspeitar que é uma e, assim, o diagnóstico pode preceder à rotura e, desta forma, permitir que o tratamento seja mais conservador e menos destrutivo. Contudo, devemos usar nossos novos conhecimentos sobre gravidez incipiente e sua falência para aconselhar melhor a paciente e aliviar seus medos, ansiedades e suas próprias incertezas, e não aumentá-los.

SACO GESTACIONAL

Embora o blastocisto comece a se implantar no endométrio com três semanas de idade menstrual (uma semana após a concepção), o primeiro sinal ultra-sonográfico definitivo de gravidez é o "saco gestacional". Este é um *termo sonográfico* e não *anatômico*. Antes do surgimento do saco gestacional, o endométrio é notadamente ecogênico e os vasos arqueados estão um pouco proeminentes (Fig. 10-5). Isso, entretanto, é não-diagnóstico e, geralmente, pode ser visto no final da fase secretora normal. Nas imagens ultra-sonográficas, o saco gestacional (Fig. 10-6) aparece como uma borda espessa circundando um centro sonolucente.

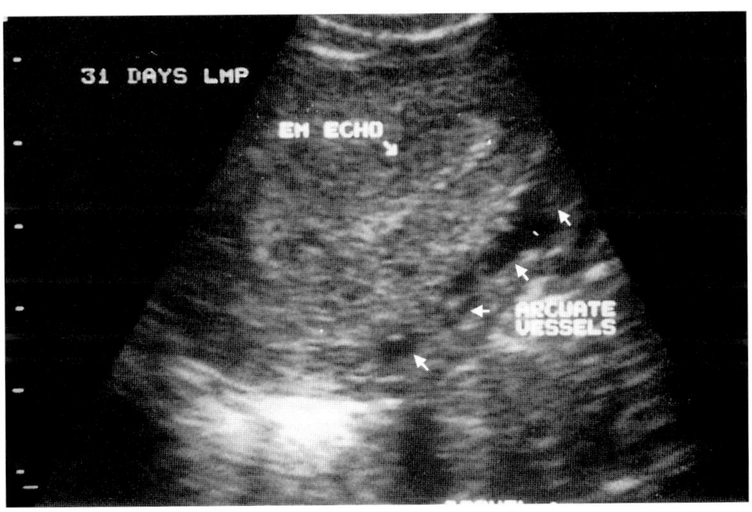

Fig. 10-5. Paciente aos 31 dias do último período menstrual com evidência bioquímica de um evento de gravidez incipiente. O eco endometrial (eco EM) é espesso e ecogênico. Os vasos arqueados (*pequenas flechas brancas*) são proeminentes. Entretanto, eles constituem achados não-diagnósticos e, geralmente, podem ser observados no final da fase secretora normal.

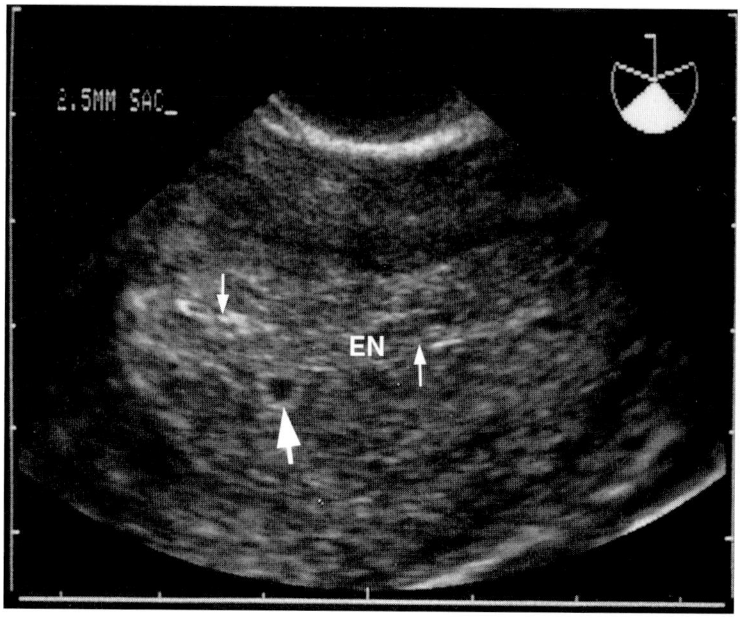

Fig. 10-6. Um saco gestacional inicial medindo 2,5 m aos 34 dias do último período menstrual é claramente visto como uma borda ecogênica ao redor de um centro sonolucente (*flecha branca grande*). O eco endometrial central está rotulado (*pequenas flechas brancas*).

Ultra-sonograficamente, o saco coriônico (saco gestacional) está embebido na profundidade do endométrio espesso (decídua) e parece de um lado da linha da cavidade, e não no meio dela (Fig. 10-7). Este centro sonolucente é, na verdade, o saco coriônico cheio de líquido. Este saco já contém o âmnio, o disco embrionário bilaminar e o saco vitelino, mas essas estruturas são muito pequenas para serem vistas mesmo com a maior ampliação das nossas varreduras atuais. A borda ecogênica é o resultado de uma reação decidual trofoblástica. Logo no início, todo o saco coriônico fica circundado por vilosidades coriônicas (Fig. 10-8A & B e Prancha 10-1). Essas vilosidades irão brotar e se ramificar em vilosidades secundárias e terciárias e se transformar no córion frondoso (o precursor da placenta). Outras vilosidades primárias irão regredir e formar o córion leve. O aspecto do saco gestacional precede a fusão da decídua parietal com a decídua capsular. Na verdade, fortuitamente, podemos ver uma área sonolucente causada pela implantação de sangramento que separa o saco da decídua contralateral. O ponto no qual o saco pode ser vis-

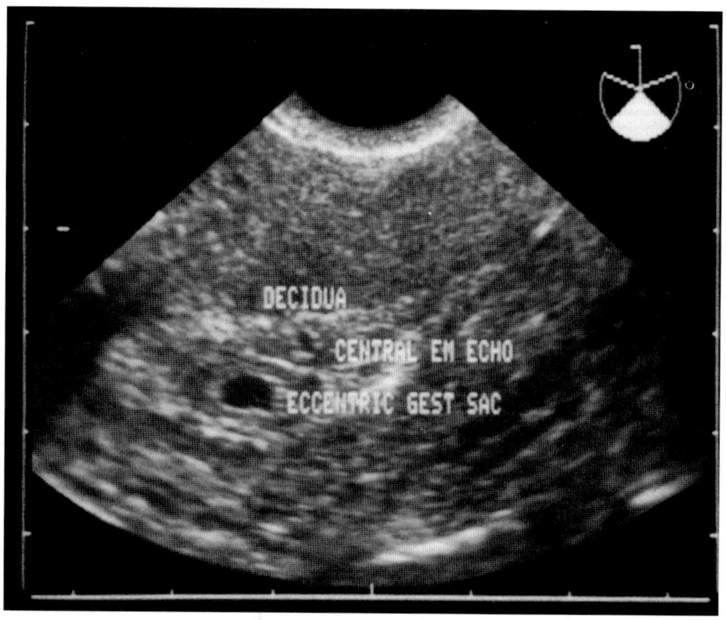

Fig. 10-7. Saco gestacional excêntrico mostrando sua relação com o eco endometrial central (EM) encontrado dentro do endométrio decidualizado total (deudria).

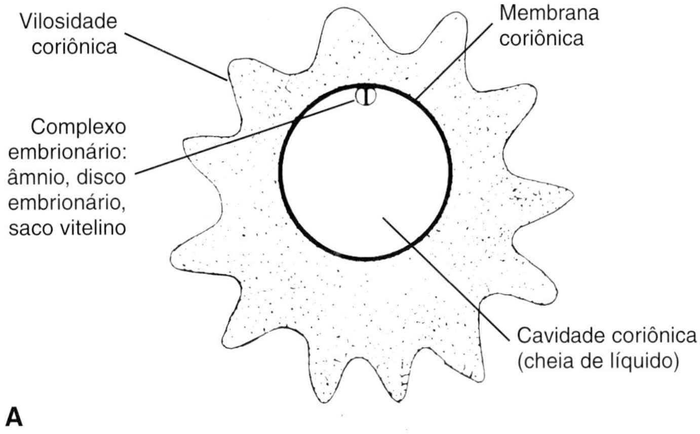

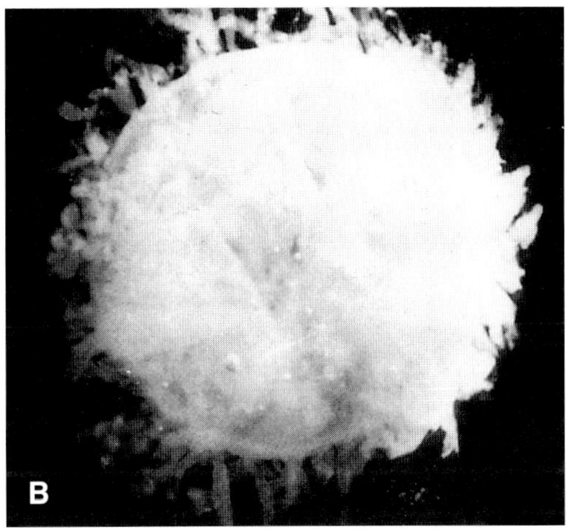

Fig. 10-8. **(A)** Desenho esquemático de um concepto a 5,5 semanas do ciclo menstrual. A membrana coriônica circunda a cavidade coriônica cheia de líquido. Esta já contém o complexo embrionário consistindo de âmnio, disco embrionário e saco vitelino (embora eles sejam muito pequenos para serem vistos neste estágio). Projetando-se da membrana coriônica estão as vilosidades trofoblásticas primárias. À medida que elas invadem a decídua materna, esta causa uma reação decidual trofoblástica ecogênica, a qual, circundando a cavidade cheia de líquido, constitui o saco gestacional. **(B)** Espécime de patologia de um concepto também a 5,5 semanas do último período menstrual. A membrana coriônica tem a consistência de lentes de contato moles. As vilosidades trofoblásticas primárias são mostradas, aqui, se projetando da superfície da membrana coriônica. (Ver também Prancha 10-1.)

to em imagem pela primeira vez (nível de limiar) (Fig. 10-9) não é tão importante para nós como a que ponto todos os sacos normais deveriam ser vistos em imagem (nível discriminatório). Expresso em dias do UPM, é 34,8 $\pm$ 2,2 dias[8] sem diminuir as extravagâncias dos dados menstruais, mesmo quando se trata de um historiador aparentemente confiável. Expresso em níveis de hCG, tem sido relatado que varia de 935 a 2.388 mIU/ml IRP.[8-14] A presença de miomas, dispositivos intra-uterinos coexistentes, ou gestações múltiplas, entretanto, pode levar a excessões.[12,15] Um nível discriminatório conforme realizado transabdominalmente é de aproximadamente 3.600 mIU/mlIRP.[15,16]

Esta pode ser a melhor ocasião para mencionar que os níveis de β-hCG discriminatórios para outras estruturas que não o saco gestacional também podem ser determinados. Costuma-se referir a um nível de β-hCG de cerca de 7.200 (IRP) para marcar o aspecto do saco vitelino e de cerca de 10.800 (IRP) para a primeira detecção dos batimentos cardíacos embrionários.[10,17]

O saco cresce aproximadamente 1 mm/dia em diâmetro médio durante a gravidez incipiente.[18] Durante os anos, foram feitas várias tentativas para se usar o crescimento médio do saco coriônico como um padrão de comparação para avaliar não apenas a idade gestacional, mas também o desenvolvimento normal ou anormal da gravidez. Vários gráficos e tabelas estão disponíveis para essa finalidade. Entretanto, nenhum deles foi clinicamente útil devido à grande variedade de limites de confiança; portanto, eles nunca se tornaram conhecidos e amplamente usados.[12,19,20] À medida que cresce, primeiro o saco vitelino e depois o embrião, se tornam visíveis ultra-sonograficamente dentro da cavidade coriônica. O saco vitelino é uma borda ecogênica bastante clara ao redor de um centro sonolucente. Quando ela aparece pela primeira vez, por vol-

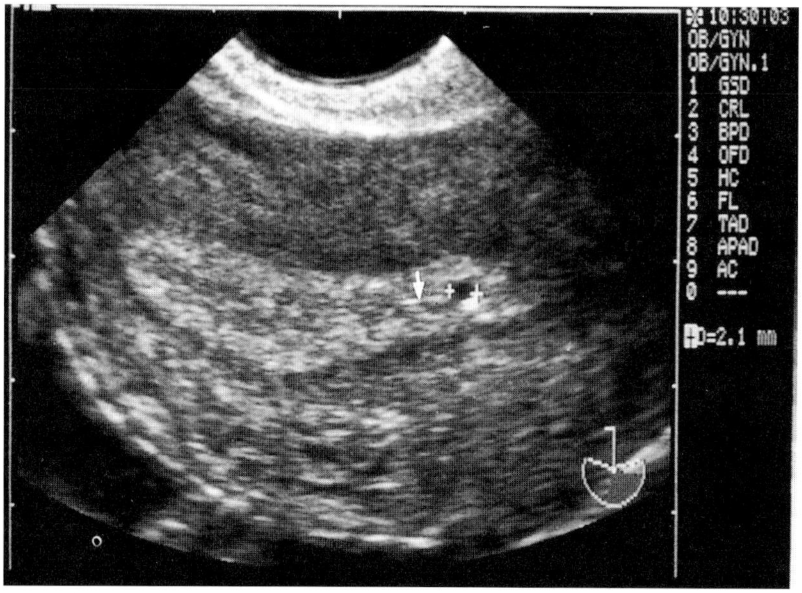

Fig. 10-9. O saco gestacional de 2,1 mm (*compassos*) claramente excêntrico em relação ao eco endometrial central (*flecha branca*). Esta paciente tinha um nível hCG de 645 mIU/ml IRP. Este concepto de um nível de "limiar" — o nível mínimo no qual conseguimos fazer a imagem de um saco deve ser contrastado com um nível "discriminatório" —, o nível no qual deve ser feita a imagem de todos os sacos gestacionais, se normais, independente das variações na anatomia materna ou do equipamento usado.

ta de cinco semanas, pode ter apenas 1 a 2 mm de diâmetro (Fig. 10-10). O tamanho discriminatório do saco gestacional para a visualização transvaginal do saco vitelino é relatado a partir de 8 a 10 mm no diâmetro médio do saco.[10,21] O saco vitelino secundário, o qual é prontamente detectável pelo ultra-som na gravidez incipiente, é visível usando a ultra-sonografia transabdominal com ou após seis semanas; entretanto, a ultra-sonografia transvaginal revela esse saco com cinco semanas ou logo depois nas gestações intra-uterinas normais. A verdadeira importância clínica da imageação ultra-sonográfica do saco vitelino torna-se evidente com o passar dos anos. Em gestações

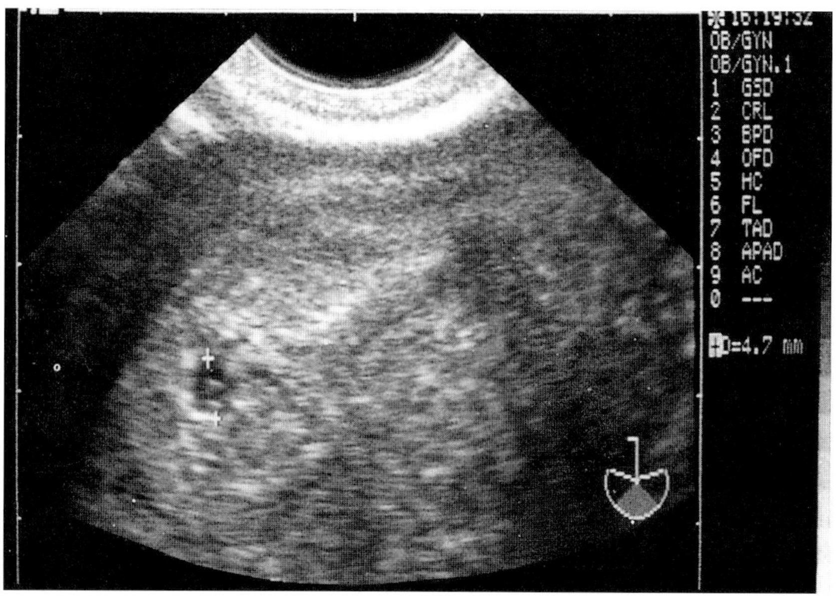

Fig. 10-10. Um saco vitelino com 2 mm, como uma estrutura circular ecogênica ao redor de um centro cheio de líquido. É visto aqui dentro de um saco gestacional com um saco de diâmetro médio de 4,7 mm (*compassos*).

normais, o saco vitelino pode estar aumentado, irregular ou, às vezes, é descrito como se estivesse "flutuando". Um uso bastante incomum da imagem ultra-sonográfica do saco vitelino está baseado no seu tamanho relativamente estável durante todas as semanas nas quais ele é visto. A subseção seguinte, sobre avaliação da idade gestacional, trata desse aspecto do saco vitelino.

O embrião tem estado presente desde nove dias após a concepção.[22] Ultra-sonograficamente, ele é reconhecido, pela primeira vez, como um espessamento ao longo do saco vitelino (Fig. 10-11). Conforme discutido acima, o embrião incipiente passa pelo estágio de somito no qual é linear, então se alonga e se curva numa estrutura como um girino em forma de C, passa por mais desenvolvimento da cabeça e regressão da cauda, redução da proeminência cardíaca e desenvolvimento dos membros e, finalmente, culmina na transformação de embrião a feto aproximadamente 70 dias do UPM.

FORMAÇÃO DA PLACENTA PRÉVIA

Durante e após a implantação, as camadas do citotrofoblasto interno e do sinciciotrofoblasto externo proliferam rapidamente. Ultra-sonograficamente, elas são a fonte da ecogenicidade um pouco aumentada da parede do saco coriônico. O endométrio, que também é ecogênico (na última fase secretória), é invadido pelo trofoblasto mencionado anteriormente, dando origem à decídua basal e ao córion frondoso de um lado, e à decídua capsular e parietal (ou vera) do outro lado. A estrutura densa de eco ao redor do saco coriônico é então formada. É possível que a ecogenicidade em forma de anel do saco coriônico seja gerada pelas vilosidades imprecisas que circundam o próprio saco.

Mais tarde, após a quinta semana menstrual, pequenas "estruturas lacunares" sonolucentes de 2 a 3 mm aparecem cerca de 3 a 4 mm do saco coriônico e tendem a ser vistas agrupadas em apenas um de seus lados. Elas foram descritas em livros didáticos clássicos de embriologia como estruturas lacunares — as predecessoras dos vasos alimentadores da placenta. Isso difere da observação de Hill et al.,[23] que descobriram que antes da oitava semana menstrual é difícil encontrar a localização exata do tecido placentário primordial. Todo o saco coriônico parece ter a mesma espessura e ecogenicidade sem qualquer indica-

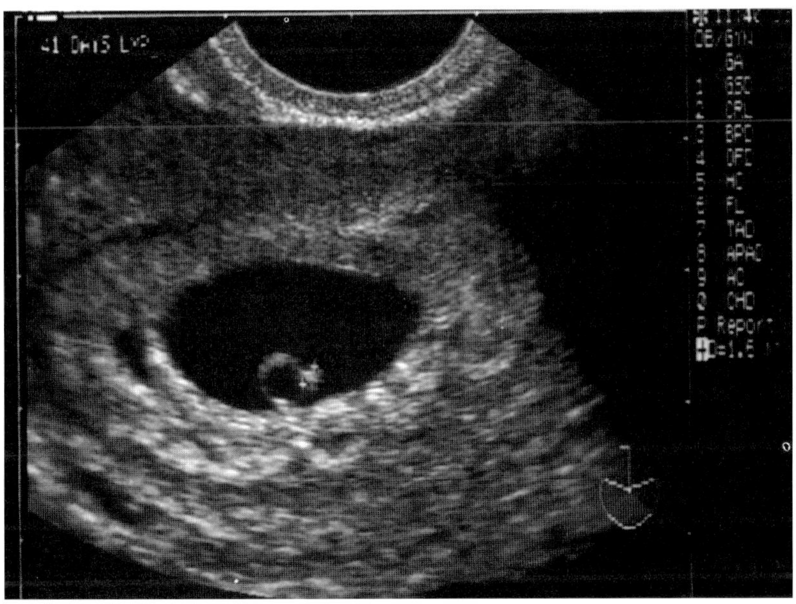

Fig. 10-11. Visualizado pela primeira vez, o embrião aparece como um espessamento ao longo da borda do saco vitelino. Este embrião mediu 1,6 mm aos 41 dias do último período menstrual. As pulsações cardíacas não foram apreciadas no ultra-som em tempo real. Embora presente desde 21 dias pós-concepção, a atividade cardíaca geralmente não é discernível com o equipamento de ultra-som padrão antes de um tamanho embrionário inicial (TEI) de 3 mm.

ção de um "processo de diferenciação" de uma área coriônica específica para assegurar a forma e a função da placenta. A conclusão prática desta teoria é que a qualquer momento uma pequena sonolucência é observada ao redor ou abaixo do anel ecogênico coriônico, com ou sem sangramento vaginal aberto, sendo correto para descrever isso o termo *coerente com sangramento subcoriônico*. O termo *separação placentária prévia ou sangramento subplacentário* deveria ser reservado às gestações nas quais se observa uma imagem distinta da placenta.

APRESENTAÇÃO E VALOR CLÍNICO DA ATIVIDADE CARDÍACA

Um dos problemas clínicos mais freqüentes na ginecologia é a demonstração da viabilidade. As razões para isso podem ser a exclusão da gravidez ectópica, sangramento vaginal, dor abdominal ou datas incertas se uma gravidez incipiente considerada. A atividade cardíaca inicia-se com 21 a 22 dias de idade embrionária ou conceptual. Isso significa 36 dias de idade menstrual ou cerca de cinco semanas e um dia da UPM.[6,22] Neste momento da gravidez, o tubo cardíaco dobra-se sobre si mesmo, e depois a fusão peculiar inicia sua atividade. O tamanho do pólo embrionário agora é de cerca de 1 a 3 mm. O ultra-som transabdominal consegue detectar a atividade cardíaca por volta de 41 a 43 dias de gestação.[24]

As sondas transvaginais de alta freqüência conseguem demonstrar a atividade cardíaca embrionária três a quatro dias depois de seu início.[25,26] Usando uma sonda vaginal de 5-MHz, os batimentos cardíacos foram detectados com 46 dias ou mais de gestação, ao nível de 47,171 mlU/ml β-hCG ou acima, com uma cavidade coriônica média de 18,3 mm ou maior.[27]

Os batimentos cardíacos rapidamente aumentam de 100 batimentos por minuto com cinco semanas, para 170 batimentos por minuto com nove semanas, e depois se estabilizam com aproximadamente 160 batimentos por minuto.[27-32]

As perguntas clínicas pertinentes são: (1) se há um tamanho embrionário no qual, se não for observada nenhuma atividade cardíaca, é possível diagnosticar falha na gravidez incipiente sem que haja dúvida e (2) qual é a implicação clínica de um batimento cardíaco embrionário muito lento.

A resposta à primeira pergunta pode ser encontrada nos artigos de Levi et al.,[33,34] Brown et al.,[35] Howe et al.[36] e Goldstein.[37] O consenso é que a ausência de atividade cardíaca no ultra-som com sonda vaginal em tempo real em embriões que medem mais de 4 mm está sempre associada a morte embrionária. A maioria dos autores sugere que seja feita uma nova varredura das pacientes com ausência de atividade cardíaca embrionária quando o tamanho embrionário é de 3 a 4 mm ou menos. Dado o fato de que a taxa de crescimento do embrião é de 1 mm/dia,[38] é fácil projetar o tamanho esperado depois de passados alguns dias da nova varredura, momento no qual precisamos observar definitivamente a atividade cardíaca.

No que concerne a um valor já mencionado de um batimento cardíaco embrionário muito baixo, apenas alguns relatórios se encontram disponíveis. Uma taxa de 80 a 85 batimentos por minuto ou menos durante um período de tempo ininterrupto é considerada ameaçadora. [38-41] Via de regra e com base na experiência pessoal, as pacientes com um embrião com bradicardia devem ser reprogramadas para um acompanhamento com varredura. A chance de um resultado ruim é maior se houver outros sinais ultra-sonográficos patológicos, tais como discrepância de crescimento, hemorragias subcoriônicas ou se as patologias anormais no saco vitelino estiverem associadas à bradicardia.

DETECÇÃO INICIAL DE GRAVIDEZ MÚLTIPLA

A avaliação da **amnionicidade** e da **corionicidade** de uma gestação multifetal é importante porque as gestações múltiplas apresentam uma incidência aumentada de complicações. Entre os problemas há o trabalho de parto e o nascimento prematuros, complicações placentárias, restrição ao crescimento intra-uterino e malformações. As complicações específicas às gestações monoamnióticas são a transfusão gêmeo a gêmeo, o enrolamento do cordão levando ao bloqueio completo da circulação fetal e os vários graus de gêmeos unidos. É, portanto, imperativo que seja possível se determinar o risco de gêmeos ou trigêmeos. A ultra-sonografia transvaginal é o método mais fácil e, portanto, deveria ser o método preferido para realizar esta tarefa diagnóstica.[42]

Em torno de cinco semanas de gestação, o número de sacos gestacionais dentro do útero pode ser contado com precisão. Esta "contagem do saco coriônico", infelizmente, é apenas o início de um processo diagnóstico e irá prognosticar apenas a corionicidade da gravidez múltipla. A determinação do número exato de fetos tem de esperar até a sexta semana menstrual quando, após o início da atividade cardíaca, o número de embriões será determinado pelo número de batimentos cardíacos embrionários. Gostaríamos de advertir contra o uso do número de sacos vitelinos como um marcador do número embrionário porque, se ocorrer a clivagem do saco vitelino depois do 12º dia após a concepção, pode haver apenas um saco vitelino, no caso de gêmeos. Com ou após oito semanas, é possível, e também imperativo, se detectar o âmnio dentro da cavidade coriônica. Geralmente, o conteúdo do saco amniótico é sonolucente em oposição ao conteúdo do celoma extra-embrionário do córion, o qual está cheio de ecos de baixo nível (e também contém o saco vitelino). A detecção dos sacos amnióticos individuais no caso de uma situação de gemêos monocoriônicos diamnióticos torna-se possível com sete semanas e meia, ou imediatamente após, pois o âmnio se separa do embrião e é facilmente visualizado.[11,43]

É extremamente útil examinar minuciosamente a forma como se origina a membrana de partição ou como ela "sai" da parede uterina. Se esta área contém uma projeção triangular que vai até o final da membrana divisória e apresenta as propriedades ultra-sonográficas da placenta prévia, ela representa a união de duas membranas coriônicas. O tecido placentário "escolta" os córions à medida que eles se juntam para formar a membrana divisória. Este padrão triangular é mencionado na literatura na descrição das gestações mais avançadas sob os seguintes termos: *sinal lâmbda,*[44] *sinal delta,*[45] *sinal twin peak,*[46] e outros. Se a saída dessa membrana for abrupta ou em forma de T, então podemos admitir que ela é gerada pela fusão dos âmnios. Não há tecido encravado (placentário) para gerar a fusão em forma de cunha; portanto, esta membrana terá uma saída "limpa" em forma de um T, mencionada acima (Fig. 10-12).

Para concluir, a gravidez incipiente é o momento preferido da gestação para se avaliar a corionicidade (iniciando com cinco semanas menstruais completas), a amniocidade (entre 8 a 12 semanas) e o número de fetos (após 6,5 semanas). Tecnicamente, a sonda transvaginal deveria ser usada.

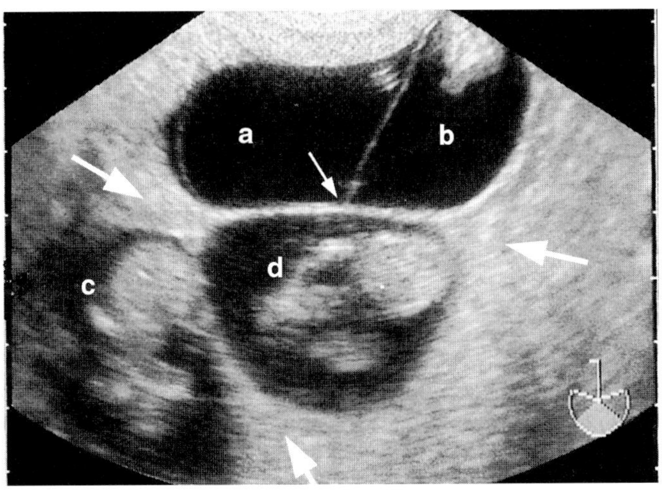

Fig. 10-12. Uma gravidez quádrupla quadramniótica tricoriônica. Os embriões a e b estão dividindo um córion e, portanto, são diamnióticos-monocoriônicos. As três flechas grandes apontam para a partição com formato de "delta" — ou "lâmbda" entre os córions. A flecha pequena aponta para a "saída" em forma de T dos dois âmnios.

AVALIAÇÃO DA IDADE GESTACIONAL

O tamanho do saco gestacional, expresso como a média do diâmetro do saco, tem sido usado para sua correlação com a idade menstrual na gravidez incipiente antes da visualização de um embrião (Fig. 10-13). Essas medições do saco são feitas na interface do tecido trofoblástico e do líquido preenchendo o saco. Tais medições são idealmente feitas em dois planos, em ângulos retos entre si. As fórmulas de muitos pesquisadores têm sido descritas para relacionar o tamanho do saco gestacional com a idade menstrual.[12,19,20] Uma ou mais dessas tabelas geralmente estão incluídas no programa de vários equipamentos de ultra-som comercialmente disponíveis. Uma regra prática rápida, entretanto, é expressa pela seguinte fórmula:

Idade menstrual (dias) = Média do diâmetro do saco em mm + 30 (21)

O CLR embrionário foi previamente considerado o método mais preciso de se datar ultra-sonograficamente uma gravidez.

A curva de regressão original estabelecida por Robinson e Fleming[47] em 1973 foi feita com exploradores com braço estático. O trabalho tem sido reproduzido com equipamento em tempo real por muitos pesquisadores. Sua extrapolação pode subestimar a idade menstrual real na gravidez muito inicial.[48-50] O nomograma de Robinson e Fleming foi construído a partir de uma curva de regressão com o volume dos dados derivando de fetos pequenos (CVN maior que 18 a 22 mm) e depois extrapolado de novo para os embriões de um tamanho muito pequeno. As novas sondas transvaginais permitem a identificação das estruturas embrionárias tão logo elas se tornem distintas do saco vitelino (Fig. 10-11). As medidas dessas estruturas embrionárias iniciais têm sido erroneamente referidas como CVN. Nós [49] estudamos 143 mulheres com datas seguras do UPM (Fig. 10-8) que tiveram o parto dentro de duas semanas da data estimada de concepção sem história de sangramento e que tiveram medidas TEI entre 1 e 25 mm. A curva de regressão era linear (Fig. 10-14):

Idade gestacional (dias) = TEI (MM + 42)

Com um coeficiente de correlação R = 0,87, 95% do limite de confiança é de ± 3 dias.

Isso possibilita uma avaliação fácil da idade gestacional. Acrescentando-se 42 ao comprimento embrionário em milímetros, podemos calcular os dias do UPM ± 3 (Quadro 10-1). Isso possibilita uma datação bastante precisa, especialmente nas pacientes com ciclos menstruais irregulares. O uso dessa datação na primeira visita obstétrica pode reduzir o número de gestações "pós-data" se tratadas da maneira tradicional.

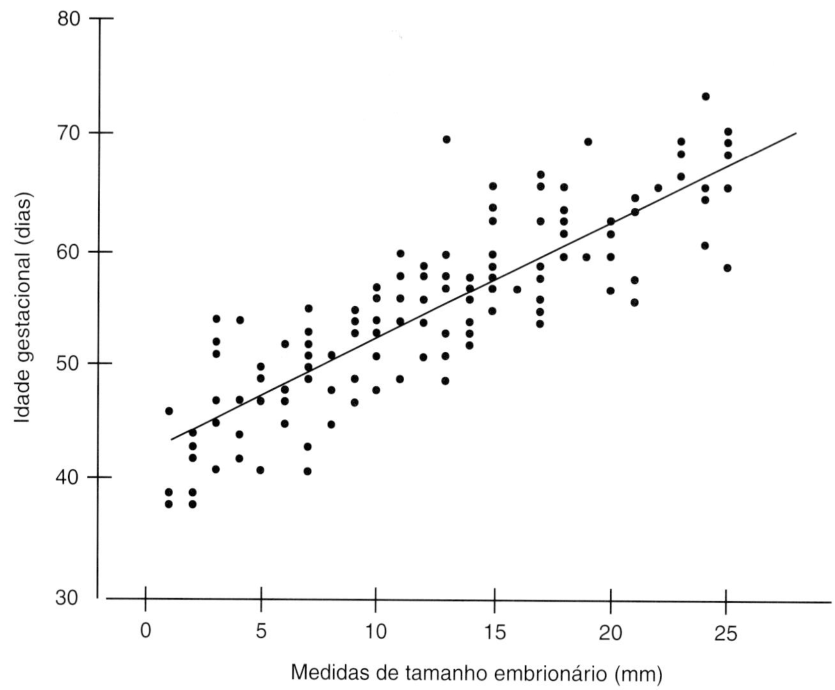

Fig. 10-13. Difusão dos pontos de dados de pacientes com medidas de tamanho embrionário inicial até 25 mm traçado contra a idade gestacional e os dias desde o último período menstrual.

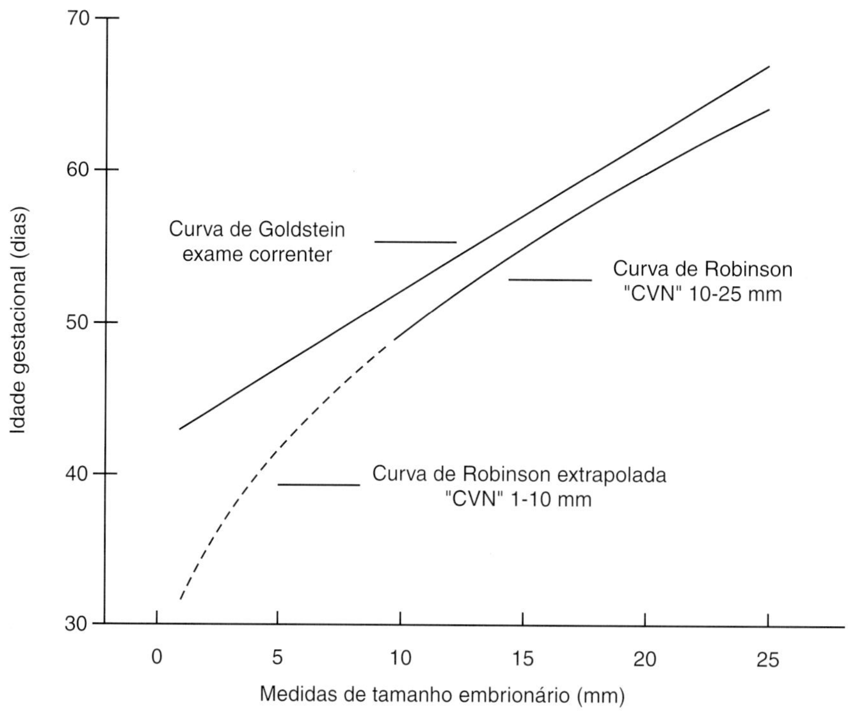

Fig. 10-14. Comparação da curva de Robinson com a curva de Goldstein: idade gestacional *versus* tamanho embrionário inicial.

Quadro 10-2. Percentagem de Detecção das Seis Estruturas em Idades Gestacionais Crescentes

Semanas de gestação	*4*	*5*	*6*	*7*	*8*	*9*	*10*	*11*	*12*
Apenas saco gestacional	100	→	→	→	→	→	→	→	100
Saco vitelino	0	91	100	→	→	→	→	→	100
Pólo fetal com batimentos cardíacos	0	0	86	100	→	→	→	→	100
Ventrículo cerebral simples	0	0	6	82	70	20	0	0	0
Foice	0	0	0	0	30	75	100	100	100
Herniação do intestino médio	0	0	0	0	100	100	100	50	0

(Adaptado de Warren et al.,[43] com permissão)

"Datação Ultra-Sonográfica Gestacional" Prática e Simples na Gravidez Incipiente

O reconhecimento da apresentação ultra-sonográfica nas estruturas embrionárias, extra-embrionárias e fetais nos permite determinar o fluxo do desenvolvimento normal. A observação simples e fácil do saco coriônico, do saco vitelino, do pólo fetal com movimento cardíaco, da apresentação das vesículas cerebrais (ventrículos), da foice e do aparecimento e desaparecimento da herniação fisiológica do intestino médio possibilita uma datação de "Gestalt" da gravidez incipiente. Entretanto, deveríamos dizer, no início, que a datação "formal" precisa não é possível usando-se essas técnicas.

Datação Usando a Apresentação Seqüencial das Estruturas Embrionárias e Extra-Embrionárias

Uma estimativa bastante precisa da idade menstrual pode ser realizada observando-se as seis estruturas e sua detecção seqüencial (ou desaparecimento) mostrada no Quadro 10-2, no qual o percentual dessas seis estruturas embrionárias e extra-embrionárias é visto como uma função da idade gestacional "desconhecida ou desejada". Por exemplo, a maioria das gestações incipientes que estão se desenvolvendo normalmente são de *seis semanas* se elas têm um saco gestacional, um saco vitelino e um pólo embrionário com batimentos cardíacos, mas ainda não têm uma única sonolucência cerebral visível. A gravidez é provavelmente de 9 a 10 *semanas* se a cabeça contendo a foice e a hérnia do intestino médio ainda for vista.

RESUMO

Em resumo, os marcos anatômicos iniciais e a apresentação normal deles no ultra-som servem de base para entendermos o desenvolvimento fetal normal como uma função da idade gestacional e suas condições patológicas, as quais, de maneira combinada e básica, irão refletir no tratamento (leia o Cap. 11). Isso é especialmente importante nos casos de pacientes grávidas que se apresentam com algum sangramento, mas com um orifício cervical clinicamente fechado. Todas essas pacientes também devem ser consideradas como suspeitas de gestações ectópicas e devem constituir a preocupação principal para o ginecologista que faz uso da varredura ultra-sonográfica. A abordagem dessas pacientes é considerada em detalhes no capítulo seguinte.

REFERÊNCIAS BIBLIOGRÁFICAS

1. Abortion and premature labor. p. 504. In, Williams Obstetrics. 14th Ed. Hellman L, Pritchard J (eds): Appleton-CenturyCrofts, East Norwalk, CT
2. Wilcox AJ, Weinberg CR, O'Connor JF et al: Incidence of early pregnancy loss. N Engl J Med 1988; 319:189-194.
3. Ohno M, Maeda T, Matsunobo A: A cytogenetic study of spontaneous abortions with direct analysis of chorionic villi. Obstet Gynecol 1991; 77:394-398
4. Goldstein SR: Embryonic demise in early pregnancy: a new look at the first trimester. Obstet Gynecol 1994; 84:294-297
5. Goldstein SR: Embryonic ultrasonographic measurements: crown-rump length revisited. Am J Obstet Gynecol 1991; 165: 497-501
6. Moore KL: The Developing Human; Clinically Oriented Embryology. 4th Ed. WB Saunders, Philadelphia, 1988
7. Wilson RD, Kendrick V, Wittman BK et al: Spohtaneous abortion and pregnancy outcome after normal first trimester ultrasound examination. Obstet Gynecol 1986; 67:352-355
8. Fossum GT, Davajan V, Kletzky OA: Early detection of pregnancy with transvaginal US. Fertil Steril 1988; 49:788-791
9. Cacciatore B, Titinen A, Stenman U-H, Ylostalo P: Normal early pregnancy: serum hCG levels and vaginal ultrasonography findings. Br J Obstet Gynaecol 1990:97: 889-903
10. Bree RL, Edwards M, Bohm-Velez M et al: Transvaginal sonography in the evaluation of normal early pregnancy: correlation with hCG level. AJR 1989; 153:75-79

11. Goldstein SR, Snyder JR, Watson C et al: Very early pregnancy detection with endovaginal ultrasound. Obstet Gynecol 1988; 72: 200-204
12. Bernaschek G, Rudelstorfer R, Csaicsich P: Vaginal sonography versus serum human chorionic gonadotropin in early detection of pregnancy. Am J Obstet Gynecol 1988; 158:608-612
13. Nyberg DA, Mack LA, Laing FC, Jeffrey RB: Early pregnancy complications: endovaginal sonographic findings correlated with hCG levels. Radiology 1988; 167:619-622
14. Bateman BG, Nunley WC, Kolp LA et al: Vaginal sonography findings and hCG dynamics of early intrauterine and tubal pregnancies. Obstet Gynecol 1990; 75:421
15. Nyberg DA, Filly RA, Mahony BS et al: Early gestation: correlation of hCG levels and sonographic identification. AJR 1985; 144:951-954
16. Dashefsky SM, Lyons EA, Levi CS et al: Suspected ectopic pregnancy: endovaginal and transvesical US. Radiology 1988,169:181-184
17. Bree RL, Marn CS: Transvaginal sonography in the first trimester: embryology anatomy and hCG correlation. Semin Ultrasound CT MRI 1990; 11:12-21
18. Nyberg DA, Mack LA, Laing FC, Patten RM: Distinguishing normal from abnormal gestational sac growth in early pregnancy. J Ultrasound Med 1988; 6:23-27
19. Hellman LF, Kobayashi M, Fillisti L et al: Growth and development of the human fetus prior to the 20th week of gestation. Am J Obstet Gynecol 1969; 103:784-800
20. Daya S, Woods S, Ward S et al: Early pregnancy assessment with transvaginal ultrasound scanning. Can Med Assoc J 1991; 144:441-446
21. Levi CS, Lyons EA, Lindsay DJ: Early diagnosis of nonviable pregnancy with endovaginal US. Radiology 1988; 167:383-386
22. Moore KL: The Developing Human, Clinically Oriented Embryology. 4th Ed. WB Saunders, Philadelphia, 1988
23. Hill LM, DiNofrio D, Chenevey P: The significance of sonographically detected first trimester placenta previa. Ultrasound Obstet Gynecol, in press
24. Cadkin AV, McAlpin J: Detection of fetal cardiac activity between 41 and 43 days of gestation. J Ultrasound Med 1984; 3:499
25. Rempen A: Vaginal sonography in the viable gestation in the first trimester. Geburtshilfe Frauenheilkd 1987; 47:477
26. Timor-Tritsch IE, Farine D, Rosen MG: A close look at early embryonic development with the high frequency transvaginal transducer. Am J Obstet Gynecol 1988; 159: 676-681
27. Rempen A: Diagnosis of early pregnancy with vaginal sonography. J Ultrasound Med 1990-9:711-716
28. Jouppila P: Ultrasound in the diagnosis of early pregnancy and its complications. Acta Obstet Gynecol Scand Suppl 1971; 15:3
29. Robinson HP, Shaw-Dunn J: Fetal heart rates as determined by sonar in early pregnancy. J Obstet Gynaecol Br Commonw 1973,80:805
30. Piiroinen O: Studies in diagnostic ultrasound. Acta Obstet Gynecol Scand Suppl 1975; 46:1
31. Hertzberg BS, Mahony BS, Bowie JD: First trimester fetal cardiac activity. J Ultrasound Med 1988; 7:573
32. VanHeeswijk M, Nijhuis JG, Hollanders HMG: Fetal heart rate in early pregnancy. Early Fetal Dev 1990; 20:151-156
33. Levi CS, Lyons EA, Zheng XH et al: Endovaginal US: demonstration of cardiac activity in embryos of less than 5.0 mm in crown-rump length. Radiology 1990; 176:71-74
34. Levi CS, Lyons EA, Lindsay DJ: Early diagnosis of nonviable pregnancy with endovaginal US. Radiology 1988; 167:383
35. Brown DL, Emerson DS, Felker RE et al: Diagnosis of early embryonic demise by endovaginal sonography. J Ultrasound Med 1990; 9:631-636
36. Howe RS, Issacson K, Albert JL, Coutifaras CD: Embryonic heart rate in human pregnancy. J Ultrasound Med 1991; 10:367-371
37. Goldstein SR: Significance of cardiac activity on endovaginal ultrasound in very early embryos. Obstet Gynecol 1992; 80:670-672
38. Schatz R, Jansen CAM, Wladimiroff JW: Embryonic heart activity: appearance and development in early human pregnancy. Br J Obstet Gynaecol 1990; 97:989-994
39. Timor-Tritsch IE: Pathology of the early intrauterine pregnancy. p. 299. In Timor-Tritsch IE, Rottem S (eds): Transvaginal Sonography. 2nd Ed. Elsevier, New York, 1991
40. Laboda LA, Estroff JA, Benacerraf BR: First trimester brady cardia: a sign of impending fetal loss. J Ultrasound Med 1989; 8:561-563
41. Tejuka N, Sato S, Kanasugi H, Hiroi M: Embryonic heart rates: development in early first trimester and clinical evaluation. Gynecol Obstet Invest 1991; 32:210-212
42. Monteagudo A, Timor-Tritsch IE, Sharma S: Early and simple determination of chorionic and amniotic type in multifetal gestations in the first fourteen weeks by high-frequency transvaginal ultrasonography. Am J Obstet Gynecol 1994; 170: 824-829
43. Warren WB, Timor-Tritsch IE, Peisner DB et al: Dating the pregnancy by sequential appearance of embryonic structures. Am J Obstet Gynecol 1989; 161:747-753
44. Bessis VA, Papiernik E: Echographic imagery of amniotic membranes in twin pregnancies. p. 183-187. In Gedda L, Parisi P (eds): Twin Research. Vol. 3: Twin Biology and Multiple Pregnancy. Alan R. Liss, New York, 1981
45. Kurtz A, Mata J, Wapner R et al: Twin pregnancies: accuracy of first trimester abdominal US in predicting chorionicity and amnionicity. Radiology 1992; 185:759-762
46. Finberg HJ: The "twin peak" sign. Reliable evidence of dichorionic twinning. J Ultrasound Med 1992; 11:571
47. Robinson HP, Fleming JEE: A critical evaluation of sonar crownrump length measurement. Br J Obstet Gynaecol 1975; 82:702-710
48. MacGregor SN, Tamura RK, Sabbagha RE et al: Underestimation of gestational age by conventional crown-rump length dating curves. Obstet Gynecol 1987; 70:344-348
49. Hadlock FP, Shah YP, Kanon DJ, Lindsey JV: Fetal crownrump length: reevaluation of relation to menstrual age (5 to 18 weeks) with high-resolution real-time US. Radiology 1992; 1982:501-515
50. Goldstein SR, Wolfson R: Endovaginal ultrasound measurement of early embryonic size as a means of assessing gestational age. J Ultrasound Med 1994; 13:27-31

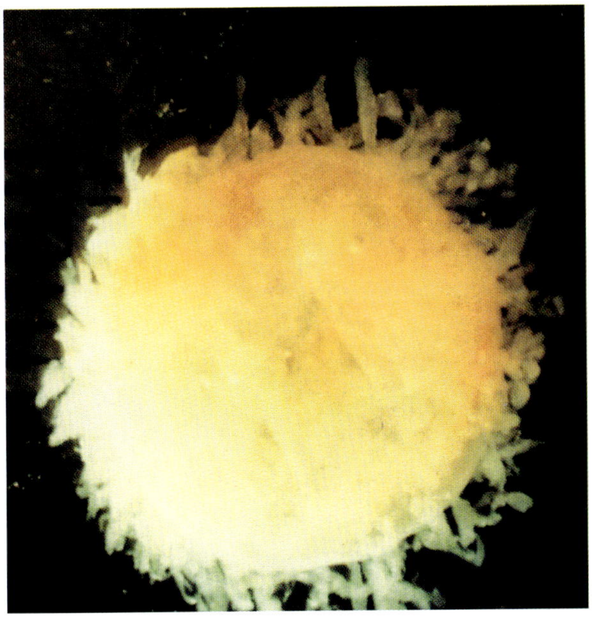

Prancha 10-1. Espécime patológica de um concepto com 5,5 semanas do último período menstrual. A membrana coriônica tem a consistência de lentes de contato moles. As vilosidades trofoblásticas primárias são mostradas aqui se projetando da superfície da membrana coriônica.

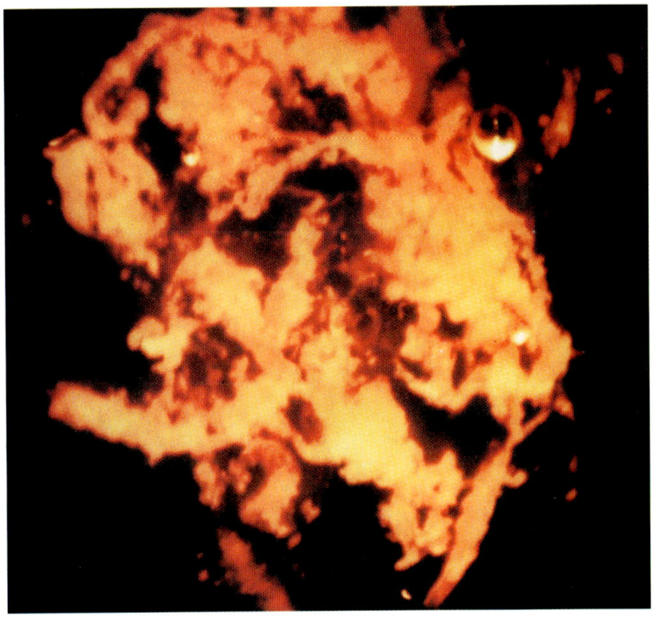

Prancha 11-1. Corte com alta potência de vilosidades coriônicas. Observada grosseiramente, às vezes, se diz que as vilosidades vão flutuar. Minha experiência diz que elas não flutuam, mas que elas afundam muito lentamente.

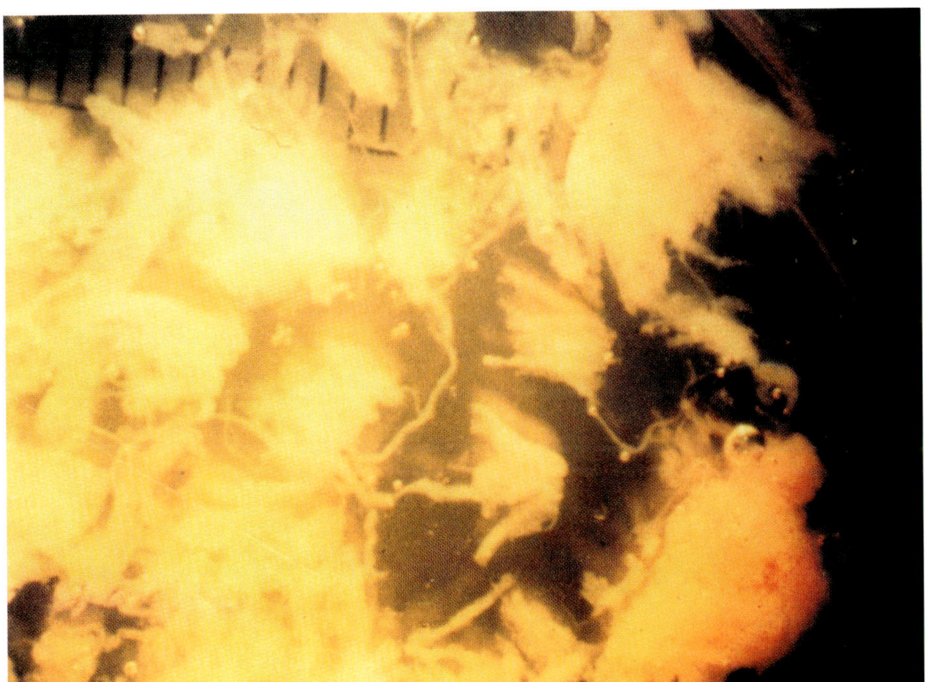

Prancha 11-2. Placa de Petri cheia de tecido decidual materno. A habilidade para distinguir este tecido do material de vilosidade é um passo essencial na triagem adequada da "gravidez ectópica não-considerada".

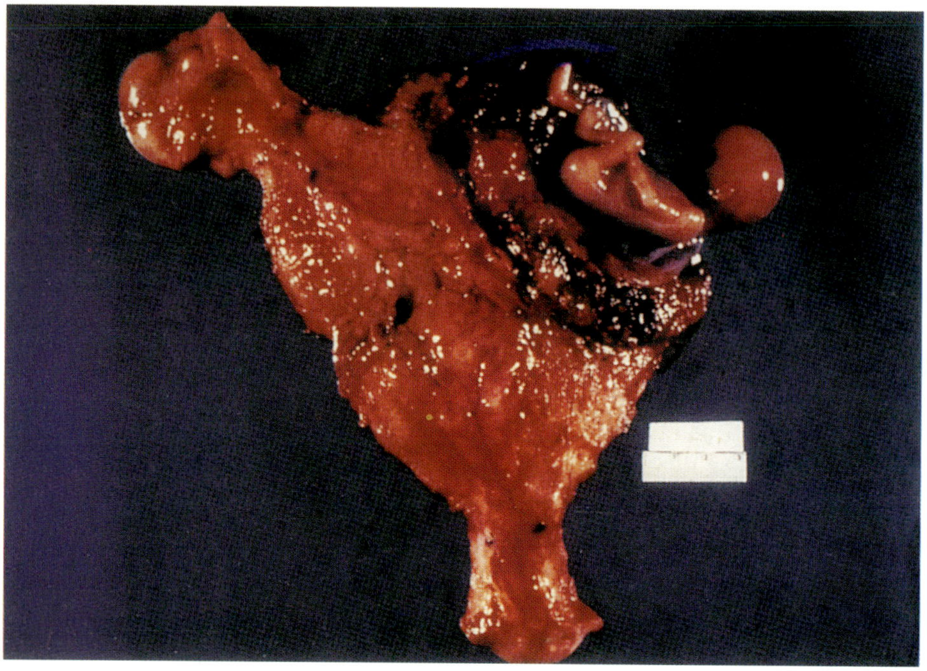

Prancha 11-3. Espécime patológica da paciente da Fig. 11-5. O sonograma na Fig. 11-5 se apresenta exatamente assim porque o espécime *in vivo* se parece com essa forma.

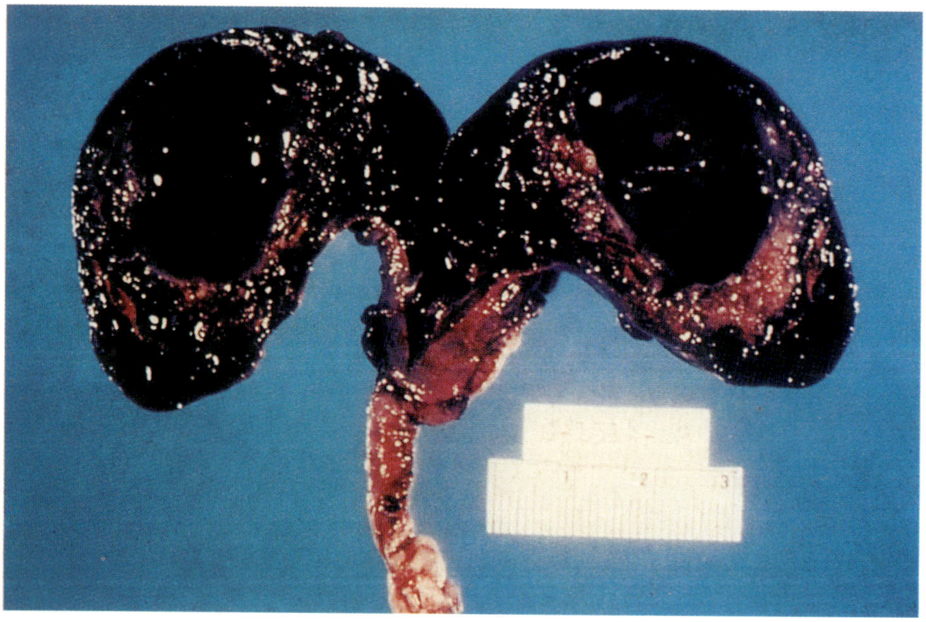

Prancha 11-4. Espécime patológica na tuba removida da paciente da Fig. 11-6. Observe que esta "ectopia" é uma massa de vilosidades desorganizadas, coágulos sangüíneos e fibrina. Portanto, o aspecto no ultra-som reflete a aparência *in vivo*.

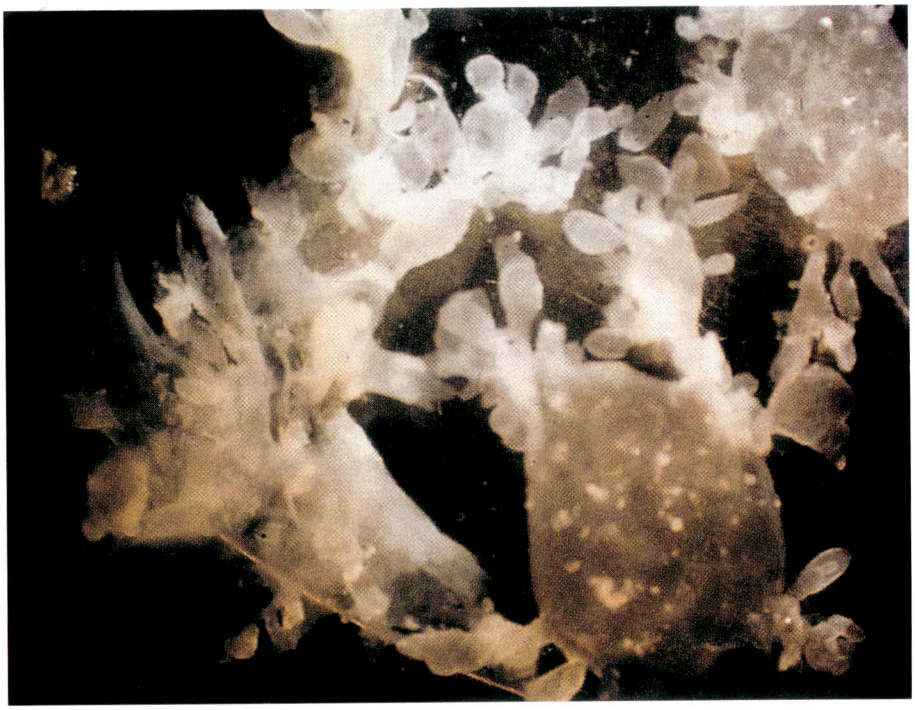

Prancha 11-5. Patologia total modificada da mola inicial com sete semanas do último período menstrual. Ultra-sonograficamente, isso apareceu meramente como um caso de falência gestacional intra-uterina. As estruturas típicas sonolucentes mostradas na Fig. 11-11 ainda não estavam presentes. Entretanto, as vilosidades que estão saindo da membrana coriônica podem ser observadas seguramente como hidrópicas.

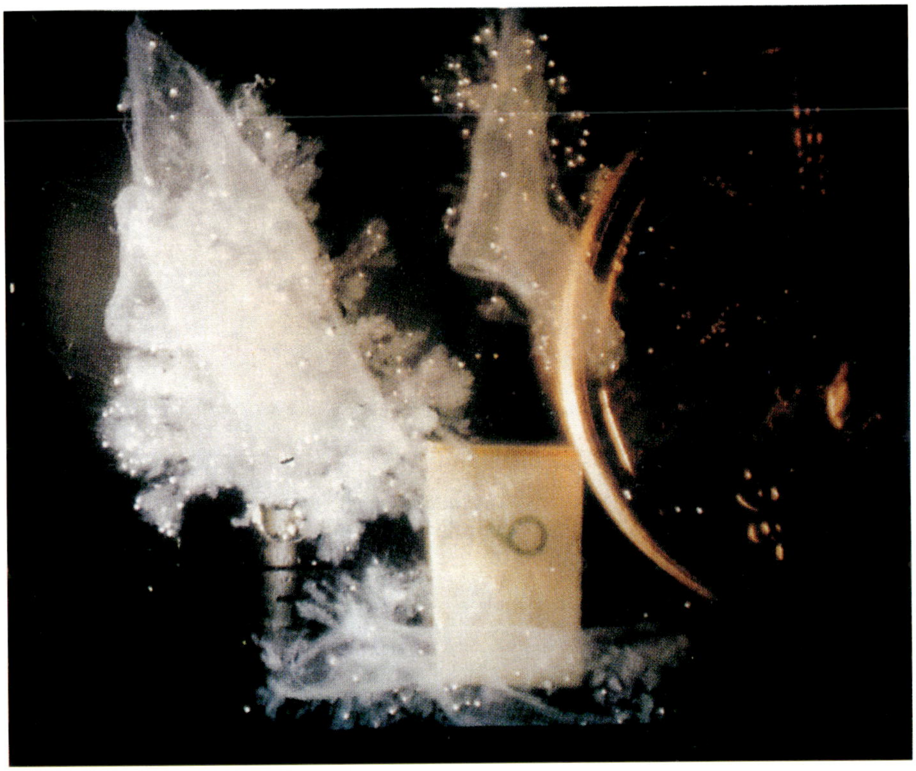

Prancha 11-6. Porção da membrana coriônica com vilosidades anexas mostradas aqui próximas a um *penny,* com a cabeça de Lincoln como referência de tamanho. A habilidade em distinguir este tecido da decídua materna é de suma importância, tanto para os casos de exclusão de uma gravidez ectópica como para oferecer às pacientes a opção de uma análise cromossômica nos casos de falência na gravidez.

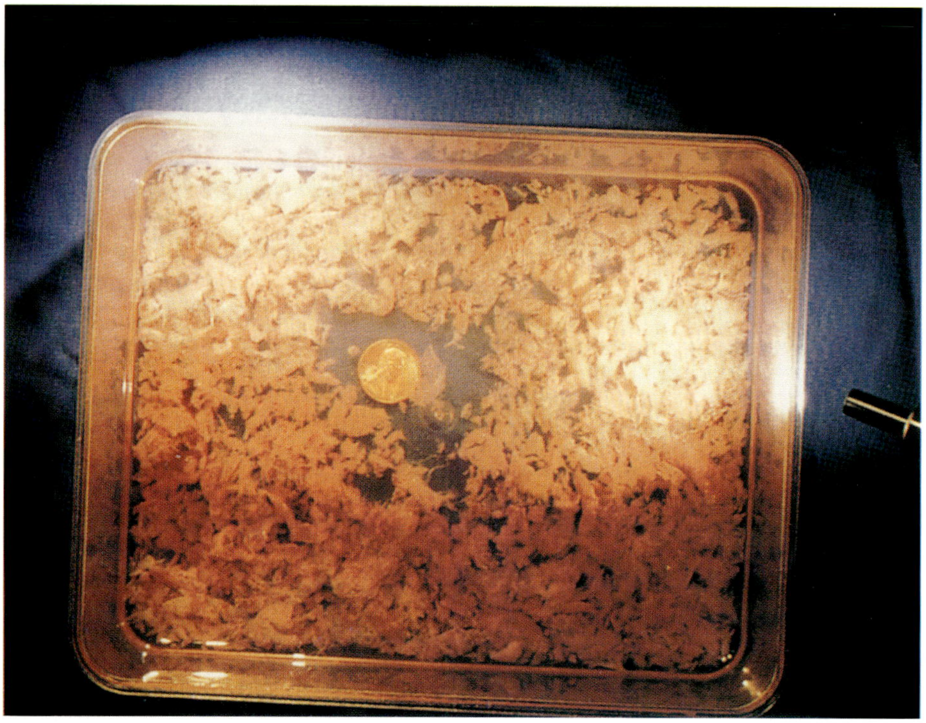

Prancha 11-7. Os "produtos da concepção" mostrados num prato de vidro Pyrex. O saco coriônico, à direita do *penny* com a cabeça de Lincoln tem tamanho normal para seis a sete semanas do último período menstrual. A quantidade volumosa de decídua homogênea deve-se ao fato de a paciente ter um útero com tamanho de 12 semanas com mudanças fibróides intramurais resultando numa área de superfície aumentada até a cavidade endometrial. Esta área de superfície torna-se decidualizada na gravidez e a quantidade de decídua presente será uma função do tamanho da cavidade e não a duração da gravidez. Todo o espécime é enviado para análise cromossômica. É fácil de entender por que pode ocorrer contaminação com a decídua materna. Além disso, nos casos de "gravidez ectópica excluída", se apenas mandarmos todos os produtos da concepção, será compreensível porque o patologista pode perder a pequena porção do saco coriônico.

11

FALÊNCIA DA GRAVIDEZ

STEVEN R. GOLDSTEIN

SANGRAMENTO VAGINAL

Ameaça de abortamento é um termo clínico. É definido como uma gravidez com menos de 20 semanas com sangramento vaginal na presença de um orifício cervical fechado. No passado, era a indicação mais comum para se realizar um ultra-som na gravidez inicial. Entretanto, todas as pacientes com testes de gravidez positivos e sangramento vaginal também são pacientes nas quais devemos excluir, primeiramente, uma gravidez ectópica.

GRAVIDEZ ECTÓPICA

Os achados ultra-sonográficos, na maioria das pacientes com ameaças de abortamento, irão mostrar uma gravidez intra-uterina de aparência normal (Fig. 11-1) (os achados dependerão da idade da gestação) sem razões óbvias para, ou fonte de, o sangramento vaginal clinicamente aparente. Se uma gravidez intra-uterina definitiva é identificada com base nos marcos delineados no Capítulo 10 ou com base na presença de atividade cardíaca embrionária, talvez, então, a ultra-sonografia não mostre ao clínico a causa do sangramento vaginal, mas o achado aparentemente normal pode tranqüilizar a paciente ansiosa.

Eventualmente, no exame de ultra-som inicial, o útero não mostra nenhum saco gestacional e é diagnosticada uma gravidez óbvia extra-uterina (Fig. 11-2). Isso nos permite prosseguir imediatamente com a intervenção terapêutica.

A abordagem clínica e ultra-sonográfica combinada para "excluir a gravidez ectópica" é um assunto complexo. Do ponto de vista sonográfico, a presença de uma gravidez intra-uterina *definitiva* virtualmente exclui a gravidez ectópica. Estima-se que a gravidez heterotópica (uma gravidez simultânea intra e extra-uterina) ocorra uma vez em cada 30.000 gestações espontâneas.[1] Entretanto, em mulheres sob tecnologias reprodutivas assistidas (TRA), esse número irá aumentar para cerca de um caso em cada 6.000.[2,3] A habilidade para diagnosticar concludentemente uma gravidez intra-uterina irá se embasar nos acontecimentos descritos no Capítulo 10. Quando não é observada nenhuma gravidez intra-uterina no ultra-som (Fig. 11-3), devem ser determinados os níveis quantitativos das gonadotropinas coriônicas humanas (hCG) e o conceito para um nível discriminatório usado (já descritos no Cap. 10, tanto para o ultra-som transvaginal como transabdominal). Se o nível de hCG for menor que o nível discriminatório, então deve ser usado o conceito popularmente conhecido como "determinação da subunidade-β seriada"(entretanto, ensaios atuais realmente medem a molécula hCG *intacta*.) O hCG irá subir um mínimo de 66% a cada 48 horas ou, realmente, dobrar a cada três dias na gravidez normal. Uma vez que o nível de hCG ultrapassa um nível discriminatório, deve ser feita a imageação de uma gravidez intra-uterina. A ausência de uma gravidez intra-uterina sugere que a gravidez não pode continuar (isto é, ou ela representa uma falência de gravidez intra-uterina [GIU] ou representa uma gravidez extra-uterina). De igual modo, uma taxa anormal de aumento de hCG também indica uma falência de gravidez GIU ou uma gravidez extra-uterina. Nesses casos, como a gravidez normal em processo tem sido excluída, a curetagem e o exame do tecido para verificar a presença de vilosidades coriônicas podem ser usados como o próximo passo da triagem. A presença de vilosidades coriônicas (Prancha 11-1) prova que há uma gravidez intra-uterina. A presença de tecido decidual (Prancha 11-2) apenas aumenta o índice de suspeita de uma gravidez ectópica, embora, principalmente quando há sangramento anterior, o abortamento completo (possivelmente também tubário) pode ser responsável por esses achados. O acompanhamento quantitativo do nível hCG, esteja ele aumentando, estabilizando ou diminuindo, pode ajudar a distinguir o abortamento ectópico do completo (Fig. 11-4).

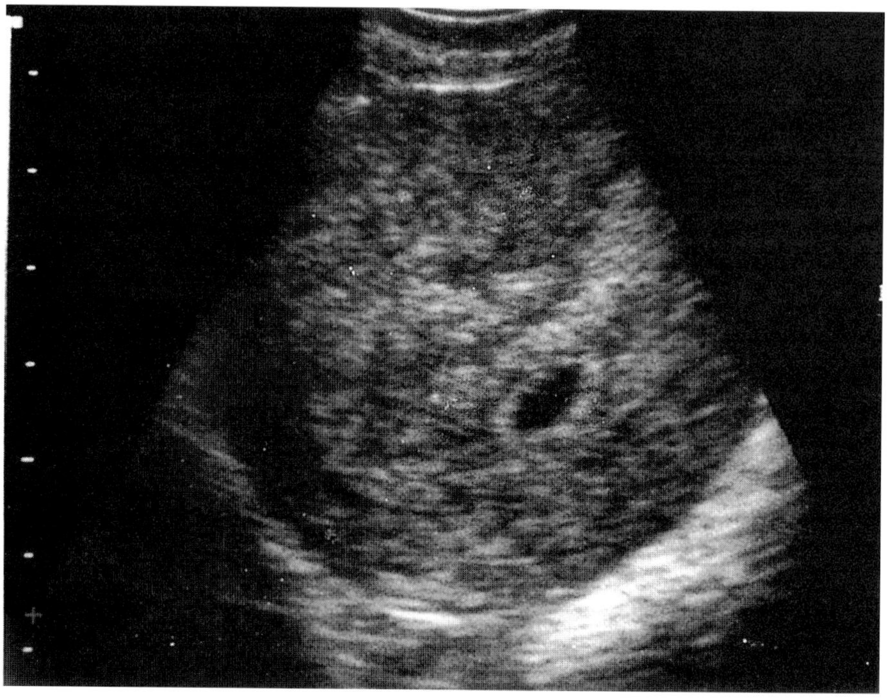

Fig. 11-1. Paciente com último período menstrual incerto, teste de gravidez feito em casa positivo, sangramento vaginal e orifício cervical fechado. O sonograma revela uma gestação intra-uterina óbvia, excluindo, desse modo, para todos os objetivos práticos, uma gravidez ectópica.

Algumas coleções de líquido intra-uterino podem parecer sacos gestacionais. A presença do saco vitelino impossibilita um diagnóstico desses "pseudo-sacos". Se existir alguma dúvida a respeito da legitimidade ou da normalidade de um saco gestacional antes da presença do saco vitelino ou do embrião, o acompanhamento com varredura ultra-sonográfica é garantido.

Os achados extra-uterinos no ultra-som irão refletir os achados *in vivo*. Este é, de fato, um conceito importante em todas as varreduras ultra-sonográficas. Quanto mais compreendemos como uma entidade pode parecer *in vivo*, melhor entendemos porque as imagens ultra-sonográficas são como são. As Figuras 11-5 e 11-6 e as Pranchas 11-3 e 11-4 deveriam ser cuidadosamente examinadas. Embora a Figura 11-5 seja uma varredura antiga de braço estático, ela apresenta este aspecto porque esta gravidez angular se desenvolveu até atingir um tamanho de 13 semanas, de forma anatômica, relativamente normal, como geralmen-

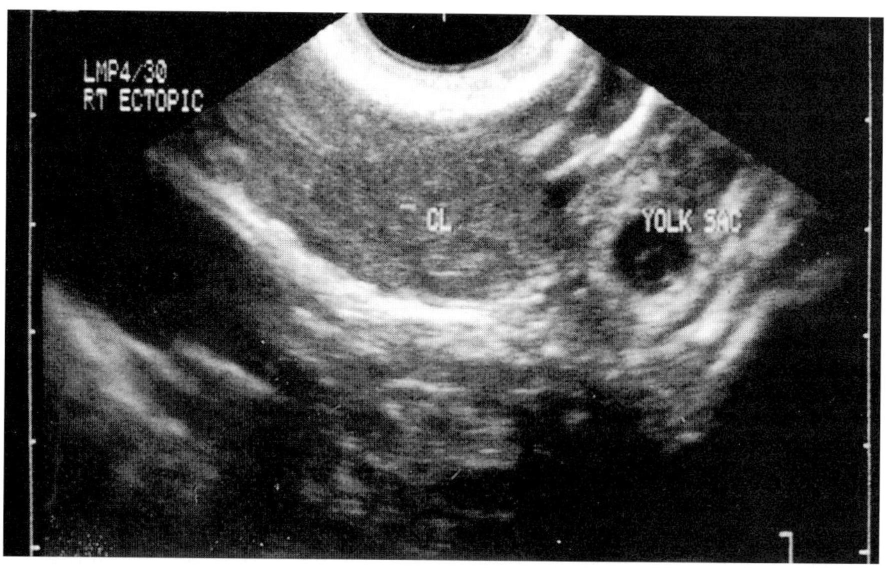

Fig. 11-2. Paciente aos 40 dias do último período menstrual com sangramento vaginal. A varredura revela um ovário direito de aparência normal contendo um corpo lúteo (CL). Adjacente ao ovário há um saco gestacional extra-uterino óbvio com um saco vitelino aparentemente normal dentro dele. Esse diagnóstico definitivo de gestação extra-uterina permite uma intervenção terapêutica imediata.

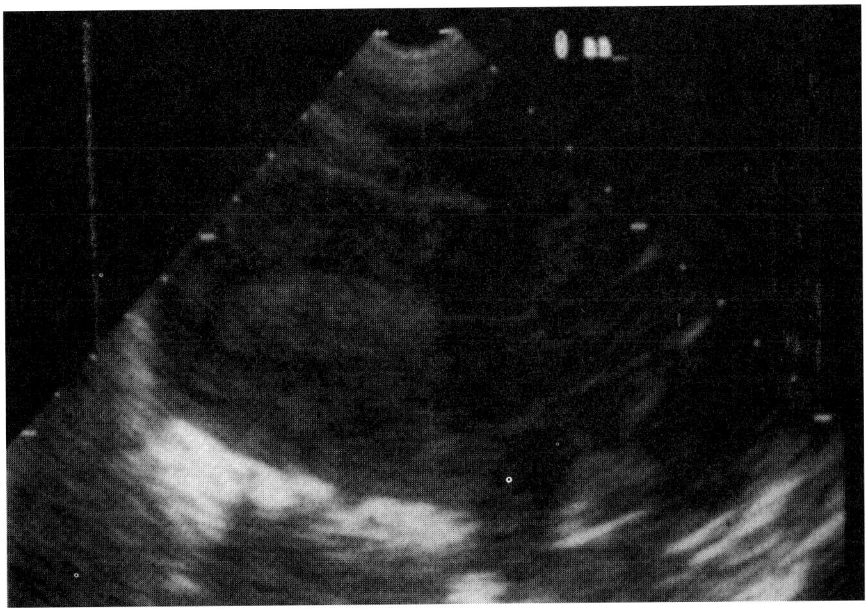

Fig. 11-3. Paciente com um teste de gravidez positivo feito em casa e sangramento vaginal observado clinicamente. O corte do eixo longitudinal do útero revela um endométrio ecogênico não-diagnóstico sem evidência de qualquer gestação intra-uterina. O nível quantitativo de hCG revelou um nível de 420 mIU/ml IRP. O acompanhamento subseqüente revelou o desenvolvimento de uma gestação normal e o nascimento esperado de um recém-nascido vivo e saudável.

te ocorre com as gravidezes angulares. A Figura 11-6 parece um pouco indefinida no ultra-som porque, embora seja a imagem de uma gravidez ectópica, o hCG foi uma preparação de referência internacional (IRP) de apenas 850 mIU/ml, e é, principalmente, hematossalpinge com algumas vilosidades desorganizadas, coágulos sangüíneos e fibrina. Não se parece com uma gravidez no ultra-som (Figs. 11-1 e 11-2) porque falhou em recapitular uma gravidez normal. A habilidade em reconhecer uma gravidez irá depender *não* da localização, mas da apresentação. Quanto mais normal for a apresentação de uma gravidez, mais iremos reconhecê-la como uma gravidez, independente de ela estar localizada dentro ou fora do útero.

Quinze a vinte e oito por cento das gravidezes ectópicas irão se desenvolver até o ponto de apresentar saco vitelino ou atividade cardíaca.[4,5] Naturalmente, essas ges-

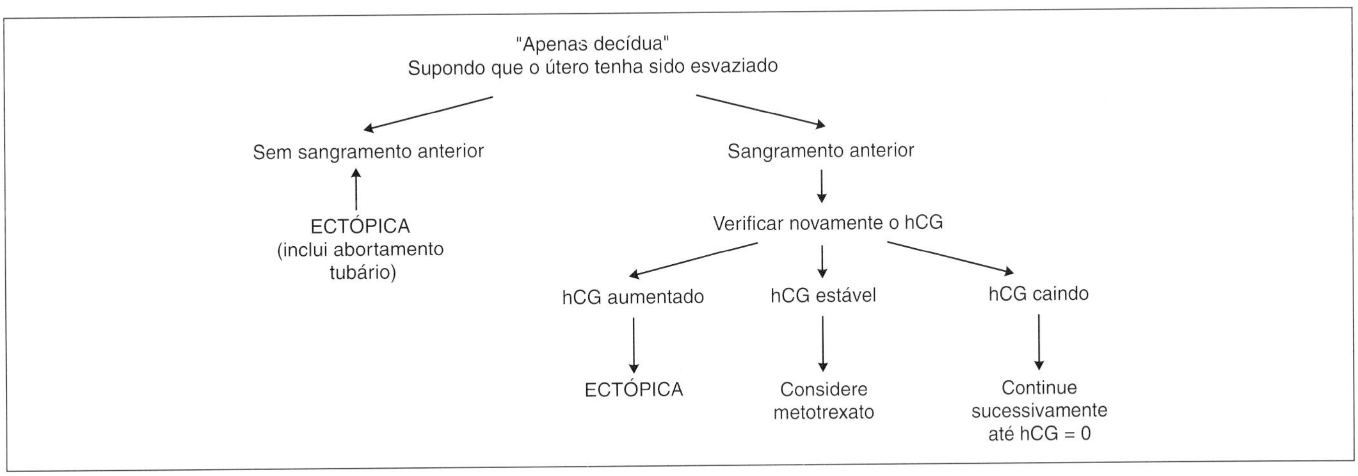

Fig. 11-4. Quando a curetagem revela "apenas decídua", este algoritmo define o tratamento clínico adequado. Supõe-se que o útero tenha sido esvaziado.

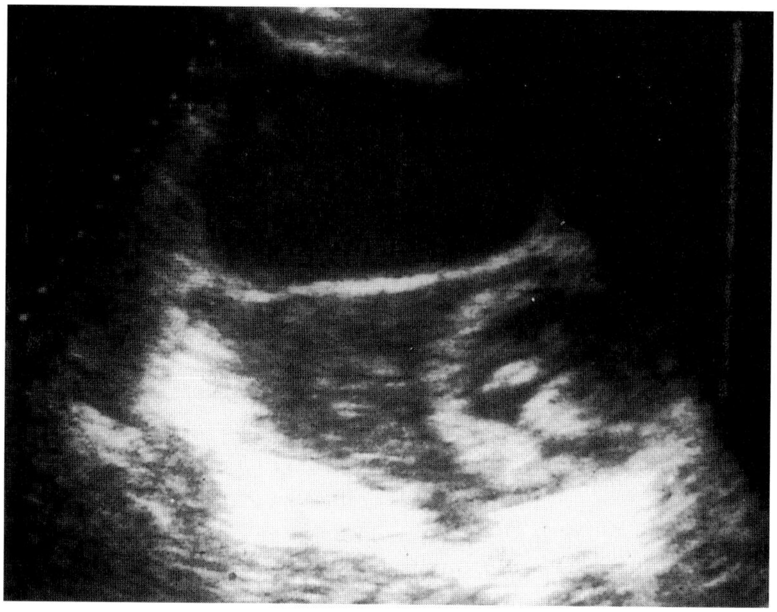

Fig. 11-5. Varredura estática de uma paciente com gravidez angular a 13 semanas do último período menstrual. Mesmo com esse nível de resolução, podemos reconhecer a estrutura fetal (Ver Prancha 10-3).

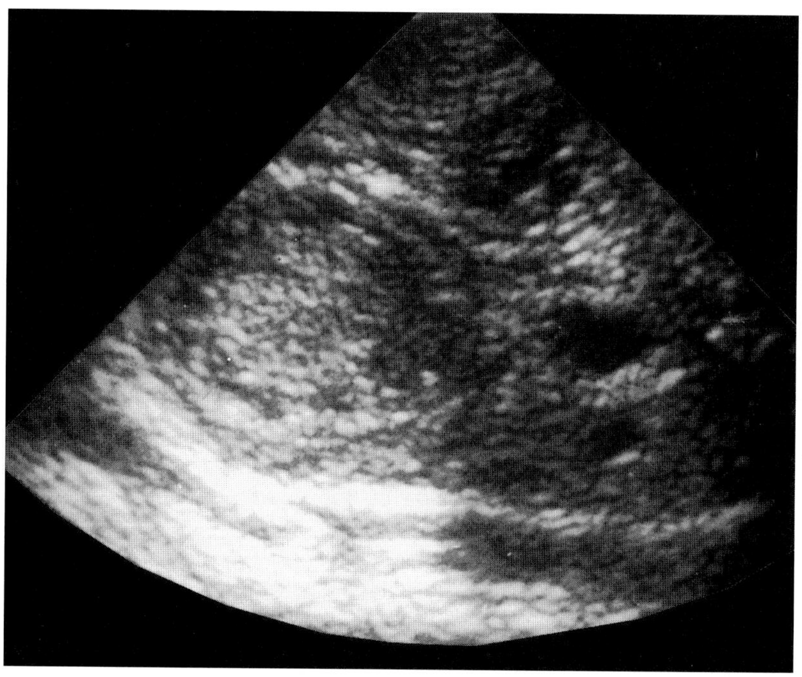

Fig. 11-6. Paciente com gravidez ectópica. Os achados aqui são um pouco não-diagnósticos. (Ver Prancha 10-4.)

tações irão seguir o tempo normal de duplicação do hCG. Além disso, a apresentação do saco gestacional familiar com o seu centro sonolucente será observado mais facilmente no ultra-som. Isso será particularmente verdadeiro se houver presença de atividade cardíaca. De igual modo, nem todas as estruturas sonolucentes ou de anexos complexas serão gestações extra-uterinas. Os ovários devem ser identificados na lateral para evitar que se chame um corpo lúteo ou um cisto do corpo lúteo de uma gravidez extra-uterina (Fig. 11-2). Por fim, o líquido livre no fundo de saco pode ajudar, mas não é patognomônico. Está presente em 41% a 83% das gravidezes extra-uterinas.[4,6]

Uma vez que o diagnóstico de uma gestação intra-uterina é firmemente estabelecido por critérios ultra-sonográficos, em combinação ou não com a determinação hCG seriado, pode surgir mais perguntas concernentes à normalidade daquela gestação específica.

FALÊNCIA DA GRAVIDEZ INTRA-UTERINA

Anteriormente, um ovo frustrado era considerado uma gravidez anembrionária.[7] No ultra-som transabdominal isso era representado por um saco gestacional com um diâmetro médio maior que 20 mm, sem saco vitelino. Isso vem de um trabalho clássico de Nyberg et al.[8] sobre os critérios mais e menos importantes dos sacos gestacionais anormais. A sonda vaginal, posteriormente, aprimorou mais essas definições. Poderia parecer que uma vez que estivéssemos acima de um diâmetro do saco médio de 8 a 10 mm (a medição inclui apenas a porção sonolucente da cavidade coriônica) o saco vitelino tornar-se-ia visível.[9,10] Contudo, a questão importante não é o quão cedo se consegue ver o saco vitelino (nível do limiar), mas muito mais em que ponto a falta dessa estrutura é *absolutamente* patognomônica de uma gravidez não viável, especialmente tomando em conta a variabilidade de equipamento, biologia e erro de medição.

ATIVIDADE CARDÍACA EMBRIONÁRIA

O tubo cardíaco endotelial em forma de S dobra-se sobre si mesmo e começa a apresentar batimentos com 21 dias após a concepção. Assim sendo, ele está presente e com batimentos na gravidez normal antes que possamos fazer a imageação dele com equipamentos disponíveis hoje em dia. Eventualmente, a colocação de um cursor modo M consegue documentar a atividade cardíaca na borda do saco vitelino.[11] Entretanto, a questão importante é a que ponto a ausência de atividade cardíaca é um sinal definitivo de falência gestacional. Alguns pesquisadores têm tentado relacionar a atividade cardíaca com os níveis de hCG. Isso pode ser chamado de níveis "discriminatórios" de hCG para a primeira atividade cardíaca detectável. Esses níveis mostram uma ampla variedade, de 6.636 a 26.356 mIU/ml (IRP).[12,15] O uso desses níveis de limiares de hCG estará repleto de erros devido aos diferentes padrões das unidades que expressam hCG e a conversão entre eles de laboratório para laboratório, assim como o tipo de transdutores usados e a trajetória de varredura.

É preferível relacionar a presença ou a ausência de atividade cardíaca com o tamanho embrionário. A habilidade de reproduzir a atividade cardíaca irá depender do tipo e da freqüência do equipamento usado, do grau de ampliação disponível, da acuidade visual do operador e das possíveis variáveis anatômicas confusas (obesidade materna, miomas coexistentes etc.). Em todos os critérios, entretanto, o movimento cardíaco sempre está presente com um tamanho embrionário de 5 mm ou mais.[16,20] Por conseguinte, os embriões de 4 mm ou menos, sem atividade cardíaca detectável, devem ter um acompanhamento.

REABSORÇÃO EMBRIONÁRIA

A sonda vaginal nos permite perceber que muitos ovos chamados de frustrados são mesmo casos de falência gestacional intra-uterina com subseqüente "reabsorção embrionária", que, anteriormente, deixou um aspecto de um saco vazio na varredura transabdominal. O que vemos ultra-sonograficamente irá depender de (1) quando, durante o desenvolvimento, a viabilidade é perdida e se inicia o processo de reabsorção e (2) quando, durante o processo de reabsorção, estudamos a paciente. Isso certamente explica o processo pelo qual a gravidez múltipla é espontaneamente reduzida a uma gravidez de um único feto (anteriormente, chama-se esse ovo frustrado de gêmeo desaparecido) (Fig. 11-7). Este também é o processo pelo qual muitos fetos únicos tornam-se ovos frustrados. A sonda vaginal tem freqüentemente demonstrado uma pequena estrutura embrionária, com 2, 3 ou 4 mm, demonstrando atividade cardíaca apenas para fazer com que a paciente retorne duas semanas mais tarde para então demonstrar o que parece ser um grande saco vazio, com ou sem habilidade para ver o embrião morto (Fig. 11-8).

Os relatos de incidência de anormalidades cromossômicas geralmente são maiores nesses casos de falência gestacional precoce.[21] As anormalidades ultra-sonográficas podem ser observadas em casos da visualização embrionária, mas depois que o saco vitelino já se tornou aparente. Geralmente, esse saco vitelino está aumentado,[22] "flutuando", ou insatisfatoriamente formado ou até mesmo sólido (Fig. 11-9). Meu trabalho preliminar parece indicar que um saco vitelino anormal é um sinal não específico de óbito embrionário real ou iminente, mas isso ocorrerá em ambos os casos com cariótipos normais e anormais. O saco vitelino, o disco embrionário e o âmnio estão presentes no saco gestacional mais primitivo, mas eles são pequenos demais para serem reproduzidos, mesmo com as sondas vaginais de alta freqüência. A porção do saco vitelino deste complexo é reproduzida primeiro à

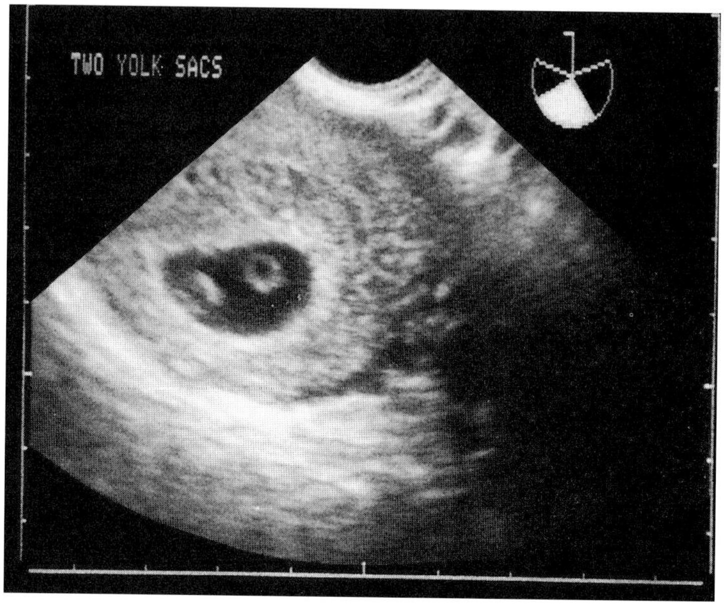

Fig. 11-7. Exemplo de um gêmeo desaparecido. Foram vistos dois sacos vitelinos dentro de um saco gestacional. Duas semanas depois, numa varredura de acompanhamento, havia um andamento normal de uma gravidez única sem evidência discernível do segundo saco vitelino anterior.

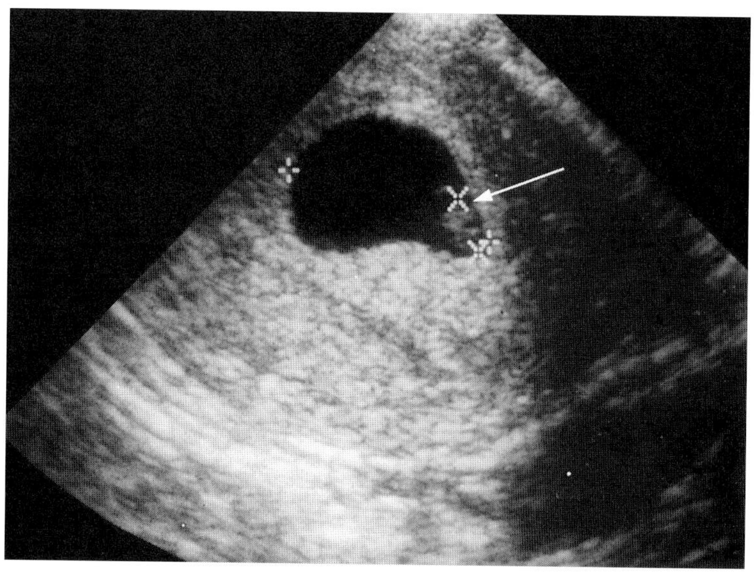

Fig. 11-8. Uma estrutura embrionária amórfica de 6 mm no canto do saco gestacional (*flecha*). Duas semanas antes havia um embrião de 4 mm com atividade cardíaca discernível. Este é um exemplo de óbito embrionário sem reabsorção. Antigamente, esses casos, quando observados transabdominalmente, davam a impressão de um saco aparentemente vazio e, portanto, eram chamados de "ovo frustrado" ou "gravidez anembrionária". Este fenômeno, na verdade, representa um óbito embrionário com reabsorção.

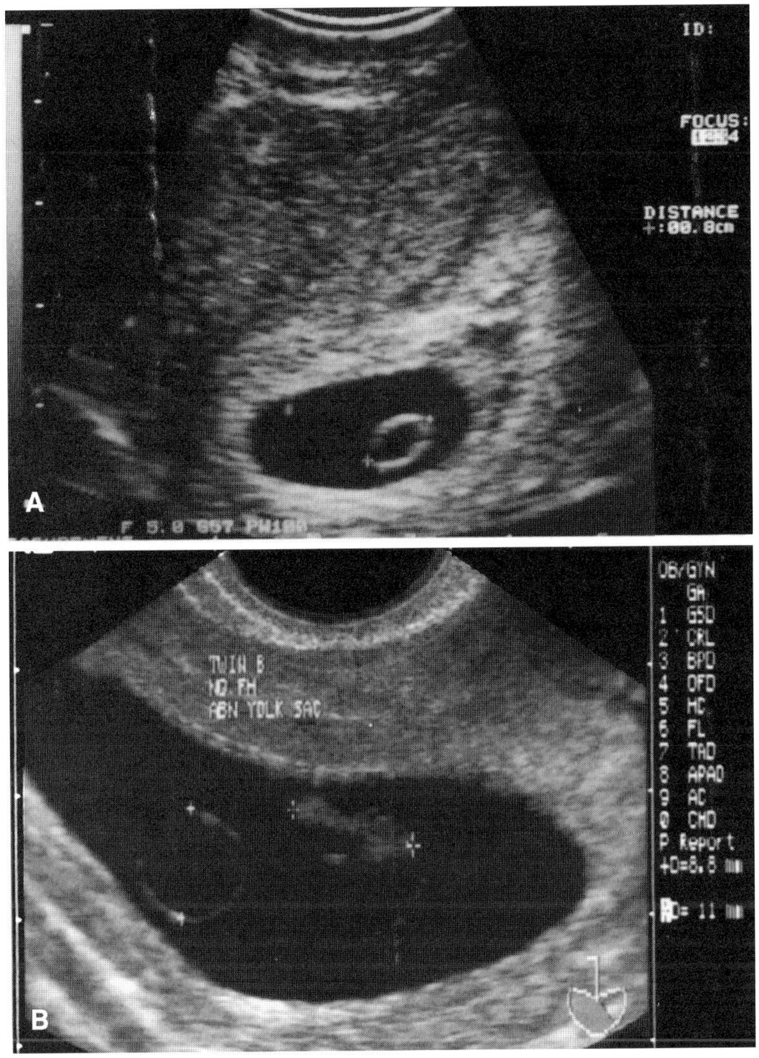

Fig. 11-9. **(A)** Saco vitelino anormal, com apresentação ovóide, sendo que o maior diâmetro tem 8 mm, indicativo de uma falência de gravidez. **(B)** Gravidez gemelar com saco vitelino aumentado e hidrópico medindo 8,8 mm. A estrutura embrionária de 11 mm adjacente a ele não apresentava atividade cardíaca discernível. Trata-se de uma falência de gravidez intra-uterina. (*Continua.*)

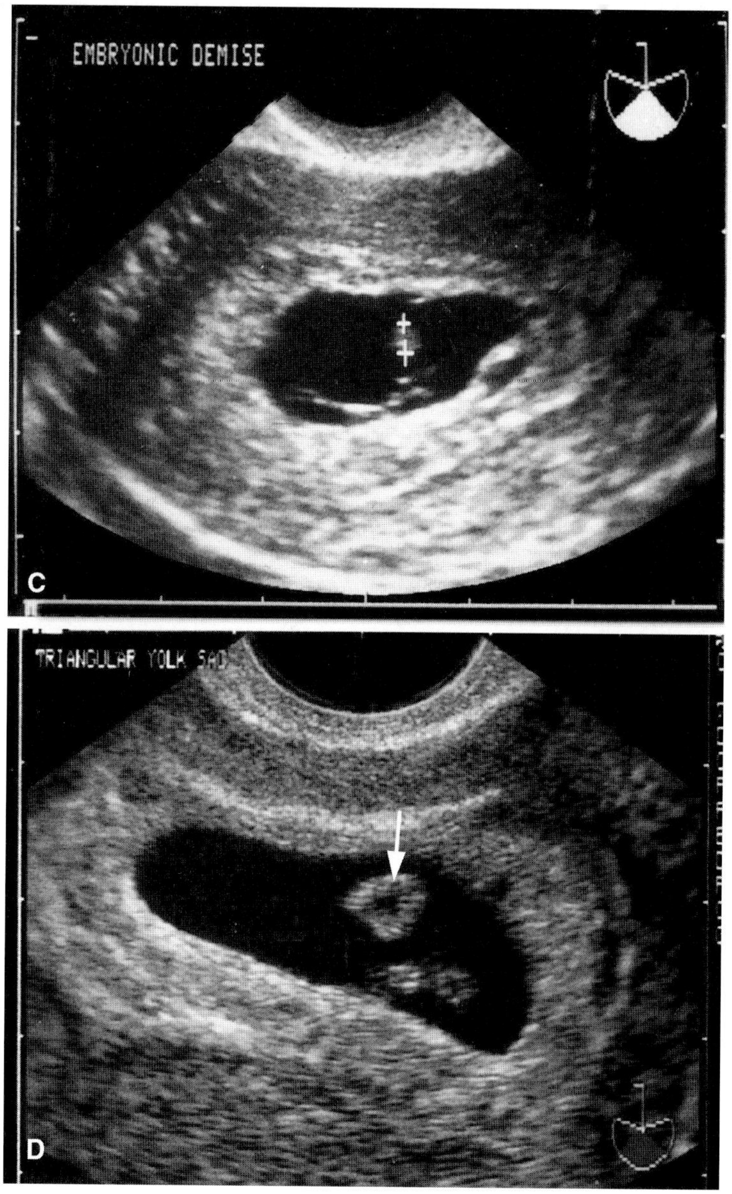

Fig. 11-9. (Continuação). **(C)** Saco vitelino irregular, hidrópico e aumentado com 2,8 mm de espessura embrionária (*compassos*). Trata-se de outra apresentação de óbito embrionário precoce. **(D)** Saco vitelino com formato triangular de apresentação anormal (*flecha*). Adjacente a ele havia uma estrutura embrionária amórfica de 7 mm sem atividade cardíaca discernível, mais uma das muitas faces de um saco vitelino anormal associada com óbito embrionário e reabsorção.

centro pareça bastante claro e distinto em oposição à espessura ambígua e ecogênica do embrião, a qual, conforme discutido anteriormente, é mais bem reconhecida logo no início devido às suas pulsações cardíacas. A tuba cardíaca endotelial dobra-se sobre si mesma por volta de 21 dias após a concepção e o sistema cardiovascular é o primeiro sistema orgânico formado no desenvolvimento do embrião. Ele já existe e tem batimentos antes de que possa ser representado pelas técnicas atuais.[11]

Os níveis de hCG nessas gestações patológicas, estejam eles subindo ou caindo, e não importa a taxa, serão uma função da condição do tecido trofoblástico, não da estrutura embrionária. Ultra-sonograficamente, isso é demonstrado pela borda ecogênica (reação decidual trofoblástica). Muitos casos de falência da gestação intra-uterina apresentarão altos níveis de hCG e vilosidades de aspecto aparentemente normal no momento da curetagem. Outros apresentarão níveis de hCG muito mais baixos associados à reação decidual trofoblástica muito insatisfatória ultra-sonograficamente. Isso pode representar etiologias separadas com mecanismos como implantação ruim, suplemento sangüíneo insuficiente ou fluxo insatisfatório *versus* um "fator fetal", tal como número cromossômico anormal ou clivagem embrionária insatisfatória. Entretanto, esses casos também podem representar o mesmo processo, meramente observado em diferentes pontos ao longo de uma "linha de tempo", ocorrendo naturalmente.

HEMORRAGIA SUBCORIÔNICA

Há muito os pesquisadores têm tentado encontrar parâmetros tanto ultra-sonográfica como bioquimicamente para aumentar nossa capacidade prognóstica nos casos de ameaça de abortamento.[23] Os investigadores têm procurado em vários marcadores bioquímicos, incluindo o hCG, a progesterona sérica e até mesmo nos níveis de lactogênio placentário humano. Anteriormente, a presença de coração fetal na ultra-sonografia transabdominal era associada com, aproximadamente, 95% de taxa de continuidade.[24] Este achado ultra-sonográfico aparentava ser um prognosticador melhor do que todos os marcadores bioquímicos mencionados acima.

Mais recentemente, o sangramento subcoriônico tem aumentado nossa habilidade de prognosticar nos casos de ameaça de abortamento. A hemorragia subcoriônica é identificada como uma coleção sonolucente com formato aumentando fora do saco coriônico numa paciente com ameaça de abortamento (Fig. 11-10). Na descrição inicial da doença,[23] as pacientes com atividade cardíaca fetal positiva e sem evidência de sangramento subcoriônico apresentaram uma taxa de continuidade da gravidez de 100%. No caso daquelas pacientes com atividade cardíaca fetal positiva, juntamente com a evidência de sangramento subcoriônico, a taxa de continuidade pareceu variar entre 60% a 70%. Parecia não haver boa correlação entre o tamanho e a quantidade de sangue subcoriônico e o resultado previsível. O sangramento subcoriônico irá se manifestar em aproximadamente 20% dos casos de ameaça de abortamento.

MOLA HIDATIFORME

A apresentação ultra-sonográfica clássica da mola hidatiforme irá resultar em múltiplas áreas pequenas e sonolucentes (Fig. 11-11 e Prancha 11-5), que correspondem às vesículas "em forma de uva" observadas no exame patológico macroscópico. Entretanto, tais alterações raramente

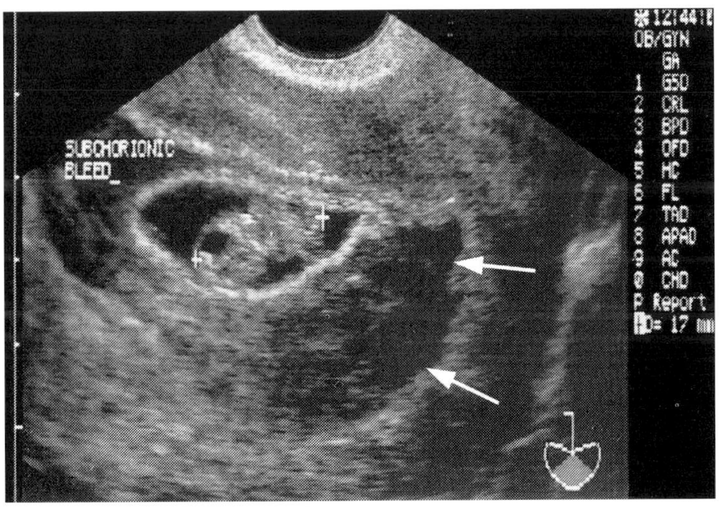

Fig. 11-10. Paciente com história clínica de sangramento vaginal e orifício cervical fechado (isto é, "ameaça de abortamento"). No sonograma está assinalada uma área com sangue do lado de fora do saco gestacional (*flecha*), que vem a ser a apresentação clássica de hemorragia subcoriônica. Isso diminui a taxa de continuidade da gravidez para 60% a 70%. Não há boa correlação entre o tamanho ultra-sonográfico da quantidade de sangue e o provável resultado.

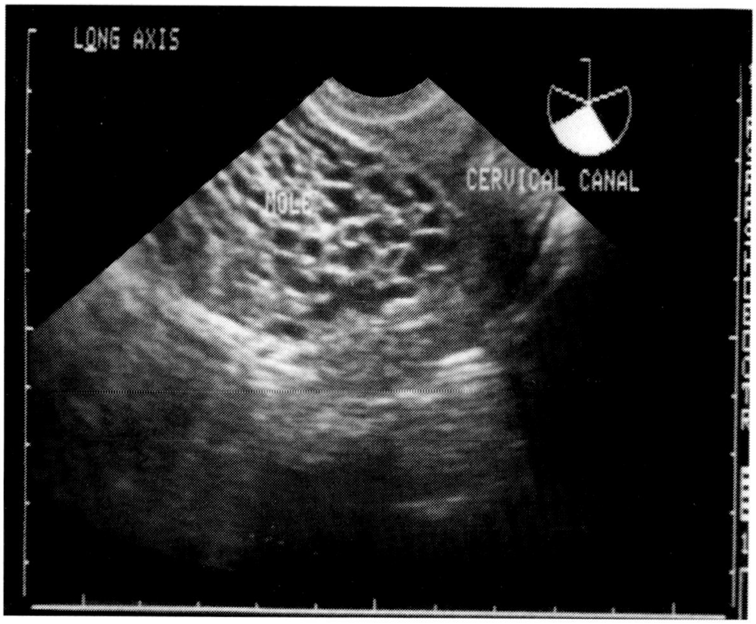

Fig. 11-11. Corte do eixo longitudinal da mola hidatiforme 12 semanas do último período menstrual. Observe que toda a cavidade uterina está cheia de múltiplas áreas sonolucentes. Isso corresponde às típicas vesículas em forma de uva que observamos na patologia macroscópica. (Ver Prancha 10-5.)

se tornam aparentes antes de 10 semanas de idade menstrual. Isso ocorre porque a proliferação trofoblástica e as mudanças hidrópicas vistas macroscopicamente com a mola hidatiforme ainda não estão presentes. Cada vez mais, esses casos serão diagnosticados pela patologia microscópica depois de ter sido realizado, ultra-sonograficamente, um diagnóstico intra-uterino de falência gestacional. Algumas evidências sugerem que o uso mais amplamente difundido do ultra-som vaginal está levando a uma diminuição da incidência de gravidez molar, provavelmente pelos produtos que evacuam da concepção antes de sofrerem mais alterações hidrópicas e proliferação.[25]

PERDA CROMOSSÔMICA NA GRAVIDEZ

Vários estudos mostram que até 70% dos abortamentos espontâneos irão exibir cromossomas anormais.[21,26] A maioria dos quais constitui anomalias numéricas devido a erros que ocorrem durante a gonadogênese (não-disjunção cromossômica durante a meiose), a fertilização (triploidia resultante de *digyny* ou dispermia), ou à primeira divisão do ovo fertilizado (tetraploidismo ou mosaicismo). De todas as anomalias, dois terços serão trissomias autossômicas, seguidas de monossomia X e rearranjos estruturais. Dessa forma, exceto por uma percentagem muito pequena de translocações ou inversões equilibradas dos pais, a grande maioria dessas mulheres cuja falência de gravidez apresenta cariótipos normais não deve ter uma repetição de falência de gravidez.

FALÊNCIA DE GRAVIDEZ NÃO CROMOSSÔMICA

Entretanto, provavelmente, os 30% das mulheres com perdas na gravidez incipiente e cariótipos *normais* correm um grande risco de sofrerem perdas subseqüentes.

Algumas anomalias uterinas (exposição ao dietilestibestrol [DES], adesões intra-uterinas e incompetência cervical) seriam suspeitadas com base na história clínica. Todavia, outros (defeitos müllerianos congênitos, pólipos de miomas submucosos) necessariamente não iriam ajudar o diagnóstico histórico ou o exame pélvico bimanual simples. O exame diagnóstico adicional (histerossonograma com infusão salina[27] ou a histerossepingografia radiológica convencional) normalmente é exigido. Alguns dos tecidos das patologias intracavitárias e das anomalias uterinas congênitas, assim como suas características ultra-sonográficas, são discutidos nos Capítulos 6 e 7. As causas endócrinas, tais como deficiência da fase lútea, também podem exigir exames adicionais em termos de amostragem endometrial invasiva.

Os fatores imunológicos têm implicado grandes antígenos de histocompatibilidade (HLA) que possam fazer com que o sistema imunológico materno deixe de produzir anticorpos de bloqueios rejeitando, desse modo, o feto que produz antígenos estranhos. Embora alguns clínicos façam a tipagem do HLA em cada membro do casal com recidiva de falência de gravidez, há controvérsia quanto ao fato de esta ser realmente uma fonte de perda de gravidez.[28-30]

A presença do lupus anticoagulante, assim como dos níveis elevados de certos anticorpos antifosfolipídeos, principalmente o anticorpo anticardiolipina, está associada com um risco aumentado de abortamento espontâneo.[31] Dez por cento das mulheres com abortamento espontâneo recorrente de uma determinada etiologia apresentará atividade de lupus anticoagulante, ao passo que 13% a 40% desses indivíduos apresentarão anticorpo anticardiolipina.[32] Não temos conhecimento de nenhuma característica ultra-sonográfica detectável de falência de gravidez causada por esses fatores.

Agentes infecciosos no colo uterino, na cavidade uterina ou no líquido seminal têm sido implicados como fatores etiológicos para abordamento. Embora endometrite clínica devida a qualquer agente infeccioso possa produzir perda de gravidez, fica menos claro se a infecção subclínica pode fazê-lo e, se assim acontecer, com quais microrganismos. Os micoplasmas cepa T, *Ureaplasma urealyticuum* e *Mycoplasma hominis*, têm sido sugeridos como causas de abordamento. A colonização endometrial de *Ureplasma urealyticum* associa-se a um aumento do risco de perda da gravidez, enquanto a colonização cervical aparentemente não o é.[33]

O aumento de perdas de gravidez também se associa a tabagismo ou alcoolismo materno. Estes, contudo, podem ser avaliados com dados de história.

NOVA ABORDAGEM DA PACIENTE COM FALÊNCIA GESTACIONAL

Quando ocorre a primeira falência da gravidez, a análise citogenética do concepto será de grande ajuda no tratamento subseqüente. Se os cromossomas do concepto são *normais*, o casal deve se submeter a uma avaliação das várias outras causas discutidas acima. Se, entretanto, os cromossomas do concepto são anormais, então não serão necessários exames adicionais ou avaliação naquele momento e a probabilidade de perda recorrente é muito pequena (a menos que existam múltiplos fatores em risco).

Progressivamente, às pacientes com falência gestacional uma análise cromossômica pode e deve ser oferecida. Há duas tentativas que tornam tal abordagem possível. Primeiro, os transdutores de ultra-som transvaginal de alta resolução têm aumentado nossa compreensão a respeito da gravidez incipiente e seus acontecimentos normais. Isso produz uma habilidade de diagnosticar coerentemente uma falência de gravidez antes de sua passagem espontânea. Na minha prática particular, não tenho tido um abortamento espontâneo há mais de sete anos. Quando muito, ocorreu falência de gravidez, mas sempre diagnosticada antes do abortamento. O ultra-som é usado como o primeiro exame depois da perda das menstruações, geralmente com um teste de anticorpo monoclonal caseiro positivo. A paciente retorna então a cada duas semanas até que o tamanho embrionário seja maior que 10 mm e exista atividade cardíaca. A taxa de perda embrionária neste ponto é inferior a 1%.[34] Se a falência de gravidez intra-uterina for diagnosticada ultra-sonograficamente, então a dilatação e a curetagem eletivas podem ser realizadas no dia seguinte, antes que a paciente experimente cólicas, sangramento e a passagem espontânea do concepto (Fig. 11-12).

O segundo passo é a habilidade para se fazer o exame de rotina do tecido no momento da curetagem, a fim de verificar a presença ou a ausência de vilosidades coriônicas *versus* decídua materna. Embora inicialmente realizado para diagnosticar uma gravidez ectópica não suspeitada no momento da interrupção facultativa,[35] esse exame do tecido, no caso de falência de gravidez intra-uterina, permite que seja separada uma porção do cório e das vilosidades anexadas da decídua materna e submetida a um estudo cromossômico (Prancha 11-6). Isso evita a contaminação decidual materna (46 XX), impedindo que os "produtos da concepção" sejam submetidos à curetagem para os estudos cromossômicos (Prancha 11-7).

Além do mais, as células normais irão crescer melhor em culturas de tecido. Assim sendo, parece plausível que alguns dos estudos mais antigos que observaram as taxas de cariótipos anormais possam ter subestimado a incidência de cariótipos normais, porque a contaminação com a decídua materna (46 XX) pode ter gerado a taxa falsa negativa.

Progressivamente, a falência da gravidez é e será diagnosticada antes da passagem espontânea. De igual modo, os clínicos que têm passado quatro meses na patologia ginecológica quando residentes, serão capazes de distinguir entre o cório e as vilosidades anexadas da decídua materna. Esse tecido embrionário pode ser facilmente usado para a avaliação citogenética. Os 70% dos casos com cariótipos *anormais* não requerem avaliação adicional e devem conceber novamente o mais rápido possível. Os 30% das falências de gravidez com cariótipos *normais* não necessitam esperar por uma perda subseqüente, mas podem ser avaliadas conforme suspeitas clínicas ou indicadas para uma variedade de outras causas como lupus anticoagulante e anticorpos anticardiolipina, deficiências da fase lútea, *Ureaplasma urealyticum* endometrial (e possivelmente cervical), anomalias müllerianas congênitas e miomas submucosos.

COMO EVITAR TER PROBLEMAS

A seção a seguir sumariza os aspectos clínicos de como evitar problemas ao lidar com casos com suspeita de falência da gravidez. Para todos os objetivos práticos, a presença de IUG exclui a gravidez ectópica. Uma vez que a gravidez ectópica é excluída, o bem-estar do embrião é comprovado pelo andamento normal dos *sonogramas seriados, e não pela determinação seriada de hCG*. O saco gestacional cresce aproximadamente 1 mm/dia.[36] A questão não é o quão ce-

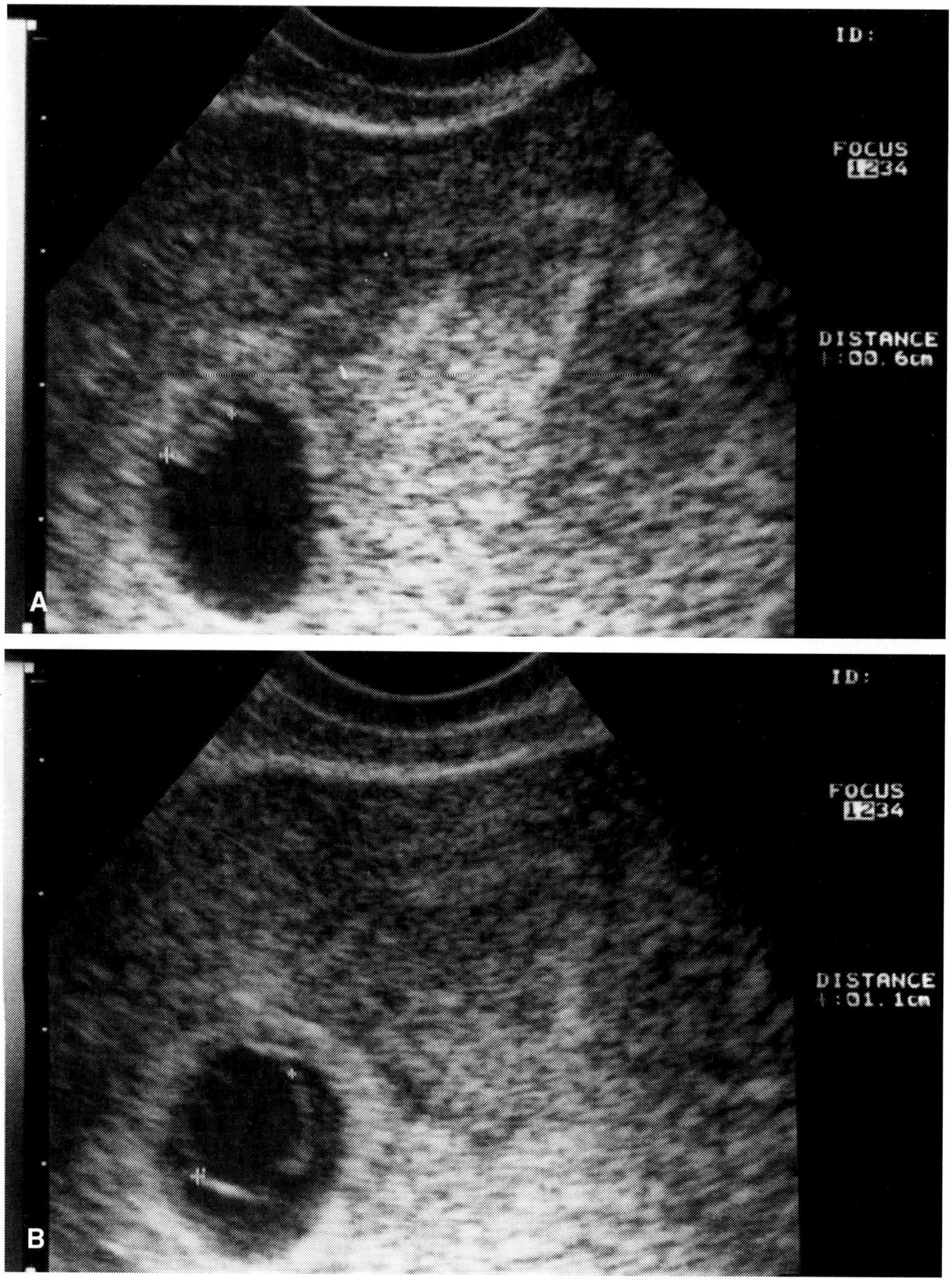

Fig. 11-12. **(A)** Paciente aos 54 dias do último período menstrual. Este saco gestacional intra-uterino revela um saco vitelino hidrópico medindo 11 mm (*compassos*). **(B)** Adjacente ao saco vitelino hidrópico havia uma estrutura embrionária de 6 mm (*compassos*), que apresentava atividade cardíaca normal. (*Continua.*)

C

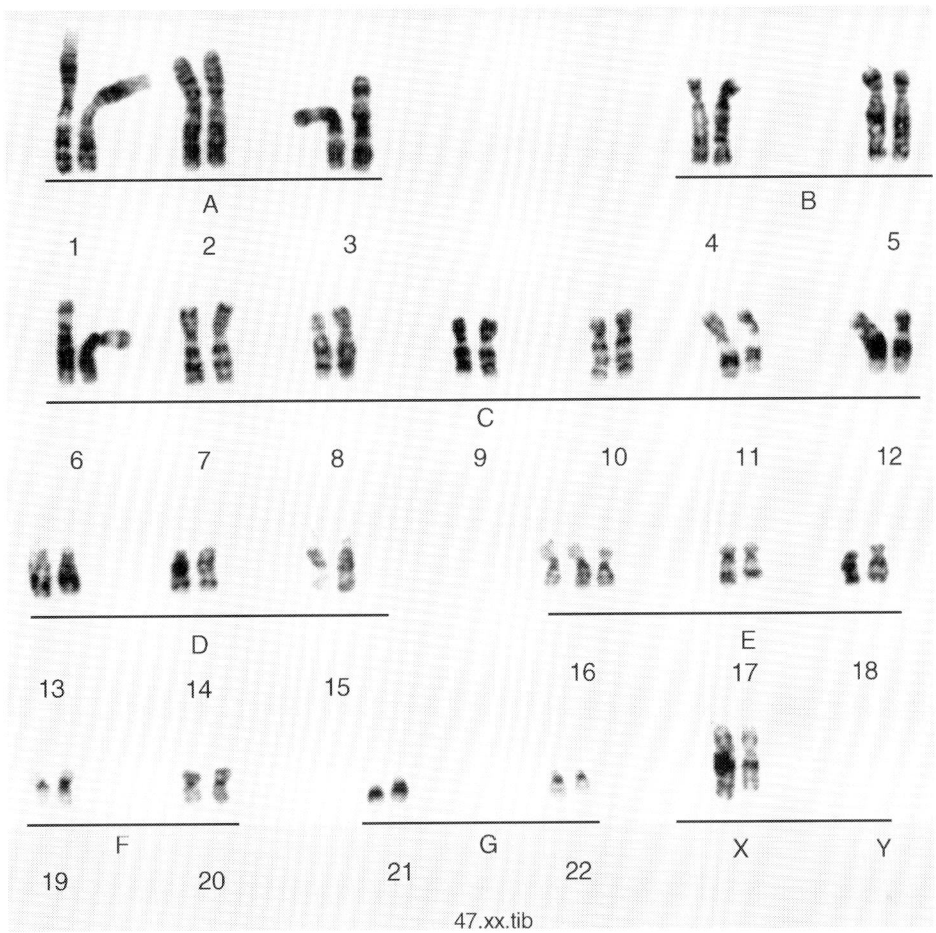

Fig. 11-12. (Continuação). **(C)** Oito dias depois, a paciente ligou reclamando de sangramento vaginal. O acompanhamento com ultra-som revelou uma estrutura embrionária de 7 mm, sem atividade cardíaca, indicativa de um óbito embrionário precoce. A curetagem foi realizada e uma porção do cório com vilosidades anexas foi enviada para análise cromossômica. O cariótipo revelou trissomia 16 (*flecha*).

do conseguimos ver a atividade cardíaca; a questão permanece, em que ponto, caso não seja observada a atividade cardíaca, a gravidez é *definitivamente* não viável? A habilidade para se ver a atividade cardíaca irá depender da normalidade da gravidez, do tipo e da freqüência do equipamento usado, do grau da ampliação da imagem e da própria acuidade visual do operador. Uma vez que a gravidez ectópica é excluída, devemos dar à gestação incipiente o benefício da dúvida. Entretanto, independente das variações do equipamento, dos observadores e assim por diante, quando um embrião atinge 5 mm a atividade cardíaca deve ser vista ultra-sonograficamente, se o resultado é para ser normal.[16-20] Nosso objetivo deve ser nunca permitir que uma gestação intra-uterina normal desejada seja desnecessariamente interrompida por causa do nosso zelo em diagnosticar falência o mais rápido possível. As gestações muito incipientes, contanto que sejam definitivamente intra-uterinas, podem passar por um exame de ultra-som e, muito provavelmente, não estão associadas a sangramento significativo ou infeção que passaram espontaneamente. Mesmo se existir a menor dúvida quanto à normalidade, devemos sempre ser o mais conservadores possíveis enquanto conduzimos exames de acompanhamento procurando um andamento aceitável.

RESUMO

A gravidez incipiente pode ser dividida nos períodos embrionário e fetal (linha divisória: 70 dias do último período menstrual), os quais refletem, naturalmente, as mudanças no desenvolvimento, no aspecto morfológico, nas taxas de perda e nas preocupações com teratógenos mais do que o nosso antigo conceito de "primeiro trimestre". As sondas vaginais mais modernas e uma melhor compreensão dos marcos anatômicos e das taxas de crescimento esperadas podem melhorar o tratamento clínico e o aconselhamento da paciente.

REFERÊNCIAS BIBLIOGRÁFICAS

1. DeVoe RW, Pratt JH: Simultaneous intrauterine and extrauterine pregnancy. Am J Obstet Gynecol 1948; 56: 1119-1126
2. Gamberdella FR, Marrs RP: Heterotopic pregnancy associated with assisted reproductive technology. Am J Obstet Gynecol 1989; 160:1520-1524
3. Dimitry ES, Subak-Sharpe R, Mills M et al: Nine cases of heterotopic pregnancies in 4 years of in vitro fertilization. Fertil Steril 1990; 53:107-110
4. Stiller RJ, de Regt RH, Blair E: Transvaginal ultrasonography in patients at risk for ectopic pregnancy. Am J Obstet Gynecol 1989; 161:930-933
5. Fleischer AC, Pennell RG, McKee MS et al: Ectopic pregnancy: features at transvaginal sonography. Radiology 1990; 174:375-378
6. de Crespigny LC: Demonstration of ectopic pregnancy by transvaginal ultrasound. Br J Obstet Gynaecol 1988; 95:1253-1256
7. Nyberg DA, Hill LM, Bohm-Velez M, Mendelson E: Threatened abortion and abnormal first trimester intrauterine pregnancy. p. 86. In Transvaginal Ultrasound. Mosby Yearbook, St. Louis, 1992
8. Nyberg D, Filly R, Filho D et al: Abnormal pregnancy: early diagnosis by ultrasound and serum chorionic gonadotropin levels. Radiology 1986; 158:393-396
9. Cacciatore B, Titinen A, Stenman UH, Ylostalo P: Normal early pregnancy: serum hCG levels and vaginal ultrasonography findings. Br J Obstet Gynaecol 1990; 97:889-903
10. Levi CS, Lyons EA, Lindsay DJ: Early diagnosis of nonviable pregnancy with endovaginal US. Radiology 1988; 167: 383-385
11. Fine C, Cartier M, Doubilet P: Fetal heart rates: values throughout gestation. J Ultrasound Med 1988; 7(suppl):39-40
12. Fossum GT, Davajan V, Kletzky OA: Early detection of pregnancy with transvaginal US. Fertil Steril 1988; 49: 788-791
13. Cacciatore B, Titinen A, Stenman U-H, Ylostalo P: Normal early pregnancy: serum hCG levels and vaginal ultrasonography findings. Br J Obstet Gynaecol 1990,97:889-903
14. Bree RL, Edwards M, Bohm-Velez M et al: Transvaginal sonography in the evaluation of normal early pregnancy: correlation with hCG level. AJR 1989; 153:75-79
15. Bateman BG, Nunley WC, Kolp LA et al: Vaginal sonography findings and hCG dynamics of early intrauterine and tubal pregnancies. Obstet Gynecol 1990; 75:421
16. Goldstein SR: Significance of cardiac activity on endovaginal ultrasound in very early embryos. Obstet Gynecol 1992; 80:670-672
17. Howe RS, Issacson HG, Albert JL, Coutifaris CB: Embryonic heart rate in human pregnancy. J Ultrasound Med 1991; 10:367-371
18. Levi CS, Lyons EA, Zheng HX et al: Endovaginal US: demonstration of cardiac activity in embryos of less than 5 mm in crown-rump length. Radiology 1990; 176:71-74
19. Brown DL, Emerson DS, Felker RE et al: Diagnosis of early embryonic demise by endovaginal sonography. J Ultrasound Med 1990; 9:711-716
20. DeVoe RW, Pratt JH: Simultaneous intrauterine and extrauterine pregnancy. Am J Obstet Gynecol 1948; 56:1119 1126
21. Ohno M, Maeda T, Matsunobo A: A cytogenetic study of spontaneous abortions with direct analysis of chorionic villi. Obstet Gynecol 1991; 77:394-398
22. Lindsay DJ, Lovett IS, Lyons EA et al: Early diagnosis of nonviable pregnancy with endovaginal ultrasound. Radiology 1992; 183:115-118
23. Goldstein SR, Subramonyan BR, Raghavenolre BN et al: Subchorionic bleeding in threatened abortion: sonographic findings and significance. AJR 1983; 141:975-978
24. Wilson RD, Kendrick V, Wittman BK et al: Spontaneous abortion and pregnancy outcome after normal first trimester ultrasound examination. Obstet Gynecol 1986; 67:352-355
25. Jakob A, Jr, Overi L, Ditroi P et al. How does first trimester ultrasound influence the incidence of molar pregnancies? Ultrasound Obstet Gynecol 1994; 4:50
26. Kajii T, Ferrier A, Niikawa N et al: Anatomic and chromosomal anomalies in 639 spontaneous abortuses. Hum Genet 1980; 55:87
27. Goldstein SR: Use of ultrasonohysterography for triage of perimenopausal patients with unexplained uterine bleeding. Am J Obstet Gynecol 1994; 170:565-570
28. Caudle MR, Rote NS, Scott JR et al: Histocompatibility in couples with recurrent spontaneous abortion and normal fertility. Fertil Steril 1983; 39:793
29. Smith JB, Cowchock FS: Immunological studies in recurrent spontaneous abortion: effects of immunization of women with paternal mononudear cells on lymphocytotoxic and mixed lymphocyte reaction blocking antibodies and correlation with sharing of HLA and pregnancy outcome. J Reprod Immunol 1988; 14:99
30. Sargent IL, Wilkins T, Redman CWG: Maternal immune responses to the fetus in early pregnancy and recurrent miscarriage. Lancet 1988; 2:1099
31. Deleze M, Alarcon-Segovia D, Valdes-Macho E et al: Relationship between antiphospholipid antibodies and recurrent fetal loss in patients with systemic lupus erythematosus and apparently healthy women. J Rheumatol 1989; 16:768
32. Mishell DR: Recurrent abortion. J Reprod Med 1993; 38:250
33. Stray-Pedersen B, Eng J, Reikvan TM: Uterine T-mycoplasma colonization in reproductive failure. Am J Obstet Gynecol 1978; 130:307
34. Goldstein SR: Embryonic demise in early pregnancy: a new look at the first trimester. Obstet Gynecol 1994; 84:294-297
35. Goldstein SR, Snyder JR, Watson C, Danon M: Combined sonographic-pathologic surveillance in elective firsttrimester termination of pregnancy. Obstet Gynecol 1988; 71:747
36. Nyberg DA, Mack LA, Laing FC, Patten RM: Distinguishing normal from abnormal gestational sac growth in early pregnancy. J Ultrasound Med 1988; 6:23-27

12

GRAVIDEZ ECTÓPICA

ILAN E. TIMOR-TRITSCH
STEVEN R. GOLDSTEIN

A *gravidez ectópica* é definida como uma gestação implantada fora da cavidade uterina. A incidência de gravidez ectópica tem aumentado regularmente nos últimos anos e, nos Estados Unidos, chega a 1 caso em 64 para 1 caso em 240 nascimentos vivos.[1-3] O número de gravidezes ectópicas aumentou drasticamente nos últimos 20 anos em todo o mundo, inclusive nos Estados Unidos.

As razões para este aumento de gravidezes ectópicas são muitas. As causas incluem o número aumentado de doenças sexualmente transmissíveis, a introdução de contracepção que evita as gestações intra-uterinas, mas não as extra-uterinas, o uso do DIU, as laqueaduras tubárias malsucedidas, a cirurgia pélvica anterior, a ocorência crescente de abortamentos que causam infeção e as tecnologias diagnósticas melhores e mais precoces detectando os casos menos óbvios.

Apesar do aumento na incidência geral das gravidezes ectópicas, as mortalidades diminuíram regularmente de aproximadamente 63, em 1970, para 35, em 1983.[4] Apesar disso, a gravidez ectópica é a segunda causa principal de mortalidade materna nos Estados Unidos. O decréscimo na taxa de mortalidade de 1970 a 1983 foi, de fato, significativo (de 3,5 para 0,5 por 1.000 mulheres); entretanto, estima-se que esta taxa de mortalidade pode ser reduzida ainda mais se diagnósticos e tratamentos mais acurados estiverem mais disponíveis.[5]

ETIOLOGIA

Muito pouco se sabe a respeito da etiologia exata da gestação ectópica, embora muitas causas tenham sido implicadas na sua etiologia.

Entre os fatores mecânicos que impedem a passagem do ovo fertilizado estão:

1. As aderências peritubais como um resultado de infecção na cavidade abdominal e na pelve.
2. A salpingite e a destruição da delicada camada interna da mucosa tubária.
3. Gestação ectópica anterior.
4. Cirurgia prévia das tubas.
5. Dispositivos intra-uterinos (há uma controvérsia se, de fato, este é um fator etiológico).

Os fatores funcionais também podem interferir na passagem do ovo fertilizado para a cavidade uterina:

1. Motilidade tubária perturbada ou alterada.
2. Migração externa do ovo.
3. Refluxo menstrual.

Acredita-se que a causa principal da implantação imperfeita do embrião seja uma infeção de baixo grau, porque cerca de metade das mulheres operadas de gravidezes ectópicas apresentam incidência de doença pélvica inflamatória crônica.[6-9]

ASPECTOS CLÍNICOS

O especialista em imagem, seja um radiologista, um ultra-sonografista ou um ginecologista obstetra, que pratica apenas a imagem ultra-sonográfica, possui uma perspectiva um pouco diferente concernente à gravidez ectópica do prático em obstetrícia e ginecologia. O especialista em imagem, obviamente, é mais preocupado com várias apresentações ultra-sonográficas que podem ou não acompanhar as pacientes com suspeita de gravidezes ectópicas. O médico ginecologista-obstetra praticante, entretanto, é o primeiro a ter que lidar com essas pacientes e a estabelecer o diagnóstico, e é quem deve decidir se uma ultra-sonografia pélvica está ou não correta. A introdução do ultra-som transvaginal na sala de exame e nas salas de emergência tem influenciado a forma como a gravidez ectópica é abordada e diagnosticada pelos profissionais de obstetrícia e ginecologia já mencionados. Antes de enfocarmos especificamente o papel que a ultra-sonografia pode desempenhar no diagnóstico da gravidez ectópica, devemos primeiro compreender as diferentes formas pelas quais essas pacientes chegam até nós. A paciente com "ectopia excluída" é aquela que se apresenta com sintomas iniciais que sugerem, mesmo que remotamente, uma gravidez ectópica. Há graus variados do nosso nível de desconfiança. Essa paciente pode ser encontrada numa clínica, no consultório ou na sala de emergência, mas raramente essas pacientes nos procuram por telefone. Os clínicos astutos, à medida que obtêm as informações históricas, sempre se perguntam: há alguma possibilidade dessa paciente ter uma gravidez ectópica? Isso é essencial, independente de quão atípica possa ser a apresentação de uma gravidez ectópica. Certamente, uma boa história inclui um questionamento bastante cuidadoso sobre as menstruações, a contracepção, uma gravidez ectópica anterior, uma história anterior de doenças pélvicas inflamatórias, a participação recente em tratamento de infertilidade ou possíveis sintomas compatíveis com gravidez. É claro que o passo seguinte consiste em usar os vários testes diagnósticos para incluir ou excluir a gravidez. É sempre de grande ajuda fazer primeiro um teste de gravidez rápido. Atualmente, até mesmo um teste de gravidez feito em casa é sensível e confiável o suficiente para fazer ou excluir um diagnóstico de gravidez. Se o teste de gravidez for positivo, pode-se prosseguir para o passo seguinte, o qual geralmente é a ultra-sonografia transvaginal. Entretanto, se a área de emergência do consultório é equipada com uma sonda ultra-sonográfica transvaginal e se o teste de gravidez ainda não foi feito ou não está facilmente disponível, a ultra-sonografia pode ser o primeiro teste a ser administrado. Às vezes, a ultra-sonografia transvaginal pode conduzir a uma decisão baseada no achado.

Hoje em dia, a clássica história é a da paciente com algum grau de sangramento ou *spotting* após a falta de um período mestrual. Com a disponibilidade de um teste de gravidez sensível e conveniente, a clássica história de uma paciente com dor no ombro ou síncope ocorre com muito menos freqüência.

ABORDAGEM DIAGNÓSTICA

A abordagem diagnóstica consiste de uma combinação eficiente dos testes e procedimentos mais pertinentes para se chegar ao diagnóstico correto. O controle e o tratamento precoce de uma gestação ectópica podem evitar eventos catastróficos, tais como rompimento ou sangramento severo associado aos vários tipos de gravidezes ectópicas.

Teste de Gonadrotropina Coriônica Humana

Os testes de gonadotropina coriônica humana (hCG) qualitativa e quantitativa, atualmente, são bastante fáceis de serem encontrados. Os testes qualitativos podem ser realizados na sala de emergência ou no consultório do médico e consiste de um teste de urina fácil de ser feito e sensível o suficiente para detectar, até mesmo, a gravidez mais incipiente. Os testes quantitativos geralmente são realizados com sangue. Os valores podem ser quantitativos (mIU/ml). Há vários padrões para se relatar os níveis de hCG — a International Reference Preparation (IRP) e o Second International Standard (2nd IS) diferem e os valores do 2nd IS são aproximadamente 50% dos valores da IRP. É absolutamente essencial que o clínico avalie a diferença entre esses dois padrões e saiba qual dos dois valores o laboratório usa. É importante usar o mesmo laboratório para fazer uma comparação conveniente.

O hCG é detectável pela primeira vez cerca de 10 dias após a concepção. A maioria dos testes qualitativos de gravidez realizados com sangue é considerada positiva com um nível de hCG de 30 mIU/ml (IRP), que é o nível no dia da menstruação esperada (14 dias após a concepção). No caso de uma gestação intra-uterina (GIU), o nível de hCG eleva-se a um mínimo de 66% a cada 48 horas ou irá dobrar aproximadamente a cada três dias. Se o nível de hCG não segue esse padrão, não é um hCG *normal*. Pode-se tratar de um hCG destinado à falência ou pode se tratar de uma gravidez ectópica. Para os clínicos que praticam em áreas ou em situações clínicas nas quais é difícil de obter um nível quantitativo de hCG no sangue, existem diferentes tipos de testes de gravidez feitos com urina com níveis de sensibilidade um pouco diferentes. A exploração desses dois tipos de testes pode dar uma análise semiquantitativa de uma dada paciente em 1 ou 2 minutos no próprio consultório. Os testes de anticorpos monoclonais são extremamente sensíveis ao nível de hCG de 50 mIU/ml (IRP). Os testes mais antigos e mais tradicionais de aglutinação em lâminas variam, em sensibilidade, de aproximadamente 1.000 a 4.000 mIU/ml (IRP), dependendo do teste usado. Dessa forma, se o anticorpo monoclonal for positivo, mas o teste de aglutinação em lâmina for negativo, então a paciente está, de fato, grávida, com um nível de hCG entre 50 e 1.000 a 4.000 mIU/ml (IRP), dependendo de qual teste de lâmina é usado. Isso pode ser extremamente valioso para a interpretação dos achados do ultra-som vaginal, especificamente nos casos em que os níveis quantitativos de sangue não se encontram prontamente disponíveis.

"Zona Discriminatória" de hCG

O conceito de "zona discriminatória" de hCG foi originalmente descrito por Kadar et al[10] e estabelecido o nível de 6.000 a 6.500 mIU/ml (IRP). Posteriomente, isso foi fixado para 1.800 mIU/ml (2nd IS) por Nyberg et al.[11] Esses valores de zona discriminatória foram estabelecidos usando-se a ultra-sonografia transabdominal. A ultra-sonografia transabdominal irá detectar um saco de GIU normal num estágio da gravidez incipiente mais avançado que a ultra-sonografia transvaginal. A zona discriminatória representa uma tentativa de encontrar o nível de hCG acima do qual todas as GIU serão vistas pelo ultra-som. Trabalhos preliminares com a ultra-sonografia vaginal[12] descobriram que se o diâmetro máximo do saco fosse de 4 cm/L ou maior, com um nível de hCG acima de 1.025 mIU/ml (IRP), todos os sacos gestacionais normais no útero *normal* foram visualizados. A presença de miomas coexistentes ou de dispositivos intra-uterinos podem atrapalhar a habilidade para ver gestações muito pequenas por causa das limitações técnicas. Outros autores[13-16] descobriram níveis discriminatórios que são por volta de 1.000 mIU/ml (IRP). Essas zonas discriminatórias para a sonda vaginal se confirmam reais se o útero for normal e homogêneo em aparência. As zonas discriminatórias irão variar dependendo do tipo do equipamento e da freqüência da sonda usada e também são dependentes da experiência e da acuidade visual do operador.

Medidas de Progesterona Sérica

Durante uma gravidez viável normal, o corpo lúteo produz progesterona. Este nível diminui se ocorrer a falência da gravidez. O nível de progesterona de 25 ng/ml ou mais está associado com uma GIU em 97% dos casos.[17] Uma medida de progesterona simples de 5 ng/ml ou menos indica que há uma gravidez não viável independente da localização. Este teste parece ser útil em pacientes que se apresentam com uma data menstrual incerta.

Curetagem

Conforme já foi discutido, se uma paciente com "ectopia excluída" não apresenta GIU no ultra-som transvaginal, é obtido o nível quantitativo de hCG. Se o útero é normal e o nível excede ao nível discriminatório ou se um nível abaixo da zona discriminatória cai para mostrar uma taxa satisfatória de aumento (mínimo de 66% a cada 48 horas), então a curetagem e o exame do tecido para verificar a presença ou a ausência de membrana coriônica com vilosidades anexas *versus* o tecido decidual materno são os próximos passos importantes no algoritmo. A presença de vilosidades coriônicas prova uma gravidez intra-uterina em falência e não se fazem necessários procedimentos posteriores. A presença de tecido de "**apenas decídua**" de origem materna significa que existe uma gravidez extra-uterina ou, se a paciente apresentou sangramento anterior, que ocorreu um abortamento completo. Os níveis de hCG séricos de acompanhamento devem ser obtidos em 48 horas. Se este nível estiver caindo, o diagnóstico é abortamento completo (embora possivelmente tubário). Se o nível estiver aumentando (presumindo-se que o útero tenha sido corretamente esvaziado na curetagem), então a gravidez extra-uterina é definitivamente diagnosticada. Se o nível estiver equilibrado, então a gravidez extra-uterina também existe e o tratamento pode ser tanto um controle de gravidez como metotrexato sistêmico (veja abaixo).

Laparoscopia

A laparoscopia tem sido considerada o teste diagnóstico fundamental para diagnosticar a gravidez ectópica. A laparoscopia, entretanto, requer um cirurgião experiente, uma sala de operação com equipe especializada e equipamento sofisticado, o manuseio do qual pode não estar disponível durante a noite. Também requer uma anestesia geral. Como a laparoscopia tornou-se o procedimento *cirúrgico* preferido em vez da laparotomia para *tratar* de gravidez ectópica, tem havido um aumento no número de laparoscopias "falsas negativas" nas quais as gravidezes ectópicas não são reconhecidas, mas o hCG continua a subir (apesar de um útero esvaziado cirurgicamente). Isso não deveria ser tão surpreendente. Uma gravidez com desenvolvimento normal (independente de sua localização) terá um hCG em torno de 1.000 a 2.000 quando o saco tem 5 a 10 mm. Esses sacos intactos serão invariavelmente vistos no ultra-som por causa de seus centros sonolucentes. Tal diagnóstico *definitivo* permite uma abordagem laparoscópica para terapia. Se o hCG for inferior a 1.000 a 2.000 ou se a gravidez na tuba *não* está se desenvolvendo normalmente, ela não será vista na laparoscopia a menos que haja algum sangramento resultando em distensão e descoloração da tuba (hematossalpinge). Esses casos podem ser mais bem tratados com medicamentos, sem a laparoscopia. O atual medicamento de escolha é o metotrexato, um antimetabólito que tem sido amplamente usado no tratamento da neoplasia trofoblástica gestacional. O metotrexato pode ser administrado intramuscularmente em esquemas e doses variadas.[18,19]

Culdocentese

As pacientes hemodinamicamente instáveis com gravidez ectópica ainda são mais bem tratadas com a laparotomia ou por um laparoscopista experiente. Uma culdocentese positiva, de fato, diagnostica hemoperitônio. No passado, o uso da culdocentese para *excluir* hemoperitônio (e, desse modo, evitar uma viagem imediata para a sala cirúrgica) era uma ferramenta de rotina na sala de emergência no caso da paciente com "ectopia excluída". Como este teste está baseado no recente desenvolvimento na história natural da gravidez ectópica (isto é, rotura ou abortamento tubário) é fácil imaginar que esta técnica não é útil para detectar uma gravidez ectópica incipiente porque as gravidezes ectópicas tendem a sofrer rotura em estágios um pouco mais avançados. Atualmente, com a crescente disponibilidade da ultra-sonografia transvaginal, a indicação para se realizar uma culdocentese diagnóstica é quase inexistente. Uma vez que a culdocentese positiva indica a presença de sangue no próprio fundo de saco, é importante dizer que a ultra-sonografia transvaginal consegue competir com sucesso na determinação até das menores quantidades de líquido no fundo de saco com um teste não-invasivo. Se a imagem ultra-sonográfica mostra fluido pélvico livre de baixo nível de ecogenicidade numa paciente com um hCG positivo, um útero vazio e sinais clínicos consistentes com uma gestação ectópica, então, o diagnóstico de sangramento pode ser feito de maneira confiável.

O valor limitado da culdocentese no estabelecimento do processo diagnóstico de uma paciente com suspeita de gravidez ectópica foi discutido por Vermesh et al.[20] Este grupo chegou à conclusão que este procedimento invasivo e doloroso tem muito pouco valor no diagnóstico da gravidez ectópica num local onde há disponibilidade imediata para se fazer um teste de gravidez rápido e uma ultra-sonografia transvaginal. Se, após a realização de uma ultra-sonografia transvaginal, a culdocentese ainda for necessária, sugerimos veementemente o uso da punção transvaginal ultra-sonograficamente orientada. A agulha pode ser colocada com precisão dentro, até mesmo, da menor quantidade de fluido pélvico, evitando, dessa forma, punções secas ou danos a um vaso ou a um órgão durante a punção.

Ultra-Sonografia

Nos últimos 10 anos, a ultra-sonografia tornou-se a modalidade diagnóstica mais importante para tratar a paciente com suspeita de gravidez ectópica. A ultra-sonografia transabdominal foi a primeira a ser usada e permitiu ao observador examinar o útero, os anexos e o fundo de saco. Entretanto, a avaliação transabdominal da paciente apresentava uma sensibilidade e especificidade relativamente baixas, se consideradas em separado. A introdução da ultra-sonografia transvaginal mudou radicalmente a importância da ultra-sonografia no algoritmo diagnóstico. Nos últimos anos, se a ultra-sonografia é mencionada juntamente com um diagnóstico de gravidez ectópica, entende-se que se trata de uma ultra-sonografia transvaginal e não transabdominal.[21,22]

O valor clínico da ultra-sonografia transvaginal no exame de pacientes com suspeita de gravidez ectópica está extremamente bem documentado na literatura.[21-27]

A varredura transabdominal deveria ser realizada quando uma paciente se encontra com a bexiga cheia. Essa varredura transabdominal possui apenas duas vantagens em relação à transvaginal: a primeira é uma gravidez intra-uterina positiva ou uma gravidez extra-uterina viável positiva, podendo ser observados batimentos cardíacos embrionários ativos. Nesse caso, a varredura transvaginal provavelmente é redundante. A segunda é que ela fornece uma visão mais panorâmica da pelve e consegue guiar e focar a varredura transvaginal para que esta seja realizada. Entretanto, se uma paciente se encontra com a bexiga vazia, a ultra-sonografia transvaginal deve ser o primeiro traçado de varredura, e deve-se ter muito cuidado, advertindo-se a paciente para não beber líquidos porque ela pode precisar de procedimentos cirúrgicos que requeiram anestesia. Em raros casos de uma implantação abdominal alta ou de presença de uma gravidez ectópica numa paciente com uma patologia uterina ou ovariana grande deslocando a gestação ectópica para além do "alcance" da sonda vaginal, a varredura transabdominal será necessária.

Um cuidadoso exame de palpação bimanual deveria preceder a varredura transvaginal para poder correlacionar os achados da palpação com aqueles resultantes da varredura ultra-sonográfica.

Técnica

A técnica de varredura transvaginal está descrita no capítulo anterior. Sob um aspecto prático, deveria ser seguida uma rotina de varredura bastante rígida. Esta rotina de varredura deveria incluir primeiro o útero, a cavidade, o endométrio, a área córnea e a área cervical do útero (Fig. 12-1). Depois disso, deveria ser feita a varredura dos anexos de ambos os lados, de preferência, com uma ajuda da ultra-sonografia abdominal para manipular o conteúdo pélvico examinado pela sonda vaginal, de forma parecida com o exame bimanual. O último a ser examinado é o fundo de saco, situado posteriormente; portanto, a extremidade da sonda deveria apontar quase verticalmente em direção ao solo para permitir a visualização do fundo de saco longitudinal e transversalmente. Dever-se-ia tomar muito cuidado também para testar os vários órgãos pélvicos a fim de verificar se há dor ao tocá-los com a sonda e observar diretamente se existe alguma sensibilidade. Isso pode ser realizado sob a observação orientada na tela.

Avaliação do Endométrio e do Útero

Os achados endometriais em gravidezes ectópicas suspeitas incluem (1) uma GIU definitiva e normal. Se for este o caso, então muito cedo será visto um saco coriônico, caracterizado por um anel decidual trofoblástico hiperecóico ao redor de uma cavidade coriônica sonolucente (Fig. 12-2A). Após cinco semanas de gestação, aparecerá primeiro o saco vitelino e depois o pólo embrionário. Um subconjunto deste grupo irá incluir as gravidezes intra-uterinas definitivas que possam ser anormais. Os critérios para se avaliar essas gravidezes estão descritos nos Capítulos 10 e 11.

Os achados não diagnósticos da endocavidade deveriam incluir todos os casos que, definitivamente, não podem ser chamados de GIU. Alguns desses casos apresentarão endométrio secretor espesso homogêneo e representam simplesmente GIU incipientes e normais. Aí está porque, nesses casos, devem ser obtidos hCG quantitativo e o uso de hCG periódico e de níveis discriminatórios. Alguns

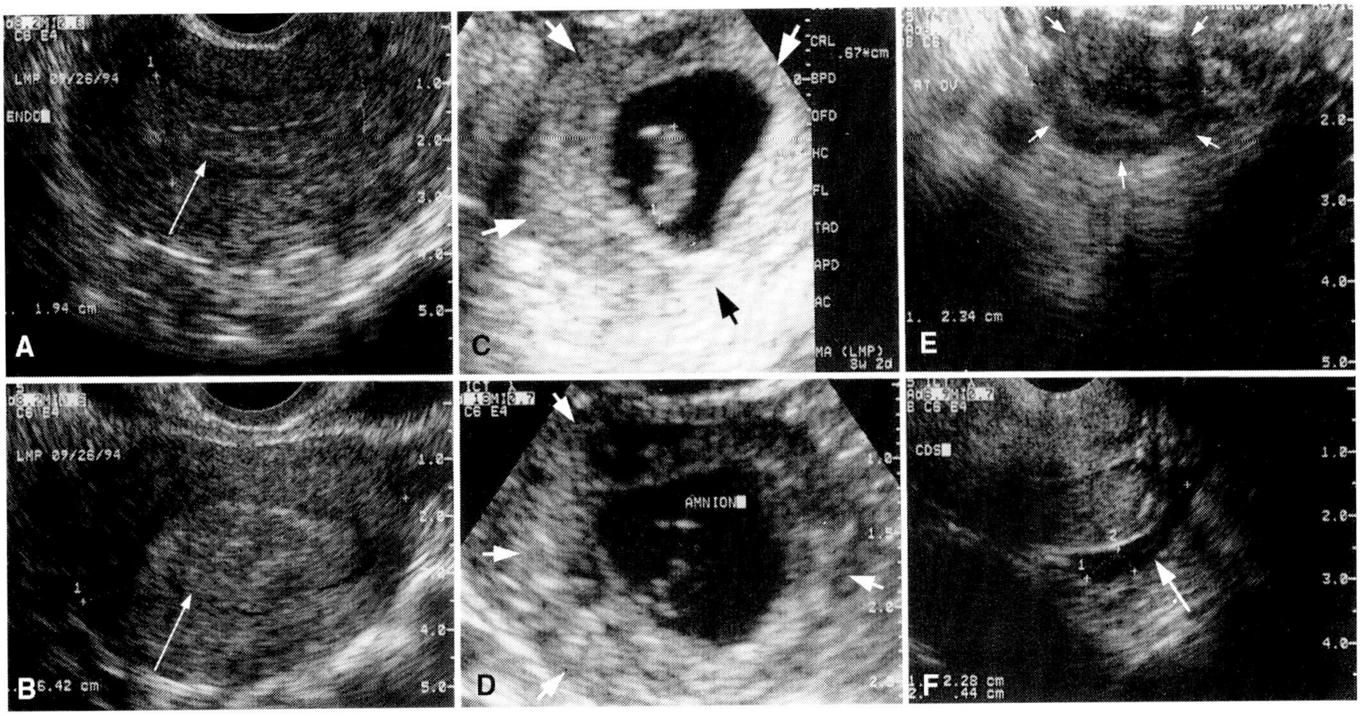

Fig. 12-1. Acompanhamento ultra-sonográfico transvaginal clássico de uma paciente com suspeita de gravidez ectópica. **(A & B)** O útero — visões coronal e longitudinal (sagital) mostrando a reação decidual espessa (*flecha*). **(C & D)** Os anexos — duas visões do anel tubário; o CRL (comprimento cefalocaudal) é 0,67 cm. Os batimentos cardíacos foram vistos em tempo real. **(E)** O corpo lúteo está indicado (*flechas*). **(F)** O fundo de saco contém uma pequena quantidade de líquido (*flecha*).

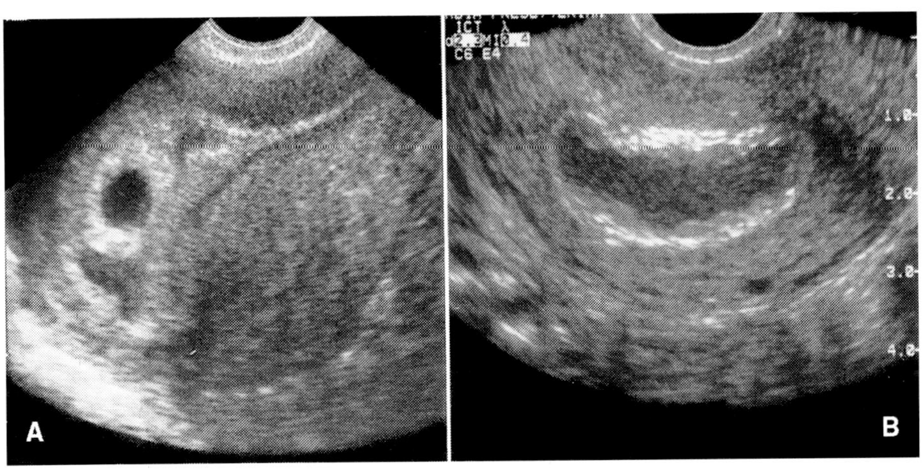

Fig. 12-2. Diagnóstico diferencial dos achados intra-uterinos. **(A)** Uma gravidez intra-uterina de seis semanas, com saco coriônico nitidamente a um lado da linha da cavidade. **(B)** Coleção de líquido dentro da cavidade (saco pseudogestacional).

casos irão revelar uma aparência hiperecóica heterogênea (anteriormente denominada de molde decidual) ou um estrutura sonolucente dentro da cavidade chamada "pseudo-saco", a qual poderia ser compatível com um sinal indireto de gravidez ectópica ou de uma gravidez intra-uterina que não está se desenvolvendo normalmente. Esses achados podem ou não estar correlacionados com o diagnóstico de uma gravidez ectópica e requerem níveis periódicos de hCG e um acompanhamento ultra-sonográfico ou uma curetagem como sendo o próximo passo da triagem. A presença de uma gravidez intra-uterina, normal ou anormal, exclui quase totalmente a presença de uma gravidez ectópica numa paciente sem tecnologias de reprodução assistida. Parece que desde a introdução das sofisticadas tecnologias reprodutivas o número de combinações bizarras, de combinações heterotópicas ou outros tipos raros de combinações têm-se multiplicado. Algumas formas raras de gravidezes simultâneas em ambas as tubas de falópio têm sido descritas,[28,29] e relatadas gestações tubárias quádruplas na mesma tuba uterina.[30] Descrevemos um caso raro de uma paciente que teve uma gravidez tubária esquerda não viável e uma tubária direita viva, e uma gravidez intra-uterina viável cujo parto foi a termo após a salpingectomia bilateral.[30]

É preciso dar atenção especial à reação decidual ou ao que foi chamado anteriormente de saco pseudogestacional. Para diagnosticar satisfatoriamente esta situação, devemos nos lembrar de que uma sonolucência de formato circular de vários milímetros pode, de fato, ser uma GIU ou um saco pseudogestacional. Anteriormente, descrevemos a gravidez intra-uterina muito incipiente como estando embebida na profundidade de uma ou de outra camada do endométrio, mas nunca no meio da cavidade (Fig. 12-2B). Se a sonolucência é encontrada no meio da cavidade, próxima à linha da cavidade, isso mais provavelmente representa uma coleção de líquido, que é o saco pseudogestacional. Em outras palavras, se a cavidade endometrial contém líquido loculado, às vezes este líquido é visto se deslocando à medida que as contrações miométricas se movimentam para frente e para trás, dentro da cavidade. Com a ultra-sonografia transvaginal é menos provável que uma gravidez intra-uterina seja confundida com um saco pseudogestacional.[30,31] Às vezes, é difícil diferenciar um saco coriônico se desenvolvendo normalmente de um saco pseudogestacional. Algumas das características do saco coriônico que está se desenvolvendo normalmente e do saco pseudogestacional são mostradas no Quadro 12-1.

A ultra-sonografia com Doppler de fluxo colorido também pode proporcionar um caminho adicional para diferenciar entre a verdadeira gravidez intra-uterina e o saco pseudogestacional de uma gravidez ectópica.[32]

Avaliação dos Anexos

O exame minucioso dos anexos é, provavelmente, a parte mais importante do exame ultra-sonográfico transvaginal no caso de uma gravidez intra-uterina não ser mostrada claramente. O achado dos anexos mais fácil e mais convincente é um anel tubário bem definido, consistindo do trofoblasto hiperecóico, dentro do qual é detectado o saco vitelino com ou sem um embrião. De acordo com várias publicações na literatura, isso ocorre entre 14% a 28% das vezes.[24,25] A ultra-sonografia transabdominal não faz uma representação tão boa quanto a ultra-sonografia transvaginal, no que se refere a esse assunto.

A apresentação de uma gravidez incipiente localizada *fora* da cavidade uterina, mas se desenvolvendo normal-

Quadro 12-1. Comparação das Características Ultra-Sonográficas Transvaginais das Gravidezes Intra-Uterinas e do Saco Pseudogestacional das Gravidezes Ectópicas

	Saco pseudogestacional	*Gravidez intra-uterina*
Localização	Ao longo da linha da cavidade; entre o revestimento endometrial	"Enterrado" no endométrio em ambos os lados da linha da cavidade
Bordas	Sem estruturas embrionárias ou extra-embrionárias	"Anel duplo" com anel interno ecóico (trofoblasto)
Formato e tamanho	Pode mudar durante o mesmo exame próximo ao exame subseqüente	Formato e localização estáveis
Conteúdo	Ao longo da linha da cavidade; entre o revestimento endometrial	Após cinco semanas menstruais; estruturas extra-embrionárias e embrionárias
Padrão de fluxo colorido	O fluxo é visto dentro da decídua apenas num estágio mais avançado da gestação	Trofoblástico; presença de fluxo de baixa resistência, padrão "fluxo quente"

(De Timor-Trish et al.,[38] com permissão.)

mente, irá parecer a anatomia de uma gravidez intra-uterina normal. Estas representam 15% a 20% das gravidezes ectópicas que mostram níveis de hCG com o dobro do tempo normal. Portanto, se uma gravidez ectópica é de cerca de cinco semanas da idade menstrual, ainda não devemos esperar a presença de batimentos cardíacos embrionários, da mesma forma que seu correlativo se desenvolvendo normalmente na cavidade uterina. Neste caso, devemos recorrer a outras características diagnósticas para que possamos fazer o diagnóstico de uma gestação ectópica incipiente como essa. Os sinais ultra-sonográficos de uma gestação ectópica incipiente, antes da apresentação dos batimentos cardíacos, são um anel trofoblástico hiperecóico, também chamado de anel tubário, e um saco coriônico sonolucente de 3 a 5 ml, no qual, às vezes, o saco vitelino é detectado (Fig. 12-3). Uma gravidez normal bem datada, independente de sua localização, deveria apresentar todas as características de um embrião em desenvolvimento como um saco vitelino, mais tarde um pólo embrionário com batimento cardíaco, e um celoma extra-embrionário (Fig. 12-1C e D). A única diferença entre a localização intra e extra-uterina é que na gravidez intra-uterina com desenvolvimento normal detectamos o miométrio, o que não ocorre na maioria das gravidezes ectópicas, nas quais não vemos o miométrio durante a gestação.

Se o Doppler de fluxo colorido estiver disponível, o abundante suprimento sangüíneo ao redor do anel trofoblástico pode ser demonstrado. Este aspecto diagnóstico dos achados de anexos com as ilustrações satisfatórias das imagens, ultra-sonográficas coloridas são tratadas no Capítulo 16 (ver Pranchas 16-6,16-7 e 16-8).

Uma das características mais importantes de uma gravidez ectópica tubária não rompida é que 85% das vezes ela é encontrada no mesmo lado do corpo lúteo.

Isso possibilita que o observador diferencie entre as duas estruturas, as quais, às vezes, parecem extremamente similares entre si. Isso é ainda mais constante se elas são examinadas separadamente. Ao colocar as duas estruturas, o corpo lúteo e o anel tubário, na mesma tela, podemos fazer uma comparação significativa. O ovário e o corpo lúteo parecem muito menos ecogênicos na apresentação que o anel tubário circunjacente, mesmo que ele contenha ou não estruturas embrionárias ou extra-embrionárias (Fig. 12-4). O trofoblasto confere ao anel tubário uma apresentação mais ecogênica; portanto, esta comparação lado a lado deve, se possível, ser realizada (Fig. 12-3 A). No raro caso de uma gravidez ectópica com uma localização contralateral do corpo lúteo, deve ser usada a técnica de imagem que se segue. A tela deve ser dividida em duas (a maioria das máquinas dispõe desta característica). Numa tela, o corpo lúteo deve ser "congelado" e, na outra, o anel tubário contralateral deve ser representado sem que se toque em nenhum dos controles do painel de controle[33] (Fig. 12-5).

Na discussão do achado anexal nas pacientes com suspeita de gravidez ectópica, devemos revisar a abundante literatura disponível[34] que trata do diagnóstico ultra-sonográfico transvaginal de uma gravidez ectópica. À medida que os critérios ultra-sonográficos para a gravidez ectópica tornam-se menos rígidos, a sensibilidade aumenta, a especificidade diminui, o valor prognóstico positivo decresce e o valor prognóstico negativo aumenta (Quadro 12-2). A probabilidade de fazermos um diagnóstico de gravidez ectópica baseado nos achados ultra-sonográficos transvaginais é apresentada no Quadro 12-3. Como podemos observar, a probabilidade de gravidez ectópica permanece maior do que 90% mesmo quando a lesão anexal não contém saco embrionário ou vitelino ultra-sonograficamente visível.

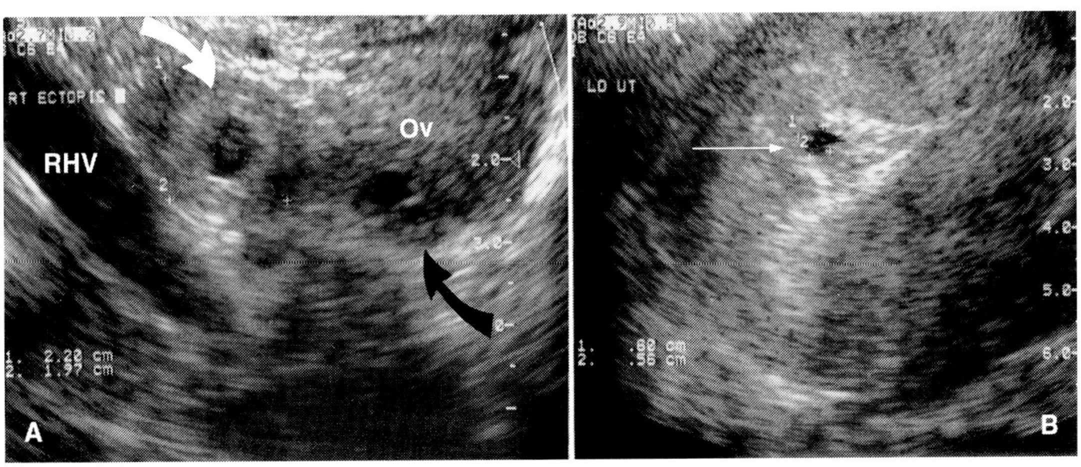

Fig. 12-3. Imagens de um anel de gravidez ectópica tubária de oito semanas não viável. **(A)** O anel tubário hiperecóico (*flecha branca*) visto lado a lado com o ovário homolateral (Ov) e o corpo lúteo mais sonolucente (*flecha preta*). Ambas essas estruturas estão próximas da veia hipogástrica direita (RHV). **(B)** Corte longitudinal (sagital) do útero mostrando o saco pseudogestacional (*flecha*).

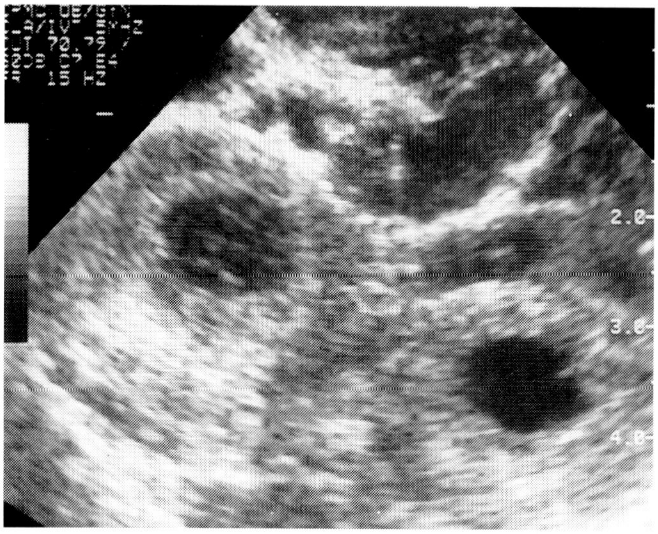

Fig. 12-4. Duas estruturas em forma de anel. Qual delas é o anel tubário e qual delas é o corpo lúteo? Examinando-as cuidadosamente, a esquerda tem um anel interno um pouco mais ecogênico. Esta é a gravidez tubária ectópica.

Avaliação do Fundo de Saco

Uma das características ultra-sonográficas transvaginais mais dramáticas da gravidez ectópica é o achado de líquido livre no fundo de saco. É verdade que as pacientes com uma gravidez intra-uterina perfeitamente normal podem demonstrar fluido pélvico livre; entretanto, nas pacientes sem gravidez intra-uterina, a detecção de fluido pélvico aumenta significativamente as chances de uma gravidez ectópica. O líquido no fundo de saco foi encontrado entre 10% e 30% dos casos relatados na literatura.[25,35-38]

Há várias declarações importantes a serem feitas sobre a presença ou a ausência de líquido no fundo de saco nos casos de suspeita de gravidez ectópica:

1. Quanto maior a quantidade de fluido, maiores são as chances de uma gravidez ectópica com sangramento progressivo.
2. Se, seguramente, não for encontrado fluido pélvico, as chances para um abortamento tubário ou para uma rotura da gravidez ectópica são praticamente zero.
3. Uma pequena quantidade de fluido pélvico é um achado não conclusivo que pode representar (1) um vazamento do corpo lúteo, (2) um abortamento tubário sem sangramento progressivo na varredura, ou (3) a fase incipiente de um sangramento progressivo (Fig. 12-1D).
4. De acordo com a situação clínica, a paciente pode precisar fazer outra varredura para estabelecer a presença de um sangramento pélvico aumentando lentamente.
5. A ultra-sonografia transvaginal é suficientemente confiável para fazer a imagem do fluido pélvico; portanto, a culdocentese pode ser evitada.
6. Ao manipular os controles de ganho e mover a sonda dentro da vagina, é possível avaliar a ecogenicidade e o movimento de redemoinho do fluido pélvico. Se for encontrada uma ecogenicidade típica desse líquido, há uma probabilidade muito alta de que o líquido presente seja mesmo sangue (Fig. 12-6).

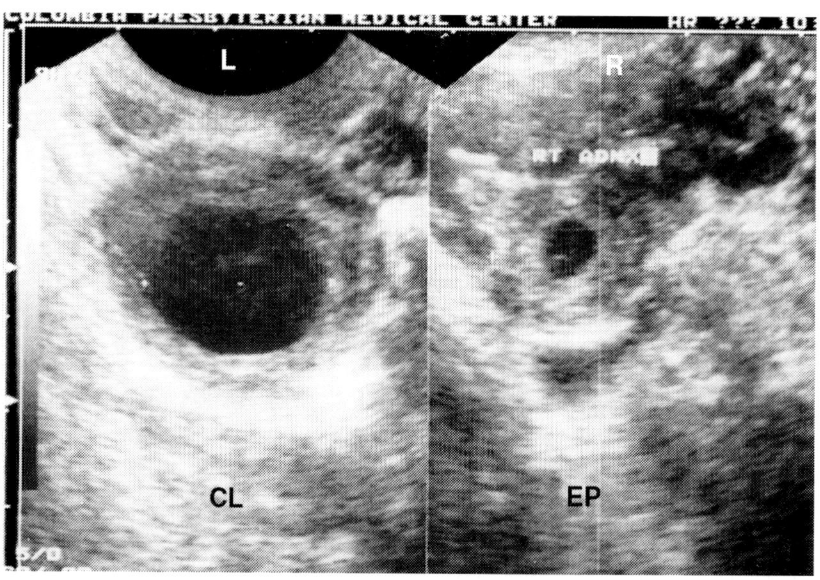

Fig. 12-5. Achados contralaterais no lado esquerdo, um corpo lúteo (CL) levemente sonolucente e, no lado direito, um anel tubário mais hiperecóico de uma gravidez ectópica (EP) de seis semanas, as imagens estão dispostas lado a lado para que se possa avaliar a ecogenicidade deles.

Quadro 12-2. Características do Desempenho dos Critérios Ultra-Sonográficos Transvaginais para Gravidez Ectópica

	Características de desempenho (%)			
	Sensibilidade	*Especificidade*	*PPV*[a]	*NPVa*
Embrião anexo com batimentos cardíacos	20,1	100	100	78,5
Massa de anexos acontendo saco vitelino ou embrião	36,1	100	100	82,2
Massa de anexos com borda ecogênica ("anel tubário") ou contendo saco vitelino ou embrionário	64,6	99,5	97,8	89,1
Qualquer massa de anexo que não um simples cisto ou lesão ovariana	84,4	98,9	96,3	94,8

Abreviações: PPV = valor prognóstico positivo; NPV = valor prognóstico negativo.
[a]Baseado na taxa de prevalência média da gravidez ectópica de 25,5%. (Dados de Brown e Doubilet.[34])

Para estimar corretamente a quantidade de líquido ou de sangue encontrada no fundo de saco, o leitor precisa ler o Capítulo 5.

Se não foi encontrado líquido na paciente na qual todos os sinais clínicos e os sintomas indicam a probabilidade de uma gravidez ectópica, deveríamos dar uma atenção especial à avaliação escrupulosa dos anexos e do útero.

DIFERENTES SÍTIOS DE GRAVIDEZES ECTÓPICAS

A vasta maioria de gravidezes ectópicas são gravidezes ectópicas tubárias. Elas respondem por cerca de 95% das gestações ectópicas. Outros sítios respondem por apenas 5% das gravidezes ectópicas; entretanto, eles são mais difíceis de serem detectados e diagnosticados; portanto, podem causar um sangramento significativo e carregar uma morbidade e mortalidade significativamente mais altas que as gravidezes tubárias.[39]

Quadro 12-3. Probabilidade de Gravidez Ectópica Baseada nos Achados Ultra-Sonográficos Transvaginais[a]

Achados ultra-sonográficos transvaginais	*Probabilidade de gravidez ectópica se o achado estiver presente*[b] *(%)*
Embrião extra-uterino com atividade cardíaca	100
Coleção de fluido de anexos com saco vitelino ou embrião aparente sem batimento cardíaco	100
Anel tubário	95,0
Massas de anexos complexas ou sólidas, sem anel tubário, saco vitelino ou embrião	91,9

[a]Em pacientes clinicamente suspeitadas de gravidez ectópica.[b]Baseado na taxa de prevalência de gravidez ectópica de 25,5%.[c]Excluindo as massas nitidamente dentro do ovário. (Dados de Broen e Doubilet.34)

Devemos estar cientes de que os sinais, os sintomas, os algoritmos diagnósticos e os regimes de tratamento para os vários tipos de gravidezes ectópicas são diferentes; portanto, a ultra-sonografia é realizada para localizar corretamente a gestação ectópica.

O diagnóstico ultra-sonográfico das gravidezes ectópicas tubárias tem sido discutido. A história natural da gravidez tubária pode se apresentar através de duas entidades clínicas. A primeira é o *abortamento tubário*, o qual ocorre quando o produto da concepção se separa do sítio de implantação e é lançado ou abortado através da extremidade fimbriada da tuba de falópio. Se a implantação é próxima à parte ampolar da tuba, este é o resultado comum a menos que o diagnóstico não seja feito mais precocemente e o tratamento estabelecido (Fig. 12-7). Este processo pode causar um sangramento lento, o qual pode persistir pelo tempo em que o concepto ficar retido dentro da própria tuba. O sangue flui lentamente através da fímbria para a cavidade pélvica e se acumula no fundo de saco. Se a extremidade fimbriada da tuba estiver ocluída, a tuba pode se superdistender devido ao sangue retido criando um hematossalpinge. Se ocorrer o abortamento tubário dentro da pelve, a placenta e as membranas podem ser encontradas no fundo de saco. O abortamento tubário não está necessariamente associado a uma grande quantidade de sangramento e, portanto, nem sempre necessita de intervenção cirúrgica. Às vezes, outros tratamentos, que não a intervenção cirúrgica, são considerados. Esse controle conservador pode incluir a administração de metotrexato ou a punção com injeção no embrião ectópico. Como resultado desse tratamento, pode ocorrer o abortamento ectópico. Isso não representa o fracasso do tratamento a menos que ocorra um sangramento pélvico significativo. O abor-

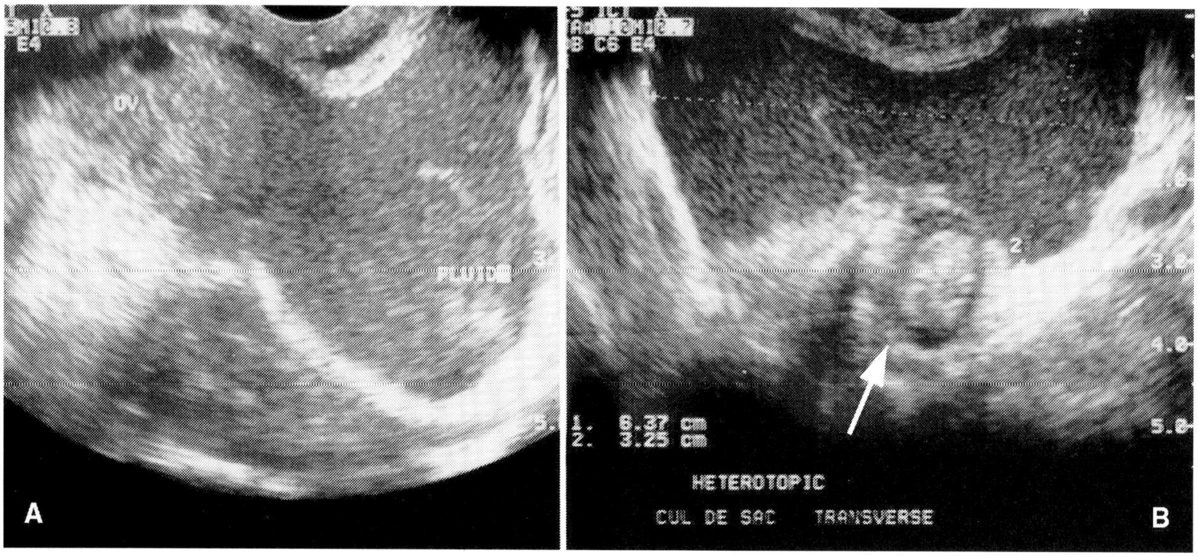

Fig. 12-6. Achados do fundo de saco numa paciente com gestação ectópica com sangramento. O material particulado do líquido (sangue) é evidente, deixando-os com uma ecogenicidade de baixo nível. **(A)** Corte sagital; **(B)** Corte coronal. Observa-se a secção transversal do reto (*flecha*).

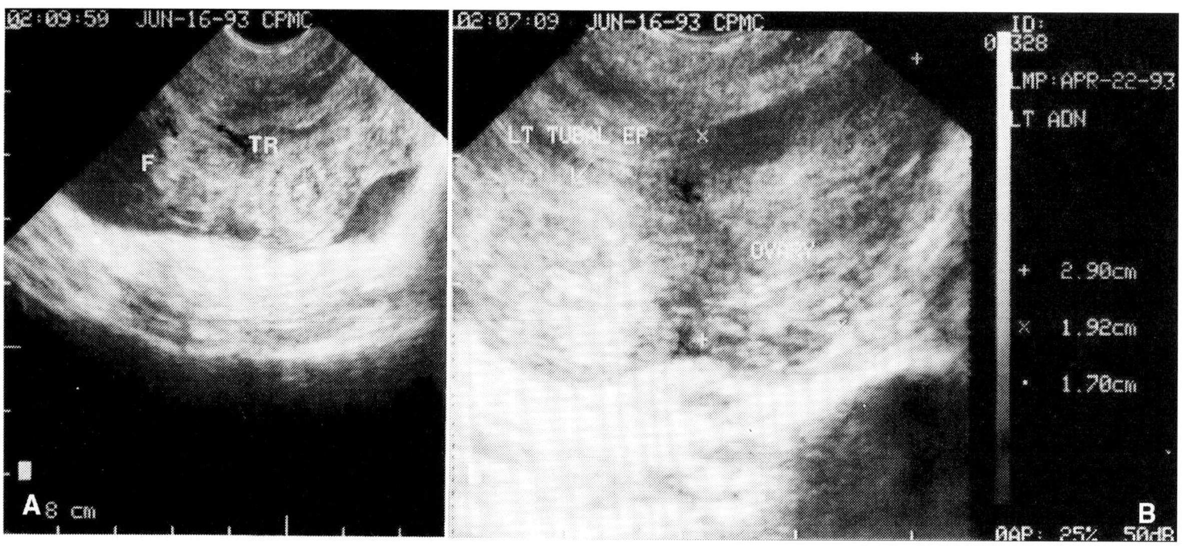

Fig. 12-7. Imagens típicas de um abortamento tubário. **(A)** No meio do fluido pélvico, o anel tubário (TR) e a extremidade fimbriada da tuba (F) são vistas flutoando. **(B)** Imagens dispostas lado a lado mostrando o anel tubário intacto e o ovário. Observe que, embora possa haver um sangramento lento através da fímbria, não há rotura do anel tubário e a ecogenicidade do ovário é menor do que a do anel. A laparoscopia confirmou o diagnóstico.

tamento tubário ocorre, normalmente, três a sete dias após a iniciação dessa terapia médica ou da punção. Portanto, é extremamente importante distinguir entre a dor abdominal passageira de um tratamento bem sucedido que leva ao abortamento tubário daquela da rotura de uma gravidez ectópica.[40] Os critérios que podem ajudar a distinguir entre as duas são o grau de diminuição do valor do hematócrito, seguido pelos sinais vitais e por um acúmulo crescente de sangue no fundo de saco visto na ultra-sonografia transvaginal.

O segundo caminho pelo qual uma gravidez tubária pode se desenvolver é a ruptura tubária. A rotura tubária provavelmente ocorre com mais freqüência e também mais cedo, na gravidez, quando o sítio de implantação é a porção ístmica da tuba ou a uma curta distância da área cornual do útero. Geralmente, os produtos da concepção são expelidos para a pelve com significativo sangramento. A rotura tubária ainda é a verdadeira ameaça à vida da paciente gestante e responde por cerca de 10% de todas os óbitos maternos relacionados à gravidez.[41]

Gravidez Cornual/Intersticial

Existe controvérsia sobre o termo gravidez ectópica cornual *versus* intersticial. A gestação é localizada na área cornual, onde a tuba de falópio cruza o corno uterino e torna-se extremamente estreita. Essa forma responde por cerca de 2% das gravidezes ectópicas.[42] Normalmente não se rompe se puder desenvolver-se até estágios mais avançados; entretanto, caso se rompa, ocasiona hemorragia excessiva, o que constitui uma ameaça para a paciente.[5] A imagem ultra-sonográfica da gravidez cornual/intersticial é a de uma protuberância na área cornual do útero, onde um manto miometrial extremamente delgado circunda o anel trofoblástico hiperecóico ou um saco gestacional mais avançado.[43] O valor da ultra-sonografia transvaginal no diagnóstico da gravidez cornual/intersticial está bem estabelecido.[44,45] Os estudos de fluxo colorido (ver Pranchas 16-9 e 16-10) aumentam a capacidade diagnóstica da ultra-sonografia transvaginal no que diz respeito à localização precisa desse tipo raro de gravidez ectópica. Quando foi realizada uma nova varredura de seis casos de gravidezes cornuais, dos quais quatro foram injetadas com cloreto de potássio ou metotrexato e dois casos foram acompanhados (porque, quando foi feito o diagnóstico, eles não continham gestações vivas, após um ano ou mais, eles ainda apresentavam uma lesão sonolucente situada na área cornual (Fig. 12-8). Esta área também mostrou um fluxo colorido aumentado. Tudo isso apesar da continuação da ciclicidade menstrual normal. Posteriormente, outros grupos também defenderam o tratamento médico conservador para as gravidezes cornuais/intersticiais.[46-48] Se o controle desses tratamentos são considerados, a ultra-sonografia transvaginal é a ferramenta de escolha para acompanhar a eficácia do tratamento. Às vezes, se for detectada uma gravidez intersticial não viável, de tamanho menor, o tratamento esperado pode estar de acordo com as normas.[49]

Uma variante da gravidez angular é a gravidez córnea rudimentar, que resulta da gestação que se implanta em um corno cego do útero bicorne. A apresentação ultra-sonográfica deste tipo de gravidez é, provavelmente, muito similar à da gravidez cornual/intersticial; portanto, é extremamente difícil fazer um diagnóstico preciso.[50]

Gravidez Cervical

A gravidez cervical é rara. Há muita literatura disponível sobre gravidez cervical; contudo, não é o objetivo deste capítulo rever esse assunto. Como este tipo de gravidez ectópica é extremamente perigoso em termos de morbidade e de mortalidade, temos de enfatizar o fato de que toda vez que se faz uma varredura numa paciente usando uma sonda transvaginal, a área do colo deve ser cuidadosamente examinada. Se o colo contém um saco coriônico, isso sugere uma gravidez cervical; entretanto, para fazer um diagnóstico definitivo de uma gravidez cervical, os batimentos cardíacos fetais ou embrionários precisam ser observados no saco, o qual confere ao colo uma forma de barril (Fig. 12-9). A entidade mais importante do diagnóstico diferencial a ser considerada é o achado ultra-sonográfico de um saco gestacional passando através do colo (Fig. 12-10). Entretanto, (1) após algum tempo, a localização deste saco irá mudar e ele provavelmente será expelido através do colo; (2) o embrião não apresenta batimentos cardíacos e (3) a paciente geralmente reclama de dor intensa, que no caso da verdadeira gravidez cervical é mínima.

A ultra-sonografia com Doppler colorido desempenha um papel no diagnóstico da gravidez cervical.[51] É fácil detectar a artéria uterina numa imagem transversal usando a imagem de fluxo colorido. Se a artéria uterina é encontrada ao nível do colo contendo um saco coriônico, isso é considerado uma verdadeira gravidez cervical (veja a Fig. 16-12).

Gravidez Ovariana

A gravidez ovariana é rara e tem uma incidência de cerca de 1 caso em cada 7.000 partos e 1 caso em cada 34 gravidezes ectópicas.[52] A descrição das gravidezes ovarianas na literatura é geralmente limitada a casos individuais; entretanto, Hallatt[53] relatou 25 casos em 1982. Subseqüentemente, tem havido relatos de que a ultra-sonografia transabdominal ou a ultra-sonografia transvaginal[54] tem ajudado o diagnóstico.[55,56] O diagnóstico ultra-sonográfico transvaginal da gravidez ovariana pode ser extremamente difícil de ser feito; entretanto, ele deve ser suges-

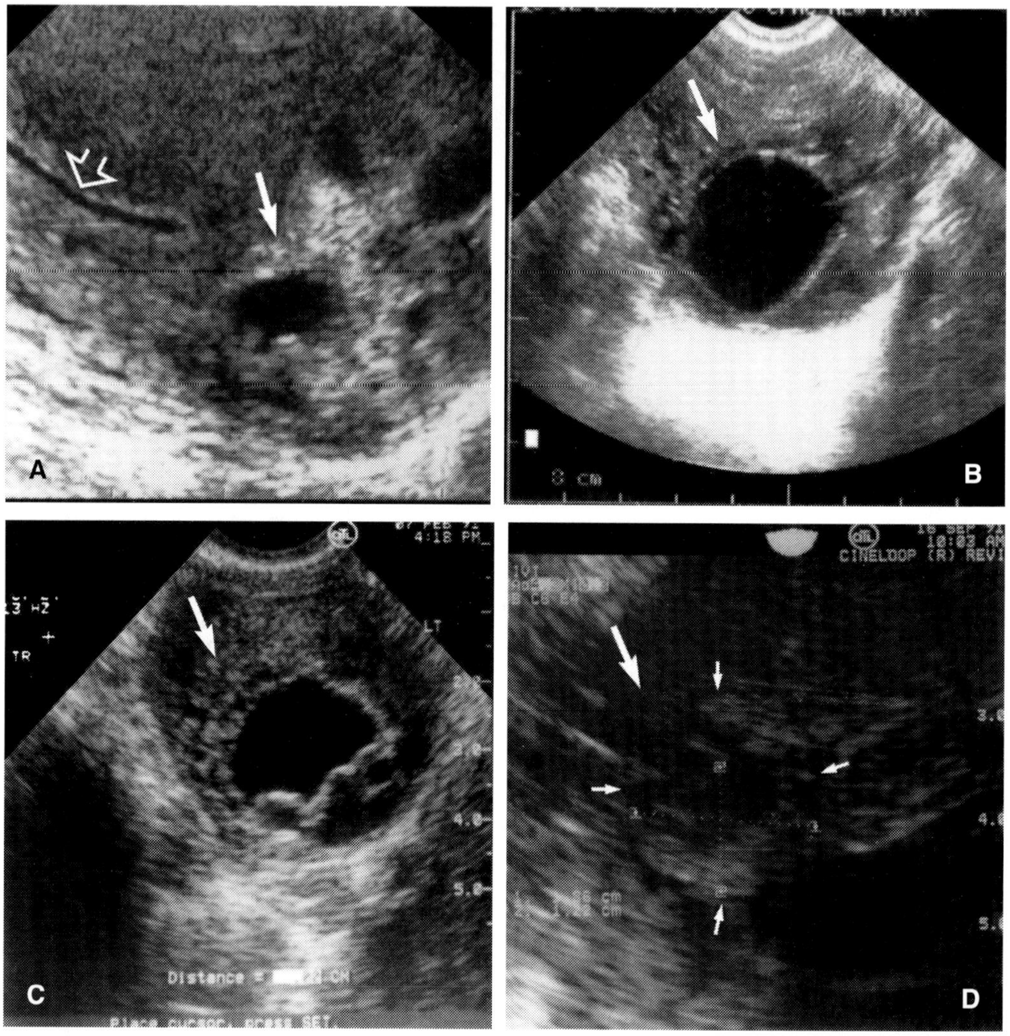

Fig. 12-8. Gravidez cornual (não viável) de oito semanas. **(A)** A linha da cavidade vazia (*flecha aberta*) aponta para o saco coriônico na posição cornual (*flecha branca*). **(B-D)** Varreduras de acompanhamento das lesões após 2, 6 e 13 meses depois da detecção da gravidez angular. Apenas o acompanhamento foi decidido. (De Timor-Trish et al.,[45] com permissão.)

tivo quando o ovário contém o anel trofoblástico hiperecóico e se o ovário for deslocado pela mão na palpação abdominal ou pela sonda transvaginal. Ele se movimenta junto com o saco coriônico contendo a gravidez ectópica. No caso de uma gravidez ectópica tubária, pode ser possível separar o ovário e a gravidez ectópica tubária adjacente da extremidade da sonda vaginal.

Gravidez Abdominal

Uma gravidez abdominal é aquela localizada na cavidade peritoneal em vez de na tuba, no ovário ou nos ligamentos. Trata-se de uma gravidez abdominal primária se o ovo fertilizado se implanta diretamente na superfície abdominal para se desenvolver. O tipo secundário de gravidez abdominal é o que resulta de uma abortamento tubário precoce ou de uma rotura tubária. Para que este tipo de gravidez se desenvolva e progrida, os eventos devem ocorrer bem cedo para que haja possibilidade de uma nidação secundária e de um bom suplemento sangüíneo placentário.[57] O ultra-som parece ser a ferramenta diagnóstica mais valiosa para se localizar este tipo de gestação ectópica. O diagnóstico ultra-sonográfico das gravidezes abdominais foi descrito[58] e consiste em encontrar um útero vazio separado do feto, não encontrar manto uterino ao redor da gravidez ou do feto, detectar a placenta em localização incomum e, finalmente, o aglomeramento das estruturas fetais devido a oligoidrâmnio extremo.[58,59]

Gravidez Heterotópica

As gravidezes heterotópicas são raras; entretanto, com o número crescente de tecnologias reprodutivas usadas,

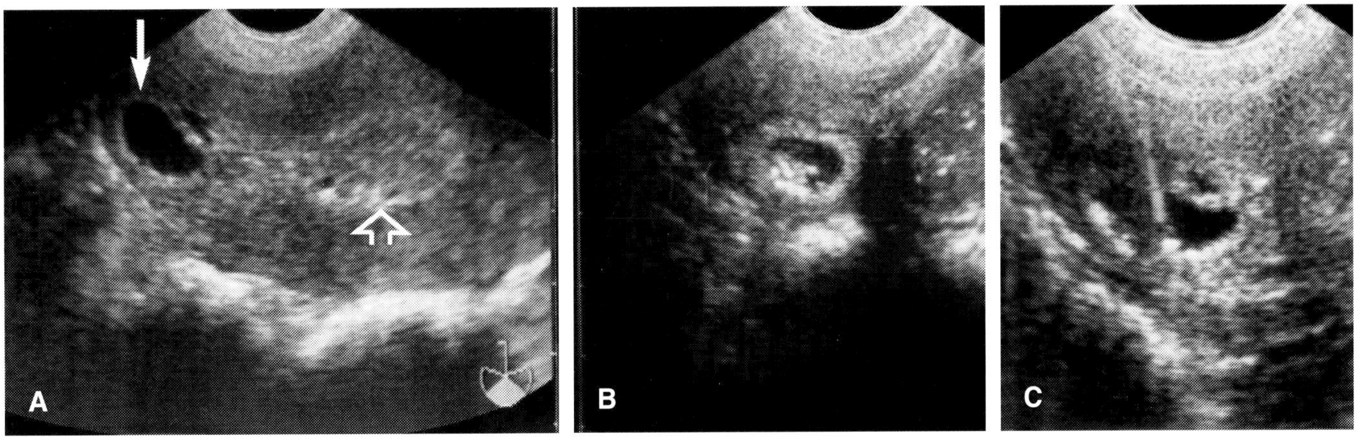

Fig. 12-9. Gravidez cervical. **(A)** Saco coriônico (*flecha branca*) no colo, apontando para o lado esquerdo. Observe a reação decidual espessa e a cavidade uterina vazia (*flecha aberta*). **(B)** Um corte coronal do saco. **(C)** Esta gravidez cervical (de seis semanas e meia) recebeu injeção de metotrexato; a apresentação ecogênica da agulha é evidente.

este número está crescendo. Esta entidade foi tratada antes, quando a abordagem diagnóstica da gravidez ectópica foi discutida. Desta vez, enfatizamos a possibilidade de gravidez heterotópica em pacientes submetidas a tratamento de fertilidade, com o objetivo de alertar aqueles que lidam com a ultra-sonografia transvaginal da possibilidade de gravidez heterotópica nessa população de pacientes.[60-62] É preciso ter um alto índice de suspeita de gravidez heterotópica, como após a fertilização *in vitro* ou a transferência de embrião. O louvor da ultra-sonografia transvaginal no estabelecimento do diagnóstico está acima de qualquer suspeita; entretanto, uma palavra de advertência deve ser pronunciada: é preciso dar atenção especial à varredura dessas pacientes, as quais, provavelmente, tiveram várias doenças pélvicas antes de se empenharem em tecnologias reprodutivas. Além disso, o tratamento hormonal, geralmente, resulta em muitos folículos que normalmente são aspirados; por esse motivo, a imagem ultra-sonográfica transvaginal pode ser extremamente complicada. O diagnóstico precisa se embasar num alto grau de desconfiança como o achado de sinais definitivos de gestação ectópica, além da gravidez intra-uterina (Fig. 12-11).

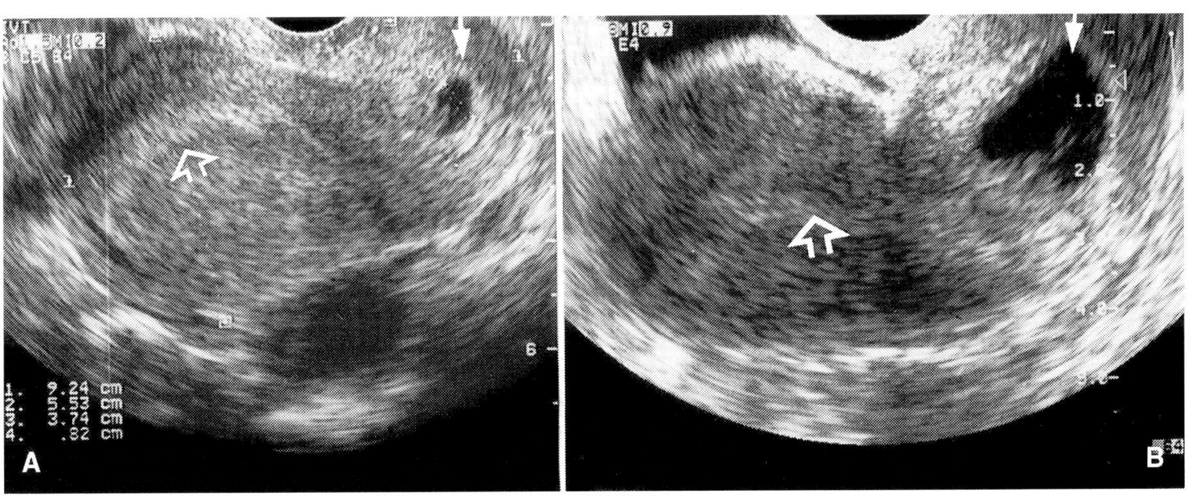

Fig. 12-10. Gravidez cervical; diagnóstico diferencial. Ambas as fotos mostram sacos gestacionais na posição cervical (*flechas brancas*). **(A)** Uma gestação cervical verdadeira com batimentos cardíacos ativos foi observada neste saco gestacional; **(B)** neste saco gestacional não foram vistos batimentos cardíacos. Esta concepção foi "flagrada" enquanto passava através do colo e representa um processo de abortamento precoce inevitável. (As *flechas transparentes* apontam para a cavidade uterina vazia.)

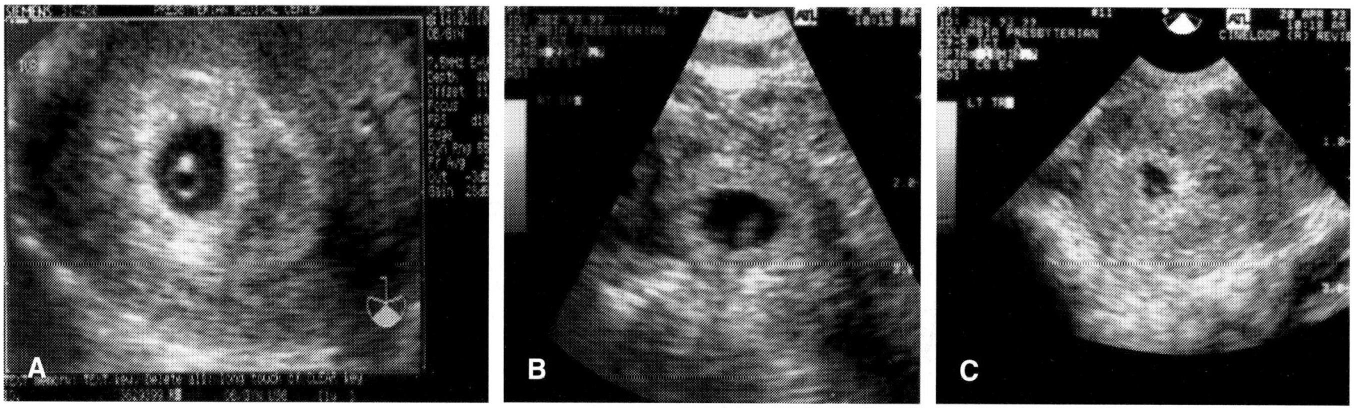

Fig. 12-11. Gravidez ectópica de seis semanas e dois dias após um ciclo de fertilização *in vitro* e transferência de quatro ovos fertilizados. **(A)** A gravidez intra-uterina viva com o saco vitelino e o pequeno pólo embrionário circundado pelo miométrio. **(B)** Gravidez ectópica viva na tuba direita; **(C)** uma gravidez ectópica não viva, na tuba esquerda, provavelmente, um abortamento tubário.

TRATAMENTO DA GRAVIDEZ ECTÓPICA

A ultra-sonografia permite não apenas o diagnóstico preciso e rápido dos diferentes tipos e espécies de gravidezes ectópicas, mas permite, de certa forma, o tratamento de casos selecionados. Os métodos conservadores e não-cirúrgicos de controle de gravidezes ectópicas incluem injeções locais de metotrexato ou de cloreto de potássio, as quais podem ser feitas durante a laparoscopia ou sob orientação ultra-sonográfica transvaginal. O tratamento de procedimento de punção das gravidezes ectópicas é extensamente discutido no Capítulo 15. Uma grande quantidade de literatura concernente ao tratamento médico de gravidezes ectópias, tais como metotrexato ou outros agentes, foi publicada nos últimos anos.[63-68] Ultimamente, a farmacocinética do metotrexato após injeção local e os níveis séricos de progesterona, como prognosticadores de sucesso no tratamento de gravidezes ectópicas com metotrexato, também foram tratados.[69,70]

O papel da ultra-sonografia transvaginal em pacientes com gravidez ectópica tratada com metotrexato foi avaliado por Brown et al.[66] Sua apresentação ultra-sonográfica mostrou a transformação da gravidez ectópica numa massa com ecogenicidade mista e, em vários casos, a massa até aumentou de tamanho; portanto, eles advertem contra considerar algumas dessas mudanças no aspecto da lesão como uma falência do tratamento.

A ultra-sonografia transvaginal é considerada uma ferramenta indispensável para o acompanhamento das pacientes tratadas com medicamentos ou punção; não obstante, é importante considerar a história natural e a evolução da apresentação ultra-sonográfica após esse tratamento com a finalidade de apoiar totalmente o resultado bem sucedido dessas novas modalidades de tratamento (Fig. 12-12).

RESUMO E CONCLUSÕES

Nos últimos 10 anos, ocorreu uma mudança extremamente importante no algoritmo do diagnóstico e tratamento de todos os tipos de gravidezes ectópicas através da introdução e do uso da ultra-sonografia transvaginal. As gestações ectópicas são detectadas com mais freqüência, mais cedo, e de maneira muito mais precisa que nos anos que antecederam seu uso.

Talvez um bom resumo de muito do que foi dito acima seria o seguinte: quanto mais normal for a apresentação de uma gestação, independente de estar localizada dentro ou fora do útero, maior a probabilidade de se fazer uma imagem melhor com as técnicas ultra-sonográficas. Um diagnóstico definitivo de gravidez ectópica com o ultra-som transvaginal requer, pelo menos, um saco verdadeiro e, melhor ainda, um pólo embrionário com batimento cardíaco. Nem todas as massas de anexos, mesmo quando há gestação intra-uterina, serão gravidezes ectópicas. Os casos de falência de gravidez intra-uterina podem conter massas císticas de anexos. O clínico deve ser cauteloso para não tratar de ectopia definitiva e, nesses casos, ainda deve considerar a curetagem para verificar as vilosidades coriônicas *versus* a decídua materna. O líquido pélvico pode ser facilmente visto com as técnicas de varredura vaginal. Algumas vezes ele será encontrado juntamente com gravidezes intra-uterinas, como no caso da rotura de cistos do corpo lúteo. Outras vezes, o fluido pélvico significará a presença de hemoperitônio.

A ultra-sonografia transvaginal irá melhorar nosso manuseio da gravidez ectópica através de diagnósticos mais precoces de gravidezes intra-uterinas, quando presentes e normais; da probabilidade maior de se fazer a imagem de uma gravidez extra-uterina quando ela ocorre; e de trazer a apresentação por imagem do diagnóstico para os clínicos,

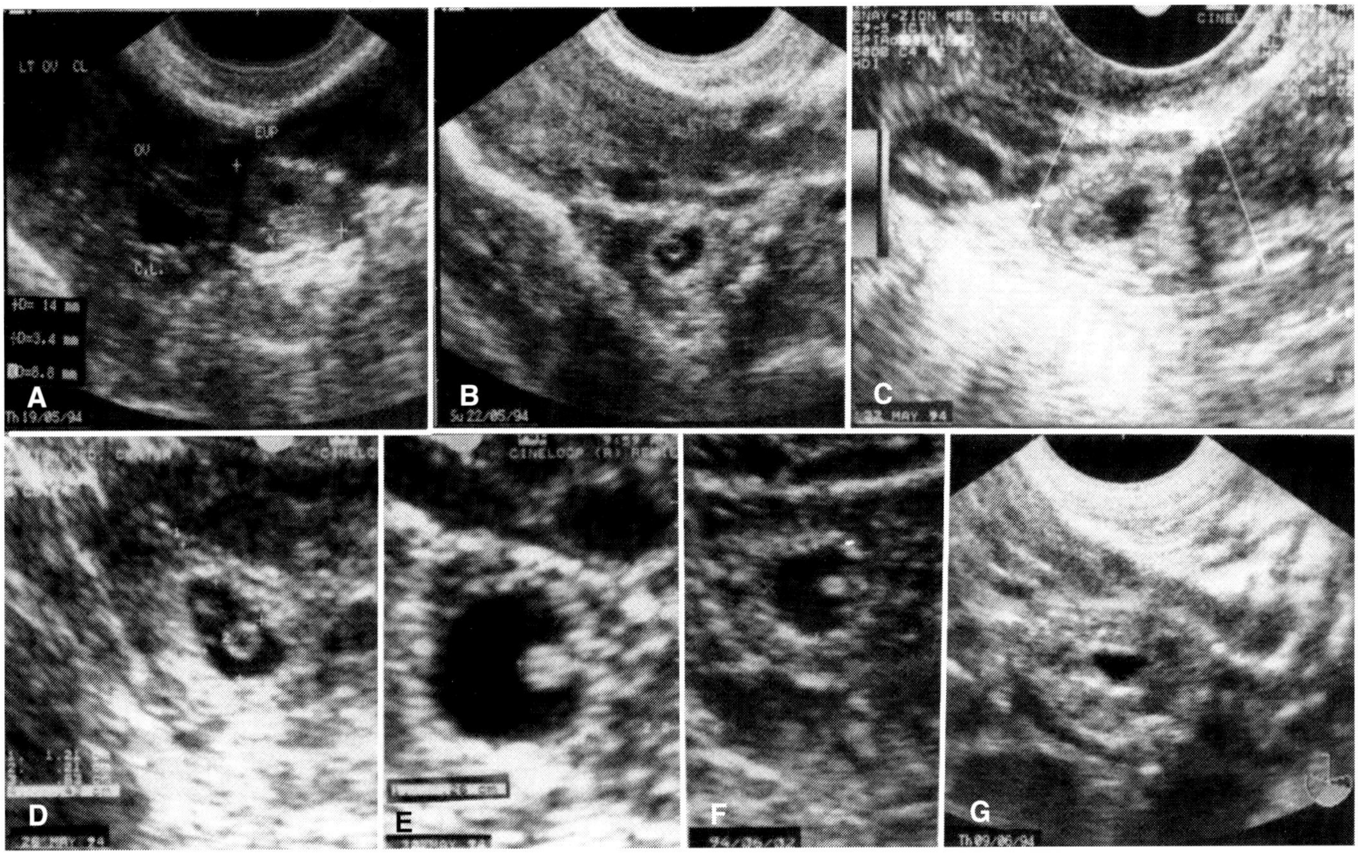

Fig. 12-12. Varreduras de acompanhamento de uma gravidez ectópica da tuba esquerda tratada com metotrexato parenteral. **(A)** O tamanho da lesão era 1,4 x 0,8 cm com um nível β-hCG de 3.100 mIU/ml (IRP) com cinco semanas e três dias. **(C)** O β-hCG atingiu um nível de 4.220 após quatro dias. **(E)** O tamanho da lesão aumentou após 11 dias. O movimento cardíaco nunca foi visto. **(B-F)** Observe a mudança do saco vitelino e seu total desaparecimento **(G)**.

no consultório. O fato de não precisar que a paciente faça a consulta, não apenas poupará tempo, como, também diminuirá consideravelmente os erros potenciais que são feitos cada vez que um médico precisa transmitir informações clínicas para outro médico. Espera-se que o encurtamento do processo seja vantajoso não apenas para o médico como também para a própria paciente.

REFERÊNCIAS BIBLIOGRÁFICAS

1. Stabile I, Grudzinskas JG: Ectopic pregnancy: a review of incidence, etiology, and diagnostic aspects. Obstet Gynecol Surv 1990; 45:335-347
2. Krantz SG, Gray RH, Damewood MD, Wallach EE: Time trends in risk factors and clinical outcome of ectopic pregnancy. Fertil Steril 1990; 54:42-46
3. Ectopic pregnancy surveillance. United States 1970-1977. MMWR 1988; 3a:9
4. Atrash HK, Friede A, Hogue CJR: Ectopic pregnancy mortality in the United States. 1970-1983. Obstet Gynecol 1987; 70:817-822
5. Dorfman SF, Grimess DA, Cates W Jr et al: Ectopic pregnancy mortality. United States, 1979 to 1980: clinical aspects. Obstet Gynecol 1984; 64:386-390
6. Green JL: A 21-year survey of 654 ectopic pregnancies. Am J Obstet Gynecol 1970; 106:1004
7. Corson SK, Batzer FR: Ectopic pregnancy: a review of the etiologic factors. J Reprod Med 1986; 31:78
8. Sopelak VM, Bates GB: Role of transmigration and abnormal embryogenesis in ectopic pregnancy. Clin Obstet Gynecol 1987; 30:210
9. Marchbanks PA, Annegers JF, Coulam CB et al: Risk factors for ectopic pregnancy. A population-based study. JAMA 1988; 259:1823
10. Kadar N, DeVore G, Romero R: Discriminatory hCG zone. Its use in sonographic evaluation for ectopic pregnancy. Obstet Gynecol 1981; 58:156-161
11. Nyberg DA, Filly RA, Mahoney BS et al: Early gestation: correlation of hCG levels and sonographic identification. AJR 1985; 144:951-954
12. Goldstein S: Very early pregnancy detection with endovaginal ultrasound. Obstet Gynecol 1988; 72:200-204
13. Timor-Tritsch IE, Rottem S, Thaler I: Review of transvaginal ultrasonography: description with clinical application. Ultrasound Q 1988; 6:1-32
14. Peisner DB, Timor-Tritsch IE, Margulis E et al: Analysis of betahCG and sac size in early pregnancy. J Ultrasound Med 1988; 7 (suppl):5106
15. Fossum GT, Dvajan V, Kletzky DA: Early detection of pregnancy with transvaginal ultrasound. Fertil Steril 1988; 49:788-791
16. Bernaschek G, Ruaelstorfer R, Csaicsich P: Vaginal sonography versus serum human chorionic gonadotropin in early detection of pregnancy. Am J Obstet Gynecol 1988; 158:608-612

17. Stovall TG, Ling FW, Cope BJ, Buster JE. Preventing ruptured ectopic pregnancy utilizing a single serum progesterone. Am J Obstet Gynecol 1989,160:1425-1428
18. Stovall TG, Ling FW, Gray L: Single-dose methotrexate for treatment of ectopic pregnancy. Obstet Gynecol 1991; 77:754-757
19. Stovall T, Ling F, Buster JE: Outpatient chemotherapy of unruptured ectopic pregnancy. Fertil Steril 1989; 51:435-438
20. Vermesh M, Gvaczykowsky JW, Sauer MV: Reevaluation of the culdocentesis in the management of ectopic pregnancy. Am J Obstet Gynecol 1990; 162:411-413
21. Timor-Tritsch IE, Rottem S: Transvaginal sonographic study of the Fallopian tube. Gynecol Obstet 1987; 70:424-428
22. de Crespigny IC: Demonstration of ectopic pregnancy by transvaginal ultrasound. Br J Obstet Gynaecol 1988; 95: 1253-1256
23. Timor-Tritsch IE, Yeh MN, Peisner DB et al: The use of transvaginal ultrasonography in the diagnosis of ectopic pregnancy. Am J Obstet Gynecol 1989; 161:157-161
24. Cacciatore B, Stenman U-H, Ylostalo P: Comparison of abdominal and vaginal sonography in suspected ectopic pregnancy. Obstet Gynecol 1989; 73:770-774
25. Stiller RJ, de Regt RH, Blair E: Transvaginal ultrasonography in patients at risk for ectopic pregnancy. Am J Obstet Gynecol 1989; 161:930-933
26. Bateman BG, Nunley WC, Kolp LA et al: Vaginal sonography findings and hCG dynamics of early intrauterine and tubal pregnancies. Obstet Gynecol 1990; 75:421-427
27. Bohm-Velez M, Mendelson EB, Freimanis MG: Transvaginal sonography in evaluating ectopic pregnancy. Semin Ultrasound CT MR 1990; 11:44-58
28. Arey LB: The cause of tubal pregnancy and tubal twinning, Am J Obstet Gynecol 1923; 5:163
29. Fujii S, Ban C, Okamura H, Nishimura T: Unilateral tubal quadruplet pregnancy. Am J Obstet Gynecol 1981; 141:840
30. Solomon TA, Husami N, Monteagudo A et al: Bilateral ectopic pregnancy and intrauterine pregnancy following embryo transfer. Submitted for publication.
31. Turetsky DB, Alexander AA, Linden SS: Pseudogestational sac of ectopic pregnancy stimulating intrauterine pregnancy with transvaginal sonography. J Clin Ultrasound 1991; 19:120-123
32. Pelleerito JS, Taylor KJW: Ectopic pregnancy. p. 41. In Copel JA, Reed KL (eds): Doppler Ultrasound in Obstetrics and Gynecology. Raven Press, New York, 1994
33. Rottem S, Timor-Tritsch IE: Think ectopic. p. 373. In Transvaginal Sonography. 2nd Ed. Chapman & Hall, New York, 1991
34. Brown DL, Doubilet PM: Transvaginal sonography for diagnosing ectopic pregnancy: positivity criteria and performance characteristics, J Ultrasound Med 1994; 13: 259-266
35. Fleischer AC, Pennell RG, McKee MS et al: Ectopic pregnancy: features at transvaginal sonography. Radiology 1990; 174:375-378
36. Rottem S, Thaler I, Timor-Tritsch IE: Classification of tubal gestation by transvaginal sonography. Ultrasound Obstet Gynecol 1991; 1:197
37. Romero R, Copel JA, Kadar N et al: Value of culdocentesis in the diagnosis of ectopic pregnancy. Obstet Gynecol 1985; 65:319-322
38. Timor-Tritsch IE, Peisner DB, Monteagudo A: Transvaginal sonography in the diagnosis of ectopic pregnancy. In Grunfeld L (ed):Ultrasonography in Reproductive Medicine. Infertil Reprod Med Clin North Am 1991; 2:727-739
39. Bayless RB: Nontubal ectopic pregnancy. Clin Obstet Gynecol 1987; 30:191-199
40. Carson SA, Buster JE: Ectopic pregnancy. New Engl J Med 1993; 329:1174-1181
41. Ectopic pregnancy—United States, 1987. MMWR 1990; 401-404
42. Kallchman GG, Meltzer RM: Interstitial pregnancy following homolateral salpingectomy: report of 2 cases and review of literature. Am J Obstet Gynecol 1966; 96:1139-1144
43. Jafri SZ, Loginsky SJ, Bouffard JA, Selis JE: Sonographic detection of interstitial pregnancy. J Clin Ultrasound 1987; 15:253-257
44. Sherer DM, Allen T, Singh GS, Wods JR Jr: Transvaginal sonographic diagnosis of an unruptured interstitial pregnancy. J Clin Ultrasound 1990; 18:582-585
45. Timor-Tritsch IE, Monteagudo A, Matera C, Veit CR: Sonographic evaluation of cornual pregnancies treated without surgery. Obstet Gynecol 1992; 79:1044-1049
46. Fernandez H, Baton C, Leelaider C et al: Conservative management of ectopic pregnancy: prospective randomized clinical trial of methotrexate versus prostaglandin sulpostone by combined transvaginal and systemic administration. Fertil Steril 1991; 55:756
47. Oelsner Gg, Admon D, Shalev et al: A new approach for the treatment of interstitial pregnancy. Fertil Steril 1993; 59: 924-925
48. Shaler E, Romano S, Bustan M: Interstitial pregnancy — successful treatment with methotrexate. Isr J Med Sci 1989; 25:239-240
49. Zalel Y, Caspi B, Insler V: Expectant management of interstitial pregnancy. Ultrasound Obstet Gynecol 1994; 4: 238-240
50. Holden R, Hart P: First trimester rudimentary horn pregnancy: prerupture ultrasound diagnosis. Obstet Gynecol 1983; 61:56S
51. Timor-Tritsch IE, Monteagudo A, Mandeville EO et al: Successful management of viable cervical pregnancy by local injection of methotrexate guided by transvaginal sonography. Am J Obstet Gynecol 1994; 170:737-739
52. Grimes HG, Nosal RA, Gallagher JC: Ovarian pregnancy: a series of 24 cases. Obstet Gynecol 1983; 61:174
53. Hallatt JG: Primary ovarian pregnancy: a report of twenty five cases. Am J Obstet Gynecol 1982; 143:55
54. Athey PA, Jayson HT, Estrada R, Watson AB Jr: Sonographic findings in primary ovarian pregnancy. J Clin Ultrasound 1990; 18:730-732
55. Malinger G, Achiron R, Treschan O, Zakut H: Ovarian pregnancy — ultrasonographic diagnosis. Acta Obstet Gynecol Scand 1988; 67:561-563
56. Russell JB, Cutler LR: Transvaginal ultrasonographic detection of ovarian pregnancy with laparoscopic removal: a case report. Fertil Steril 1989; 51:1055
57. Bayless RB: Non-tubal ectopic pregnancy. In DeCherney AH (ed): Ectopic Pregnancy. Clin Obstet Gynecol 1987; 30: 191-199
58. Hertz RH, Timor-Tritsch IE, Sokol RJ, Zador I: Diagnostic studies and fetal assessment in advanced extrauterine pregnancy. Obstet Gynecol 1977; 50:63-65
59. Stanley JH, Horger EO III, Fagan CJ et al: Sonographic findings in abdominal pregnancy. AJR 1986,147:1043-1046
60. Berger MJ, Taymor ML: Simultaneous intrauterine and tubal-pregnancies following ovulation induction. Am J Obstet Gynecol 1972; 113:813-815
61. Dicker D, Goldman G, Feldberg D et al: Heterotopic pregnancy after IVF-ET: report of a case and a review of the literature. Hum Reprod 1989; 4:335-336
62. Rizk B, Tan SL, Morcos S et al: Heterotopic pregnancies after in vitro fertilization and embryo transfer. Am J Obstet Gynecol 1991; 164:161-164

63. Sauer MV, Gorrill MJ, Rodi IA et al: Nonsurgical management of unruptured ectopic pregnancy: an extended clinical trial. Fertil Steril 1987; 48:752-755
64. Stovall TG, Ling FW, Buster JE: Outpatient chemotherapy of unruptured ectopic pregnancy. Fertil Steril 1981; 51:453-458
65. Stovall T, Ling FW, Buster JE: Reproductive performance after methotrexate treatment of ectopic pregnancy. Am J Obstet Gynecol 1990; 162:1620-1624
66. Brown DL, Felker RE, Stovall TG et al: Serial endovaginal sonography of ectopic pregnancies treated with methotrexate. Obstet Gynecol 1991; 77:406-409
67. Stovall TG, Ling FW, Gray LA et al: Methotrexate treatment of unruptured ectopic pregnancy: a report of 100 cases. Obstet Gynecol 1991; 77:749-753
68. Stovall TG, Ling FW, Gray LA: Single-dose methotrexate for treatment of ectopic pregnancy. Obstet Gynecol 1991; 77:754-757
69. Schiff E, Shaler E, Bustan M et al: Pharmacokinetics of methotrexate after local tubal injection for conservative treatment of ectopic pregnancy. Fertil Steril 1992; 57:688-690
70. Ransom MX, Garcia AJ, Bohrer M et al: Serum progesterone as a predictor of methotrexate success in the treatment of ectopic pregnancy. Obstet Gynecol 1994; 83:1033-1037

13

INFERTILIDADE

LAWRENCE GRUNFELD
BENJAMIN SANDLER

A avaliação ultra-sonográfica do crescimento do folículo foi introduzida pela primeira vez nos anos 70, quando Hackeloer et al[1] descreveram uma relação linear entre o tamanho do folículo e os níveis de estradiol (Fig. 13-1). A associação da produção de estrogênio com o desenvolvimento do oócito permitiu que a ultra-sonografia fosse usada para detectar a maturidade do oócito. A necessidade da ultra-sonografia transvaginal se expandiu no tratamento de infertilidade[2] com a introdução, em 1978, da fertilização *in vitro* (FIV). A ultra-sonografia transvaginal propiciou uma trajetória segura e eficaz na recuperação de oócitos nas pacientes cujos ovários ficavam enterrados sob aderências peritoneais densas. A explosão da tecnologia da FIV na última década colocou as máquinas de ultra-som nas mãos dos endocrinologistas da prática reprodutiva, fazendo da ultra-sonografia transvaginal uma ferramenta essencial para o tratamento da mulher estéril.

CICLO MENSTRUAL NORMAL

A seqüência de eventos observados no ciclo menstrual natural tem sido bem caracterizada. Durante o ciclo menstrual normal, o ultra-som transvaginal consegue discernir os ovários bem como as mudanças endometriais. O início do crescimento folicular é um processo contínuo, independente da estimulação da gonadotropina. O crescimento independente da gonadotropina continua até que o folículo atinja 5 mm.[3] A ultra-sonografia do ovário, na idade reprodutiva, sempre irá mostrar os folículos neste estágio de desenvolvimento. Isso é verdadeiro se a ovulação for interrompida por contraceptivos orais. A continuação do crescimento folicular é, entretanto, impossível na ausência de um *milleau* de gonadotropina satisfatório. O declínio do hormônio estimulante folículo (FSH) que ocorre no final da fase folicular é responsável pela seleção do único folículo que estiver mais maduro. Os folículos com menos receptores FSH em sua superfície tornar-se-ão atrésicos. Uma vez que os folículos principais atingem o diâmetro de 14 mm, a taxa de crescimento diário é de aproximadamente 1,5 a 2 mm até a ovulação, a qual ocorre com um diâmetro de 20 a 24 mm.

O estradiol (E_2) é produzido pelas células da granulosa e a ovulação geralmente ocorre quando o soro E_2 atinge 150 a 400 pg/ml. Como os pequenos folículos atrésicos não contribuem de modo significativo para a combinação dos estrogênios circulantes, o soro E_2 correlaciona-se com o diâmetro do folículo no ciclo natural.

Os eventos ultra-sonográficos característicos durante a ovulação incluem a diminuição do tamanho folicular, a desfocalização das bordas foliculares, a apresentação dos ecos intrafoliculares e a caracterização do fundo de saco sem líquido. Conseqüentemente, uma estrutura cística irregular, representando o corpo lúteo, diminui em tamanho durante toda a fase lútea do ciclo até a luteólise, a qual precede a menstruação. O corpo lúteo pode assumir muitas formas e não há apresentação característica do ovário na fase lútea (Fig. 13-2). O corpo lúteo cístico pode ser completamente sonolucente, embora o aumento dos controles de ganho possa normalmente detectar mais ecogenicidade que no folículo pré-ovulatório. As paredes do corpo lúteo tendem a ficar mais espessas e com formatos menos regulares do que o folículo pré-ovulatório. Muitos corpos lúteos são ecogênicos e possuem o aspecto manchado típico, associado com sangue. Alguns corpos lúteos podem soltar soro e coágulos sólidos. Quando há suspeita de que a massa da fase lútea é um corpo lúteo, é aconselhável reavaliar a paciente durante a fase folicular de um ciclo menstrual subseqüente.

O endométrio também demonstra mudanças notáveis durante todo o ciclo menstrual (Fig. 13-3). Começando com um eco fino durante as menstruações, o endométrio torna-se gradualmente mais espesso durante a fase proliferativa. Antes da ovulação, quando os níveis de estrogênio atingem o pico e a progesterona não é detectável, o endo-

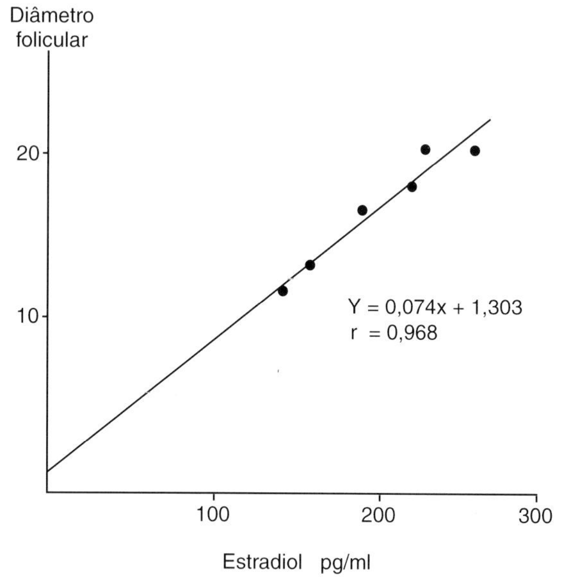

Fig. 13-1. Existe uma relação linear entre o estradiol (E_2) e o tamanho folicular. A maturidade é atingida a > 16 mm de diâmetro com um E_2 de 150 a 400 pg/ml.

métrio é representado por três linhas.[4] Uma interface luminal interna é circundada pelo endométrio hipoecóico funcional e pela interface ecogênica miométrio-endométrio. Um halo sonolucente, a origem do qual é assunto de debate, provavelmente representa o miométrio compacto interno. Após a ovulação, o aumento de progesterona causa um aumento no edema estromal e no crescimento de arteríolas espirais, que é demonstrado, ultra-sonograficamente, como um aumento na ecogenicidade.[5] A fase lútea inicia-se com um aumento na ecogenicidade periférica, a qual progride gradualmente para o lúmen e pode até causar a sua obliteração. A ecogenicidade na fase lútea é mantida até as menstruações, quando ocorre um colapso do endométrio.

INDUÇÃO À OVULAÇÃO

O objetivo da indução da ovulação, no caso de uma mulher anovulatória, é reproduzir o ciclo menstrual normal. Vários agentes estão disponíveis para induzir a ovulação em mulheres anovulatórias. Antes de selecionarmos um agente, é importante classificar o déficit ovulatório. A Organização Mundial da Saúde[6] elaborou uma classificação útil para essa finalidade:

Grupo I: FSH baixo e estrogênio baixo (por exemplo, amenorréia hipotalâmica).

Grupo II: nível FSH normal e estrogênio normal (por exemplo, síndrome do ovário policístico [PCOS]).

Grupo III: FSH alta e estrogênio baixo (por exemplo, peri e pós-menopausa).

Os agentes que induzem a liberação de FSH endógeno através da retroalimentação do estrogênio (por exemplo, citrato de clomifeno) são mais produtivos nas pacientes do grupo II. As pacientes do grupo I são mais bem tratadas com hormônio liberador de gonadotropina pulsátil (GnRH) ou menotropinas (por exemplo, Pergonal, Metrodin) para induzir o desenvolvimento do folículo. As pacientes do grupo III são as que apresentam mais desafios quanto ao tratamento e são as que possuem o pior prognóstico.

Citrato de Clomifeno

O citrato de clomifeno induz a liberação de gonadotropina através da ligação dos receptores de estrogênio hipotalâmico. É mais eficaz na anovulação do grupo II (normogonadotropina). O FSH e o hormônio luteinizante (LH) agem no ovário estimulando o crescimento e o desenvolvimento do folículo. Normalmente é iniciado com uma dose de

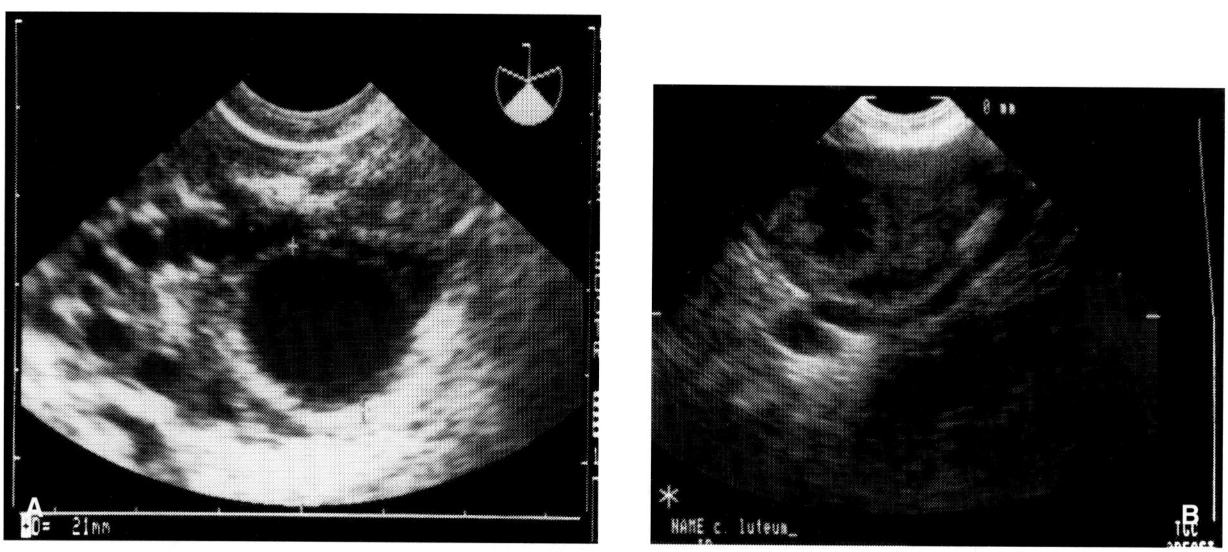

Fig. 13-2. **(A)** Corpo lúteo cístico e **(B)** corpo lúteo hemorrágico demonstrando bordas espessas e irregulares e conteúdos ecogênicos.

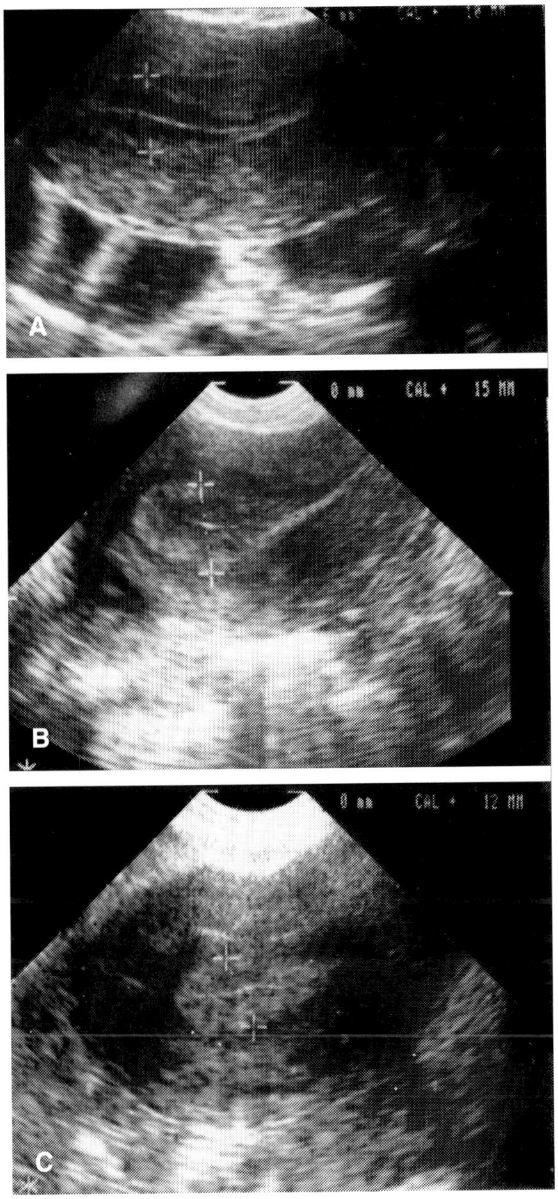

Fig. 13-3. Progressão das mudanças endometriais de uma apresentação endometrial pré-ovulatória (linha tripla) para uma apresentação homogênea lútea. Observe que a ecogenicidade inicia na base e se espalha para o lúmen. **(A)** Padrão I; **(B)** padrão II; **(C)** padrão III.

50 mg/dia, durante cinco dias, começando no quinto dia do ciclo menstrual. A dosagem é aumentada para 50 mg/dia do ciclo até que ocorra a ovulação ou se atinja uma dose de 150 mg/dia. Ultrapassar essa dose raramente resulta em gravidez e deve-se pensar em um diagnóstico adicional ou em medicamentos alternativos.[7]

A ultra-sonografia é útil no monitoramento da resposta ao clomifeno. A característica mais importante no ultra-som de linha de referência para detectar a PCOS é a presença de mais de cinco folículos com menos de 8 mm.[8] O volume ovariano geralmente é maior do que 7 ml, mas aproximadamente 30% das pacientes podem ter volumes ovarianos normais.[9] A maioria das pacientes com PCOS severa não irá responder ao clomifeno e pode necessitar de tratamento com menotropinas para induzir a ovulação.

Embora a detecção da ovulação possa esperar pelas medições da fase lútea dos eventos que precedem a liberação do oócito, é mais prático detectar a reação ao clomifeno antes da fase lútea. Um ultra-som realizado cinco dias após a última dose de clomifeno pode detectar o aumento do folículo dominante. Se o recrutamento folicular for detectado, a ovulação pode ser esperada. A fase lútea deve, então, ser avaliada buscando-se evidência de ovulação. Isso pode ser conseguido através de exames de progesterona ou da representação ultra-sonográfica da rotura do folículo.

Como uma alternativa para esperar pelo aumento de LH, a liberação do folículo dominante pode ser ativada com uma dose de gonadotropina coriônica humana (hCG) (10.000 IU). É imperativo usar a ultra-sonografia quando o hCG é adicionado para estimular a liberação de folículos. A maturidade folicular não é atingida com clomifeno, até que se atinja um diâmetro de 20 mm e a administração prematura de hCG resulte na imaturidade do oócito.

A ultra-sonografia do endométrio na terapia de citrato de clomifeno pode caracterizar sinais de mudanças lúteas prematuras, mesmo que a ruptura folicular não tenha ocorrido. A luteinização prematura, provavelmente, é uma das explicações para a discordância entre a indução de uma ovulação bem sucedida em mais de 80% dos casos, enquanto apenas 40% dos casos atingiram a gravidez.[11] A taxa de gravidez múltipla de clomifeno é 7%, com apenas raros casos de hiperestimulação ovariana severa.

Gonadotropina Menopausal Humana

A gonadotropina menopausal humana (hMG) está disponível para uso clínico como uma combinação de FSH e LH (Pergonal [Serono], Humegon [Organon] e forma purificada consistindo de FSH (Metrodin [Serono]). Esses agentes promovem a ovulação nas pacientes do grupo I que são resistentes ao clomifeno. Eles também são indicados para as pacientes do grupo II que não conseguem ovular com clomifeno após uma triagem terapêutica satisfatória. Embora eles sejam freqüentemente usados nas pacientes do grupo III, as mulheres perimenopausadas raramente ficam grávidas com este medicamento.

As menotropinas são estimuladoras potentes do desenvolvimento do oócito e são eficazes apenas em doses em que há risco de toxicidade. O mecanismo normal de retroalimentação que permite que apenas o folículo mais maduro ovule está dominado por esses medicamentos e uma coorte de folículos amadurece em vários estágios do desenvolvimento. A liberação espontânea do LH ocorre em aproximadamente 20% dos indivíduos, mas a maioria necessita de hCG exógeno para induzir a ovulação.[13] Devido à toxicidade potencial quando é administrada droga em excesso, e ao pouco sucesso quando a dosagem é inadequada, a ultra-sonografia e as medidas do soro E_2 são imprescindíveis para se administrar essas drogas com segurança e eficácia.

No ciclo não estimulado, 90% do E_2 periférico é secretado pelo folículo dominante. Na hiperestimulação ovariana controlada, a relação linear entre o tamanho do folículo e o E_2 é perdida. Isso ocorre porque o E_2 periférico reflete a soma total de todos os folículos. Uma provisão excessiva de pequenos folículos pode contribuir significativamente para o *pool* de E_2 circulante e é impossível extrapolar fora do E_2 se houver poucos folículos grandes, vários folículos pequenos ou uma combinação dos dois. O tamanho do folículo, entretanto, se correlaciona bem com a maturidade oócita. Quando o maior diâmetro mede entre 16 e 24 mm, a maturidade oócita é aceita[14] (Fig. 13-4).

Um ultra-som de linha de referência é recomendado no início da fase folicular para assegurar que os ovários não contenham estruturas que possam inibir o desenvolvimento do oócito. Isso foi importante principalmente quando o ovário foi estimulado em ciclos anteriores. As estruturas que podem inibir a gravidez incluem os endometriomas (Fig. 13-5), os corpos lúteos de estimulações anteriores e neoplasmas.

É normal que fique algum resíduo de corpo lúteo e isso permite uma resposta normal às gonadotropinas. O julgamento deveria ser usado considerando-se a iniciação de gonadotropina imediatamente após um ciclo de hiperestimulação ovariana. Penzias et al.[15] demonstraram que um único cisto de 5 cm resultava em respostas normais. Entretanto, não é aconselhável iniciar a gonadotropina quando o ovário está inteiramente substituído por corpos lúteos, após uma estimulação agressiva (Fig. 13-6).

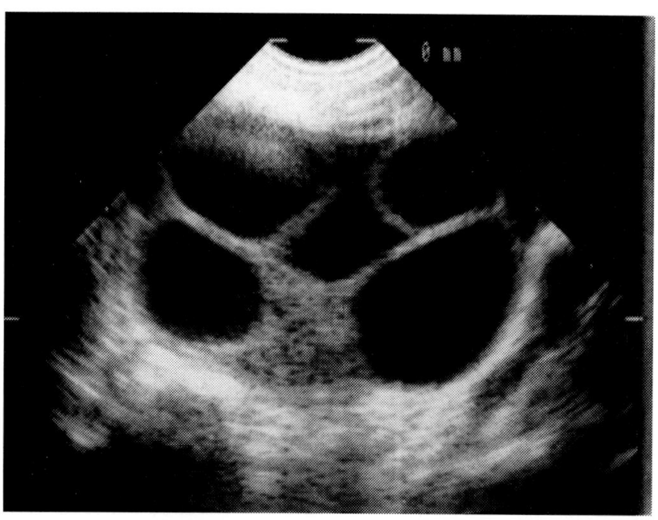

Fig. 13-4. Folículo principal em um ciclo humano menopáusico estimulado por gonadotropina.

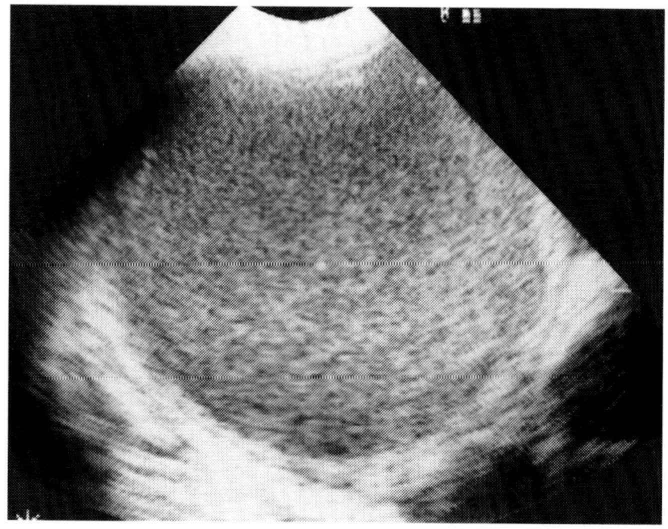

Fig. 13-5. Endometrioma grande (4,5 cm) descoberto na linha de base do ultra-som. Apresentação ultra-sonográfica particulada típica de líquido endometriótico.

A varredura de linha de referência também é útil para se excluir as estruturas císticas que possam ser confundidas com folículos, quando identificadas posteriormente no ciclo (Fig. 13-7). Uma repetição de varredura e as medidas de E_2 são realizadas após cinco dias de estimulação. As drogas são continuadas até que sejam conseguidos de um a quatro folículos maduros. Isso, normalmente, corresponde a um soro E_2 de 800 a 1.500 pg/ml.

Quando o ultra-som detecta múltiplos folículos pequenos com um E_2 alto, a dose da droga é reduzida em uma tentativa de amadurecer a coorte dos folículos maiores ao mesmo tempo em que os folículos menores tornam-se atrésicos. Descobrimos que um dia sem a droga **(sensação de euforia ou de relaxamento)** também ajuda a atingir esse objetivo. Nas pacientes com uma resposta multifolicular (tipo-PCOS), a maturidade folicular talvez não seja atingida sem exceder um limite seguro de 1.500 pg/ml de E_2 (Fig. 13-8). Quando isso ocorre, é aconselhável omitir o hCG por receio de que ocorra uma hiperestimulação severa e uma gravidez múltipla. Alternativamente, a ovulação pode ser induzida com GnRH análogo (por exemplo, Lupron 1 mg Q 12h X 2 doses) porque o LH significativo será liberado durante a fase agonista inicial deste agente para criar um surto "substituto."[16] A meia-vida curta do análogo GnRH assegura a liberação do LH sem a administração prolongada da fase lútea, diminuindo o risco da sín-

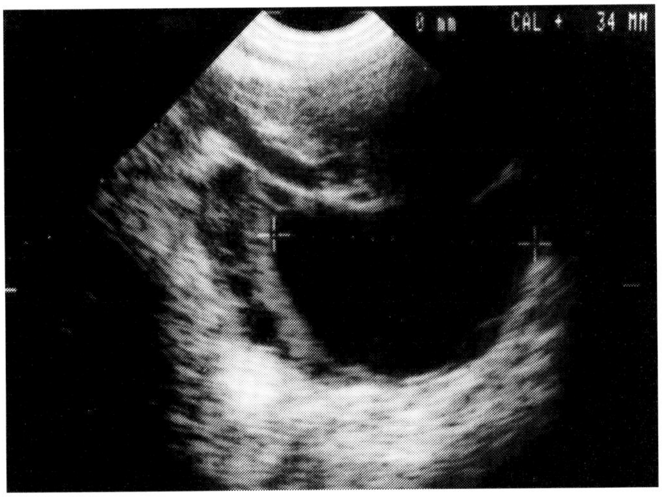

Fig. 13-6. Pós-estimulação do cisto residual (3,4 cm). Observe o estroma ovariano adjacente normal.

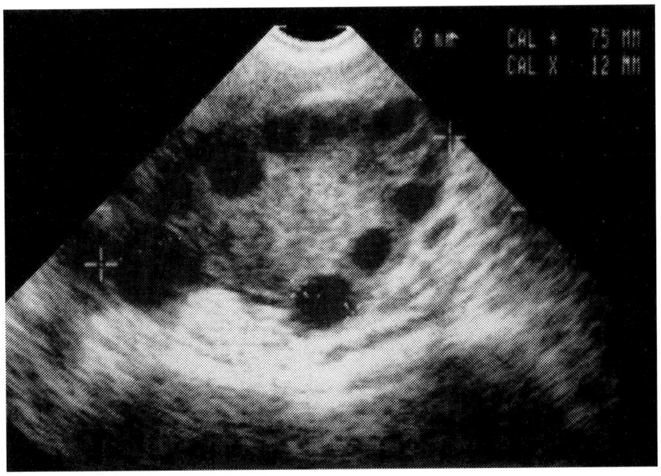

Fig. 13-8. Resposta "igual a PCOS" em uma paciente com anovulação crônica com a resposta exagerada multifolicular típica. Os altos níveis de estradiol são esperados nessas pacientes.

drome de hiperestimulação ovariana (OHSS). A manutenção lútea é, entretanto, imperativa.

É mais seguro, no caso das pacientes com uma resposta exagerada, estimular a ovulação com doses muito baixas de FSH puro.[17] Com este regime, a dosagem é aumentada de meia ampola a uma ampola inteira a cada semana, até que haja evidência de crescimento folicular. Embora os folículos maduros (1,5 a 2,5 cm) contenham os oócitos fertilizáveis, os folículos intermediários (1,0 a 1,5 cm) também contribuem para a produção hormonal do ovário. O maior número de folículos intermediários pode ser responsável pela hiperestimulação ovariana.[18] A ultra-sonografia abdominal é bastante adequada para identificar a natureza dos folículos, mas sua resolução mais fraca pode perder os folículos menores. A ultra-sonografia transvaginal proporciona um aumento considerável na visualização desses folículos menores que podem estar implicados com hiperestimulação. É prudente não acionar a ovulação se aparecem mais de quatro folículos maduros ou um total de nove folículos, maduros e intermediários, com receio de que ocorra uma hiperestimulação.[19]

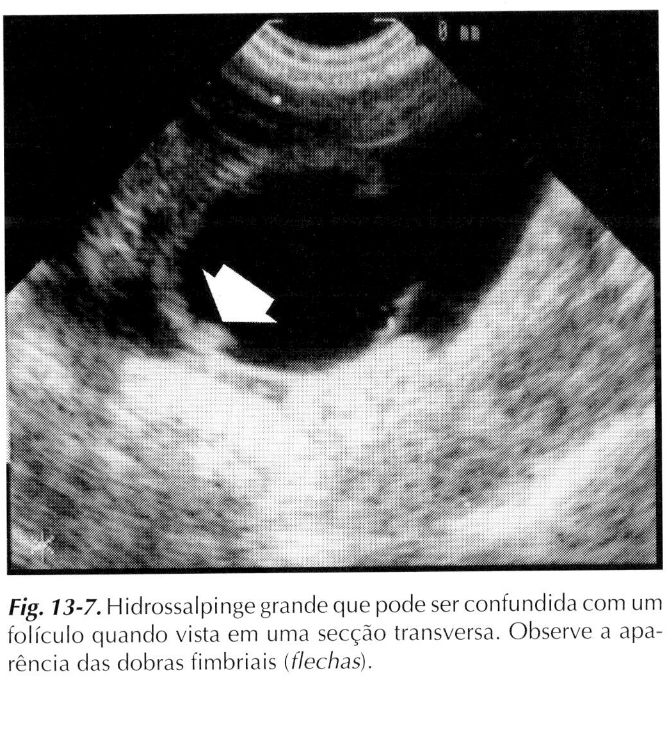

Fig. 13-7. Hidrossalpinge grande que pode ser confundida com um folículo quando vista em uma secção transversa. Observe a aparência das dobras fimbriais (*flechas*).

A OHSS se apresenta de forma leve em aproximadamente 20% dos ciclos e em mais de 50% dos ciclos que resultam em concepção após a terapia com hMG[20] (Fig. 13-9). Na sua forma severa, ela é caracterizada pela permeabilidade capilar aumentada com conseqüente alteração de líquido, hemoconcentração e perfusão renal diminuída. A etiologia da síndrome não está claramente definida, mas a produção intra-ovariana de renina parece provável. A hiperestimulação é mais comum em ciclos que resultam em gravidez múltipla. Um estudo preliminar de pacientes com risco de OHSS tem sugerido que a administração de albumina intravenosa pode prevenir a síndrome através da união de renina livre.[21]

GnRH e Análogos de GnRH

O GnRH é secretado pelo hipotálamo e um pulso é transportado pela circulação portal até a glândula pituitária a cada 90 minutos. As pacientes com amenorréia hipotalâmica (grupo I) conseguem substituir este hormônio através de um sistema de liberação pulsátil que libera um pulso de droga para a circulação periférica em intervalos constantes.[22] Os surtos de LH podem ocorrer espontaneamente no ciclo estimulado pela GnRH pulsátil. Não obstante, as medidas da ultra-sonografia e do E_2 são úteis para se calcular a administração do hCG, como no ciclo natural. Após a descontinuidade do bombeamento, a secreção do LH pituitário está ausente e a manutenção na fase lútea é imperativa. É importante dife-

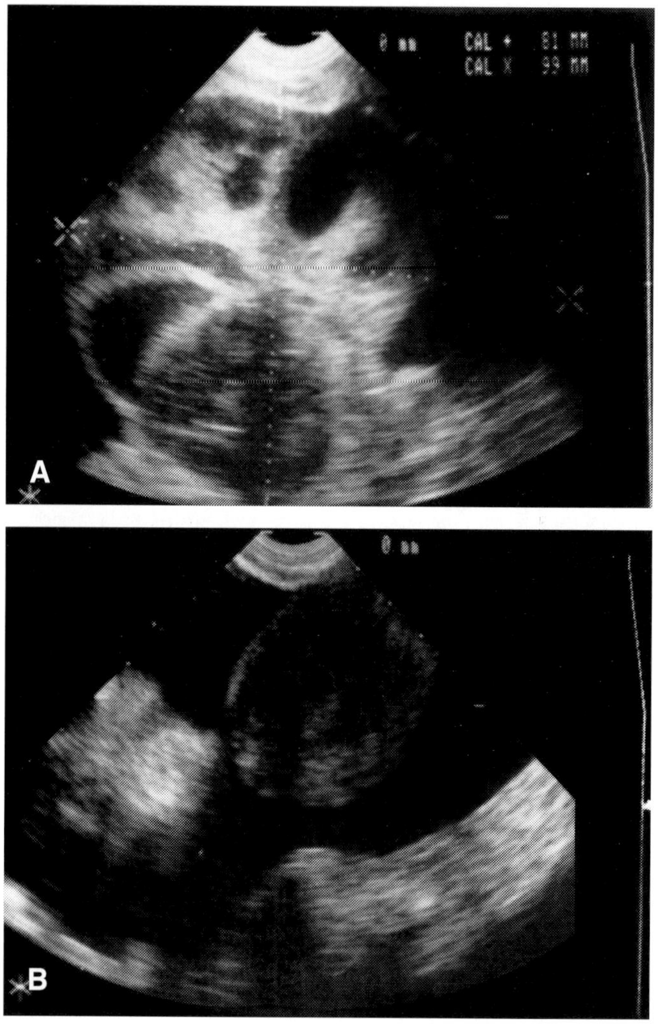

Fig. 13-9. Caso de síndrome de hiperestimulação ovariana severa. **(A)** Ovário aumentado; **(B)** o sinal "útero flutuante" por causa da ascite.

renciar a administração pulsátil de GnRH natural com o uso de análogos de GnRH. Os análogos são modificações de GnRH com ligação maior com o receptor e potência e meia-vida aumentadas. Esta terapia é um complemento da terapia de menotropina para eliminar as ondas prematuras de LH.[23] A administração pulsátil de GnRH natural está associada a uma retroalimentação pituitária normal e uma supervisão do folículo nesses círculos é similar à do ciclo natural. Isso se contrasta com os análogos que são usados para iniciar uma liberação de gonadotropinas seguidas pela **regulação baixa** da pituitária. As pacientes que recebem análogos de GnRH são monitoradas conforme descrito na estimulação de menotropina.

METODOLOGIA

É muito importante que na realização da ultra-sonografia da terapia de fertilidade seja evitado o uso de materiais espermicidas, tais como lubrificantes, no exterior da sonda. O útero é primeiramente localizado na linha média e é usado como ponto de referência (Fig. 13-10). Ambas as secções longitudinal e transversal são obtidas fazendo-se uma rotação de 90% com o transdutor. Os ovários são localizados direcionando-se o transdutor lateral ao útero. Os vasos hipogástricos são marcos de referência úteis, pois se encontram laterais à localização normal dos ovários (Fig. 13-11). Os ovários são facilmente identificados pelo seu estroma ecogênico e seus folículos sonolucentes. Entretanto, quando a estimulação é inadequada, a identificação do ovário pode vir a ser um desafio. Nas pacientes obesas, ou no caso de pacientes cujos ovários estão anormalmente localizados, os critérios comuns para se identificar os ovários são insuficientes. Fortuitamente, uma varredura abdominal feita com a bexiga cheia consegue localizar um ovário que se localiza fora da amplitude focal do transdutor vaginal.

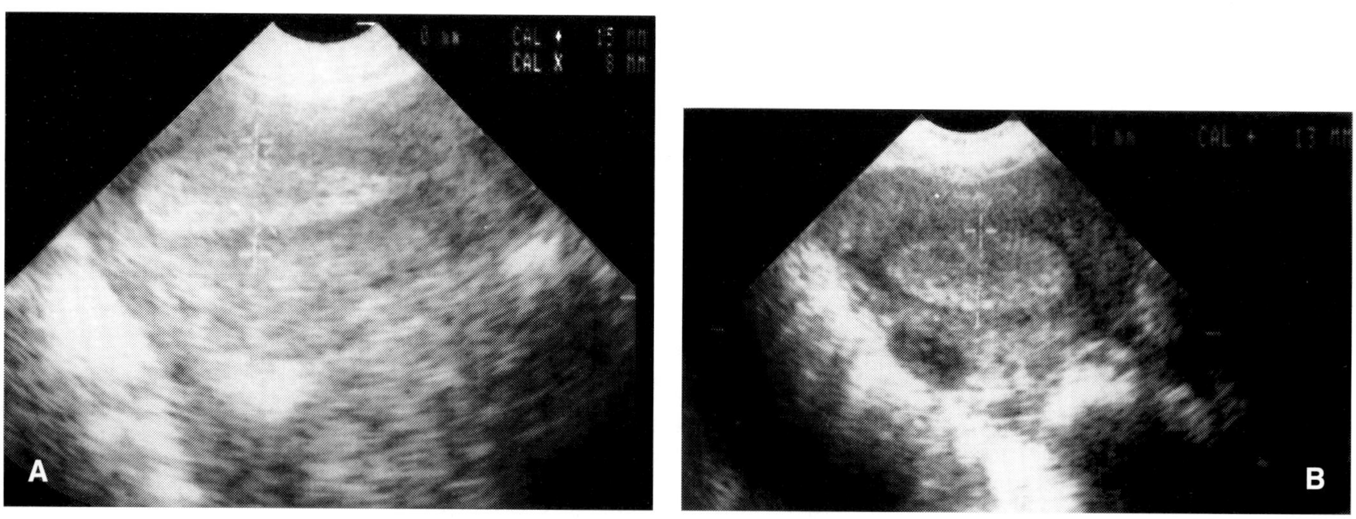

Fig. 13-10. **(A & B)** Cortes longitudinal (sagital) e transversal (coronal) do útero.

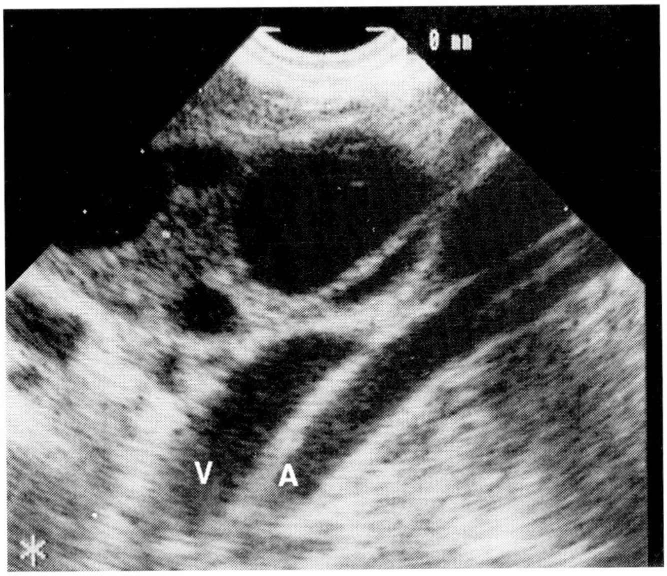

Fig. 13-11. Artéria (A) e veia (V) ilíaca situadas laterais ao ovário prontamente identificadas durante os ciclos estimulados.

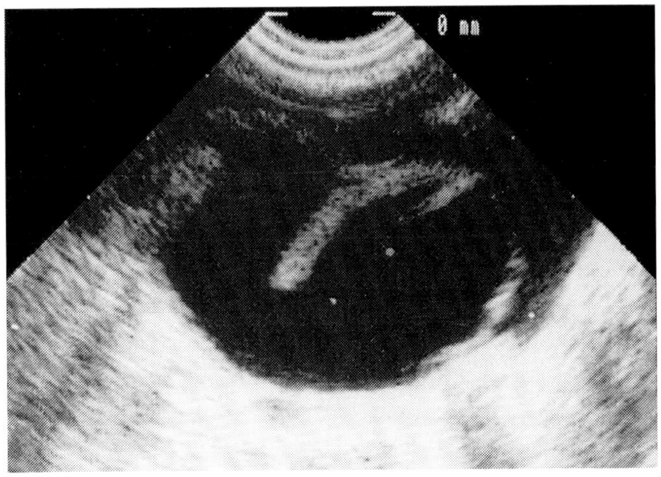

Fig. 13-12. Hidrossalpinge identificada ao fazer a rotação com o transdutor. As estruturas longas irão aparecer alongadas e cortes longitudinais. Esta tuba falopiana tem a configuração típica de uma serpentina.

MEDIÇÕES DOS FOLÍCULOS

Os folículos são elipses e apresentarão dimensões diferentes quando medidos em cada um dos seus três diâmetros. Contudo, é mais fácil de usar os dois diâmetros maiores quando se faz a avaliação da maturidade folicular. A pesquisa sobre os volumes ovarianos requer medidas mais complexas de cada diâmetro folicular. O volume é aproximado pela seguinte fórmula: $(\pi/6) \times A \times B \times C$, onde A, B e C são diâmetros medidos em três planos diferentes. Nos ciclos estimulados com menotropina, os folículos com um diâmetro médio de 16 a 18 mm já completaram totalmente o processo de maturação e produzem oócitos fertilizáveis.[24] Isso se contrasta com clomifeno, no qual 20 mm é típico de folículos maduros.

Os folículos podem ser confundidos com outras estruturas pélvicas, principalmente vasos sangüíneos de calibre grande, como as veias hipogástricas. Eles podem ser diferenciados fazendo-se uma rotação de 90° com o transdutor dentro de um plano perpendicular. Se a estrutura for um vaso, ela ficará alongada na tela e com aspecto tubular. A artéria hipogástrica pode ser facilmente identificada pelas suas pulsações arteriais. Se o Doppler colorido estiver disponível, os vasos sangüíneos podem ser facilmente identificáveis. Da mesma forma, às vezes, uma hidrossalpinge é confundida com um folículo se for vista em um plano transversal (Fig. 13-12). O intestino apresenta uma ecogenicidade relativamente aumentada e movimentos peristálticos continuados que tornam a discriminação fácil para os ultra-sonografistas experientes. O canal cervical fica cheio de muco e pode ser confundido com folículos (Fig. 13-13). Outras estruturas císticas, como os cistos peritoneais loculados também podem simular um ovário hiperestimulado.

TECNOLOGIA DE REPRODUÇÃO ASSISTIDA

Foi há apenas 15 anos que a FIV foi realizada com sucesso em seres humanos.[2] Os avanços tecnológicos do ultra-som têm diminuído a invasão na recuperação do oócito e têm tornado a FIV mais aceitável para uma maior variedade de distúrbios de infertilidade (Quadro 13-1). Atualmente, a FIV é realizada não apenas para tratar de oclusão tubária, mas também para tratar distúrbios como infertilidade inexplicada, infertilidade imunológica, infertilidade masculina e endometriose. Todo o espectro dos procedimentos de alta tecnologia promotores da fertilidade que requer a aspiração do oócito e a manipulação de gameta está contido no termo *tecnologia de reprodução assistida*.

Superovulação

No início do desenvolvimento da FIV tornou-se óbvio que o processo de fertilização de um embrião, e de transferência deste para a cavidade endometrial, é muito ineficaz. Steptoe e Edwards,[2] primeiramente, transferiram embriões simples recuperados nos ciclos naturais, em 1977, e puderam atingir uma taxa de gravidez de 5%. Embora isso tenha sido claramente um marco no avanço da terapia de infertilidade, as taxas de sucesso anteriores não seriam aceitáveis atual-

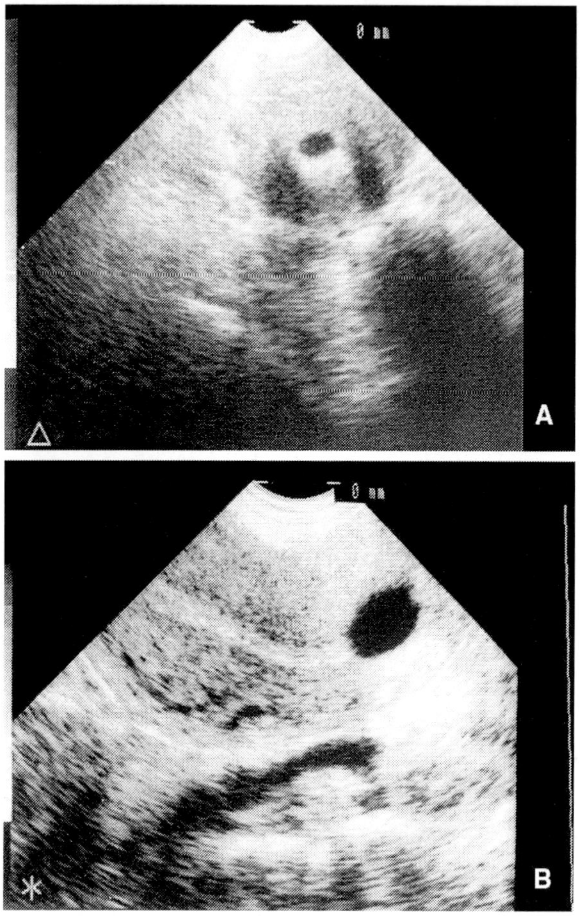

Fig. 13-13. Cortes (**A**) transversal e (**B**) longitudinal do canal cervical cheio de muco parecendo um folículo.

mente. O grande avanço levando a um sucesso maior foi o uso de hiperestimulação ovariana controlada para o recrutamento de muitos oócitos[25] (Quadro 13-2). Hoje em dia, a superovulação com uma combinação de hMG e de análogo GnRH é padrão. A hiperestimulação ovariana controlada permite a recuperação de muitos oócitos, ao passo que no ciclos normais apenas um oócito amadurece. Este aumento no *pool* de oócitos fertilizáveis irá aumentar o número de embriões transferidos para a cavidade endometrial, com um resultante aumento na chance de que pelo menos um embrião se implante.

Nos ciclos naturais, a ovulação ocorre em diâmetros foliculares de 1,5 a 2,5 cm. O tratamento com menotropina, não obstante, está associado a aumentos mais rápidos na maturidade do oócito, conforme refletido pelos diâmetros foliculares. Como apenas os folículos que atingiram esse nível de estimulação irão conter oócitos maduros, é importante que a aspiração do oócito seja postergada até que haja evidência de maturidade folicular. É melhor não iniciar a ovulação até que a maioria dos folículos tenham atingido um diâmetro de, pelo menos, 1,5 cm[14]. Os análogos GnRH oferecem a vantagem de prolongar a estimulação da maturidade folicular sem a preocupação com ovulação prematura.[26]

A hiperestimulação não chega a ser uma preocupação na FIV porque a aspiração dos conteúdos foliculares parece estar protegida contra as complicações severas da superestimulação. Conseqüentemente, a indução da ovulação é continuada até que a maioria dos oócitos tenha atingido evidência de maturidade folicular. Isso melhora as taxas de fertilização e proporciona um *pool* maior de embriões a serem selecionados para a transferência de embriões.

A aspiração dos oócitos no ciclo natural da FIV é uma alternativa para controlar a hiperestimulação ovariana.[27] O ciclo natural da ovulação resulta na maturação de um único oócito. Embora a produção de oócitos seja fraca, há uma vantagem para a paciente, na omissão de drogas superovulatórias. Este procedimento pode ter um custo-benefício para a paciente mas não é tão eficaz quanto a hiperestimulação ovariana controlada para induzir o crescimento do ovo.

Quadro 13-1. Indicações para a Tecnologia de Reprodução Assistida

	COH (± IUI)	*FIV*	*GIFT*	*ZIFT*
Anovulação	+	Casos resistentes	Casos resistentes	Casos resistentes
Fator masculino	Leve	Leve a severo	Leve a moderado	Leve a severo
Imunológico	Leve	+	Leve	+
Fator cervical	+	+	+	+
Infertilidade inexplicada	+	+	+	+
Doença tubária	–	+	–	–
Endometriose	Leve	+	+	+

Abreviações: COH = Hiperestimulação ovariana controlada; FIV + fertilização *in vitro*; GIFT = transferência intrafalopiana de gameta; ZIFT = transferência intrafalopiana de zigoto; IUI = inseminação intra-uterina; + = indicado; - = não indicado.

Quadro 13-2. Hiperestimulação Ovariana Controlada *versus* Fertilização *In Vitro*

	Indução de ovulação	*Fertilização* in vitro
Dose de droga	Baixa (por exemplo, 150 IU diariamente)	Alta (por exemplo, 210-450 IU diariamente)
Número folicular	≤4	Máximo possível
Risco de hiperestimulação	Alta	Reduzida pela aspiração folicular
Risco de gravidez múltipla	Alta	Reduzida pelo controle da transferência de embrião

(De Grunfeld e Sandler,[52] com permissão.)

Uma vez determinado que ocorreu maturação folicular, é administrada uma dose deflagradora de hCG. Isso resulta na continuação da meiose pelo oócito e na maturação folicular que permite que o oócito seja fertilizado. Com a continuação da meiose, ocorre uma perda da vesícula germinativa e a expulsão do corpo polar. Apenas os oócitos que atingiram esse nível de maturidade são fertilizáveis. Esses eventos levam 34 a 38 horas em seres humanos, e a aspiração do oócito é programada para 36 horas após a injeção de hCG.[28]

A medida ultra-sônica do endométrio tem recebido muita atenção na análise dos fatores que afetam a implantação. Gonen et al[29] demonstraram que a gravidez não estava associada a um endométrio significativamente mais espesso quando as pacientes eram tratadas com uma combinação de clomifeno e Pergonal. Usando a classificação introduzida por Welker et al,[30] Gonen et al demonstraram taxas de implantação melhoradas quando um padrão associado com a fase final folicular estava presente no dia da administração do hCG (padrão C). Não há uniformidade na classificação do padrão endometrial e este padrão tem sido descrito por vários autores como padrão I com diversas camadas,[5] padrão IIB,[31] ou linha tripla. O padrão da fase folicular consiste de um eco luminal envolvido por um endométrio hipoecóico e uma interface endométrio-miométrio ecogênica. Um endométrio ecogênico e característico da fase lútea raramente resulta em uma gravidez quando está presente no dia da administração de hCG. Sher et al.[31] demonstraram uma redução nas taxas de gravidez de 29% para 6% em mais de 1.300 ciclos com padrões avançados. A explicação provável para este achado é que o endométrio e o embrião devem estar sincronizados, mas, se o endométrio estiver adiantado ou atrasado no seu desenvolvimento, a implantação não irá ocorrer.

Os autores que têm estudado os padrões endometriais nas pacientes tratadas com a adição de análogos de GnRH para suprimir a ovulação prematura têm falhado em demonstrar uma forte dependência do endométrio, com múltiplas camadas após a implantação.[32] A ausência de luteinização prematura diminui o valor prognóstico dos padrões endometriais. Isso ocorre, provavelmente, porque muito poucas pacientes demonstram padrões endometriais avançados quando os níveis de progesterona são inibidos, no final da fase folicular por análogoso de GnRH.

Avaliação Endometrial

O padrão endometrial não oferece informações úteis sobre os ciclos nos quais o endométrio está suplementado com estrogênio e progesterona. É necessário uma espessura endometrial mínima de 6 mm, antes da substituição do embrião, para que a gravidez seja atingida.[33] O ciclos suplementados são usados para transferir embriões de terceiros na doação de oócitos. As pacientes que precisam de doação de oócito não desenvolvem ovos que consigam sustentar uma gravidez, embora o endométrio dessas pacientes seja normal e consiga suportar a gravidez se forem transferidos embriões saudáveis. Shapiro et al.[33] descobriram uma taxa de gravidez de 60% em recipientes de oócito que demonstraram um padrão favorável e nenhuma gravidez quando se atingia menos de 6 mm de crescimento endometrial. Sher et al.[34] demonstraram que aumentando-se a dosagem de estrogênio convertiam-se os padrões endometriais desfavoráveis em padrões favoráveis.

Embora exista controvérsia sobre o papel da textura endometrial na implantação, o contorno endometrial é menos disputado. As anormalidades endometriais, como miomas e septos, podem causar falha na implantação. Tradicionalmente, o útero é avaliado pela histerossalpingografia (HSG) antes da FIV assegurar uma cavidade de formato normal. A instilação de pequenas quantidades de salina normal dentro do útero — técnica conhecida como histerossonografia — pode fornecer as mesmas informações. Os dados preliminares de Parsons et al.[35,36] têm mostrado boa correlação entre a HSG com raio X e a histerossonografia (Fig. 13-14). O ultra-som tem a vantagem de ser menos desconfortável, de transmitir menos radiação e de uma disponibilidade imediata na hora da avaliação preliminar.

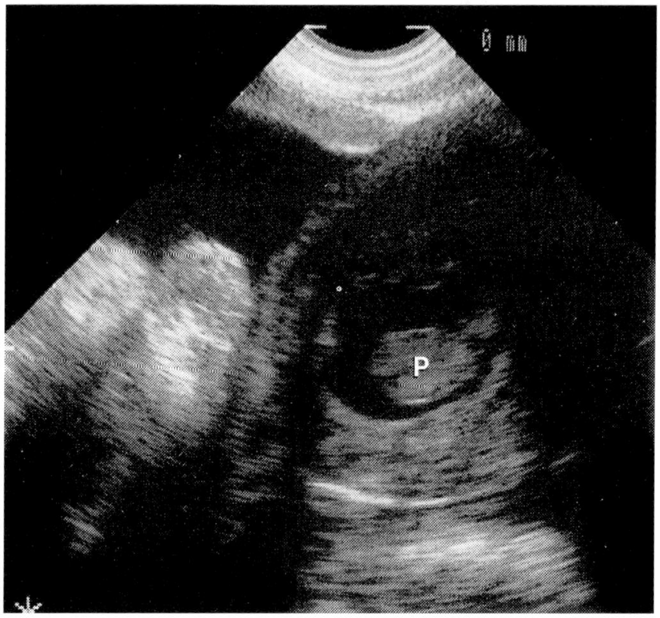

Fig. 13-14. Pólipo endometrial grande visto na histerografia com salina.

Medições Doppler da Resistência Vascular

A implantação é dependente da ação recíproca dos fatores embriônicos e da receptividade uterina. Embora a qualidade do embrião seja crítica para o sucesso da implantação, a receptividade endometrial tem um papel mais importante. O Doppler pulsado tem sido usado na obtenção do fluxo das formas de ondas das artérias uterinas durante várias fases do ciclo menstrual. Os dados preliminares têm sugerido que a perfusão uterina diminuída pode ser responsável pela infertilidade.[37] Steer et al.[38] têm analisado 82 ciclos de reprodução assistida, nos quais o fluxo através das artérias uterinas foi medido com o Doppler transvaginal de fluxo colorido. O índice de pulsatilidade médio das duas artérias uterinas foi calculado e foi usado como um índice quantitativo da receptividade endometrial. As mulheres cujos índices de pulsatilidade eram maiores de 3,0 demonstraram taxas de implantação diminuídas. Tem sido sugerido que esta nova técnica poderia levar a taxas de gravidez melhoradas nos ciclos de reprodução assistida através da demonstração de condições subótimas para a transferência de embrião. A transferência de embrião pode ser postergada através da criopreservação para ciclos subseqüentes, nos quais a receptividade endometrial pode ser manipulada através da administração de estrogênio (Fig. 13-15 e Prancha 13-1).

Recuperação do Oócito

A primeira recuperação de oócito em seres humanos foi realizada em 1966, através de uma laparotomia. Com posteriores refinamentos de técnicas, Edwards e Steptoe fertilizaram com sucesso oócitos recuperados laparoscopicamente em 1977. A primeira aspiração de oócitos orientada pelo ultra-som foi realizada transabdominalmente por Lenz et al.,[39] na Dinamarca. A abordagem usada pela equipe dinamarquesa foi um ultra-som transabdominal com punção transvesical. Inicialmente, a agulha não estava acoplada ao transdutor, mas um guia de agulha melhorou a taxa de recuperação de oócito. A taxa de recuperação nesta série foi de 53%, a qual se compara favoravelmente com os procedimentos laparoscopicamente realizados. Gleicher et al.[40] foram responsáveis pela primeira recuperação de oócito através da culdocentese, embora a tecnologia do momento exigisse a ultra-sonografia transabdominal.

Uma grande melhora na recuperação com ultra-som ocorreu com o desenvolvimento do transdutor transvaginal.[41] Os ovários que estão circundados por adesões densas tendem a se fixarem no fundo de saco, uma localização que é mais fácil de ser alcançada transvaginalmente. Antes do desenvolvimento do ultra-som transvaginal, normalmente era preciso recorrer a um procedimento cirúrgico para fixar os ovários no fundo do útero para permitir, pela laparoscopia, um acesso aos ovários. A fixação ovariana na preparação da FIV já não é mais recomendada e não deveria ser realizada. O local mais apropriado para o ovário após a laparotomia é a sua localização usual, no fundo de saco. A ausência de gás intestinal entre o fórnice vaginal e os ovários sem a necessidade de uma janela sônica para intensificar a transmissão ultra-sonográfica. Além do acesso mais fácil aos ovários na aspiração vaginal, os riscos de danos à bexiga, hematúria e infeção, associados com a punção transvesical, são reduzidos. A punção folicular orientada com ultra-som transvaginal tem resultado em taxas de recuperação de oócito de 75%, as quais eram comparáveis com aquelas obtidas pela laparoscopia (Fig. 13-16).

A agulha que usamos para a aspiração tem um diâmetro externo de calibre 17 e 11 polegadas de comprimento (Fig. 13-17). É importante para a visualização ultra-sonográfica da agulha que a extremidade seja ecogênica para aumentar a reflexão do feixe ultra-sonográfico. A precisa colocação da agulha é particularmente importante quando é considerada a relação dos vasos mais importantes da pelve. O ovário estimulado localiza-se imediatamente adjacente à artéria e à veia hipogástrica. Para evitar danos aos vasos, a extremidade da agulha deve ser sempre visualizada. Outro problema que pode ocorrer é o mal alinhamento da agulha com o feixe ultra-sonográfico. É importante que o guia de agulha esteja preso ao transdutor para evitar a rotação do eixo apropriado (Fig. 13-18). O mal alinhamen-

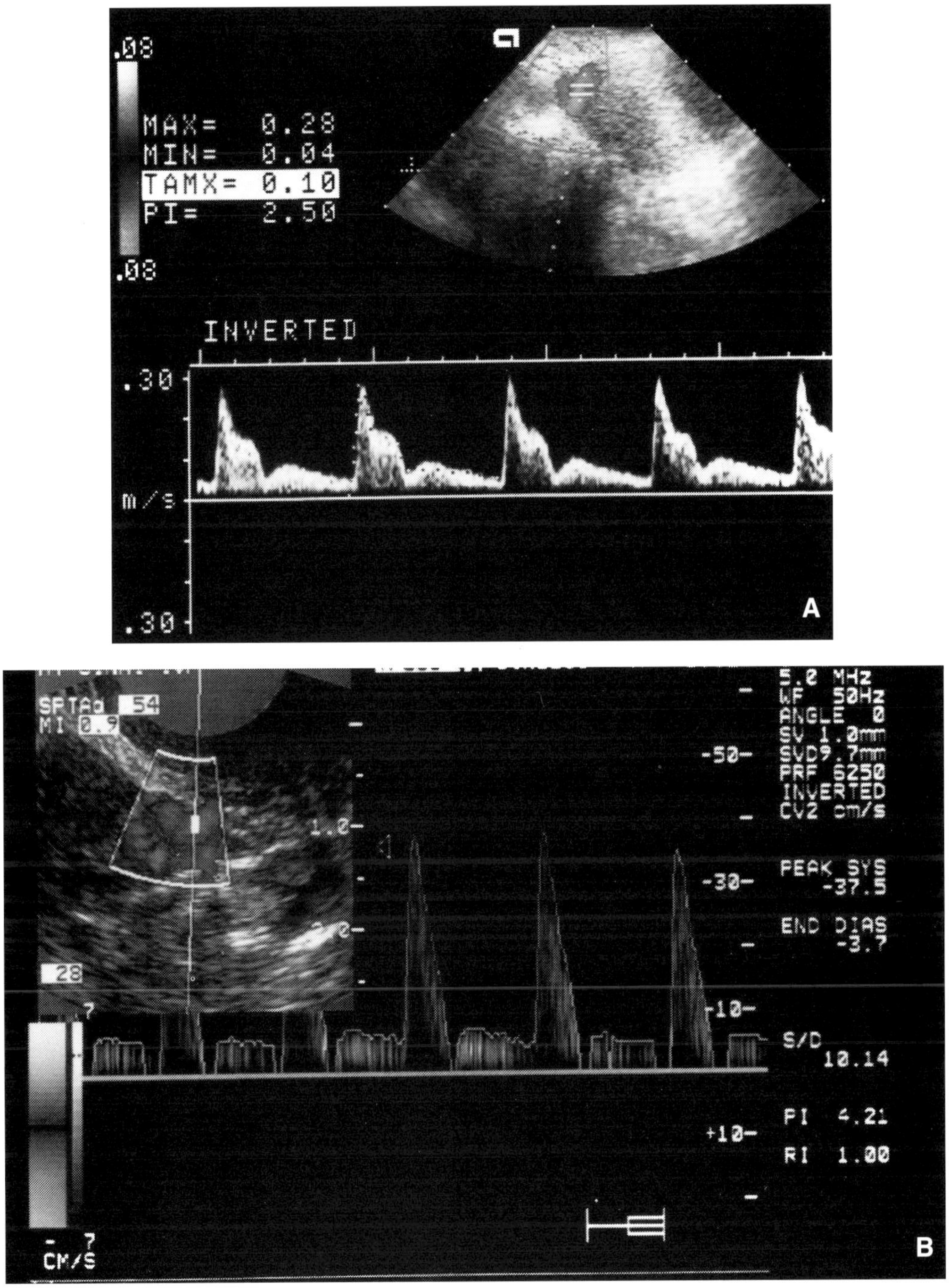

Fig. 13-15. **(A & B)** Medições do fluxo Doppler da artéria uterina de pacientes com índices de pulsatilidade (A) baixos (favorável) e **(B)** altos (desfavorável). (Ver Prancha 13-1 A & B.)

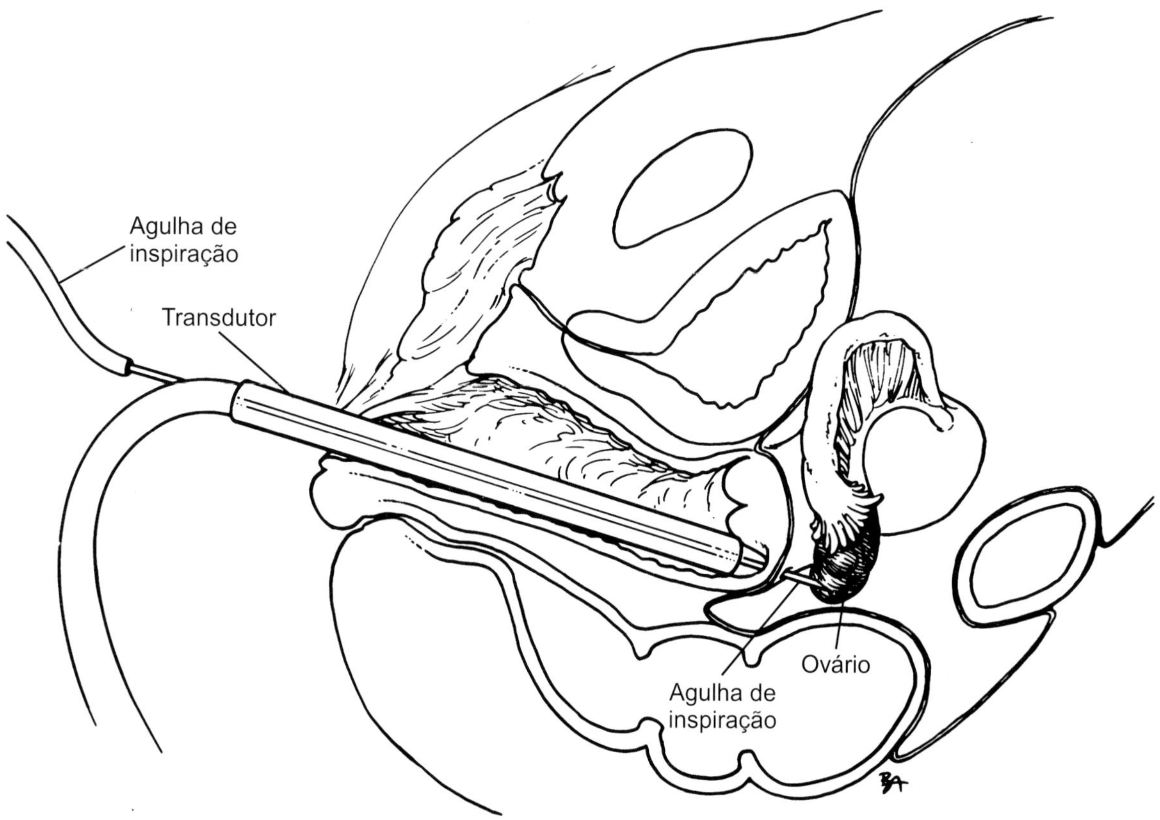

Fig. 13-16. Aspiração folicular orientada pelo ultra-som transvaginal. A agulha punciona os fórnices vaginais laterais e é introduzida dentro dos folículos. Observe a posição do ovário no fundo de saco adjacente ao fórnice. (De Grunfeld e Fox,[46] com permissão.)

to do guia de agulha irá resultar na perda de visibilidade da agulha com uma perda de precisão (Fig. 13-19).

As abordagens transvaginais para o ovário são menos dolorosas e este procedimento pode ser realizado em ambulatórios, apenas com sedação intravenosa. As pacientes que fazem uma aspiração ultra-sonográfica transvaginal com anestesia local toleram bem o procedimento. Hammarberg et al.[42] descobriram que 90% das pacientes sentiam um pouco ou nenhuma dor, ao passo que nenhuma delas descreveu a recuperação como muito dolorosa. A pré-medicação com um sedativo e bloqueio paracervical foi anestesia suficiente para 70% das pacientes, a sedação adicional foi necessária para 20% das pacientes e 10% das pacientes acreditavam que o procedimento era tão doloroso que precisavam de uma anestesia mais forte. Quando somente um único oócito é recuperado, como no ciclo natural, somente a anestesia local é necessária.

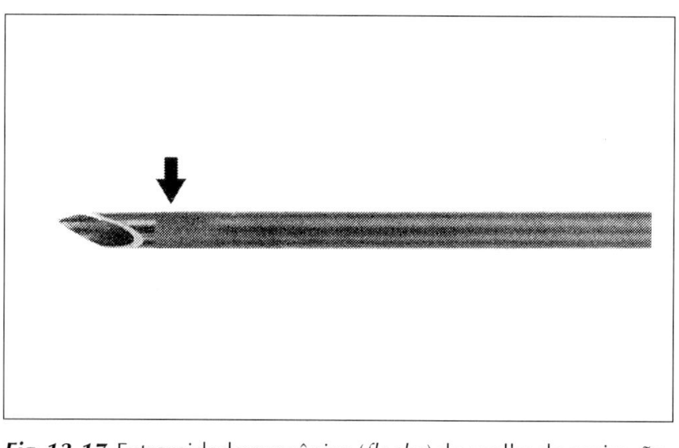

Fig. 13-17. Extremidade ecogênica (*flecha*) da agulha de aspiração.

Dellenbach et al.[41] não descreveram complicações mais graves em mais de 800 recuperações transvaginais de oócitos. Em uma série de mais de 2.500 recuperações, Bennett et al.[43] relataram hemorragia vaginal em 8% dos casos e ocorreram infecções pélvicas em 0,61% dos casos. Dois casos resultaram em hemoperitôneo com exigência de laparotomia. Dicker et al.[44] descobriram nove abcessos pélvicos em 3.600 recuperações. A maioria dos casos são pacientes com infeções pélvicas preexistentes (Fig. 13-20). Deveríamos tomar cuidado para evitar entrar em hidros-

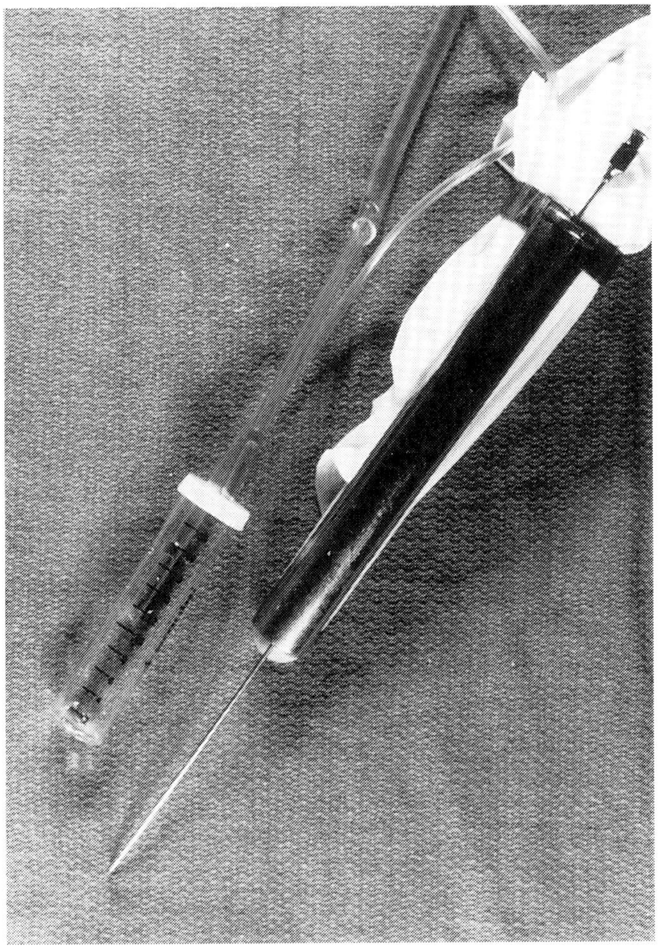

Fig. 13-18. Componentes da aspiração, incluindo o guia de agulha preso à sonda vaginal e instrumento com líquido para coletar líquido folicular.

salpinge ou endometriomas quando realizamos a punção folicular, pois isto pode predispor à infeção pélvica. Os vasos hipogástricos são facilmente identificados ao girar o transdutor 90° para ver o eixo longitudinal da estrutura.

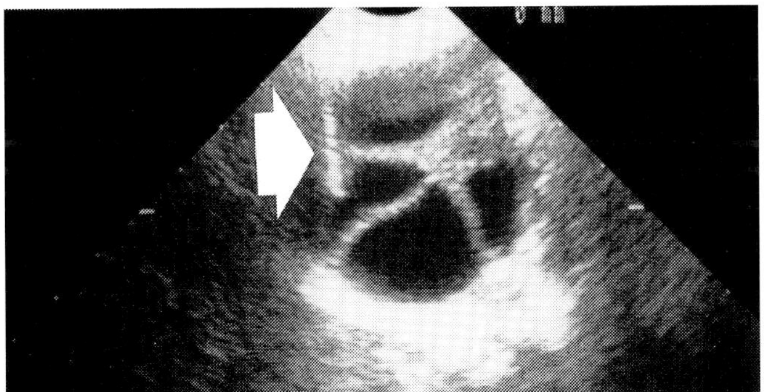

Fig. 13-19. A extremidade ecogênica da agulha é claramente visualizada (*flecha*) entrando do folículo. À medida que o líquido folicular é aspirado, o folículo irá colapsar.

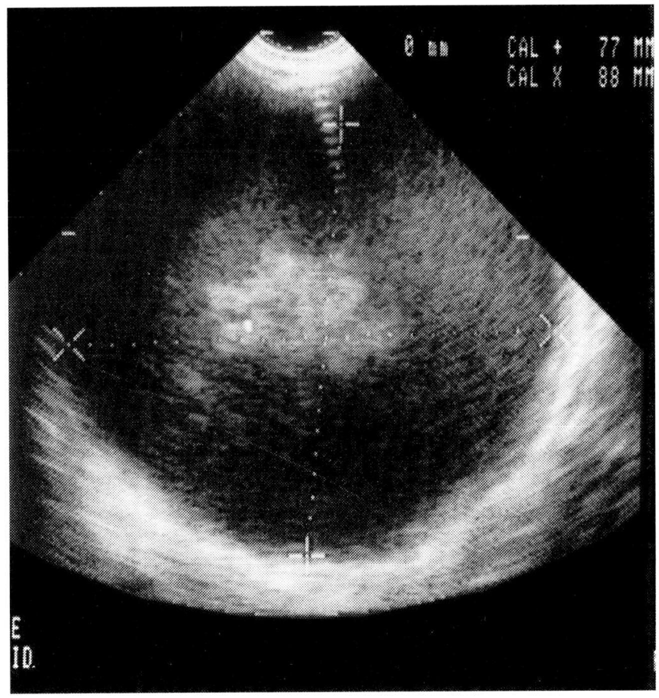

Fig. 13-20. Abscesso pélvico 10 dias após a recuperação do ovo.

Transferência de Embrião

A maior queda no sucesso da FIV ocorre após a transferência dos embriões. Embora 70% a 80% dos oócitos aspirados irão fertilizar e clivar, apenas 20% dos embriões transferidos irão implantar. Mesmo o processo da substituição do embrião sendo vital para o sucesso da FIV, é um procedimento cego.

Rotineiramente, a transferência de embrião é realizada através da passagem de um cateter de Teflon cheio de embriões através do orifício cervical. A coluna de embriões é colocada entre duas colunas menores de meio e ar. O cateter é passado através do orifício cervical e a extremidade é passada até o fundo do útero, sendo retirada aproximadamente a 1 cm, onde os embriões são lentamente expelidos. Uma vez retirado o cateter, os conteúdos são verificados para ver se há presença de embriões residuais.[46]

A retenção de embriões no canal cervical é um problema encontrado na transferência de embriões. À medida que o cateter passa através do colo, o muco cervical gruda no cateter e os embriões podem grudar no muco. Como resultado dessas observações, as transferências têm sido tentadas sob a orientação ultra-sonográfica. O ultra-som transabdominal tem sido usado para observar se o cateter de transferência passa dentro da cavidade endometrial.[47] À medida que o cateter é orientado através do colo, o ultra-som transabdominal consegue identificar a extremidade do cateter para assegurar a colocação adequada dos embriões no fundo de saco. Nos casos em que existe estenose cervical, a passagem do cateter de transferência de embriões pode ser complicada por enrolamento no canal cervical. Infelizmente, estas complicações poderiam resultar na expulsão de embriões para dentro do canal cervical. Nesses casos, o ultra-som pode ser de grande ajuda para confirmar a adequada colocação endometrial. A ultra-sonografia transvaginal é difícil de ser realizada durante a transferência de embrião porque não é fácil colocar todos os instrumentos confortavelmente dentro da vagina.

Como os procedimentos de transferência tubária produzem melhores taxas de gravidez para as pacientes com tubas normais, Jansen et al.[48] desenvolveram uma técnica para orientar os embriões através do canal cervical e para dentro da tuba de falópio. Este procedimento é realizado sob orientação ultra-sonográfica transvaginal[48] (Fig. 13-21). A transferência de zigotos ou embriões para dentro da tuba de falópio (transferência intrafalopiana de zigoto ou ZIFT) é apropriada para as pacientes que têm tubas normais. A tecnologia extra foi desenvolvida por causa de um aumento teórico na taxa de implantação quando os embriões passam através da tuba de Falópio antes de entrarem no útero.[49] Os embriões podem progredir até o estágio de blastocisto antes da chegada ao útero. Isso contrasta com a transferência de embrião na FIV, na qual ocorre a substituição prematura dos embriões.

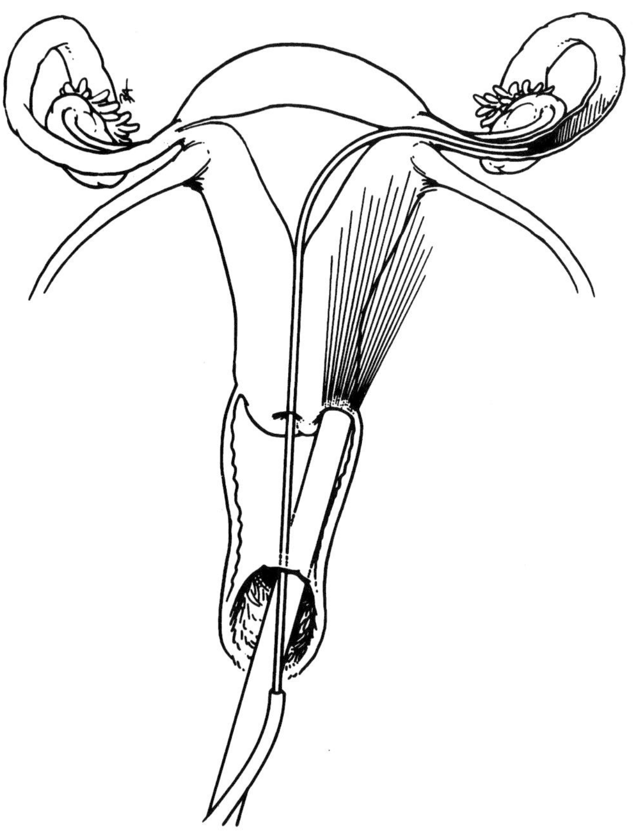

Fig. 13-21. Representação ultra-sonográfica transvaginal da cateterização transcervical da tuba de Falópio. (De Grunfeld and Fox,[46] com permissão.)

A ZIFT transcervical é realizada passando-se um cateter coaxial dentro da cavidade endometrial pela palpação. Uma vez que o cateter penetrou com sucesso dentro do útero, o espéculo é removido e um transdutor transvaginal é colocado no fórnice vaginal (Fig. 13-22). O cateter é, então passado até o fórnice e avançado para a tuba falopiana ístmica. O operador consegue sentir a perda de resistência à medida que o cateter passa dentro da tuba ístmica. O transdutor transvaginal pode confirmar a colocação do cateter na maioria dos casos. Em séries anteriores, a cateterização da tuba de Falópio foi bem sucedida em 92% das vezes e uma gravidez ocorreu em 13% dos casos. Um estudo randomizado de ZIFT transcervical, conforme comparado com a FIV tradicional por Scholtes et al,[50] não confirmou taxas aumentadas de gravidez com esta técnica. Parece que a tecnologia adicional exigida para a transferência transcervical de gametas ou zigotos dentro da tuba de falópio não está premiada com sucesso maior. Atualmente, a tradicional FIV com substituição de embrião dentro da cavidade endometrial ainda é padrão, e as substituições da tuba de Falópio aguardam estudos mais profundos.

Transferência Intrafalopiana de Gameta

Asch e col.[51] têm demonstrado em casais com pelo menos uma tuba de Falópio normal, que a transferência de gametas para dentro da porção ampular da tuba (transferência intrafalopiana de gameta ou GIFT) atingiram taxas de gravidez mais altas do que aquelas realizadas com a FIV. A GIFT, normalmente, é realizada com anestesia geral uma laparoscopia. Esta é a principal desvantagem para a paciente, uma vez que a exigência anestésica da laparoscopia é maior que a recuperação com ultra-som transvaginal.

Os procedimentos GIFT transcervicais também têm sido desenvolvidos.[48] A recuperação de oócito é realizada rotineiramente via recuperação transvaginal. Uma vez que os oócitos tenham sido identificados, eles são misturados com esperma no cateter de transferência. Sob a orientação

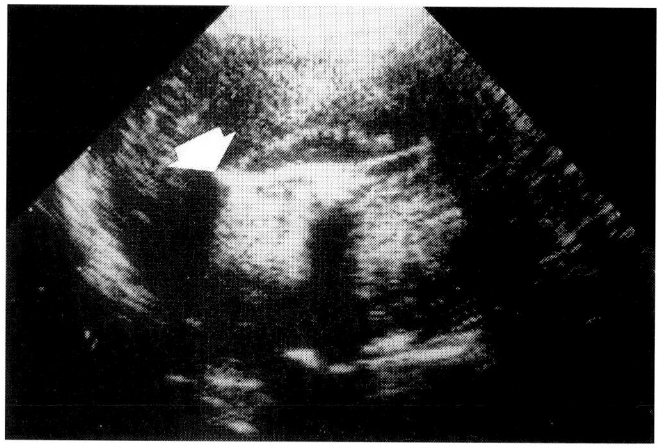

Fig. 13-22. Cateter ecogênico visto na cavidade endometrial (*flecha*) antes de avançar para os cornos.

ultra-sonográfica, o cateter é passado dentro dos óstios tubários e dentro da tuba ampular, onde os gametas são expelidos, conforme descrito acima, para a ZIFT transcervical. De fato, é tecnicamente mais difícil carregar o oócito maior, com seu complexo cúmulo adjacente, dentro de um pequeno volume para que a expulsão não ocorra fora da tuba falopiana ampular. Os volumes maiores de 70 µl não podem ser acomodados pela tuba falopiana. O excitamento inicial relatado por Jansen et al[48] não tem sido confirmado por outros centros.

RESUMO

A tecnologia de reprodução assistida consiste na nova tecnologia reprodutiva que tem sido desenvolvida nos últimos 10 anos. Isso abrange desde a hiperestimulação ovariana controlada e inseminação, até FIV, GIFT e ZIFT. A ultra-sonografia transvaginal é o método preferido para monitorar o desenvolvimento endometrial e folicular. Além de suas capacidades diagnósticas, a ultra-sonografia desempenha um papel mais importante na recuperação de folículo e na transferência de embriões. Desenvolvimentos posteriores podem melhorar a capacidade de transferir gametas e zigotos para a tuba falopiana sob orientação ultra-sonográfica.

REFERÊNCIAS BIBLIOGRÁFICAS

1. Hackeloer B, Fleming R, Robinson H et al: Correlation of ultrasonic and endocrinologic assessment of human follicular development. Am J Obstet Gynecol 1979; 135:1
2. Steptoe PC, Edwards RG: Birth after the reimplantation of a human embryo. Lancet 1978; 2:366
3. Greenwald GS, Terranova PF: Follicular selection and its control. p. 387. In Knobel E, Neill JD (eds): Physiology of Reproduction. Raven Press, New York, 1988
4. Yoshimitsu K, Nakamura G, Nakano H. Dating sonographic endometrial images in the normal ovulatory cycle. Int J Gynaecol Obstet 1989; 28:33
5. Grunfeld L, Walker B, Bergh PA et al: High resolution endovaginal ultrasonography of the endometrium: a non-invasive test for endometrial adequacy. Obstet Gynecol 1991; 78(2):200-204
6. Nitschke-Dabelstein S: Monitoring of follicular development using ultrasonography. In Insler, Lunenfeld (eds): Infertility, Male and Female. Churchill Livingstone, Edinburgh, 1986
7. Gysler M, March CM, Mishell DR Jr, Bailey EJ: A decade's experience with an individualized clomiphene treatment regimen including its effect on the postcoital test. Fertil Steril 1982; 37(2):161-167
8. Yeh HC, Futtenweit W, Thornton JC: Polycystic ovarian disease: US features in 104 patients. Radiology 1987; 163:111-116
9. Takahashi K, Ucida A, Yarmasaki H et al: Transvaginal ultrasound assessment of the response to clomiphene citrate inpolycystic ovarian syndrome. Fertil Steril 1994; 62:48-53
10. Vargyas JM, Marrs RP, Kletzky O, Mishell D: Correlation of ultrasonic measurement of ovarian follicle size and serum estradiol levels in ovulatory patients following clomiphene citrate for in vitro fertilization. Am J Obstet Gynecol 1982; 144:569
11. Speroff L, Glass RH, Kase NG: Clinical Gynecologic Endocrinology and Infertility. 3rd Ed. William & Wilkins, Baltimore, 1982
12. Garcia J, Seegar-Jones G, Wentz AC: The use of clomiphene citrate. Fertil Steril 1977; 28:707
13. Jones HW: Oocyte recruitment with human menopausal gonadotropin and follicle stimulating hormone. p. 211. In DeCherney AH, Naftolin F (eds): The Control of Follicular Development, Ovulation and Luteal Function. Lessons from IVF. Raven, New York, 1987
14. Scott RT, Hofmann GE, Muasher SJ et al: Correlation of follicular diameter with oocyte recovery and maturity at the time of transvaginal follicular aspiration. J In Vitro Fert Embryo Transf 1989; 6:73-5
15. Penzias AS, Jones EE, Seifer DB et al: Baseline ovarian cysts do not affect clinical response to controlled ovarian hyperstimulation for in vitro fertilization. Fertil Steril 1992; 57(5):1017-1021
16. Larrzone A, Fulghesu AM, Villa P et al: Gonadotropin releasing hormone agonist versus human chronic gonadotropin as a trigger of ovulation in polycystic ovarian disease in gonadotropin hyperstimulated cycles. Fertil Steril 1994; 62(1):35-41
17. Kim JH, Richards CJ, Seibel MM: Proper selection of patients for intermediate dose pure follicle stimulating hormone. J Reprod Med 1994; 39:1-5
18. Navot D, Relou A, Birkenfeld A et al: Risks factors and prognostic variables in the ovarian hyperstimulation syndrome. Am J Obstet Gynecol 1988; 159:210
19. Navot D, Bergh PA, Drews M, Birkenfeld A: The role of ultrasound in ovulation induction. In Grunfeld L (ed): Ultrasonography in Reproductive Medicine. Infertil Reprod Med Clin North Am 1991; 2(4):741
20. Golan A, Ron-el R, Herman H et al: Ovarian hyperstimulation syndrome: an update review. Obstet Gynecol Surv 1989; 44:430
21. Asch RH, Ivery G, Goldsman M et al: The use of intravenous albumin in patients at high risk for severe ovarian hyperstimulation syndrome. Hum Reprod 1993; 8:1015
22. Santoro N, Elzanir D: Pulsatile gonadotropin-releasing hormone therapy for ovulating disorders. Clin Obstet Gynecol 1993; 36:727-36
23. DeZeigler D, Cedars MI, Raudle D et al: Suppression of the ovary using a gonadotropin releasing hormone agonist prior to stimulation for oocyte retrieval. Fertil Steril 1987; 48:807
24. Sandler B: Assisted reproductive technology. In Grunfeld L (ed): Ultrasonography in Reproductive Medicine. Infertil Reprod Med Clin North Am 1991; 2(4):753
25. Trounson AO, Leeton JF, Wood C: Pregnancies in humans by fertilization in vitro and embryo transfer in the controlled ovulatory cycle. Science 1981; 212:681-682
26. Sandler B, Grunfeld L: Ovulation induction and follicle surveillance. In Goldstein S (ed): Endovaginal Ultrasound. Wiley-Liss, New York, 1991:161
27. Paulson RJ, Sauer MV, Francis MM et al: In vitro fertilization in unstimulated cycles: the USC experience. Fertil Steril 1992, 57:290-3
28. Laufer N, Grunfeld L, Garrisi J: In vitro fertilization. In Seibel M (ed): Infertility: A Comprehensive Text. Appleton & Lange, E. Norwalk, CT, 1990
29. Gonen Y, Casper RF, Jacobson W et al: Endometrial thickness and growth during ovarian hyperstimulation: a possible predictor of implantation in vitro fertilization. Fertil Steril 1989; 52:446
30. Welker BG, Gembruch U, Diedrich K et al: Transvaginal sonography of the endometrium during ovum pickup in stimulated cycles for in vitro fertilization. J Ultrasound Med 1980; 8:540

31. Sher G, Dodge S, Maassarani G et al: Management of suboptimal endometrial patterns in patients undergoing in vitro fertilization and ET. Hum Reprod 1993; 8(3):347-349
32. Check JH, Nowroozi K, Choe J, Dietterich C: Influence of endometrial thickness and echo patterns on pregnancy rates during in vitro fertilization. Fertil Steril 1991;56(6):1173-1175
33. Shapiro H, Cowell Casper RF: Use of vaginal ultrasound for monitoring endometrial preparation in a donor oocyte program. Fertil Steril 1993; 59(5):1055-1058
34. Sher G, Herbert C, Maassarani G, Jacobs MH: Assessment of the late proliferative phase endometrium by ultrasonography in patients undergoing in vitro fertilization and embryo transfer (IVF/ET). Hum Reprod 1991; 6(2):232-237
35. Parsons AAD, Lense JJ Sonohysterography for endometrial abnormalities: preliminary results. J Clin Ultrasound 1993; 21(2):87-95
36. Maroulis GB, Parsons AK, Yeko TR: Hydrogynecography: a new technique enables vaginal sonography to visualize pelvic adhesions and other pelvic structures. Fertil Steril 1992; 58(5):1Q73-1075
37. Goswamy RK, Williams G, Steptoe P et al: Decreased uterine perfusion — a cause of infertility. Hum Reprod 1988; 3: 955-959
38. Steer CV, Campbell S, Tan S et al: The use of transvaginal color flow imaging after in vitro fertilization to identify optimum uterine conditions before embryo transfer. Fertil Steril 1992; 57(2):372-376
39. Lenz S, Lauritsen J, Kjellow M: Collection of human oocytes for in vitro fertilization by ultrasonically guided follicular puncture. Lancet 1981; 1:1163
40. Gleicher N, Friberg J, Fullan N et al: Egg retrieval for in vitro fertilization by sonographically controlled vaginal culdocentesis. Lancet 1983; 1:508
41. Dellenbach P, Nisand I, Moreau L et al: The transvaginal method for oocyte retrieval. An update on our experience (1948-87). Ann NY Acad Sci 1988; 541:111
42. Hammarberg K, Enk L, Nilsson L, Wikland M: Oocyte retrieval under the guidance of a vaginal transducer: evaluation of patient acceptance. Hum Reprod 1987,2:487
43. Bennett SJ, Waterstone JJ, Cheng WL, Parsons J: Complications of transvaginal ultrasound directed follicle aspiration in a review of 2670 consecutive procedures. J Assist Reprod Genet 1993; 10(1):72-77
44. Dicker D, Ashkenaji J, Feldberg D et al: Severe abdominal compliation other transvaginal ultrasonographically guided retrieval of oocytes in vitro fertilization and embryo transfer. Fertil Steril 1993; 59(6):1313-1315
45. Medical Research International, SART: In vitro fertilizationembryo transfer in the United States: 1990 results from the IVF Registry. Fertil Steril 1992; 57:15-24
46. Grunfeld L, Fox J: Assisted reproductive technology: surgical aspects. In Gershenson D, DeCherney A, Curry S (eds): Operative Gynecology. WB Saunders, Philadelphia 1993
47. Al Shawaf T, Dave R, Harper S et al: Transfer of embryos into the uterus: how much do technical factors affect pregnancy rates? J Assist Reprod Genet 1993; 10:31-6
48. Jansen RPS, Anderson JC, Sutherland PD: Non-operative embryo transfer to the fallopian tube. N Engl J Med 1988; 319:288
49. Fluer MR, Zouves CG, Bebbington MW: A prospective randomized comparison of zygote intrafallopian transfer and in vitro fertilization embryo transfer for non tubal factor infertility. Fertil Steril 1993, 60(3):515-519
50. Scholtes M, Roozenburg BJ, Verhoeff A, Zeihmuker GH: A randomized study of transcervical intrafallopian transfer of pronucleate embryos controlled by ultrasound versus intrauterine transfer four to eight cell embryos. Fertil Steril 1994; 61(1):102-104
51. Asch RH, Balmaceda JP, Ellsworth LR, Wong PC: Preliminary experiences with gamete intrafallopian transfer (GIFT). Fertil Steril 1986,45:336
52. Grunfeld L, Sandler B: Assisted reproductive technology. In Goldstein S (ed): Endovaginal Ultrasound. Wiley Liss, New York, 1991:179

14

HISTEROSSONOGRAFIA

STEVEN R. GOLDSTEIN

O uso da instilação de líquido dentro do útero, juntamente com as sondas transvaginais de alta resolução, podem possibilitar um tremendo aumento diagnóstico com um procedimento realizado no consultório que não é caro, é simples e bem tolerado.

Inicialmente, a ultra-sonografia foi uma ferramenta do obstetra. Os primeiros equipamentos de ultra-som de arranjo linear mal tinham resolução suficiente para localizar a placenta, a posição fetal e medir o diâmetro biparietal. As sondas transvaginais de alta resolução proporcionam um grau de ampliação de imagem que é como se estivéssemos fazendo o ultra-som com um microscópio de baixa potência (sonomicroscopia).[1] Numa variedade de situações clínicas, as estruturas que não seriam apreciadas a olho nu podem ser discernidas. Progressivamente, o ultra-som transvaginal está sendo usado. Muitas tentativas têm sido feitas para aplicar o ultra-som em pacientes com sangramento uterino anormal. Se não há patologia orgânica, o sangramento nessas pacientes ou é anovulatório (pré-menopáusico) ou atrófico (menopáusico). Esses estudos têm sido úteis para evitar a biópsia em pacientes pós-menopausadas com sangramento anormal quando a avaliação ultra-sonográfica da espessura e da textura endometrial é indicativa de uma significativa falta de tecido (4 a 5 mm ou menos).[2-5]

Embora o uso de contraste com líquido fosse descrito com a ultra-sonografia abdominal para observações uterina e tubária,[6,7] jamais ganhou uso generalizado até mais recentemente.

EVOLUÇÃO DE UM CONCEITO

Todos aqueles que realizam ultra-som intuitivamente sabem (embora poucos talvez tenham parado para pensar conscientemente no assunto) que o "líquido é um amigo". Pense na gravidez com poliidrâmnio e como a estrutura fetal é bem visualizada. Ou, de modo contrário, pense como a anatomia fetal é mal visualizada. Num ovário normal e não estimulado na metade do ciclo, o líquido do folículo dominante permite um reconhecimento fácil. Isso contrasta com o ovário pós-menopáusico, ou mesmo com uma paciente tomando pílulas contraceptivas orais, na qual o ovário é visto com grande dificuldade por causa da falta de folículo cheio de líquido que serve como marcador sônico. Isso explica por que vemos tão bem detalhes de uma gravidez incipiente normal, pois o saco gestacional normal está cheio de líquido.

Recentemente, os pesquisadores têm descrito o uso de sondas transvaginais com instilação de líquido para a avaliação endometrial aumentada.[8,9]

Entretanto, nossos conhecimentos sobre as coleções de líquido endometrial que ocorrem naturalmente na pós-menopausa podem ser muito instrutivos. Anteriormente, acreditava-se que as coleções de líquido endometrial eram achados sombrios, altamente associados à malignidade.[10] Inicialmente, encontrei nove mulheres pós-menopausadas, sem história de sangramento, com pequenas coleções de líquido endometrial no exame de ultra-som com a sonda vaginal realizado como parte de um exame bimanual completo. As tentativas com as amostragens endometriais não obtiveram sucesso em oito mulheres devido a estenose cervical. A dilatação e a curetagem imediatas com histeroscopia nessas pacientes revelou tecido excessivamente escasso, leves mudanças atróficas na histeroscopia e endométrio "inativo" no relatório da patologia. Uma paciente posterior, também com estenose cervical, fez tentativas, em vão, na biópsia no consultório e uma dilatação e curetagem operatórias. Tecido mais grosso e irregular acompanhava o líquido endometrial. A paciente já tinha feito uma histerectomia. A patologia revelou um pólipo endometrial benig-

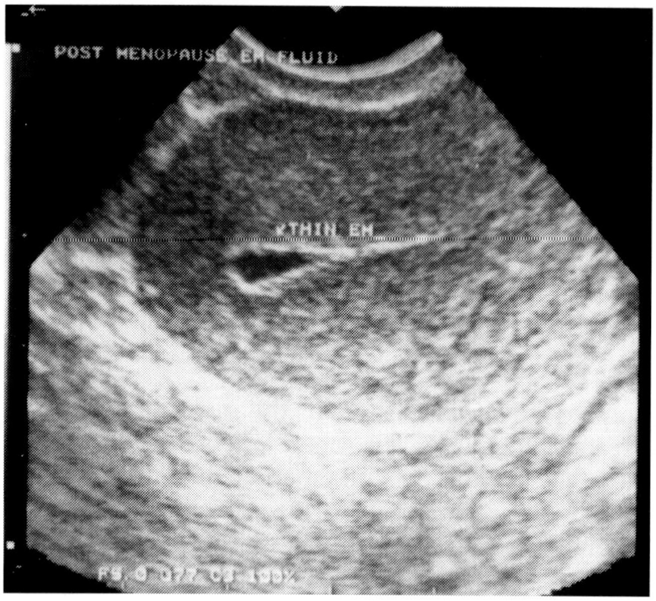

Fig. 14-1. Corte transvaginal do eixo longitudinal de uma paciente pós-menopausada com uma coleção de líquido ocorrendo naturalmente. O endométrio circundando o líquido é fino (*thin* em, *flecha*).

no. A revisão das nove pacientes iniciais revelou que o endométrio circunsjacente ao líquido era *fino* (3 mm ou menos) e simétrico (Fig. 14-1). Subseqüentemente, 30 pacientes foram observadas. Vinte e sete tinham tecido fino circunjacente à coleção de líquido. Três pacientes demonstraram tecido mais grosso circunjacente ao líquido endometrial. A patologia das três incluiu um pólipo benigno em uma hiperplasia endometrial nas outras duas.

Assim, o fator significativo *não* é o líquido endometrial (provavelmente transudato associado com estenose cervical), mas sim o tecido circunjacente ao líquido.[11] A partir desta ocorrência é que observamos que vem da natureza o conceito de criar artificialmente uma coleção de líquido endometrial para delinear melhor o contorno e a espessura do endométrio e a sua cavidade.

TÉCNICA

É realizado um exame de palpação bimanual. Como acontece quando se usa qualquer tipo de instrumentação uterina, é preciso saber com certeza se o útero é antevertido ou retrovertido e, se for, como isso irá servir para aumentar o nosso sucesso e a nossa segurança. Geralmente, a versão uterina pode ser apreciada visualmente pelo ultra-sonografista habilidoso. O clínico em obstetrícia e ginecologia também deveria estar preocupado com a presença de sensibilidade uterina ou mobilidade diminuída.

O espéculo é inserido. O colo é limpo com solução anti-séptica (solução baseada em 10% de iodo). Um catéter de Soules de inseminação intra-uterina (Fig. 14-2) (Cook ObGyn, Spencer, IN) é, então, inserido no fundo. Isso é realizado segurando-o com uma pinça circular e delicadamente alimentando-o através do orifício cervical solução. Salina estéril é lançada através do cateter a fim de livrá-lo do ar que possa se encontrar dentro dele, pois este ar irá gerar uma apresentação artificial muito ecogênica quando o cateter for injetado pela primeira vez. O espéculo é então removido cuidadosamente para não deslocar o cateter.

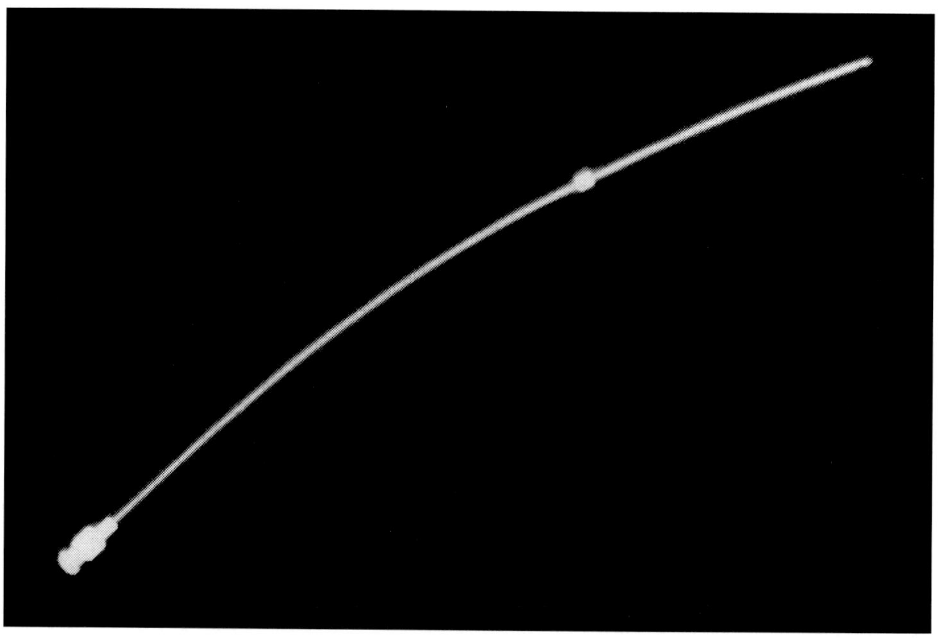

Fig. 14-2. Cateter de Soules para inseminação intra-uterina (Cook OBGyn, Spencer, IN). Este é um cateter de 25 cm de comprimento com 5,3 Fr (1,8 mm de diâmetro). Esse comprimento é necessário, pois assim, após o espéculo ser removido, o cateter sairá pelo intróito.

Este cateter específico mede 25 cm de comprimento, dessa forma, ele vai sair pelo intróito, apesar de continuar na posição correta com relação ao útero. A sonda vaginal é, então, reinserida. Uma seringa de 10 ml é presa ao cateter (cuidando para que não fique nenhuma bolha de ar dentro dela). Na varredura, numa projeção do eixo longitudinal, o líquido é instilado ao mesmo tempo em que se observa o monitor de vídeo. Nessa projeção do eixo longitudinal, o transdutor é movido de um lado a outro (isto é, de corno a corno). A quantidade de líquido instilado irá variar e depende da imagem que está sendo produzida na tela do ultra-som. Quando o útero tiver sido completamente examinado, de corno a corno, numa projeção do eixo longitudinal, é feita uma rotação de 90° com o transdutor para um plano coronal e mais líquido, é instilado enquanto se espalha para baixo em direção ao canal endocervical e para cima em direção ao fundo uterino. Desse modo, recriamos a anatomia tridimensional, tomando muito cuidado para não perder nenhuma porção da cavidade uterina porque alguns pólipos ou hiperplasias ou carcinomas podem estar na área de foco. É útil gravar o procedimento em videoteipe, no caso de ser preciso fazer uma revisão após a saída da paciente. Também é produzido um relatório detalhado com imagens correspondentes em cópia de leitura direta.

INDICAÇÕES

Sangramento Uterino Não-Programado

O sangramento uterino não programado em mulheres perimenopausadas, bem como em mulheres pós-menopausadas, durante a terapia de reposição hormonal, é responsável por muitas intervenções clínicas. Os procedimentos invasivos para o diagnóstico têm sido comuns. Esporadicamente, esses procedimentos são terapêuticos, mas normalmente não. O tratamento com hormônio para o sangramento uterino disfuncional na mulher perimenopausada, causado por falta de ovulação, é melhor que o tratamento cirúrgico. Os procedimentos diagnósticos no consultório incluem biópsia, aspiração por sucção, curetagem por sucção e histeroscopia diagnóstica. Essas pacientes também podem ter uma curetagem com ou sem histeroscopia diagnóstica ou operatória, numa sala de operações. Além disso, o tempo exigido, o equipamento usado e as habilidades que o operador deve possuir serão muito diferentes para os pólipos endometriais, miomas submucosos, hiperplasia e carcinoma. Algumas pacientes com miomas submucosos não são candidatas à cirurgia ressectoscópica, ao passo que para outras este seria o tratamento de escolha.

Num estudo prospectivo piloto, a histerossonografia com infusão salina foi realizada em 21 pacientes com sangramento uterino perimenopausado anormal.[12] Das 21 pacientes, oito tinham lesões polipóides óbvias (Fig. 14-3). Foi feita uma triagem nessas pacientes para a remoção histeroscópica operatória. O relatório da patologia confirmou pólipos benignos em todas as oito pacientes. Três pacientes tinham miomas submucosos. Duas foram submetidas à excisão ressectoscópica **com alça** (Fig. 14-4). A terceira, com um mioma submucoso que se estendia até a borda serosa do útero, recebeu um tratamento espectante (Fig. 14-5). Nove pacientes não tinham nenhuma lesão anatômica óbvia e a espessura endometrial, seja da parede anterior ou da parede posterior, era de, no máximo, 3,2 mm (Fig. 14-6). Essas eram realizadas de propósito, com 4 a 6 dias do ciclo de sangramento, quando a mudança proliferativa inicial seria esperada se não existisse anormalidade anatômica. A biópsia em todas essas nove pacientes revelou endométrio proliferativo inicial. Desse modo, essas pacientes tinham sangramento uterino disfuncional (isto é, anovulação) e foram tratadas com sucesso com agentes progestacionais. Uma paciente tinha uma espessura endometrial ao longo da parede anterior de 7,6 mm, embora a parede posterior fosse fina (2,3 mm) (Fig. 14-7). A curetagem com histeroscopia revelou uma hiperplasia simples, sem atipia, e esta paciente também foi tratada sem agentes progestacionais. Portanto, concluímos que a instilação de líquido endometrial (histerossonograma) para intensificar o ultra-som vaginal na mulher perimenopausada poderia distinguir, com segurança, entre as pacientes com um tecido mínimo (com 4 mm ou menos da metade da espessura), cujo sangramento uterino é anovulatório e melhor tratado com hormônios do que pacientes com tecido significativo (4 mm ou mais da metade da espessura) que precisam de curetagem formal e histeroscopia. Além do mais, os pólipos podem ser distinguidos dos miomas submucosos. Isso possibilita uma triagem apropriada para a histeroscopia *operatória* em termos da habilidade exigida, do tempo e do equipamento. Além disso, elimina a necessidade de uma histeroscopia diagnóstica em pacientes com sangramento disfuncional.

Com base nesses resultados, parece evidente que toda amostragem endometrial "cega" deveria ser precedida pelo histerossonograma com instilação de líquido. Deve-se mostrar um processo que é "totalmente uterino", global ou simetricamente, para justificar um procedimento cego. Quando as mudanças são focais (por exemplo, pólipos, algumas hiperplasias, alguns carcinomas), elas podem ser apreciadas como tais com a histerossonografia com instilação de líquido e, então, as biópsias dirigidas devem ser realizadas (Figs. 14-8 a 14-10).

Infertilidade

Avaliação Endometrial

Os miomas submucosos podem ser uma fonte de fertilidade diminuída ou de risco aumentado para a perda de gravi-

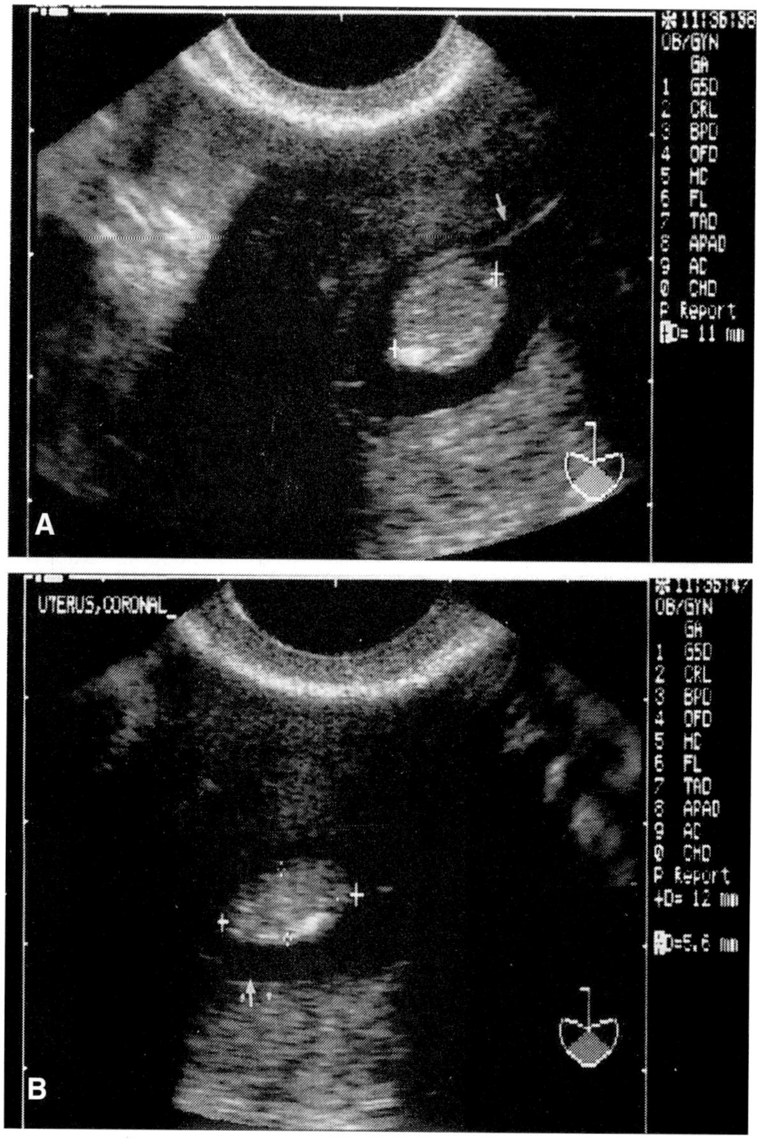

Fig. 14-3. Corte do eixo longitudinal **(A)** e coronal **(B)** de uma paciente com sangramento perimenopáusico inexplicado, cuja histe rossonografia com infusão salina demonstra um pólipo emanando da parede anterior na linha média. Este pólipo mediu 1,2 x 1,1 x 0,6 cm, conforme demarcado pelos compassos. O endométrio circundante aqui, na fase proliferativa inicial, era fino (*flecha*).

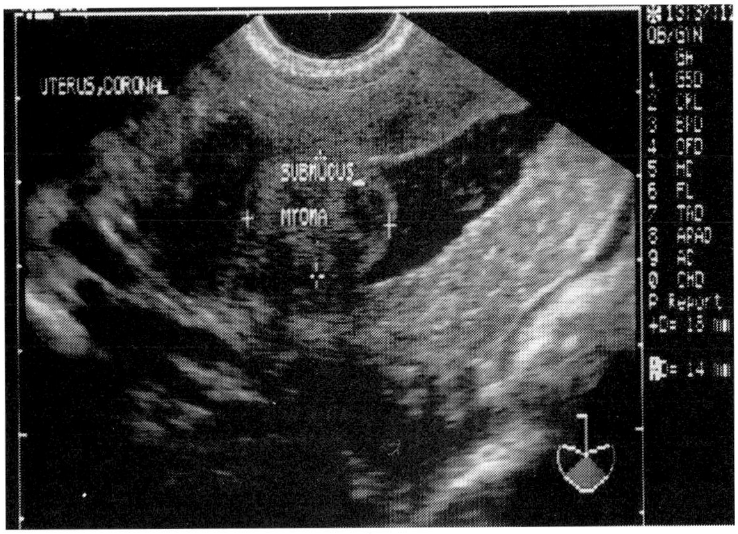

Fig. 14-4. Mioma submucoso do fundo no lado direito mostrado aqui com a histerossonografia com infusão salina. Ele mediu 1,8 x 1,4 cm. Este foi removido com excisão ressectoscópica.

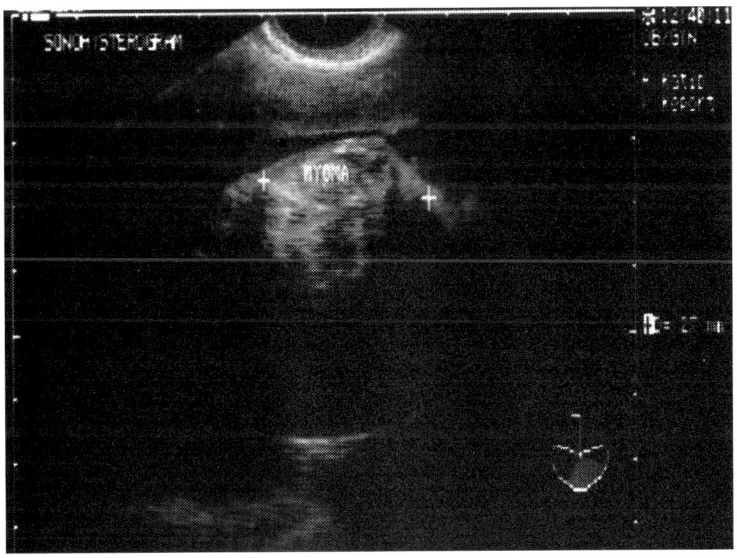

Fig. 14-5. Mioma submucoso que se estende em todo o trajeto de volta para a superfície serosal do útero. Essa paciente não seria uma candidata à excisão ressectoscópica e foi submetida a tratamento expectante.

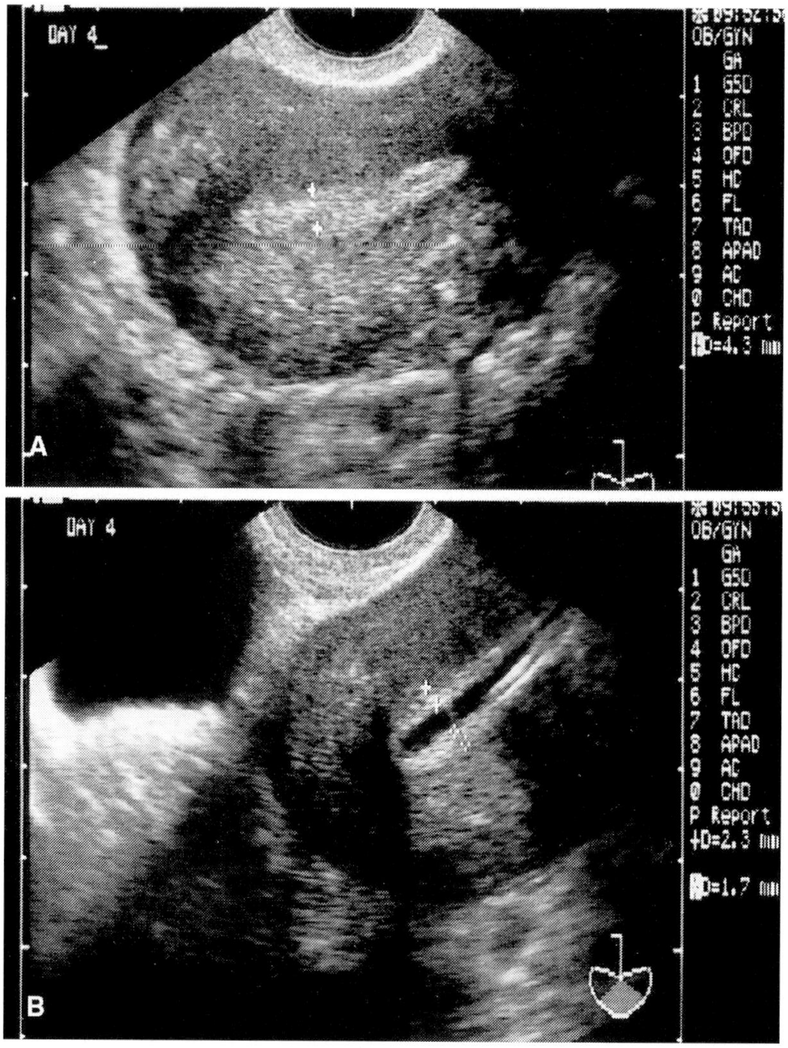

Fig. 14-6. **(A)** Corte transvaginal do eixo longitudinal não intensificado no quarto dia do ciclo com história de sangramento perimenopáusico não programado. **(B)** A mesma paciente com histerossonografia com instilação de líquido. O endométrio ao redor da instilação de líquido anterior e, posteriormente (*compassos*), mede 2,3 mm e 1,7 mm, respectivamente. A biópsia revelou uma mudança proliferativa inicial compatível com um diagnóstico de sangramento uterino disfuncional.

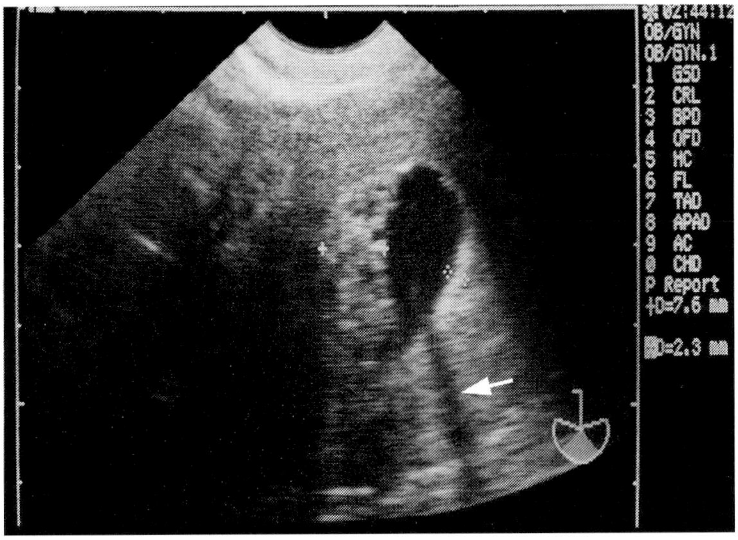

Fig. 14-7. Histerossonograma revelando uma coleção de tecido heterogênea, "fofa" e aumentada ao longo da parede anterior, a qual mediu 7,6 mm (*compassos*). A parede posterior mostrou um endométrio fino com uma espessura máxima de 2,3 mm (*compassos*). O sombreamento acústico é causado por um cateter de inseminação (*flecha*). Por causa da natureza focal da patologia desta paciente, ela passou por uma dilatação e curetagem formal com histeroscopia e a biópsia da área afetada revelou hiperplasia.

dez. Os pólipos endometriais têm-se mostrado mais comuns em pacientes com infertilidade.[9] Sem a histerossonografia com intensificação de líquido, pode ser difícil diferenciar essas entidades (Fig. 14-11). As aderências intra-uterinas após uma curetagem associada à gravidez prévia também podem ser detectadas com a histerossonografia com infusão salina (Fig. 14-12).

Avaliação Tubária

Embora o líquido no fundo de saco (Fig. 14-13) geralmente seja visto com a histerossonografia (provando a patologia tubária), atualmente não é visto um contorno das tubas falopianas da forma como se faz atualmente com a histerossalpingografia com raio X (HSG). Estudos prospectivos com materiais de contraste com ultra-som experimental, ou possivelmente a adição do equipamento do ultra-som de Doppler de fluxo colorido, podem ser úteis nesta área.

Outras Considerações

No estudo piloto[12] embora nove das 21 pacientes tivessem evidência óbvia, sonográfica e clínica, de miomas, apenas três tinham um componente submucoso. Seis, das 21, tinham miomas intramural-subserorosos (Fig. 14-14) coexistindo com sangramento uterino disfuncional.

Avaliação do Mioma *versus* Pólipo

Geralmente, os pólipos são claramente discerníveis, como são os miomas submucosos (veja as Figs. 14-3 e 14-4). Entretanto, às vezes, um pólipo com a **base larga** será difícil de ser distinguido de um mioma submucoso (Fig. 14-15). Talvez isso seja importante para a triagem pré-operatória em que um verdadeiro mioma pediculado submucoso irá se comportar mais como um pólipo em termos de habilidade e equipamento exigido para sua remoção na sala de operação, ao passo que um pólipo com base ampla talvez se comporte mais como um mioma e requeira habilidade em ressectoscopia.

Do mesmo modo, uma imagem de ultra-som não intensificada com fluido talvez demonstre um mioma definido que parece submucoso, mas quando observado com a histerossonografia irá se revelar intramural e apenas distorcendo a cavidade endometrial, mas aparecerá claramente demarcado por uma camada normal de endométrio (Fig. 14-16).

Avaliação dos Pólipos Endocervicais

Geralmente, os pólipos endocervicais são visualizados com o espéculo no exame. Contudo, eles podem distorcer o canal endocervical quando vistos com uma sonda vaginal de ultra-som. A histerografia com infusão salina normalmente consegue diagnosticar com precisão sua presença e tamanho. Em alguns casos, o **pedículo** é visualizado (Figs. 14-17 e 14-18).

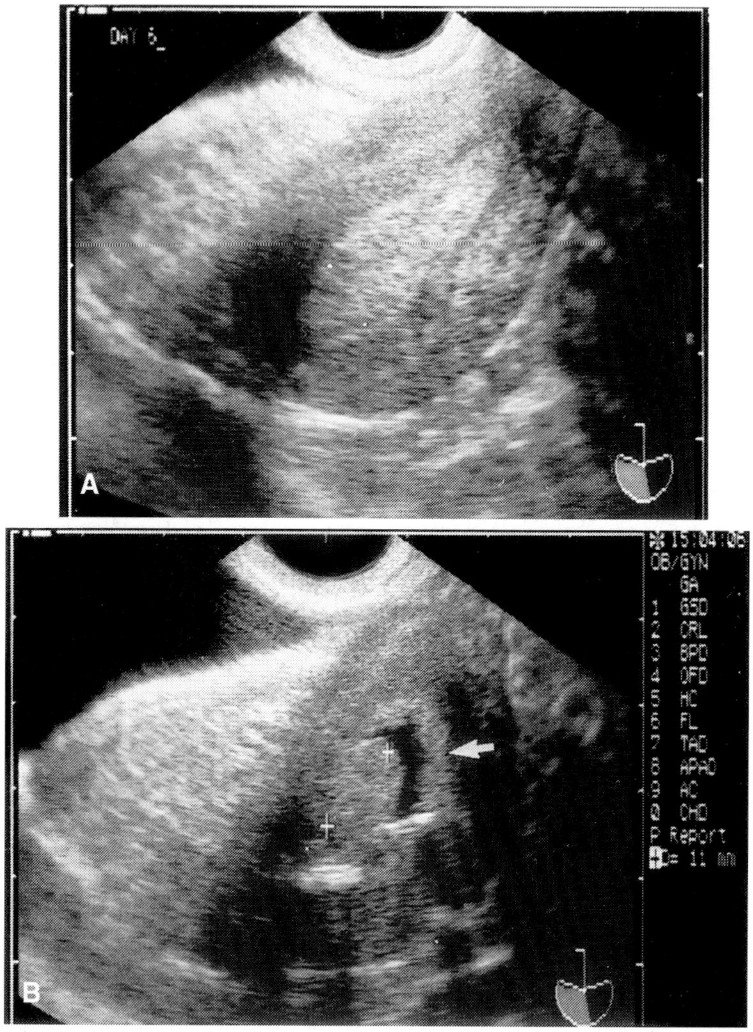

Fig. 14-8. **(A)** Corte do eixo longitudinal sem aumento de líquido do útero no sexto dia de uma paciente com sangramento uterino anormal. Parece ser um pouco homogêneo e simétrico. **(B)** A mesma paciente após o histerossonograma com infusão salina. Um pólipo fúndico medindo 1,1 cm (*compassos*) é claramente visualizado. Uma biópsia cega simples no consultório teria revelado o endométrio proliferativo inicial ao redor do líquido (*flecha*) e não detectado o pólipo.

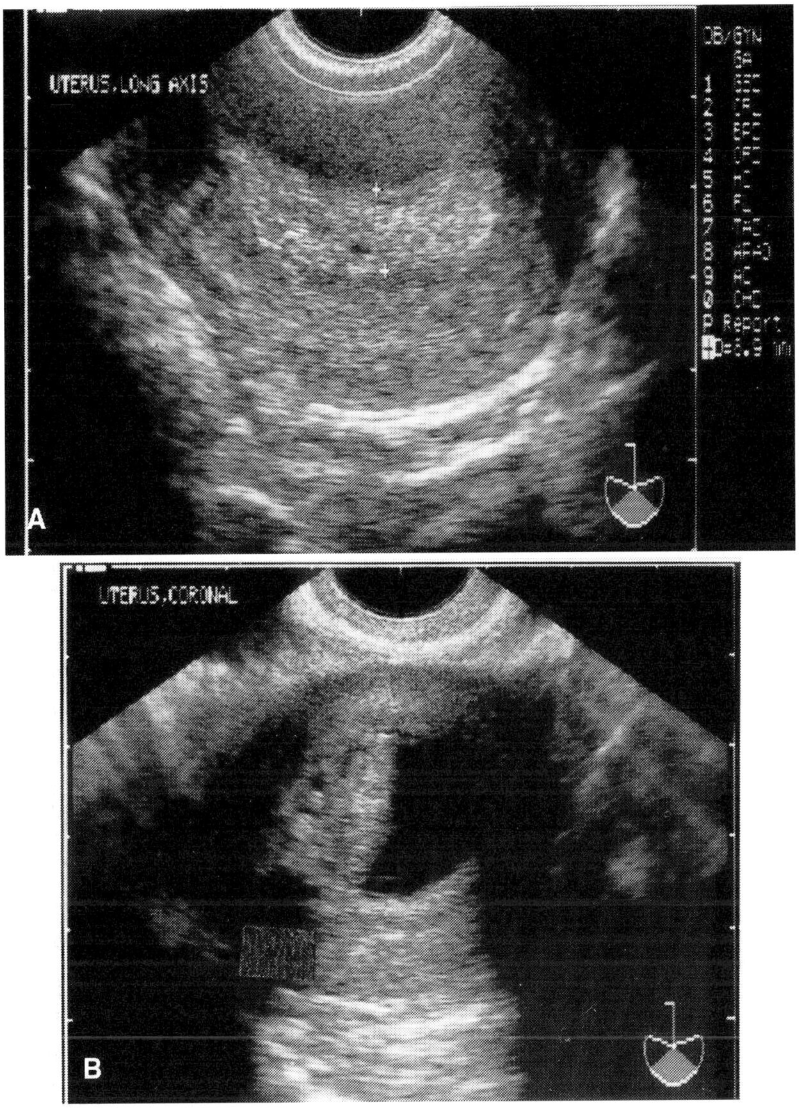

Fig. 14-9. **(A)** Corte do eixo longitudinal de uma paciente com sangramento perimenopáusico anormal. O útero visto aqui no eixo longitudinal tem um eco endometrial aumentado (8,9 mm) (*compassos*), o qual é relativamente homogêneo na sua apresentação. **(B)** Histerossonograma com infusão salina revela lesão hiperplásica ao longo da parede lateral direita do útero. Mais uma vez, com um simples procedimento de biópsia cega, ele poderia ter passado despercebido.

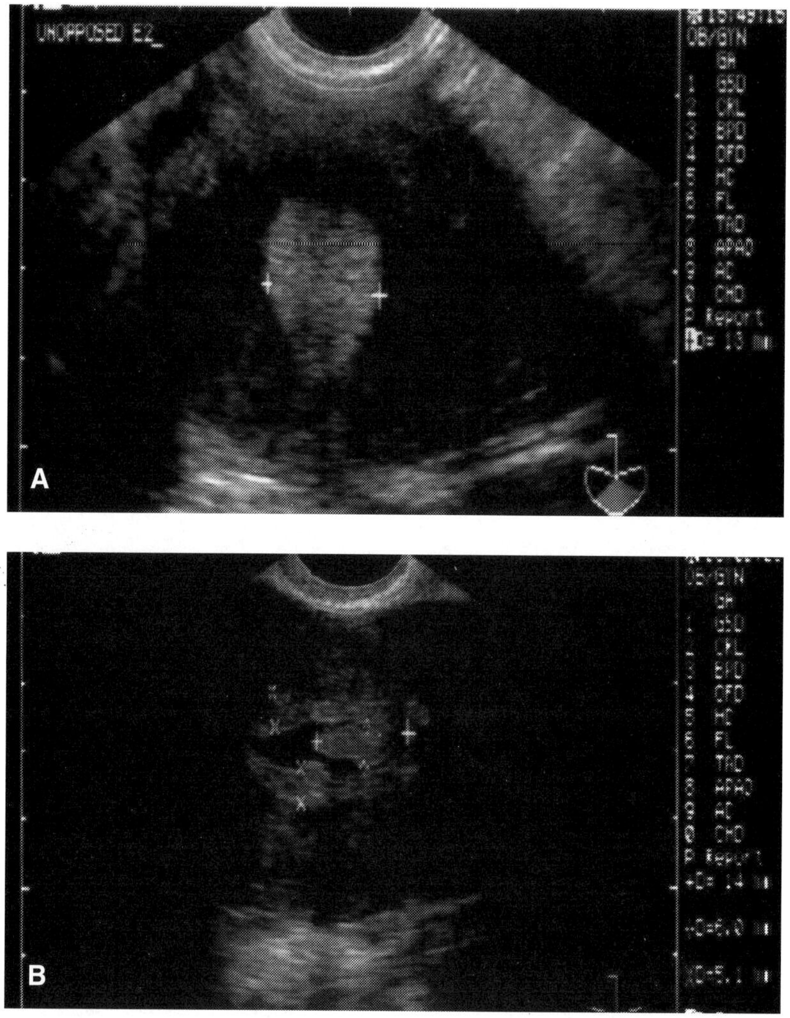

Fig. 14-10. **(A)** Corte transvaginal de uma paciente com terapia de **estrogênio não conjugado** durante um ano. O endométrio parece estar simetricamente aumentado e mediu 13 mm (*compassos*). **(B)** Histerossonograma com infusão salina revela que o endométrio está simetricamente aumentado. Ele também revela um pólipo no lado esquerdo da parece anterior medindo 1,4 X 0,6 cm (*compassos*). O endométrio, também visto entre os compassos, aqui mediu 5,1 mm, anteriormente bem como posteriormente. A biópsia, a dilatação e a curetagem com histeroscopia revelou hiperplasia simples do endométrio e um pólipo com mudança proliferativa.

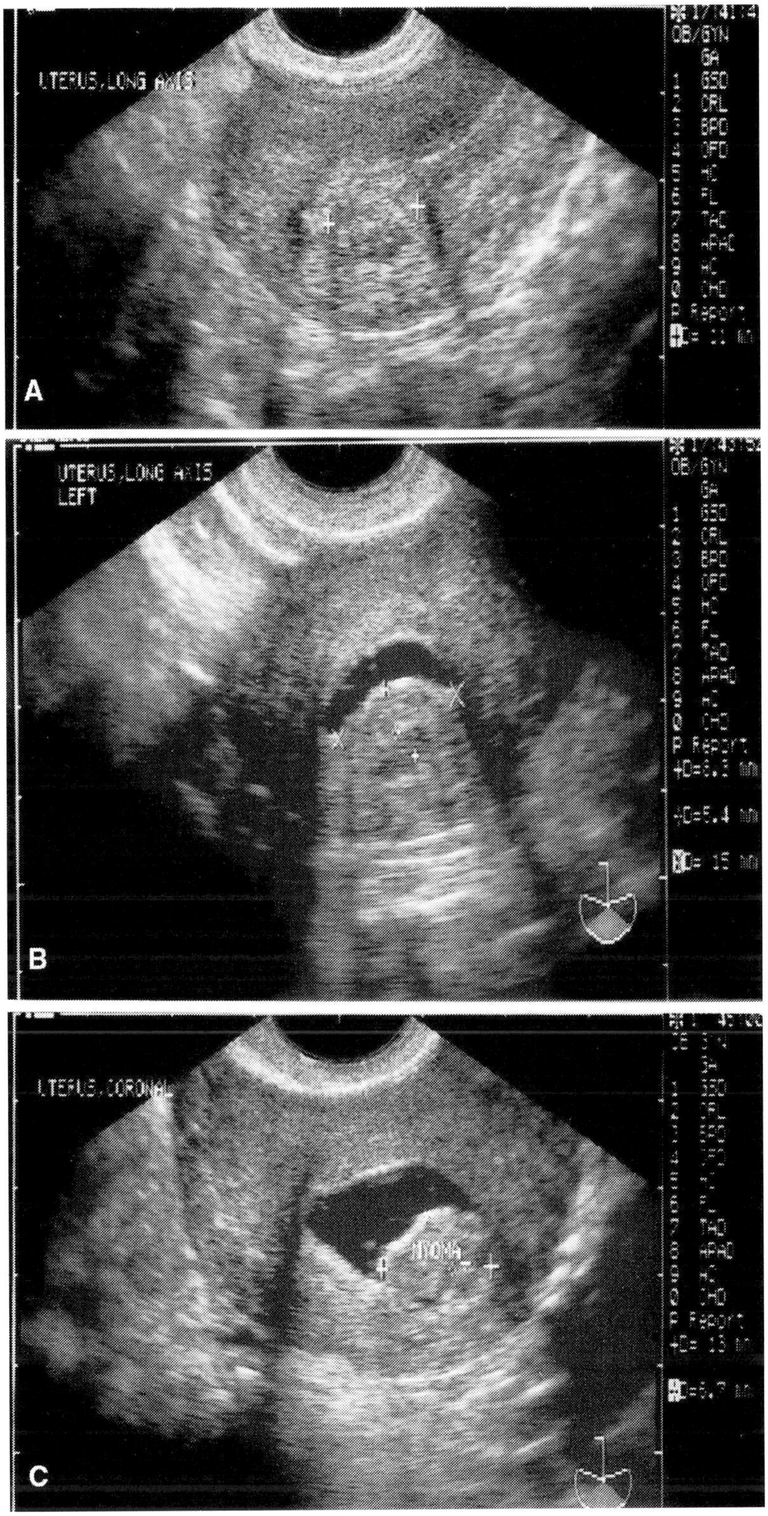

Fig. 14-11. **(A)** Paciente com história de infertilidade cuja varredura vaginal não aumentada do eixo longitudinal revelou uma área aumentada, centralmente localizada. Esta mediu 11 mm (*compassos*). Corte do eixo longitudinal **(B)** e coronal **(C)** revelou um mioma submucoso posterior, no lado esquerdo, que mediu 1,3 X 1,5 X 0,7 cm. Ele demonstrou aproximadamente 60% de extrusão para dentro da cavidade e é um excelente candidato à miomectomia ressectoscópica.

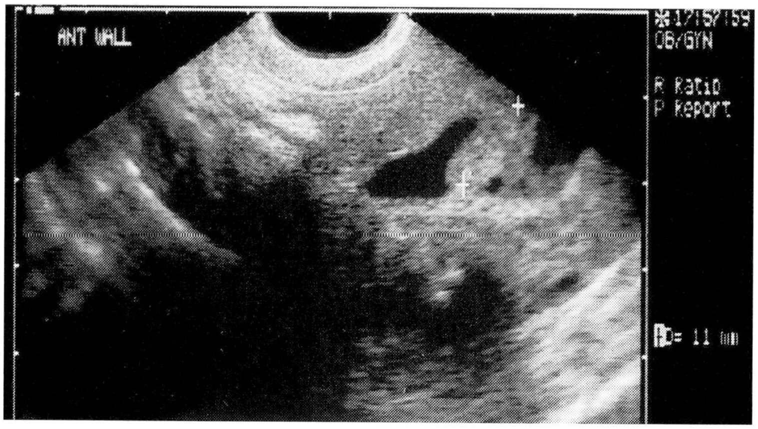

Fig. 14-12. Corte do eixo longitudinal do útero no qual a histerossonografia detecta claramente adesões espessas ligando a parede anterior com a posterior nesta paciente com infertilidade (*compassos*).

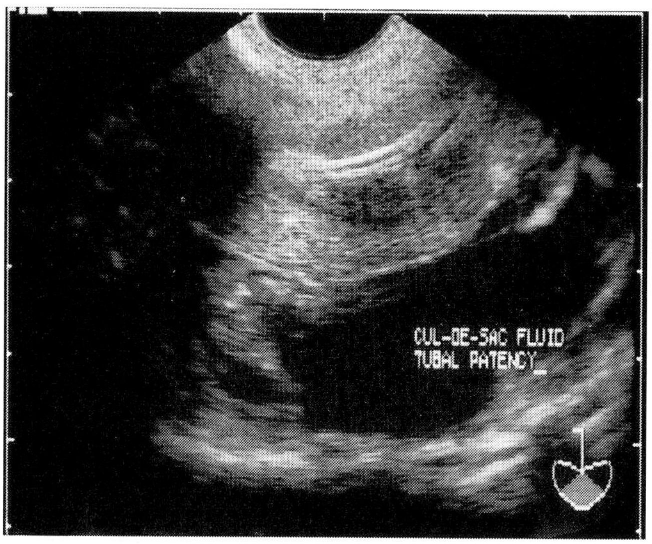

Fig. 14-13. O líquido abundante visto no fundo de saco após a histerossonografia com infusão salina prova a desobstrução tubária (pelo menos de um lado). As próprias tubas não são bem visualizadas com esta técnica. Embora o fundo de saco prove a desobstrução tubária, sua ausência não pode ser considerada uma evidência definitiva da obstrução tubária.

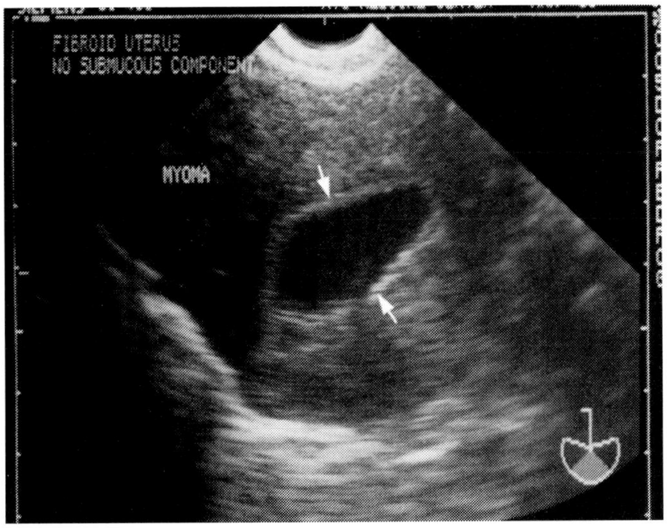

Fig. 14-14. Esta histerossonografia com infusão salina mostra uma paciente com miomas intramural-serosos que sonográfica e clinicamente não apresentavam evidências de mudanças miomatosas. Contudo, não há componente submucoso e o endométrio ao redor do líquido parece inteiramente fino (*flechas*). A biópsia revelou mudanças proliferativas iniciais. Portanto, esta paciente tinha sangramento uterino disfuncional *coexistindo* com miomas intramural-subserosos.

Reconstrução Tridimensional

Todas as imagens congeladas são "instantâneos". A cavidade uterina é uma estrutura tridimensional. Qualquer visão numa única projeção pode não ser representativa e, de fato, pode estar, na verdade, confundindo a imagem total. É imperativo reconstruir a anatomia tridimensional com múltiplas imagens em dois planos, em ângulos retos entre si (Fig. 14-19).

Apresentação Ultra-Sonográfica Rara do Útero em Pacientes com Tamoxifeno

O tópico sobre o útero de pacientes com tamoxifeno é extensivamente tratado nos Capítulos 6 e 8. Isto é simples, entretanto, é outro exemplo do uso da histerossonografia com infusão salina para ganhar detalhe meticuloso do endométrio bem como sua relação com o endométrio proximal. Isso também será real em situações nas quais queremos caracterizar o endométrio que parece ter uma textura irregular (Fig. 14-20).

PERIGOS E PREOCUPAÇÕES POTENCIAIS

Anestesia/Analgesia

A anestesia ou analgesia não é exigida. Em mais de 300 casos, vi apenas um caso de uma resposta vasovagal que recorda aqueles vistos com a inserção de um dispositivo intra-uterino em paciente nulípara. Aquele caso envolveu uma paciente com miomas submucosos e um pólipo endocervical. O cateter de Soules tem 1,8 mm de diâmetro e sua inserção é notadamente indolor. O procedimento é extremamente bem tolerado, sem apresentar dor para a grande maioria das pacientes, e uma leve cãibra para poucas pacientes.

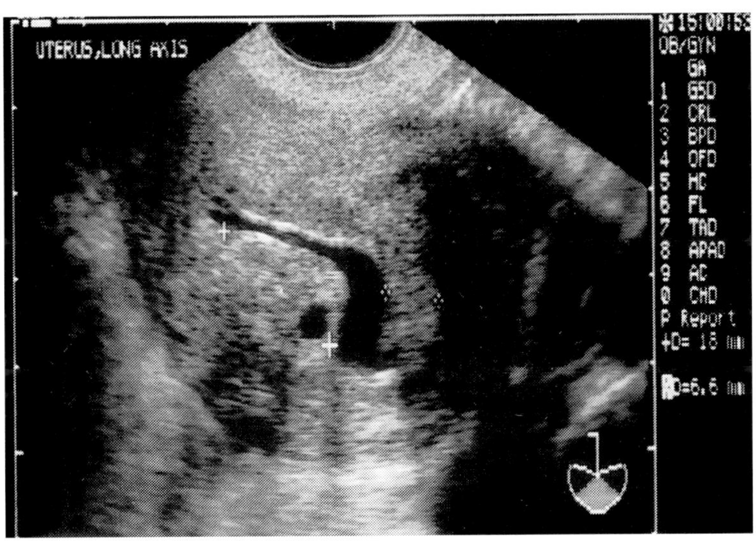

Fig. 14-15. Este histerossonograma com infusão salina revela um útero retrovertido com um pólipo emanando da parede posterior no segmento uterino inferior. Tem uma base extremamente larga e evidência de sombreamento acústico; pode ser difícil de diferenciar definitivamente esta foto da foto de um mioma submucoso com extrusão quase total para dentro da cavidade endometrial. Do ponto de vista cirúrgico, a remoção dessa estrutura será como um mioma, ao passo que um mioma submucoso pediculado irá se comportar cirurgicamente como um pólipo.

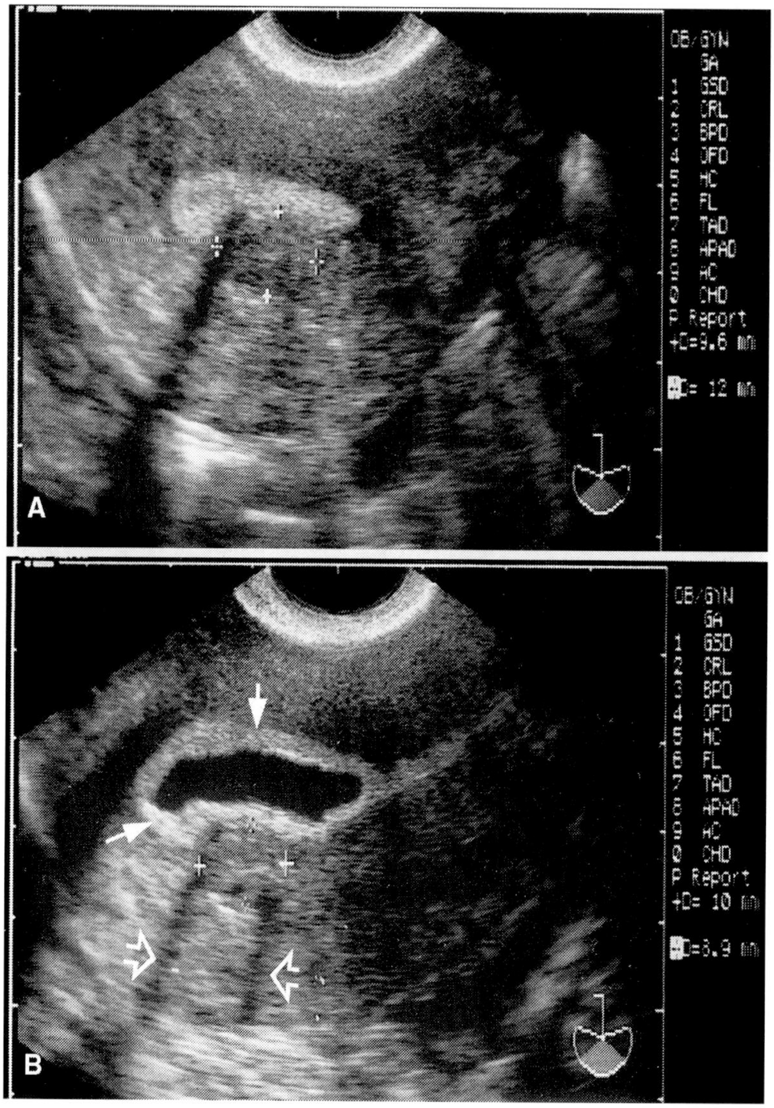

Fig. 14-16. **(A)** O corte do eixo longitudinal do útero revela um mioma na região média posterior medindo 1,2 X 0,9 cm (*compassos*) que está distorcendo o endométrio. Sem o aumento de líquido, isto dá a impressão de ser significativamente submucoso. **(B)** O histerossonograma com infusão salina da mesma paciente mostra claramente que este mioma é predominantemente intramural. Está inteiramente coberto por um endométrio de aparência simétrica (*flechas brancas*). O típico sombreamento acústico que o mioma causa (*flechas abertas*) deveria ser notado.

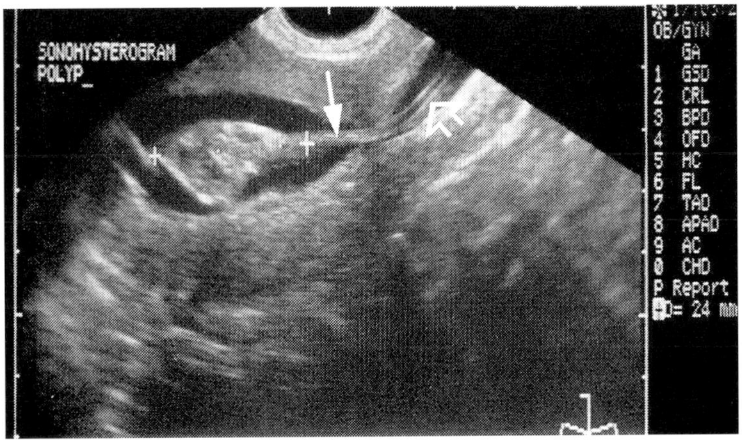

Fig. 14-17. Histerossonograma com infusão salina mostrando claramente uma lesão polipóide agora flutuando no endométrio que começa na endocérvix. O pedículo de seu ligamento ao nível do orifício interno é claramente visto e marcado (*flecha branca*). A flecha branca aberta aponta para o cateter de inseminação intra-uterina conforme reconhecido pelo seu lúmen sonolucente na parede externa ecogênica.

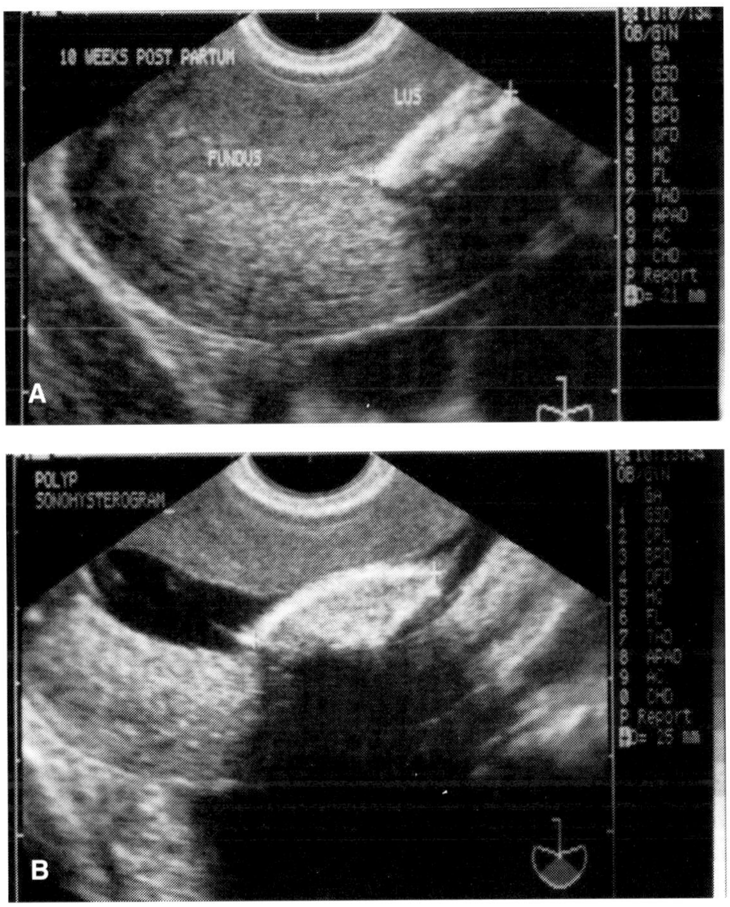

Fig. 14-18. **(A)** Esta paciente se apresentou 10 semanas depois do parto com evidência de sangramento irregular. A varredura vaginal não aumentada revelou um eco endometrial fino para o fundo e uma massa ecogênica sem sombreamento no segmento uterino inferior. **(B)** O histerograma sonoro da mesma paciente revelou uma estrutura poliplóide se originando do segmento uterino inferior, agora flutuando para a porção média do corpo. Mediu 25 mm (*compassos*).

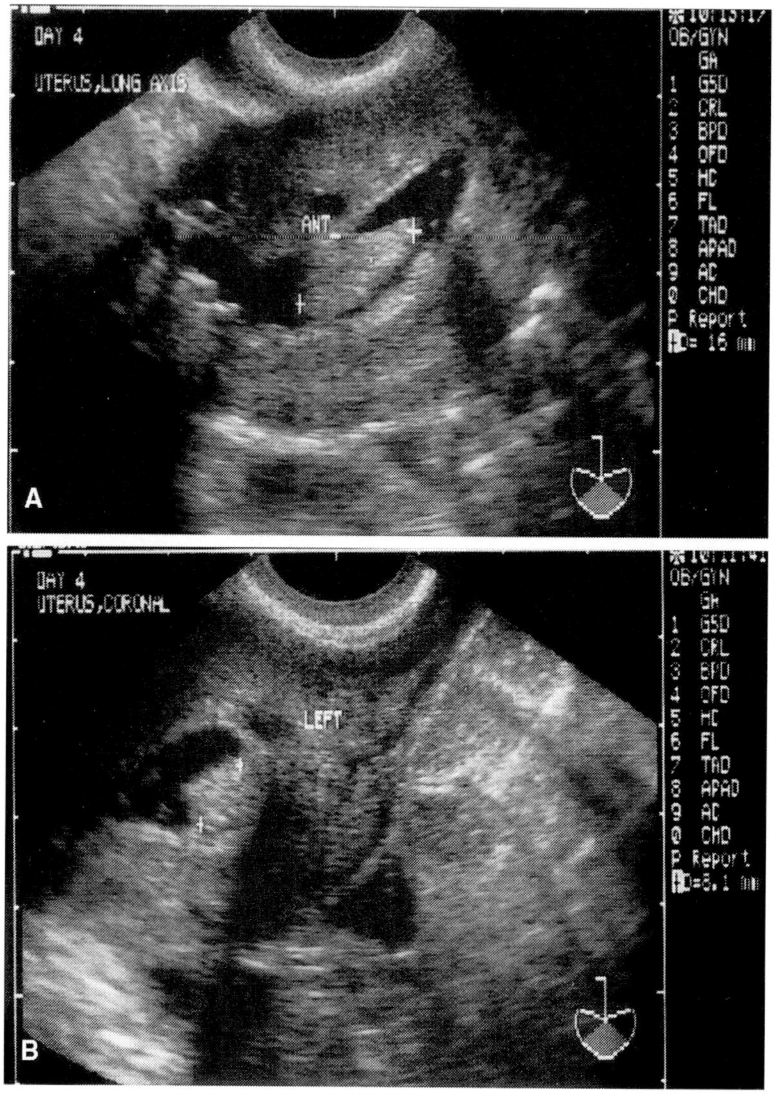

Fig. 14-19. **(A)** O histerossonograma realizado no quarto dia do ciclo de uma paciente com sangramento irregular revelou uma lesão polipóide saindo da parede anterior na porção média do útero. **(B)** Entretanto, quando visualizada no plano coronal correspondente, o pólipo parecia estar marcadamente no lado esquerdo. Este caso ressalta a importância de se recriar mentalmente a anatomia tridimensional a partir das múltiplas imagens bidimensionais.

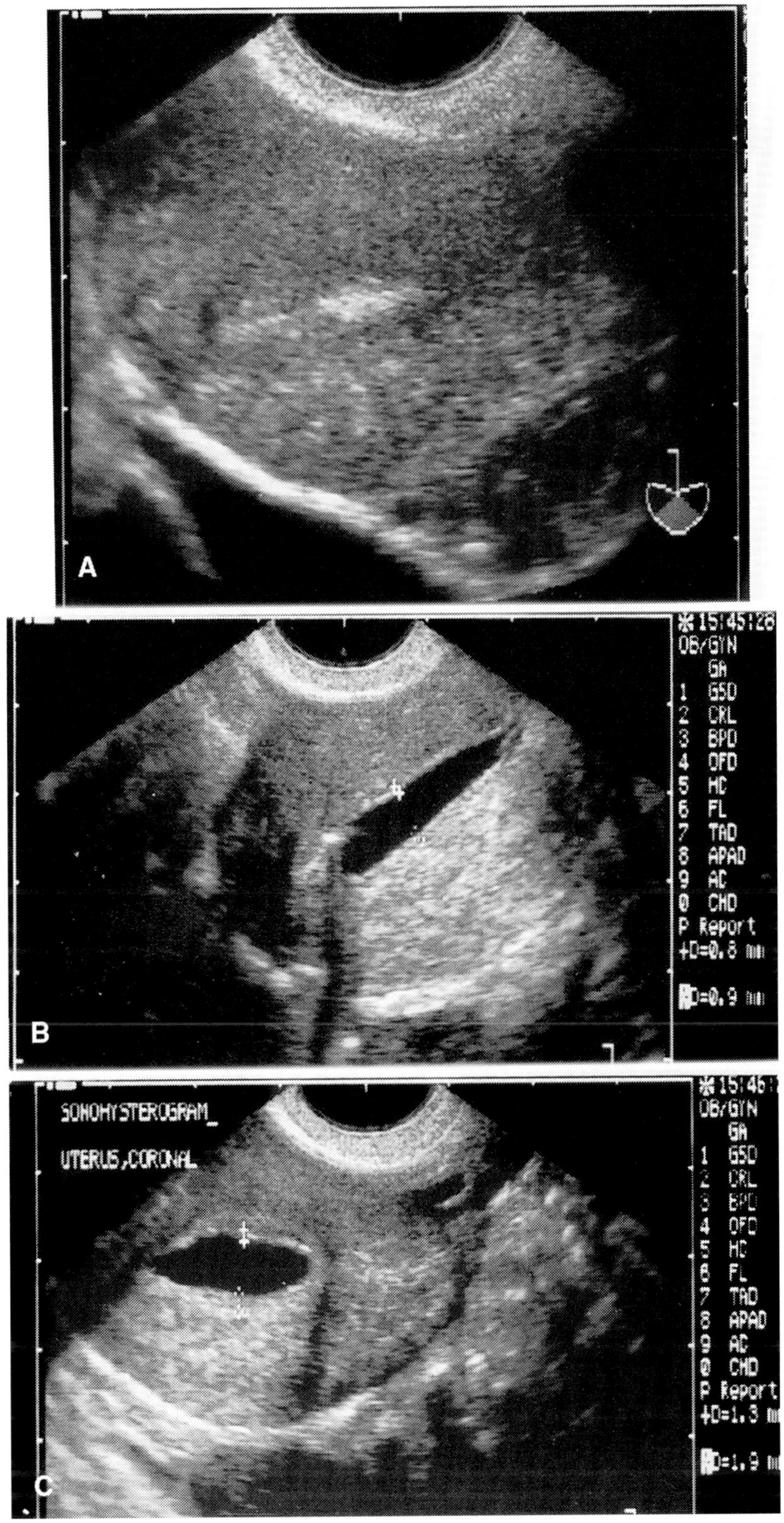

Fig. 14-20. **(A)** Corte do eixo longitudinal de uma paciente cujo eco endometrial parece ter uma textura heterogênea e irregular. Corte do eixo longitudinal **(B)** e coronal da mesma paciente **(C)**. O endométrio ao redor do líquido após instilação parece fino por toda a cavidade, com uma espessura máxima de 1,9 mm (*compassos*).

Risco de Infecção

A histerossonografia deveria ser feita similarmente à tradicional HSG. Portanto, a decisão de obter culturas de gonorréia de clamídias, bem como se devem ou não ser usados antibióticos, irá depender muito da população de paciente com a qual o médico normalmente trabalha. Na minha experiência, não tenho obtido rotineiramente culturas para doenças sexualmente transmissíveis nem tenho usado antibióticos profiláticos. Em mais de 300 casos, não tive nenhuma morbidade por infecção.

Incapacidade de Arrumar o Cateter

O cateter de Soules atualmente disponível é bastante flexível e tem uma única abertura na extremidade. De vez em quando, haverá dificuldade para arrumar o cateter na posição desejada. Usar a outra mão para mudar a posição do espéculo, normalmente irá modificar o ângulo de colo com o fundo suficiente para permitir uma conclusão bem sucedida. Neste sentido, algumas pacientes podem reagir melhor em uma situação com um cateter que tem um estilete.

Distensão Inadequada da Cavidade

Em algumas pacientes, o colo dilatado resulta em uma grande quantidade de líquido escorrendo transcervicalmente. Outras pacientes terão líquido saindo através das tubas falopianas, mesmo com injeção lenta e pressão mínima. Similar à histeroscopia, algumas cavidades são mais difíceis de distender do que outras. A posição do cateter deveria ser checada, procurando por sua sombra acústica na maior parte do caminho, até o fundo uterino. Entretanto, diferente da histeroscopia (a qual requer distensão para a visualização), este procedimento requer muito pouco líquido para delinear a cavidade. Mesmo uma pequena faixa de líquido age como uma interface suficiente para distinguir as superfícies endometriais anterior e posterior e delinear a patologia endometrial (Fig. 14-21).

Preocupação com a Disseminação do Adenocarcinoma para a Cavidade Peritoneal

A preocupação com a disseminação do adenocarcinoma é uma questão do benefício ser mais importante do que qualquer risco teórico. Já não é mais prática-padrão amarrar as tubas falopianas com seda antes de uma histerectomia abdominal total e de uma salpingooforectomia bilateral, no caso de carcinoma endometrial. Além do mais, a histeroscopia com infusão salina ou outro meio de distensão apresentaria a mesma preocupação teórica. Por fim, as taxas de sobrevida de pacientes com carcinoma endometrial que se submeteram à HSG não foram diferentes entre as pacientes que demonstraram derramamento intraperitoneal do meio de contraste e aquelas que não demonstraram.[13]

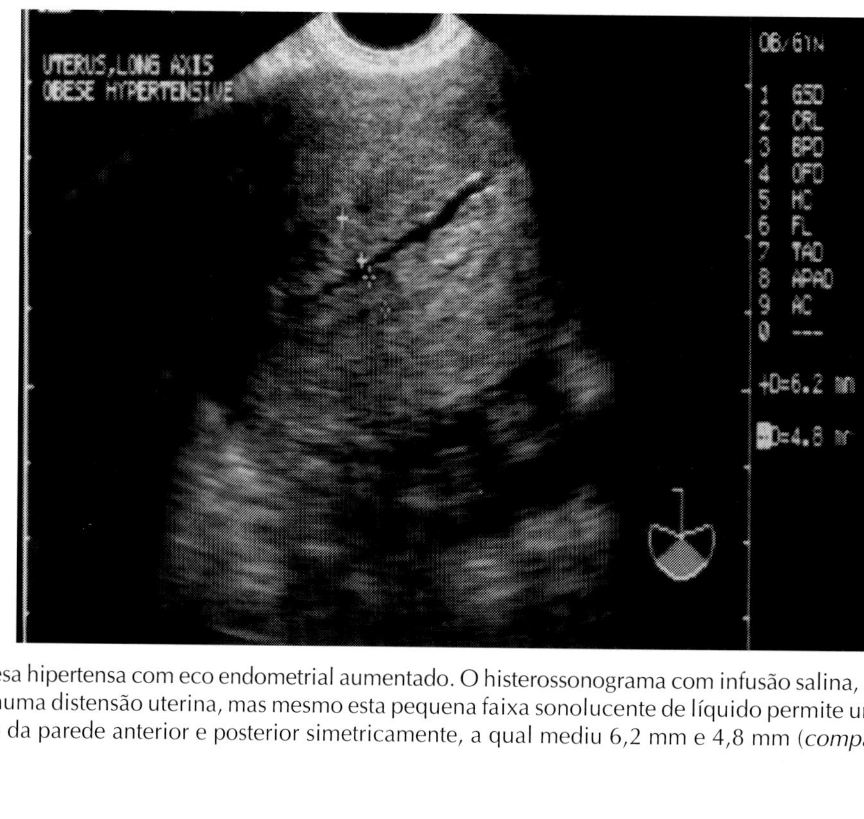

Fig. 14-21. Paciente obesa hipertensa com eco endometrial aumentado. O histerossonograma com infusão salina, aqui representado virtualmente, não mostra nenhuma distensão uterina, mas mesmo esta pequena faixa sonolucente de líquido permite uma representação precisa de hiperplasia ao longo da parede anterior e posterior simetricamente, a qual mediu 6,2 mm e 4,8 mm (*compassos*), respectivamente.

RESUMO

A histerossonografia com infusão salina intensifica o exame ultra-sonográfico vaginal da cavidade uterina. É fácil e rapidamente realizada, com custos mínimos. É extremamente bem tolerada por pacientes e virtualmente isenta de complicações. Em algumas pacientes, pode evitar procedimentos diagnósticos invasivos posteriores, bem como otimizar o processo de triagem pré-operatória para aquelas pacientes que precisarão de intervenção terapêutica.

REFERÊNCIAS BIBLIOGRÁFICAS

1. Goldstein SR: Incorporating endovaginal ultrasonography into the overall gynecologic examination. Am J Obstet Gyne col 1990; 162:625-632
2. Goldstein SR, Nachtigall M, Snyder JR, Nachtigall L: Endometrial assessment by vaginal ultrasonography before endometrial sampling in patients with postmenopausal bleeding. Am J Obstet Gynecol 1990; 163:119-123
3. Granberg S, Wikland M, Karlsson B et al: Endometrial thickness as measured by endovaginal ultrasound ultrasonography for identifying endometrial abnormality. Am J Obstet Gynecol 1991; 164:47-52
4. Osmers R, Volksen M, Schauer A: Vaginosonography for early detection of endometrial carcinoma? Lancet 1990; 335: 1569-1571
5. Nasri MN, Coast GJ: Correlation of ultrasound findings and endometrial histopathology in postmenopausal women. Br Med J 1989;96:1333-1338
6. Randolph JR, Ying YK, Maier DB et al: Comparison of realtime ultrasonography, hysterosalpingography, and laparoscopy /hysteroscopy in evaluation of uterine abnormalities and tubal patency. Fertil Steril 1986; 46:828-832
7. Lewit N, Thaler I, Rottem S: The uterus: a new look with transvaginal sonography. J Clin Ultrasound 1990; 18:331- 336
8. Parson AK, Lense JJ: Sonohysterography for endometrial abnormalities: preliminary results. J Clin Ultrasound 1993; 21:87-95
9. Syrop C, Sahakian V: Transvaginal sonographic detection of endometrial polyps with fluid contrast augmentation. Obstet Gynecol 1992; 79:1041-1043
10. Breckenridge JW, Kurta A, Ritchie W, Macht E: Postmenopausal uterine fluid collection: indicator of carcinoma. AJR 1982; 139:529-534
11. Goldstein SR: Postmenopausal endometrial fluid collections revisited: look at the doughnut not at the hole. Obstet Gynecol 1994; 83:738-740
12. Goldstein SR: Use of ultrasonohysterography for triage of perimenopausal patients with unexplained uterine bleeding. Am J Obstet Gynecol 1994; 170:565-570
13. DeVore GR, Schwartz PE, Morris J: Hysterography: a 5-year follow-up in patients with endometrial carcinoma. Obstet Gynecol 1982; 60:369-372

15

PROCEDIMENTOS DE PUNÇÃO NA ULTRA-SONOGRAFIA VAGINAL

JODI P. LERNER
ANA MONTEAGUDO

À medida que o equipamento de ultra-som vaginal tem melhorado, especialmente com as novas sondas de alta freqüência, muitos procedimentos, que antes eram realizados transabdominalmente, têm passado para o domínio da técnica transvaginal. Os procedimentos de punção orientados ultra-sonograficamente não são novidade, uma vez que eles têm sido usados, há algum tempo, empregando a ultra-sonografia transabdominal, tanto no exame diagnóstico como no terapêutico. A aspiração percutânea de abscessos transabdominais foi descrita pela primeira vez por Smith e Bartrum em 1974[1] e, logo depois, Gerzof et al.[2] usaram a colocação de um cateter abdominal percutâneo para drenar coleções de pus.[2] Desde o seu advento, a ultra-sonografia transvaginal tem sido útil não apenas para fazer imagens, mas também para técnicas diagnósticas invasivas e procedimentos terapêuticos. Este capítulo apresenta os vários procedimentos de punção atualmente realizados e a experiência obtida com as sondas vaginalmente orientadas.

GERAL

A meta de qualquer punção orientada pelo ultra-som é usar as técnicas clínicas mais recentes ao mesmo tempo em que a paciente é submetida a métodos menos invasivos ou traumáticos possível. Os procedimentos de punção podem ser realizados por razões *diagnósticas, paliativas* ou *terapêuticas,* embora, em muitos casos, seja uma combinação das razões mencionadas anteriormente. As múltiplas vantagens desses procedimentos, em relação aos métodos tradicionais, incluem a facilidade de domínio técnico, a colocação precisa da agulha, pouco (raro ou nenhum) dano aos órgãos adjacentes, a versatilidade (portabilidade), o baixo custo e a rapidez de aplicação. As possíveis complicações, embora raras, incluem hemorragia, infecção, punção negligente de órgãos adjacentes e, no caso de reduções multifetais, abortamento.

Os procedimentos de punção ocorrem e, portanto, são realizados em três dimensões, não na visão bidimensional de um monitor de ultra-som. Esta terceira dimensão existe mesmo e, devido às propriedades físicas do som, é mais estreita na distância focal da sonda e é inversamente proporcional à freqüência de operação do cristal transdutor. O termo *espessura do corte do artefato* se refere a este conceito e demanda que o operador leve em conta esta terceira dimensão da imagem enquanto realiza os procedimentos de punção. Às vezes, a extremidade da agulha usada para os procedimentos parece estar dentro da estrutura para a qual está apontada, mas, na realidade, está na frente ou atrás da estrutura visualizada.

Os guias de agulhas transabdominais foram usados no começo da experiência da técnica de punção. Porém, com a crescente experiência, uma abordagem à mão livre tem sido usada e praticada com sucesso por muitos operadores. A mobilidade da agulha dentro do plano de varredura tornou esta técnica de fácil execução. Contudo, a técnica à mão livre pode, às vezes, produzir a imagem apenas da secção transversal da agulha, e não a imagem da sua extremidade. Usando a ultra-sonografia transabdominal, pode ser facilmente realizado um rápido reajustamento do plano de varredura para localizar a extremidade da agulha. Porém, esta técnica de reajustamento não está disponível na abordagem transvaginal por causa da mobilidade mínima da sonda e da agulha. Esta limitação fez a abordagem "à mão livre", que utiliza agulha um pouco incômoda nas punções orientadas transvaginalmente. Um guia de agulha preso ao eixo da sonda permite que o operador mantenha toda a extensão da agulha dentro do plano de varredura e controle a extremidade da agulha, assim como deixa a sua segunda mão livre para que execute outras tarefas.

Nosso grupo usa um dispositivo de punção predominantemente automatizado (DPA) (Labotect, Göttingen, Germany). Este dispositivo é um instrumento carregado a corda, encaixado na sonda vaginal (Fig. 15-1). Este dispositivo de punção foi usado pela primeira vez para captar óvulo em programas de reprodução assistida,[3] mas sua utilidade ficou limitada pela necessidade de recarregar e descarregar toda vez que um folículo novo precisava ser aspirado, e a técnica foi abandonada por quase todos. O uso do DPA em nosso departamento é indispensável quando se requer extrema acuidade e precisão para a colocação de qualquer agulha orientada pela sonda transvaginal.[4-9] Testamos a acuidade na colocação da agulha *in vitro* e descobrimos que é de ± 1 a 2 mm. Não é preciso usar nenhuma anestesia ou analgesia local; o procedimento é virtualmente indolor por causa da rapidez com que a agulha é introduzida. Esta técnica contrasta com a técnica de agulha manual na qual a agulha é introduzida a uma velocidade relativamente mais lenta, necessitando do uso de analgesia.

TÉCNICA

Conforme previamente mencionado, as punções, normalmente, são realizadas com a orientação de sondas transdutoras vaginais de 5,0- a 7,5-MHz através de um guia de agulha preso ao eixo da sonda. Um guia de biópsia ou uma linha dupla pontilhada fixa gerada pelo programa, demonstrada na tela de ultra-som, marca o caminho da agulha de penetração. A maioria deles proporciona ao operador uma escala de centímetro para medir a profundidade da agulha. São usadas agulhas com calibre que variam de 21 a 14; deveria ser usada a agulha mais fina possível, capaz de realizar a tarefa desejada.

Nos casos nos quais o procedimento é realizado através da inserção manual da agulha, podem ser usadas a analgesia e a anestesia local com meperidina intravenosa (25 a 50 mg) juntamente com diazepam (5 a 10 mg). A injeção local de lidocaína a 1%, em 2 a 3 ml, pode ser injetada com o guia de agulha na mucosa vaginal, no sítio de punção, se a manipulação prolongada for antecipada. A sucessão de eventos que usam o DPA é essencialmente a mesma da técnica manual, mas, como declarado anteriormente, não é necessário nem analgesia nem anestesia local.

As pacientes deveriam ser informadas sobre o procedimento, os riscos e os benefícios, e deveriam ser requisitadas a assinar **formulários de consentimento** usados habitualmente. Os **formulários de consentimento especificamente escritos** são normalmente usados em procedimentos como reduções multifetais e punção de gravidezes ectópicas. Os procedimentos deveriam ser documentados

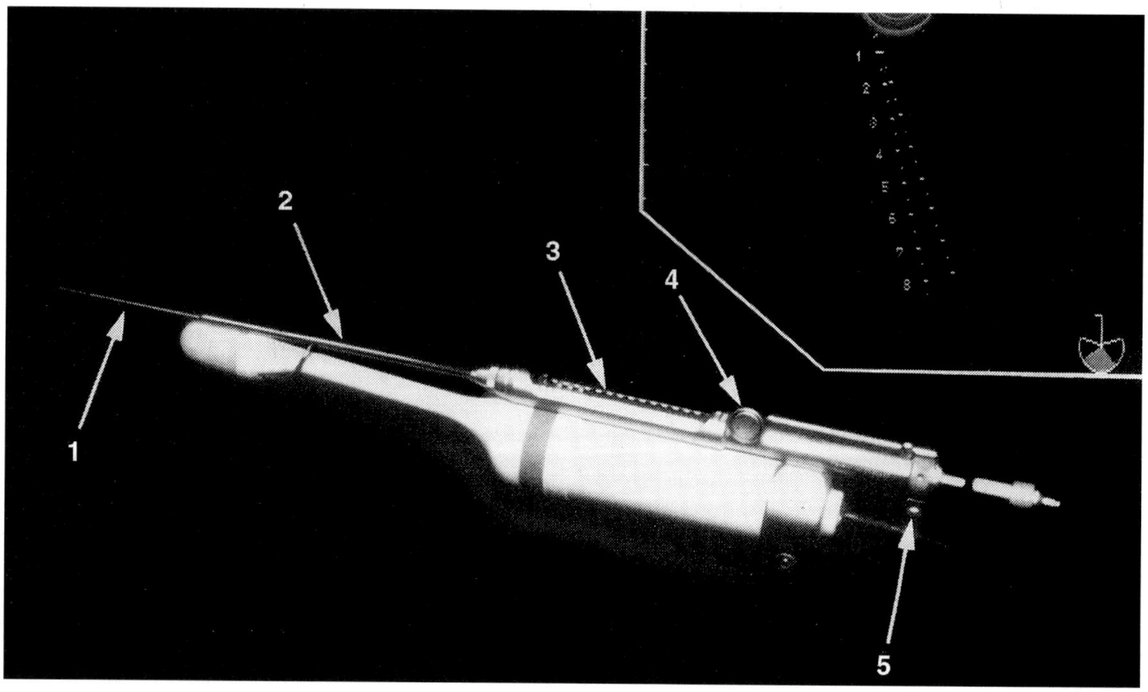

Fig. 15-1. Dispositivo de punção automatizado preso à sonda vaginal. *(1)* agulha, *(2)* guia de agulha, *(3)* indicador de profundidade, *(4)* gatilho *(5)* botão de segurança. (**Inserção**) Guia de biópsia com escala em centímetro.

por imagens estáticas ou por gravações de vídeo. Um relatório detalhado descrevendo o procedimento deveria ser escrito prontamente e uma cópia enviada ao clínico em questão. Depois da retirada da agulha, as estruturas pélvicas e o fundo de saco devem ser observados por aproximadamente 10 minutos ou, durante o tempo necessário para se detectar qualquer sangramento possível oriundo do sítio de punção. É feita uma nova varredura das pacientes após um período de observação de duas a três horas a fim de se verificar futuras complicações.

PROCEDIMENTOS DE PUNÇÃO

É feita uma descrição geral dos procedimentos de punção mais comumente realizados com orientação transvaginal. As indicações e os atributos específicos para cada um desses procedimentos são abordados.

1. Punções de cistos ovarianos.
2. Tratamento de gravidezes ectópicas.
3. Drenagem dos conteúdos pélvicos (líquido).
4. Culdocentese diagnóstica.
5. Reduções multifetais.
6. Amniocentese transvaginal precoce e biópsia transvaginal das vilosidades coriônicas.

PUNÇÃO DE CISTO OVARIANOS

O primeiro procedimento de punção transvaginal realizado foi a recuperação de oócitos, depois de ter sido estabelecida a aspiração de um folículo transvesical com orientação transabdominal.[10-12] Posteriormente, foram usados os apanhadores de óvulo transuretral-transvesical.[13] Entretanto, como a punção transvaginal com agulha provou ser segura e precisa, ela rapidamente se tornou a técnica de escolha mundial. Esta técnica consiste de um guia de agulha preso à sonda vaginal, a qual, por sua vez, permite a colocação orientada da agulha mediante a observação em tempo real,[14-15] embora vários programas de infertilidade realizem suas recuperações usando o dispositivo de punção automatizado carregado à corda, preso ao eixo da sonda vaginal.[3]

Uma das indicações mais comuns para esta técnica é a punção de cistos ovarianos com arquitetura "simples". A arquitetura simples se refere à morfologia do cisto, incluindo uma parede lisa e delgada, com líquido de aparência sonolucente (anecóico), não apresenta nenhuma irregularidade na parede interna nem septações. Este procedimento, provavelmente, é o mais simples de todos os procedimentos de punção para ser tecnicamente dominado. Essencialmente é a mesma técnica usada no procedimento de punção mais comumente usado: a aspiração folicular

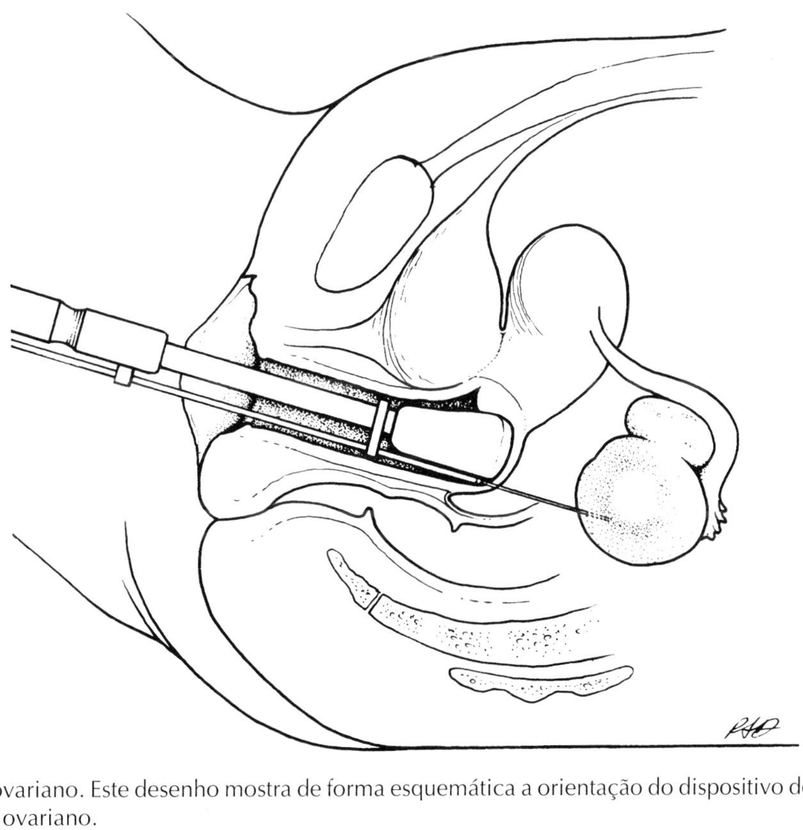

Fig. 15-2. Punção de cisto ovariano. Este desenho mostra de forma esquemática a orientação do dispositivo de punção e da sonda vaginal para a punção de um cisto ovariano.

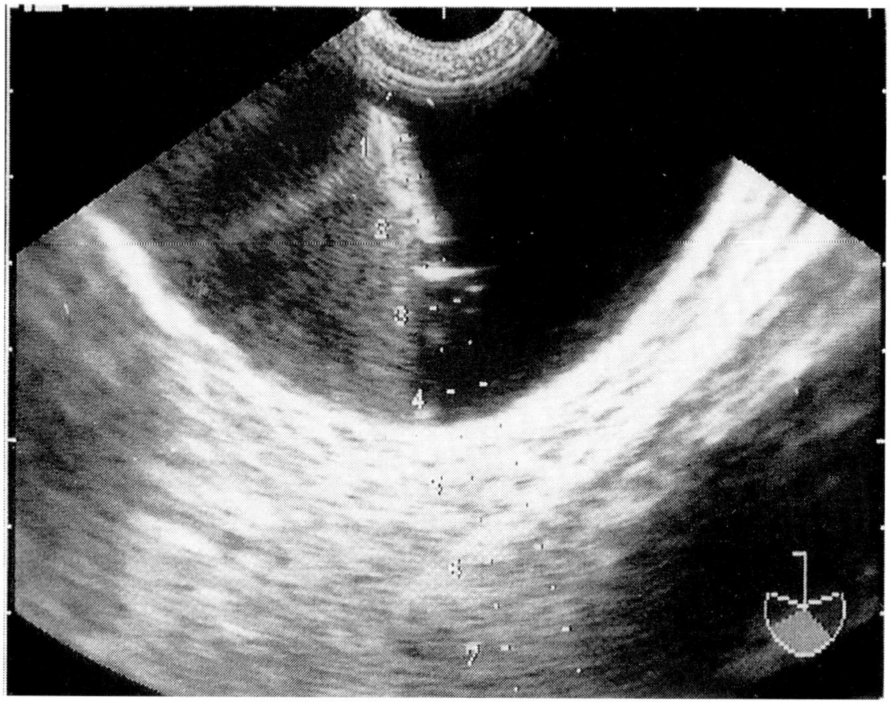

Fig. 15-3. Punção de cisto ovariano. A agulha é colocada no centro de um cisto unilocular para a aspiração dos conteúdos do cisto.

executada com orientação ultra-sonográfica vaginal. Uma representação da técnica pode ser observada na Fig. 15-2.

Na punção de um cisto ovariano ou paraovariano, o centro do cisto é mirado e a agulha é inserida (Fig. 15-3) e, em seguida, é mantida no meio da sonolucência diminuída durante a aspiração. Os cistos ovarianos e as lesões pélvicas císticas sintomáticas benignas têm sido puncionados com sucesso por vários grupos diferentes na literatura,[16-18] incluindo Ron-El et al.,[19] que realizaram 23 punções de cistos ovarianos sem complicações. A preocupação de uma disseminação celular de um cisto ovariano potencialmente maligno dentro da cavidade abdominal impede que esta técnica seja usada com mais freqüência. Embora o líquido aspirado seja normalmente submetido à avaliação citológica, um exame citológico negativo pode, na verdade, representar um resultado falso negativo.[20]

A aspiração transvaginal de cistos ovarianos persistentes ou recidivantes é altamente debatida e vários artigos na literatura analisam a sua utilidade. O estudo previamente citado[19] foi acompanhado pelo mesmo grupo, quando este descreveu a avaliação de 35 mulheres com idades entre 17 e 76 anos. Neste estudo, as pacientes foram avaliadas não apenas através da ultra-sonografia transvaginal em escala de cinza, mas também através do Doppler colorido que faz o traçado dos ovários contendo cistos com o objetivo de encontrar neovascularização. Todas as 35 pacientes fizeram uma varredura vaginal 1, 3, 6 e 12 meses após a última aspiração. Uma segunda aspiração foi realizada depois de três meses em 14 mulheres devido à recorrência do cisto. Três parâmetros provaram ser importantes para o prognóstico do resultado da aspiração: a idade da mulher, o diâmetro máximo do cisto e a localização dos cistos. Quanto mais velha for a paciente e maior o cisto encontrado, pior será o prognóstico. Eles concluíram que a aspiração de cistos ovarianos grandes deveria ser evitada no caso das mulheres mais velhas.[21]

Bret et al.[22,23] publicaram dois trabalhos descrevendo sua experiência usando a ultra-sonografia transvaginal para a aspiração de cistos ovarianos. Eles relataram uma taxa de recorrência de 48% depois da aspiração de cisto em mulheres pré-menopausadas, e uma taxa de recorrência de 80% em mulheres pós-menopausadas. Este grupo tentou prevenir a recidiva do cisto injetando álcool imediatamente após a aspiração do cisto, mas em apenas quatro das sete pacientes este procedimento foi bem sucedido.[22,23] Aboulghar et al.[24] aspiraram transvaginalmente cistos ovarianos grandes de aparência simples de três pacientes grávidas sem complicação ou necessidade de intervenção cirúrgica.

Um grupo combinou a punção orientada pelo ultrasom de massas císticas de anexos juntamente com a avaliação citológica da substância removida, na tentativa de diferenciar melhor o ovário e as massas de anexos benignos dos malignos como prevenção ou, pelo menos, como uma limitação para a intervenção cirúrgica.[25] Foram estudados 43 cistos ovarianos que foram avaliados ultra-sonograficamente e depois aspirados. O sistema de escore morfológico de Sassone foi usado para avaliar ultra-sonograficamente os cistos ovarianos.[26] Trinta e seis cistos ovarianos benignos receberam escores entre 4 e 12 na ultra-sonografia transvaginal (média: 7). Todos os 25 cistos benignos na ultra-sonografia transvaginal ou na histologia também eram citologicamente benignos, assim como cerca de 11 cistos adicionais que não foram ressecados (escores na ultra-sonografia transvaginal: 4 a 9). Sete cistos citologica e histologicamente malignos tiveram escores na ultra-sonografia transvaginal de 10 a 14 (média: 12). A combinação entre ultra-sonografia transvaginal e a citologia de aspiração com agulha foi considerada valiosa por este grupo, particularmente para o tratamento de cistos com escores baixos ou intermediários na ultra-sonografia transvaginal e com citologia benigna. Muitos ginecologistas experientes expressam sua oposição a qualquer tipo de punção de cisto ovariano,[27] preocupados com a possibilidade de ocorrer uma disseminação do câncer ovariano de um cisto raro, mas potencialmente maligno.

A aspiração de endometriomas e de cistos endometriais é considerada relativamente contra-indicada, embora vários grupos tenham realizado essas punções. De Crespigny et al.[28] aspiraram seis cistos que pareciam ter endometriose entre 28 cistos ovarianos puncionados. Um artigo na literatura estudou 21 pacientes que realizaram a aspiração de cistos pélvicos e endometriais orientada com ultra-som transvaginal. Apenas seis casos apresentaram um novo acúmulo durante um acompanhamento de 12 meses; contudo, na maioria dos casos, a melhora dos sintomas persistiu apenas temporariamente.[29] Indicações potenciais para a aspiração de cistos endometrióticos incluem evitar os efeitos adversos dos cistos ovarianos na foliculogenêse,[30] melhorar o acompanhamento ultra-sonográfico dos folículos e facilitar uma técnica de recuperação de todos os sítios foliculares[31] e, finalmente, aliviar os sintomas freqüentemente causados por cistos e aderências endometrióticas maiores. Certamente, a aspiração dos cistos endometrióticos é tecnicamente simples; porém, seu benefício e segurança gerais ainda são inconclusivos devido à falta de experiência obtida na avaliação de séries maiores. De fato, pode ser uma técnica eficaz para o tratamento de casos selecionados, tal como antes da estimulação ovariana no caso da fertilização *in vitro* (FIV).

Uma das perguntas mais importantes é se é clinicamente importante executar a punção de cistos ovarianos simples ou, mais precisamente, de cistos ovarianos ou de anexos com arquitetura simples. Foram publicados muitos artigos na literatura descrevendo esses cistos de anexos simples. Contudo, escolhemos discutir aqui uma artigo de revisão que trata da história natural de cistos de anexos simples em mulheres pós-menopausadas.[32] Foram realizadas ultra-sonografias transabdominal e transvaginal em 184 mulheres pós-menopausadas assintomáticas para se determinar a freqüência e a história natural de cistos de anexos simples e a relação deles com a terapia de reposição hormonal. Quarenta e nove mulheres com 72 cistos foram reavaliadas com uma varredura ultra-sonográfica subseqüiente durante 3 a 23 meses. Trinta e oito dos 72 cistos (53%) desapareceram completamente, 20 cistos (28%) permaneceram constantes em tamanho, 8 cistos (11%) aumentaram para 3 mm ou mais, 2 cistos (3%) diminuíram em tamanho para 3 mm ou mais e 4 cistos (6%) aumentaram e diminuíram em tamanho em exames repetidos. Neste estudo não foi encontrada nenhuma relação estatística entre a presença dos cistos ou a atividade do cisto com respeito ao tipo de reposição hormonal ou à duração de tempo desde a menopausa. A conclusão do artigo é que, em mulheres pós-menopausadas, os cistos de anexos simples com menos de 3 cm e com fluxo Doppler normal e níveis de Ca-125 normais, provavelmente, são benignos e podem ser tratados de modo conservador e acompanhados, com segurança, com o ultra-som.

Em outro artigo de revisão, Goldstein33 avaliou a abordagem do tratamento conservador de pequenas massas císticas pós-menopausadas. Ele concluiu que os cistos simples são mais comuns em pacientes pós-menopausadas do que se acreditava. Esses cistos provavelmente não são malignos e, certamente, podem ser acompanhados com tratamento conservador. A punção de cistos ovarianos com menos de 3 cm em uma paciente pós-menopausada não é uma opção em seu algoritmo.

A conclusão final sobre o uso difundido da punção de cistos ovarianos ainda não foi estabelecida. São necessárias mais pesquisas e avaliações da experiência clínica crescente.

TRATAMENTO DE GRAVIDEZES ECTÓPICAS

Classicamente, a abordagem de uma paciente com uma gestação ectópica sempre foi cirúrgica, durante a qual a tuba enferma era excisada. Recentemente, têm sido desenvolvidas abordagens mais conservadoras numa tentativa de se evitar a intervenção cirúrgica. O objetivo desta seção é apresentar ao leitor uma outra opção, além da cirurgia, para o tratamento da gravidez ectópica. O uso de uma agulha inserida dentro do "embrião ectópico" com orientação do ultra-som transvaginal é apenas um passo distante da combinação entre a aspiração de oócito e a redução da gravidez multifetal. Parece realmente lógico usar um procedimento de punção para tratar uma gravidez ectópica e, desta forma, salvar a paciente de um procedimento cirúrgico mais invasivo. O tratamento não cirúrgico de gravidezes ectópicas inclui a administração sistêmica de metotrexato ou RU 486 (mifepristona) ou a injeção local de metotrexato, cloreto de potássio, ou prostaglandinas com orientação laparoscópica ou ultra-sonográfica.[34,35] Esta seção se concentra na injeção local, de KCl, ou de metrotexato orientada transvaginalmente.

A possibilidade de se classificar os diferentes padrões clínicos da doença tem permitido a consideração de diferentes abordagens terapêuticas desta doença, que apresenta muitas manifestações.[36] A introdução da ultra-sonografia transvaginal de alta freqüência juntamente com o uso inteligente da administração local ou sistêmica de metotrexato tem aberto novas fronteiras para o tratamento das gravidezes ectópicas.

Não é por acaso que o primeiro procedimento de punção orientado transvaginalmente feito para tratar uma gravidez ectópica através da introdução de metrotexato foi desenvolvido por um grupo perito em FIV e tecnologias reprodutivas. Este grupo considerou as habilidades adquiridas com a execução da aspiração de óvulo e as aplicou no tratamento não-cirúrgico de gravidezes ectópicas.[37,38]

São discutidos três tipos de gestações ectópicas e seu tratamento de punção: gravidezes tubárias, gravidezes cornuais e gravidezes cervicais.

Gravidezes Ectópicas Tubárias

O diagnóstico de uma gravidez ectópica tubária é feito quando uma paciente se apresenta com uma β-gonadotropina coriônica humana (hCG) positiva e, através da ultra-sonografia transvaginal, observa-se que ela tem um útero vazio, bem como o típico "anel" de anexos, às vezes chamado de "sinal de bagel" (S Rottem, comunicação pessoal). As gravidezes ectópicas tubárias viáveis podem ocorrer em até um terço de todas as gestações ectópicas. Os casos de gravidezes ectópicas tubárias a serem considerados para a punção orientada pelo ultra-som transvaginal devem obedecer a vários critérios: o saco gestational ectópico deve conter um feto viável com uma idade menstrual inferior a 8,5 semanas de gestação e o diâmetro tubário não deveria exceder 2,5 a 3 cm. Revisamos mais de 100 casos de gravidezes ectópicas tubárias publicados na literatura que foram tratados com injeção de prostaglandina, KCl, ou metotrexato, orientada transvaginalmente. O Quadro 15-1 resume estes casos.[4,5,37-53]

Hoje em dia, as taxas informadas de complicação de salpingocentese vão da média adolescência à alta adolescência. Porém, é difícil comparar a taxa de sucesso entre os diferentes grupos porque não há nenhuma base combinada de comparação: tipos diferentes de gravidezes ectópicas, não-viáveis e viáveis com idades gestacionais e tamanhos diferentes, têm sido tratados com injeção. A avaliação cuidadosa das publicações revela que, devido a falta de compreensão do curso natural da doença após a injeção, alguns dos casos informados de fato não se ajustam à definição rígida de um tratamento fracassado. Alguns dos autores, incluindo o nosso grupo, consideraram rapidamente um caso de falha e instituíram um tratamento adicional por causa dos achados que, atualmente, consideramos parte da seqüência natural de eventos depois de feita a injeção.[54] Apenas recentemente essas seqüências foram elucidadas.

Quadro 15-1. Casos Informados de Salpingocentese

Auto	*Ano*	*Nº de casos*	*Taxa de sucesso Nº (%)*
Feichtinger[37,38]	1987	11	8(72)
Robertson[39,40]	1987	12	5(42)
Leeton[41]	1988	2	2(100)
Timor-Tritsch[4,5]	1988,1991	10	6(60)
Ribic[42]	1989	2	0
Menard[43]	1990	17	13(76)
Aboulghar[44]	1990	1	1(100)
Fernandez[45]	1990	21	14(66)
Tulandi[46]	1991	12	10(83)
Popp[47]	1991	4	4(100)
Shalev[48]	1991	12	9(75)
Venezia[49]	1991	5	5(100)
Jehng[50]	1992	2	2(100)
Atri[51]	1992	25	19(76)
Bider[52]	1992	2	0
Caspi[53]	1992	1	1(100)
Total		139	

Os sinais e os sintomas mais importantes do período de convalescência pós-punção incluem:

1. *Uma diminuição relativamente lenta dos níveis do soro β-hCG.* A inclinação da curva de decadência para os níveis do soro β-hCG após a salpingocentese depende da substância química (KCl ou metotrexato) que foi injetada durante o procedimento. Quando a KCl é injetada na hora da salpingocentese, leva entre 30 e 80 dias para o β-hCG se tornar negativo.[4] Porém, quando o metotrexato é injetado, os níveis de β-hCG caem mais abruptamente e só leva entre 10 a 35 dias para atingir os níveis de não-gravidez.[4,37,38,47-49,51]
2. *Cólica ou dor no baixo abdome.* Entre três e sete dias após a punção a paciente pode experimentar dor ou cólicas no baixo abdome.[54] As possíveis explicações para esta dor são contrações uterinas (quando o molde decidual é expelido do útero) ou o *abortamento tubário*, com graus variados de hemorragia intra-abdominal. Se os sinais vitais da paciente e a quantidade de líquido livre (sangue na pelve) não são significativos, a paciente pode ter um acompanhamento conservador.

3. Os achados sonográficos transvaginais e o Doppler colorido incluem distensão crescente do hematossalpinge, vascularidade colorida crescente e espaços venosos crescentes.[51]

Geralmente, as punções são realizadas depois de a paciente ser informada e exaustivamente aconselhada sobre as suas opções de tratamento. Durante a sessão de aconselhamento, o procedimento, os riscos e as complicações e a natureza do acompanhamento após o procedimento são descritos à paciente. Igual a outros procedimentos de punção, a paciente é requisitada a assinar um consentimento formal. Antes de descrevermos a técnica, gostaríamos de enfatizar que o tratamento das gravidezes ectópicas com estes procedimentos ainda deveria ser considerado experimental e requer o **consentimento formal, por escrito**, mencionado acima. Em nossa instituição, usamos um **formulário de consentimento escrito** especialmente, aprovado por nossa junta examinadora institucional.

A punção é realizada similarmente às técnicas previamente descritas, usando-se uma sonda transvaginal de 5- a 7,5-MHz, coberta por um revestimento plástico estéril. Um guia de agulha deveria ser usado para assegurar a colocação precisa e firme da agulha. Preferimos usar o DPA previamente descrito, porém, outros guias de agulha acoplados à sonda vaginal podem realizar a mesma função. Deveria ser usada a agulha mais fina possível normalmente, é usada uma agulha de calibre 21 cm. A paciente é colocada na posição de litotomia e o períneo é limpo com uma solução de Betadine. É colocado um espéculo na vagina e esta e o colo são completamente limpos com Betadine. São usados campos estéreis para criar um espaço estéril. É usado um gel estéril para proporcionar um bom contato sônico.

A linha fixa gerada pelo programa, descrita anteriormente, é exibida no monitor através do qual é localizada a profundidade exata da gravidez ectópica. Se o DPA for usado, a profundidade da penetração de agulha é controlada pelas marcas de centímetro no eixo do DPA. Pede-se à paciente que pare de respirar para evitar qualquer movimento durante a inspiração/expiração normal, e a agulha é liberada. Se for usado um guia de agulha padrão, a agulha deve ser inserida rapidamente, caso contrário, a gravidez ectópica pode ficar fora do campo visual, em vez de ser perfurada. Antes de a agulha ser inserida, a localização da artéria uterina e dos vasos dos anexos deve ser cuidadosamente estabelecida, e deve-se tomar cuidado para não perfurar esses vasos durante a inserção da agulha. A superfície do alvo é localizada perto do coração fetal e são injetados tanto metotrexato quanto KCl para cessar a atividade cardíaca. Quando a agulha é retirada, também pode-se injetar metotrexato na área do leito placentário. Deve-se tomar cuidado para não distender a tuba já comprometida demais.

É importante observar as estruturas pélvicas e o fundo de saco depois da retirada da agulha. As pacientes fazem uma nova varredura duas ou três horas depois, a fim de se verificar possíveis complicações. As complicações que encontramos realizando esses procedimentos de punção incluem hemorragia imediata oriunda do sítio de punção, tão logo a agulha seja retirada, e hematomas aumentando lentamente durante várias horas.

Gravidezes Ectópicas Cornuais/Intersticiais

Aproximadamente 2%-4% de todas as gravidezes ectópicas tubárias são localizadas na área dos cornos/interstício do útero[55] (Fig. 15-4). A rotura de uma gravidez cornual causa hemorragia severa e expõe a paciente à morbidez significativa; a taxa de mortalidade materna se aproxima de 2,5%.[55]

Historicamente, o procedimento de escolha para tratar essas pacientes é a ressecção do corno, que é tecnicamente possível em mais que 70% dos casos. Porém, no restante das pacientes, a histerectomia é inevitável.[55]

Usando a ultra-sonografia transvaginal, o diagnóstico de uma gravidez ectópica angular é feito quando a paciente se apresenta com um β-hCG positivo, uma cavidade uterina vazia, um saco coriônico excentricamente colocado ou muito lateral, encontrado separadamente e a pelo menos 1 cm da extremidade mais lateral da cavidade uterina, miométrio delgado cobrindo o saco gestational, miométrio presente entre o saco e cavidade uterina, e nenhum saco gestacional visível acima do nível do orifício interno no plano longitudinal do útero.[7,56] Outro sinal ultra-sonográfico útil é a linha intersticial descrita por Ackerman et al.,[55] que é uma linha ecogênica fina que se estende diretamente ao centro do saco gestational intersticial. Nas suas mãos, esta linha teve 80% de sensibilidade, 98% de especificidade e um valor preditivo positivo de 96% para a detecção precisa da gravidez intersticial. Deve-se tomar cuidado para não confundir um útero bicorno com uma gravidez ectópica cornual.

Os casos de gravidezes ectópicas cornuais candidatos à punção orientada pela ultra-sonografia transvaginal devem ter uma gravidez viável com uma idade gestational inferior a 12 semanas. Até hoje, tratamos cinco pacientes com gravidezes ectópicas cornuais usando uma injeção de KCl ou de metotrexato. Acreditamos que a injeção de punção muito precoce (gestação de seis a oito semanas e meia da menstruação) pela orientação da ultra-sonografia transvaginal é uma alternativa válida para um procedimento cirúrgico mais extensivo. Na gravidez subseqüente, depois de ressecção do corno, a paciente é exposta aos riscos de rotura uterina ou de uma cesariana. É importante enfatizar que as gravidezes cornuais não viáveis, com β-hCG estável ou declinando freqüentemente, podem ser acompanhadas pela ultra-sonografia transvaginal, com ou sem tratamento de metotrexato parenteral. Não há necessidade alguma de injetá-los ou levá-los à sala de operações para uma ressecção de cornos.[7] Outra publicação que discorre sobre o tratamento não-cirúrgico a longo prazo das gravidezes cornu-

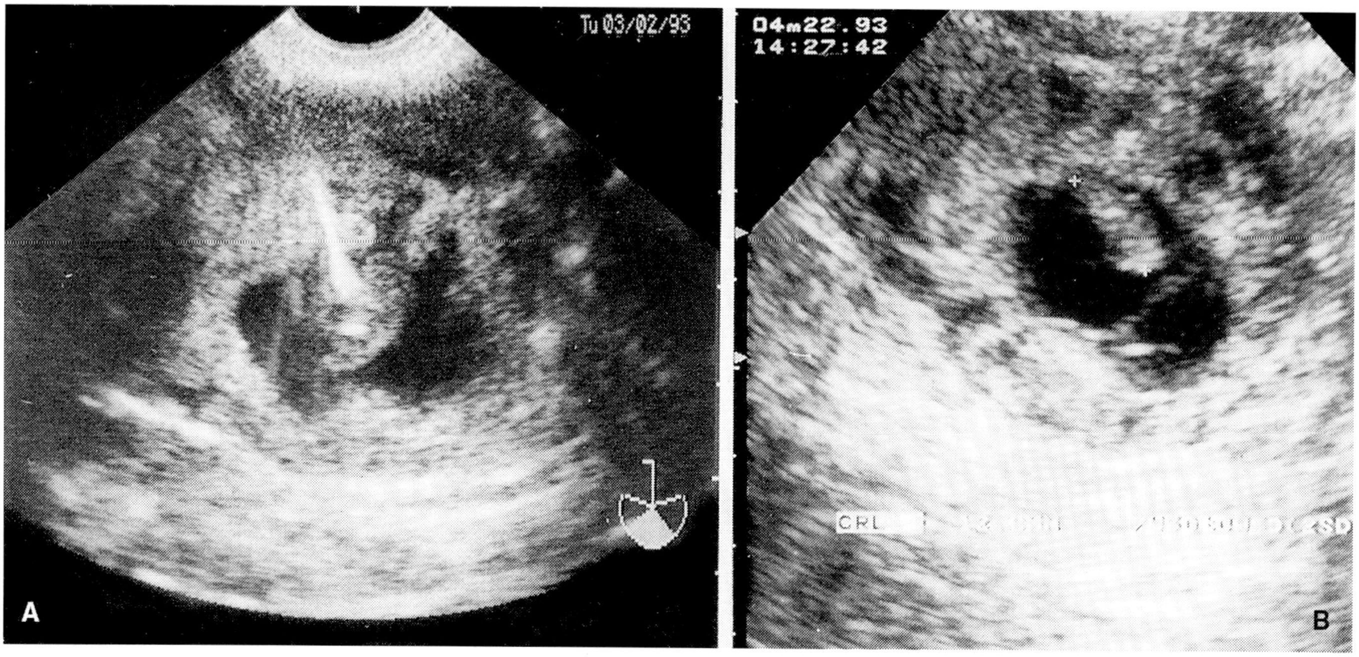

Fig. 15-4. Gravidez cornual. **(A)** Uma visão ultra-sonográfica transvaginal de uma gravidez cornual com a agulha no local da injeção de KCl ou metotrexato. **(B)** Uma ampliação maior do corte do mesmo pólo fetal três semanas após a punção; não foi vista atividade cardíaca.

ais/intersticiais não-viáveis é um relatório de casos de Zalel et al.[58] Em ambas as publicações, o acompanhamento não-cirúrgico da gravidez cornual/intersticial não-viável a longo prazo foi realizado usando níveis seriados de β-hCG e a avaliação ultra-sonográfica transvaginal.

Karsdorp et al.[59] descreveram o tratamento bem sucedido de cinco gravidezes intersticiais usando metotrexato. Inicialmente, foi feita uma punção transvaginal em uma das cinco gravidezes intersticiais e os conteúdos foram aspirados e subseqüentemente injetados com metotrexato e leucovorina. Devido ao número limitado de gravidezes ectópicas angulares viáveis tratadas com punções transvaginais, atualmente, as taxas de complicação após a injeção no caso dessas gravidezes ectópicas não foram elucidadas. Como observado na salpingocentese, a complicação mais temida, provavelmente, seria o sangramento oriundo do local da punção.

Baseado nos dados atuais, dispomos das seguintes informações sobre o procedimento convalescente após a punção:

1. O nível sérico de β-hCG retorna lentamente aos níveis não-grávidos (e, inicialmente, pode até aumentar). Em gravidezes ectópicas angulares tratadas com metotrexato, uma resposta semelhante à da experiência de salpingocentese, o β-hCG retorna mais rapidamente aos níveis não-grávidos do que quando se usa KCl ou quando recebe acompanhamento sem tratamento: 12 semanas, 15 semanas, e até 23 semanas, respectivamente.
2. Mais importante, a lesão "sonográfica" e o rico suplemento vascular, conforme visualizado com o Doppler colorido, persiste durante um período prolongado.[7,59] Em nosso relatório inicial, em duas pacientes, que retornaram para fazer acompanhamento 64 semanas após a punção, a lesão sonográfica (a cavidade coriônica) ainda era evidente e media mais de 1 cm.

Necessitamos de mais informações; porém, essas observações apontam para a possibilidade de se tratar casos selecionados de gravidezes cornuais usando a punção transvaginal e a injeção local de KCl ou metotrexato. A técnica para este tipo de procedimento de punção é idêntica ao descrito acima e usada para injetar a gravidez ectópica tubária.

Gravidezes Ectópicas Cervicais

A ocorrência rara de gravidez cervical contrasta claramente com a severidade das complicações vistas nesses casos. Por causa da falta de informações, a verdadeira incidência da gravidez cervical é amplamente desconhecida. Normalmente ocorre hemorragia severa e tratamento de emergência improvisado e não planejado. Estes regimes de tratamento, por vezes não ortodoxos, deram lugar a uma série significativa de breves correspondências. Entretanto, um consenso geral relativo à detecção dessas gravidezes e à prevenção das histerectomias, às vezes inevitáveis, ainda não foi desenvolvido.[60]

Avaliamos a viabilidade da injeção transvaginal de metotrexato de gravidezes cervicais viáveis para evitar as complicações dos procedimentos cirúrgicos mais clássicos e preservar a fertilidade.[8] A primeira tarefa do obstetra que se depara com a possibilidade de uma gravidez cervical é descartar a possibilidade de uma gravidez intra-uterina não-viável, que se encontra no processo de passar através do colo desde a cavidade uterina. Apenas as gravidezes cervicais viáveis devem ser consideradas. Além disso, nosso grupo sugere novos critérios ultra-sonográficos diagnósticos para uma gravidez cervical, quais sejam:

1. A placenta e todo o saco coriônico contendo o feto vivo deveriam estar abaixo do orifício interno (Fig. 15-5). O nível do orifício interno, numa visão coronal, é considerado ao nível da inserção das artérias uterinas (usando Doppler ou a ultra-sonografia com Doppler colorido).
2. A cavidade uterina deveria estar vazia.
3. O canal cervical tem a forma de um barril e se encontra significativamente dilatado.

Publicamos achados sobre cinco gravidezes cervicais viáveis que foram tratadas com injeção transvaginal de metotrexato.[8] Em três, foi usado o DPA. Todos os cinco casos tiveram êxito. Nenhuma complicação foi observada e o procedimento cirúrgico mais extenso foi evitado. Outro grupo[61] descreveu quatro casos adicionais de gravidezes cervicais viáveis que foram injetadas também usando KCl. Estes também foram bem sucedidos, e a idade gestacional mais alta foi de sete semanas e um dia. Esta nova modalidade de tratamento deveria ser considerada uma modalidade terapêutica adicional quando as gravidezes cervicais são diagnosticadas no início da gestação.

Centini et al.[62] publicaram um relatório sobre o caso de uma gravidez cervical diagnosticado através da ultra-sonografia transvaginal e tratado com sucesso, com seis semanas e quatro dias, pela aspiração, com agulha, dos produtos da concepção e curetagem do canal cervical e uterino.

A técnica de punção de uma gravidez cervical é mais uma vez similar ao que foi descrito para o caso da gravidez ectópica tubária. A complicação mais temida neste grupo de pacientes é, mais uma vez, a hemorragia, tanto na hora da punção ou vários dias após o procedimento. Em nosso grupo de cinco gravidezes ectópicas cervicais tratadas e publicadas, foi observada uma descarga lenta e contínua de quantidades pequenas de tecido durante as duas primeiras semanas após o procedimento.

PROCEDIMENTOS DE DRENAGEM

As drenagens pélvicas usando a ultra-sonografia têm sido realizadas há muitos anos. Este procedimento foi realizado, pela primeira vez, inserindo-se uma agulha ou um cateter de drenagem pela vagina, orientado por um transdutor transabdominal.[63,64] Devido à proximidade com a extremidade da sonda, a imagem da ultra-sonografia transvaginal do fundo de saco é ideal para a representação de condições patológicas. Com a mesma facilidade, uma agulha pode ser direcionada ao longo do eixo do transdutor vaginal em direção às coleções de líquidos. Sob constante observação, a agulha é mantida no lugar e o líquido pode ser aspirado com segurança. Septações e líquido loculado podem ser visualizados com precisão, subseqüentemente, a agulha pode ser direcionada e substituída dentro das várias loculações e, consecutivamente, o líquido pode ser aspirado.

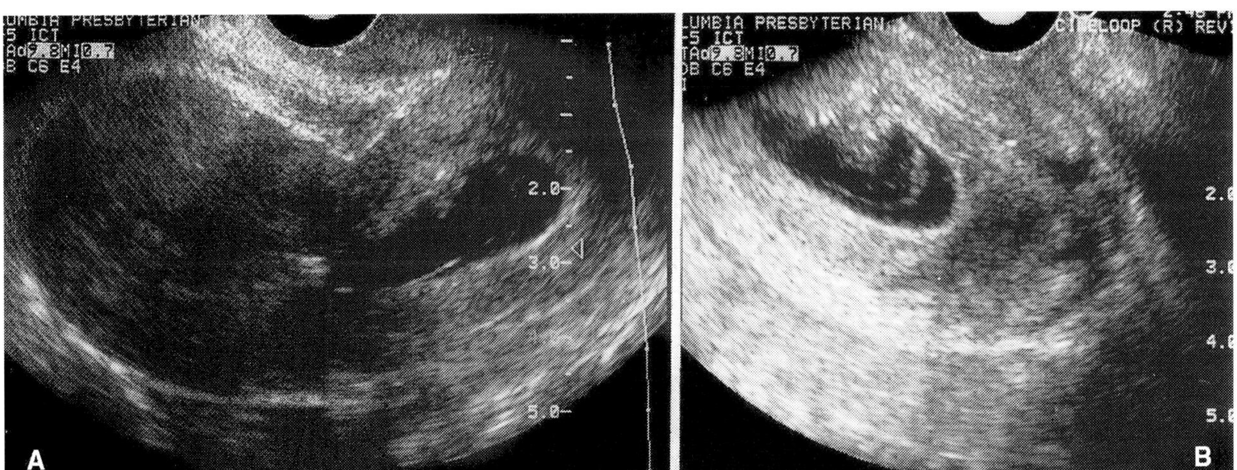

Fig. 15-5. Gravidez cervical. **(A)** A visão de uma gravidez cervical, à medida que ela aparece, usando a ultra-sonografia transvaginal. A gravidez está localizada abaixo do orifício interno. Nesta visão sagital do colo aparece com formato de barril. **(B)** Corte transversal da mesma gravidez cervical após a punção.

Há dois métodos básicos para a aspiração ou drenagem do líquido pélvico usando a orientação transvaginal ultra-sonográfica. A primeira técnica e a mais simples é a mera aspiração dos conteúdos. A extração da agulha ao final da aspiração completa o procedimento. A segunda modalidade é a aspiração inicial do líquido pélvico acompanhada pela colocação de um cateter plástico que será deixado no local por vários dias a fim de assegurar uma drenagem contínua. Isso é particularmente útil no tratamento de abscessos pélvicos. Os abscessos são primeiramente drenados usando-se uma agulha de calibre 14, depois, um fio-guia é introduzido através da agulha. Depois de deixar o fio no lugar, a agulha é extraída. Um cateter plástico com múltiplas perfurações é, então, deslizado sobre o fio-guia. Por fim, o fio-guia é puxado e o cateter pélvico é fixado à coxa. Normalmente, dois a quatro dias após o procedimento, faz-se nova varredura na paciente e o tubo é extraído se não houver mais drenagem de líquido ou não aparecer nenhum líquido pélvico na varredura.

Nosso grupo realizou 27 procedimentos de drenagem: três inserções com agulha simples e drenagem das coleções pélvicas inflamatórias, cinco drenagens para colocação de cateteres para a retirada de abscessos pélvicos resultantes de processos inflamatórios, uma evacuação de um hematoma pélvico pós-operatório e 18 aspirações de cistos pélvicos pós-operatórios de inclusão peritoneal. Seis, dos doze cistos de inclusão, voltaram a crescer, mas atingiram tamanhos bem menores e tornaram-se assintomáticos. As pacientes com colocação de cateteres para drenagem receberam alta em cinco a nove dias sem necessidade de tratamento adicional depois que a varredura de acompanhamento confirmou a eficácia do procedimento. Não foram observadas complicações. Em duas pacientes, o sítio de punção teve de ser alargado com uma lâmina cirúrgica de calibre 1, na hora do procedimento, para acomodar o cateter.

A drenagem das coleções de líquido pélvico de qualquer etiologia é um procedimento tecnicamente fácil, com pouca morbidez e alta tolerância por parte da paciente. Se nenhum cateter for deixado no local, este procedimento pode ser realizado no consultório ou na sala de emergência.

CULDOCENTESE DIAGNÓSTICA

Antes do advento da ultra-sonografia, a culdocentese era considerada o teste diagnóstico "padrão ouro" para a identificação da rotura de uma gravidez ectópica. Embora a ultra-sonografia transabdominal aumentasse um pouco a taxa sonográfica de um diagnóstico correto, a culdocentese continuou a ter um papel-chave no diagnóstico da gravidez tubária até o início dos anos 80. Atualmente, com a crescente disponibilidade da ultra-sonografia transvaginal e sua alta sensibilidade para visualizar o fundo de saco e todos os líquidos que ele possa conter, as indicações para se realizar uma culdocentese diagnóstica tem diminuído significativamente. Atualmente, em muitas instituições, as indicações para se realizar uma culdocentese estão mudando, e seu uso no diagnóstico do rompimento de uma gravidez ectópica está declinando rapidamente. Nosso grupo realiza culdocentese principalmente como uma modalidade terapêutica para a drenagem de coleções de líquido pélvico, como os cistos de inclusão peritoneal e o processo inflamatório resultando em formação de abscesso, conforme mencionado na seção anterior.

Há várias limitações no valor diagnóstico da culdocentese no exame das gravidezes ectópicas. Em um estudo recente, Vermesh et al.[65] concluíram que a culdocentese é um procedimento invasivo e doloroso, com muito pouco valor no cenário clínico, ao passo que a ultra-sonografia transvaginal e o teste de gravidez rápido estão disponíveis. As pacientes nas quais a gestação ectópica não pôde ser descartada através da ultra-sonografia e do teste de gravidez provavelmente são mais bem tratadas com a laparoscopia em vez da culdocentese. Então é fácil de entender por que a ultra-sonografia transvaginal consegue detectar rapidamente as menores quantidades de líquido pélvico e até, às vezes, distinguir entre conteúdos pélvicos completamente sonolucentes (líquido pélvico normal) e substância particulada contendo líquido (sangue ou pus) na pelve. No cenário clínico correto, o líquido contendo substância particulada sugere fortemente a presença de sangue.

Se ainda houver necessidade de se realizar uma análise direta do líquido pélvico, o uso de uma punção transvaginal orientada ultra-sonograficamente é fortemente sugerido. Isso possibilita uma colocação precisa da agulha, assim como evita punções secas ou inserções de agulhas dentro de estruturas como vasos sangüíneos dilatados inadvertidamente.

A técnica de culdocentese usando ultra-sonografia transvaginal é realizada sob a orientação ultra-sonográfica em tempo real, contrastando com a técnica mais usual; classicamente, a culdocentese tem sido realizada às cegas. Um guia de agulha ou o DPA pode ser usado para otimizar a colocação da agulha. A culdocentese orientada pela ultra-sonografia transvaginal é similar à técnica descrita para a drenagem do líquido pélvico. As diferenças importantes entre a técnica tradicional (cega) e a culdocentese orientada pela ultra-sonografia transvaginal são: não há necessidade de se colocar um tenáculo, pois a agulha é introduzida com orientação da ultra-sonografia em tempo real; a bolsa de líquido presente pode ser removida (isso é importante se a indicação para culdocentese foi a drenagem de um cisto de inclusão peritoneal).

Os avanços recentes nas modalidades de diagnóstico e de tratamento requerem a reavaliação da importância do papel de um procedimento cego e geralmente doloroso como a culdocentese. As técnicas não-invasivas, como um rápido teste de β-hCG ou uma ultra-sonografia transvaginal, têm contribuído para um diagnóstico rápido e preciso, sem o uso da culdocentese. Recentemente, a laparoscopia tem sido amplamente incorporada ao armamentário diagnóstico e terapêutico no tratamento da gravidez ectópica.[66,67]

No Columbia Presbyterian Medical Center, realizamos apenas nove culdocenteses com a orientação sonográfica transvaginal. Todas elas foram realizadas ou para excluir conteúdos purulentos do fundo de saco ou para exame citológico de ascite. Uma punção foi realizada em uma paciente pós-menopausada com adenocarcinoma ovariano no estágio III conhecido e completamente tratado. Embora a paciente não apresentasse nenhum sinal clínico de recorrência, um exame ultra-sonográfico transvaginal revelou uma pequena coleção complexa no fundo de saco, próxima ao ápice da abóbada vaginal (Fig. 15-6). Uma punção da coleção orientada pela ultra-sonografia transvaginal revelou células malignas na citologia e uma quimioterapia adicional foi instituída para tratar a recorrência da paciente.

É justo admitir que a presença de uma pessoa suficientemente treinada em ultra-sonografia transvaginal e uma sonda vaginal à disposição para os casos mencionados acima irão diminuir ou talvez eliminar a necessidade de uma culdocentese diagnóstica. Também é importante equipar todas as salas de emergência com equipamentos de ultra-som com sonda transvaginal porque a maioria das culdocenteses são realizadas nesses locais.

REDUÇÃO DA GRAVIDEZ MULTIFETAL

A redução da gravidez multifetal (RGMF) é um procedimento de punção que não pertence ao domínio de todo ginecologista obstetra. O procedimento é rapidamente discutido aqui para dar ao leitor interessado algumas informações gerais. As referências são fornecidas para facilitar uma leitura adicional.

Durante os últimos 10 anos, o uso crescente de drogas que induzem a ovulação, assim como o número crescente de programas usando tecnologias reprodutivas, tem resultado em um número incomum de gravidezes multifetais. É lógico admitir, e também tem sido provado, que à medida que o número de fetos em qualquer gravidez aumenta, também aumenta o risco de complicações durante a gravidez. A probabilidade de se chegar a uma gravidez a termo com

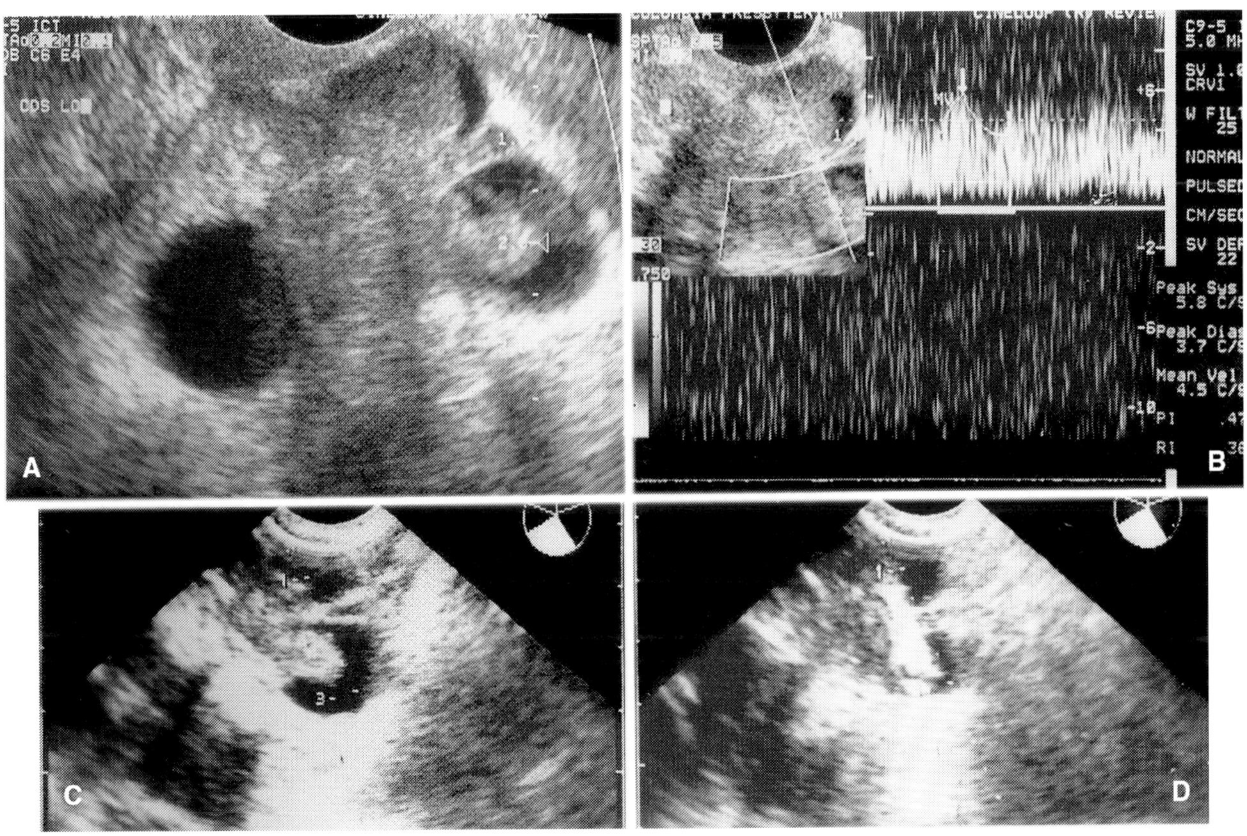

Fig. 15-6. Drenagem de coleção pélvica. **(A)** Visão ultra-sonográfica transvaginal de coleção complexa em uma paciente com uma história de câncer ovariano completamente tratado. **(B)** O estudo de Doppler colorido revela um alto fluxo diastólico com baixo índice de pulsatilidade (IP) e índice de resistência (IR). **(C)** O guia de agulha está superposto na tela do monitor à área da coleção que será retirada por punção. **(D)** A agulha é vista dentro da coleção pélvica e o líquido é aspirado e enviado para análise citológica.

neonatos saudáveis é inversamente proporcional ao número de fetos.[68-74]

Depois que a ultra-sonografia foi introduzida para visualizar e avaliar a gravidez precoce, o conceito de "reduzir" o número de fetos *in utero* a um número menor desejado ficou prestes a ser implementado. O procedimento de sucção orientado pelo ultra-som transcervical foi introduzido para reduzir, de forma seletiva, o número de gestações multifetais.[70] A técnica orientada pelo ultra-som transabdominal foi apresentada pela primeira vez por médicos franceses[75,76] e adotada pelos demais.[77-84] Com o desenvolvimento do uso da ultra-sonografia transvaginal na orientação da aspiração do ovo para a FIV e para a transferência do embrião, as técnicas foram testadas e aplicadas com sucesso em procedimentos de redução multifetal.[5,6,9,85-89]

Em resumo, a técnica para a RGMF é a seguinte: após uma detalhada sessão de aconselhamento, é realizado o procedimento de mapeamento "de linha de referência" dos sacos coriônicos antes da punção. A área dos batimentos cardíacos do feto alvo é procurada (Fig. 15-7) e, depois que a extremidade da agulha é colocada, injeta-se 0,5 a 1 ml de 2 mEq/ml de solução de KCl através da agulha para fazer o coração parar. O batimento cardíaco para cada feto injetado é observado durante 5 a 10 minutos para confirmar a cessação. As pacientes fazem uma nova varredura três horas depois e uma semana após o procedimento, para fins de acompanhamento.

Um estudo em conjunto avaliando a maioria das bases de dados de alguns dos maiores centros do mundo avaliou as possíveis diferenças na eficácia e nas taxas de complicações através da RGMF transabdominal ou transcervical e transvaginal.[90] Foram combinados os dados dos maiores centros de mais de 1.000 gravidezes completas submetidas à RGMF por ambos os métodos com a mais alta experiência mundial. A RGMF transabdominal foi realizada em 846 pacientes e a transvaginal em 238 pacientes. As perdas de gravidez (até 24 semanas) foram observadas em 13,1% dos casos transcervicais/transvaginais, com 16,2% dos casos transabdominais no início das séries e 8,8% dos casos transabdominais tardios. A redução transcervical/transvaginal parecia mais segura bem no início da gestação, e a transabdominal mais segura no final do primeiro trimestre. Os partos prematuros eram comparáveis (cerca de 5%). A conclusão deste trabalho em conjunto foi que as reduções multifetais por ambos os métodos são relativamente seguras e eficazes para aumentar o resultado na RGMF. Mais de 84% nasceram com 33 semanas ou mais. A experiência e a preferência do operador são, provavelmente, os determinantes-chave para uma paciente. Uma relação inversa ao número inicial e final das taxas de perda e da idade gestacional no parto sugere que ainda há um custo de gravidezes multifetais iatrogênicas mesmo que a RGMF possa ser realizada com sucesso.

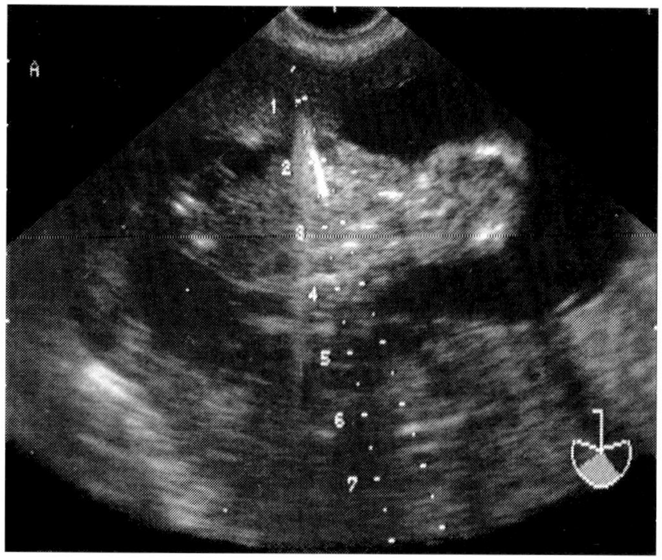

Fig. 15-7. Redução de gravidez multifetal. A agulha inserida está colocada na área do coração fetal.

Algumas das vantagens e desvantagens da via vaginal podem ser resumidas. A *vantagem* da redução fetal transvaginal em relação à transabdominal é que o caminho da agulha é mais curto; ela pode ser realizada no início da gestação; a imagem é muito mais clara e, portanto, pode ser conduzida uma avaliação estrutural limitada, porém, significativa; uma agulha calibradora pode ser usada; e, com seis ou sete semanas, pode ser usada uma abordagem um pouco diferente (a técnica de aspiração). A *desvantagem* da redução fetal transvaginal é que, na idade gestacional mais precoce, ainda não está estabelecido o número final de fetos. Contudo, parece haver uma perda de gravidez muito baixa depois que os batimentos cardíacos são estabelecidos.[74]

Para concluir, a RGMF é um procedimento clínico seguro que pode ser oferecido à mulher gestante com uma alta ordem (número) de fetos. O procedimento pode ser realizado tanto transabdominalmente como transvaginalmente, no final do primeiro ou logo no início do segundo trimestre. Nosso grupo tem avaliado a praticabilidade da RGMF transvaginal e a nossa conclusão é que o procedimento apresenta taxas consideráveis de sucesso e se compara favoravelmente com a RGMF realizada transabdominalmente. Esperamos que se o número de embriões transferidos de volta para a cavidade uterina nos programas de FIV for limitado (pelo uso crescente de preservação de embriões) e a administração do hormônio intensificador da ovulação for mais rigidamente controlado, então a necessidade para a RGMF irá diminuir bastante.

AMNIOCENTESE PRECOCE E AMOSTRAGEM DA VILOSIDADE CORIÔNICA

A amniocentese precoce é um procedimento de punção no qual o líquido amniótico é aspirado, usando-se uma agulha orientada transvaginalmente, antes da idade gestacional de 14 a 18 semanas, na qual, geralmente, é realizada. Shalev et al.[91] relataram que realizaram este procedimento com 9 a 10 semanas. A amniocentese pode ser realizada logo com 8 a 9 semanas de gestação, e as culturas bem sucedidas, dependentes do número de células vivas no líquido, parecem ser iguais às culturas bem sucedidas no momento da amniocentese habitual, realizada com 16 a 18 semanas.[92] Isso é descoberto apesar do volume inferior de líquido amniótico e do número inferior de células nas gravidezes precoces.[93] A cariotipagem precoce fornece à paciente informações em um momento em que a gravidez ainda não é óbvia e, se ocorrer o término da gravidez, possibilita um procedimento mais simples que no segundo trimestre. Todas essas razões despertaram o interesse pelo desenvolvimento da amniocentese.[91,94-97]

Conforme mencionado anteriormente, um dos problemas na realização das amniocenteses precoces, que eram todas realizadas transabdominalmente, é a quantidade relativamente pequena de líquido amniótico obtida e, como resultado, o pequeno número de células que podem ser mantidas em cultura.[93] Na esperança de melhorar essa limitação, técnicas incluindo a filtração de âmnio e a nova injeção do líquido amniótico de volta à cavidade amniótica foram tentadas para capturar um número maior de células para análise.[98-100] Como a amniocentese tem despertado um interesse maior atualmente, é natural que alguns pesquisadores avaliem a técnica realizada sob orientação ultra-sonográfica transvaginal. É notório que a imagem ultra-sonográfica transvaginal do saco amniótico e do feto é superior, nessas idades gestacionais iniciais, às das ultra-sonografia transabdominal. Há falta de informação disponível sobre a amniocentese transvaginal. Campbell et al.[101-105] relataram primeiro 38 e depois 94 mulheres nas quais foi realizada a amniocentese orientada pelo ultra-som transvaginal entre 8 e 12 semanas antes do término programado da gravidez. Não podemos extrair deste estudo os efeitos a longo prazo ou as taxas de complicações decorrentes do procedimento.

É evidente que a amniocentese orientada transvaginalmente durante o final do primeiro trimestre é tecnicamente possível e que a produção de cultura é adequada, intensificando-se o número de células com as técnicas de filtração. Contudo, é preciso que haja mais informação sobre os efeitos a longo prazo e as taxas de complicação deste procedimento realizado transvaginalmente.

Ghirardini et al.[106] sugeriram primeiro a possibilidade de se orientar uma agulha através do fórnice vaginal dentro do tecido coriônico sob orientação sonográfica vaginal. Em um artigo mais recente,[107] os mesmos autores relataram a técnica e seus resultados em 15 biópsias coriônicas transmurais orientadas pela ultra-sonografia transvaginal. Em todos os 15 casos, o material coriônico foi obtido com sucesso. A partir desse trabalho pioneiro, o procedimento não tem recebido uma resposta entusiástica na comunidade clínica e nem relatórios de acompanhamento têm sido encontrados na literatura. As limitações da técnica e as recentes preocupações concernentes às complicações fetais e as anormalidades nos membros colocaram um fim ao trabalho experimental nesta área.

RESUMO

Neste capítulo são descritos, avaliados e resumidos os procedimentos de punção realizados transvaginalmente. As vantagens de tais procedimentos incluem sua realização sob constante imagem em tempo real, a taxa muito baixa de complicações relacionada ao procedimento e a simplicidade técnica de muitos dos procedimentos ambulatoriais. Esta experiência estimula a consideração desta modalidade de tratamento em casos avaliados individualmente. Alguns deles podem ser realizados no consultório ou em salas de emergência, outros em hospitais, apenas sob protocolos cuidadosamente monitorados.

Nosso grupo considera indispensável o dispositivo de punção automatizado descrito anteriormente: a extrema precisão e a alta tolerância da paciente têm revolucionado nossa habilidade em cuidar melhor de nossas pacientes que necessitam desses procedimentos.

REFERÊNCIAS BIBLIOGRÁFICAS

1. Smith EH, Bartrum RJ Jr: Ultrasonically guided percutaneous aspiration of abscesses. AJR 1974; 122:308-312
2. Gerzof SG, Johnson WC, Robbins AH, Nasbeth DC: Expanded criteria for percutaneous abscess drainage. Arch Surg 1985; 120:227-232
3. Kemeter P, Feichtinger W: Transvaginal oocyte retrieval using a transvaginal sector-scan probe combined with an automated puncture device. Hum Reprod 1986; 1:21-24
4. Timor-Tritsch IE, Baxi L, Peisner DB: Transvaginal salpingocentesis: a new technique for treating ectopic pregnancy. Am J Obstet Gynecol 1989; 160:459-461
5. Timor-Tritsch IE, Peisner DB, Monteagudo A: Puncture procedures utilizing transvaginal ultrasonic guidance. Ultrasound Obstet Gynecol 1991; 1:144-150
6. Timor-Tritsch IE, Peisner DB, Monteagudo A et al: Multifetal pregnancy reduction by transvaginal puncture: evaluation of the technique used in 134 cases. Am J Obstet Gynecol 1993; 168:799-804
7. Timor-Tritsch IE, Monteagudo A, Matera C, Veit CR: Sonographic evolution of cornual pregnancies treated without surgery. Obstet Gynecol 1992; 79:1044-1049
8. Timor-Tritsch IE, Monteagudo A, Mandeville EO et al: Successful management of viable cervical pregnancy by local injection of methotrexate guided by transvaginal sonography. Am J Obstet Gynecol 1994; 170:737-739
9. Timor-Tritsch IE, Monteagudo A, Peisner DB: Puncture procedures using the transvaginal probe in obstetrics and gynecology. Ultrasound Q 1993; 11:41-57

10. Lenz S, Lauritsen JG: Ultrasonically guided percutaneous aspiration of human follicles under local anesthesia: a new method of collecting oocytes in in-vitro fertilization. Fertil Steril 1983; 38:673-677
11. Lenz S, Lauritsen JG, Kjellow M: Collection of human oocytes for in vitro ferilization by ultrasonically guided follicular puncture. Lancet 1981; 1:1163-1164
12. Wikland M, Milsson L, Hansson R et al: Collection of human oocytes by the use of sonography. Fertil Steril 1983; 39:603-608
13. Parson J, Booker M, Goswamy R et al: Oocyte retrieval for in vitro fertilization by ultrasonically guided needle aspiration via the urethra. Lancet 1985; 1:1076-1077
14. Dellenbach P, Nisand I, Moreau L et al: Transvaginal sonographically controlled ovarian follicle puncture for egg retrieval. Lancet 1984; 1:1467
15. Gleicher N, Friberg J, Fullan N et al: Egg retrieval for in vitro fertilization by sonographically controlled vaginal culdocentesis. Lancet 1983; 2:508-509
16. Schwimmer SR, Marik J, Lebovic J: Percutaneous ovarian cyst aspiration using continuous transvaginal ultrasonographic monitoring. J Ultrasound Med 1985; 4:259
17. Fornage BD, O'Keeffe F: Ultrasound-guided transvaginal biopsy of malignant cystic pelvic mass. J Ultrasound Med 1990; 9:53-55
18. Granberg S, Crona N, Enk L et al: Ultrasound-guided puncture of cystic tumors in the lower pelvis of young women. J Clin Ultrasound 1989; 17:107
19. Ron-El H, Herman A, Weinraub Z et al: Clear ovarian cyst aspiration guided by vaginal ultrasonography. Eur J Obstet Gynecol Reprod Biol 1991; 42:43-47
20. Buckley CH: Is needle aspiration of ovarian cyst adequate for diagnosis? Br J Obstet Gynaecol 1989; 96:1021-1023
21. Weinraub Z, Avrech O, Fuchs C et al: Transvaginal aspiration of ovarian cysts: prognosis based on outcome over a 12-month period. J Ultrasound Med 1994; 13:275
22. Bret PM, Guibaud L, Atri M et al: Transvaginal US-guided aspiration of ovarian cysts and solid pelvic masses. Radiology 1992; 185:377
23. Bret PM, Atri M, Guibaud L et al: Ovarian cysts in postmenopausal women: preliminary results with transvaginal alcohol sclerosis. Radiology 1992; 184:661
24. Aboulghar M, Mansour R, Serour G: Ovarian cysts during pregnancy: the role of ultrasonically guided transvaginal aspiration Ultrasound Obstet Gynecol 1992; 2:349-351
25. Yee H, Greenebaum E, Lerner JP et al: Transvaginal sonographic characterization combined with cytologic evaluation in the diagnosis of ovarian and adnexal cysts. Diagn Cytopathol 1994; 10:107-112
26. Sassone AM, Timor-Tritsch IE, Artner A et al: Transvaginal sonographic characterization of ovarian disease: evaluation of a new scoring system to predict ovarian malignancy. Obstet Gynecol 1991; 78:70-76
27. Trimbos JB, Hacker NF: The case against aspirational ovarian cysts. Cancer 1993; 72:828-831
28. De Crespigny LCH, Robinson HP, Davoren RAM, Fortuen D: The "simple" ovarian cyst: aspirate or operate? Br J Obstet Gynaecol 1989; 96:1035-1039
29. Aboulghar MA, Mansour RT, Serour GI, Rizk B: Ultrasonic transvaginal aspiration of endometriotic cysts: an optional line of treatment in selected cases of endometriosis. Hum Reprod 1991; 6:1408-1410
30. Thatcher SS, Jones S, De Cherney AH: Ovarian cysts decrease the success of controlled ovarian stimulation and in vitro fertilization. Fertil Steril 1989; 52:812-816
31. Nosher JL, Wichman HK, Needell GS: Transvaginal pelvic abscess drainage with US guidance. Radiology 1987; 165: 872-873
32. Levine DL, Gosink BB, Wolf SI et al: Simple adnexal cysts: the natural history in postmenopausal women. Radiology 1992; 18:653-659
33. Goldstein S: Conservative management of small postmenopausal cystic masses. Clin Obstet Gynecol 1993; 36:395-401
34. Pansky M, Golan A, Bukovsky I, Caspi E: Nonsurgical management of tubal pregnancy: necessity in view of the changing clinical appearance. Am J Obstet Gynceol 1991; 164:888-895
35. Kooi S, Kock HCLV: A review of the literature on nonsurgical treatment in tubal pregnancies. Obstet Gynecol Surv 1992; 47:739-749
36. Rottem S, Thaler I, Timor-Tritsch IE: Classification of tubal gestations by transvaginal sonography. Ultrasound Obstet Gynecol 1991; 1:197-201
37. Feichtinger W, Kemeter P: Conservative treatment of ectopic pregnancy by transvaginal aspiration under sonographic control and methotrexate injection. Lancet 1987; 1:381
38. Feichtinger W, Kemeter P: Treatment of unruptured ectopic pregnancy by needling of sac and injection methotrexate or PG E2 under transvaginal sonography control: report of 10 cases. Arch Gynecol Obstet 1989; 246:85-89
39. Robertson DE, Smith W, Moye MAH: Reduction of ectopic pregnancy by injection under ultrasound control. Lancet 1987; 1:974-975
40. Robertson DE, Smith W, Craft I: Reduction of ectopic pregnancy by ultrasound methods. Lancet 1987; 2:1524-1525
41. Leeton J, Davison G: Non-surgical management of unruptured tubal pregnancy with intra-amniotic methotrexate: preliminary report of two cases. Fertil Steril 1988; 50:167-169
42. Ribic Paucelij M, Novak-Antolic Z, Urhovec I: Treatment *of* ectopic pregnancy with prostaglandin E2. Clin Obstet Gyne col 1989; 16:106-109
43. Menard A, Crequat J, Mandelbrot L et al: Treatment of unruptured tubal pregnancy by local injection of methotrexate under transvaginal sonographic control. Fertil Steril 1990; 54:47-50
44. Aboulghar MA, Mansour RT, Serour GI: Transvaginal injection of potassium chloride and methotrexate for the treatment of tubal pregnancy with a live fetus. Hum Reprod 1990; 5(7):887-888
45. Fernandez H, Baton C, Lelaidier C, Frydman R: Conservative management of ectopic pregnancy: prospective randomized clinical trial of methotrexate versus prostaglandin sulpostrone by combined transvaginal and systemic administration. Fertil Steril 1991; 55:746
46. Tulandi T, Bret PM, Atri M, Senterman M: Treatment of ectopic pregnancy by transvaginal intratubal methotrexate administration. Obstet Gynecol 1991 77:627-643
47. Popp LW, Mettler L, Weisner H et al: Ectopic pregnancy treatment using pelvicscopic or vaginosonographically guided intrachorionic injection of methotrexate. Ultrasound Obstet Gynecol 1991; 1:136-143
48. Shalev E, Zalel Y, Bustan M, Weiner E: Ectopic pregnancy: sonographically guided transvaginal reduction. Ultrasound Obstet Gynecol 1991; 1:127-131.
49. Venezia R, Zangara C, Comparetto G, Cittadini E: Conservative treatment of ectopic pregnancies using a single echoguided injection of methotrexate into a gestational sac. Ultrasound Obstet Gynecol 1991; 1:132-135
50. Jehng CH, Ng KY, Jou HJ et al: Successful treatment of two viable tubal pregnancies by two-step local injection. J Formos Med Assoc 1992; 91:823-827

51. Atri M, Bret PM, Tulandi T, Senterman MK: Ectopic pregnancy: evolution after treatment with transvaginal methotrexate. Radiology 1992; 185:749-753
52. Bider D, Oelsner G, Admon D et al: Unsuccessful methotrexate treatment of a tubal pregnancy with a live embryo. Eur J Obstet Gynecol Reprod Med 1992; 46:154-157
53. Caspi B, Barash A, Friedman A et al: Aspiration of ectopic pregnancy under guidance of vaginal ultrasonography. Eur J Obstet Gynecol Reprod Biol 1992; 46:51-52
54. Carson SA, Buster JE: Ectopic pregnancy. N Engl J Med 1993; 329:1174-1181
55. Thompson JD, Rock JA (eds): Te Linde's Operative Gynecology. JB Lippincott, Philadelphia, 1992
56. de Boer CN, van Dongen PWJ, Willemsen WNP, Klapwijk CWDA: Ultrasound diagnosis of interstitial pregnancy. Eur J Obstet Gynecol Reprod Biol 1992; 47:164-166.
57. Ackerman TE, Levi CS, Dashefsky SM et al: Interstitial line: sonographic finding in interstitial (cornual) ectopic pregnancy. Radiology 1993; 189:83-87.
58. Zalel Y, Caspi B, Insler, V: Expectant management of interstitial pregnancy. Ultrasound Obstet Gynecol 1994; 4: 238-240.
59. Karsdorp VH, Van-der-Veen F, Schats R et al: Successful treatment with methotrexate of five vital interstitial pregnancies. Hum Reprod 1992; 7:1164-1169
60. Yankowitz J, Leake J, Huggins G et al: Cervical ectopic pregnancy: review of the literature and report of a case treated by single-dose methotrexate therapy. Obstet Gynecol Surv 1990; 45:405-414
61. Frate MC, Benson CB, Doubilet PM et al: The sonographic diagnosis and nonsurgical treatment of cervical ectopic pregnancy, abstracted. J Ultrasound Med 1994; 13:S:1-S:86
62. Centini G, Rosignoli L, Severi F: A case of cervical pregnancy. Am J Obstet Gynecol 1994; 171:272-273
63. McArdle CR, Simon L, Kiejna C: Vaginal drainage of posthysterectomy abscess under direct ultrasonic guidance. Obstet Gynecol 1984; 63:908
64. Nosher JL, Winchman HK, Needell GS: Transvaginal pelvic abscess drainage with ultrasound guidance. Radiology 1987; 165:872-873
65. Vermesh M, Graczykowski JW, Sauer MV: Reevaluation of the culdocentesis in the management of ectopic pregnancy. Am J Obstet Gynecol 1990; 162(2):411-413
66. Cunningham FG, McDonald PC, Gant NF (eds): Williams Obstetrics. 18th Ed. Appleton & Lange, E Norwalk, CT, 1989
67. Pouly JL, Mahnes H, Mage G et al: Conservative laparoscopic treatment of 321 ectopic pregnancies. Fertil Steril 1986; 46:1093-1097
68. Walker EM, Patel NB: Mortality and morbidity in infants born between 20 and 28 weeks gestation. Br J Obstet Gynaecol 1987; 94:560-674
69. Caspi E, Ronen J, Schreyer P, Goldberg MD: The outcome of pregnancy after gonadotropin therapy. Br J Obstet Gynaecol 1976; 83:967
70. Syrop CH, Varner MW: Triplet gestation: maternal and neonatal implication. Acta Genet Med Gemellol (Roma) 1985; 34:81-88
71. Botting BJ, Davies IM, Macfarlane AJ: Recent trends in the incidence of multiple births and associated mortality. Arch Dis Child 1987; 62:941-950
72. McKeown T, Record RG: Observations on foetal growth in multiple pregnancy in man. J Endocrinol 1982; 5:387
73. Levine MI: Grand multiple pregnancies and demand for neonatal intensive care. Lancet 1986; 2:347
74. Gonen R, Heyman E, Asztalos EV et al: The outcome of triplet, quadruplet and quintuplet pregnancies managed in a perinatal unit. Obstetric, neonatal and follow-up data. Am J Obstet Gynecol 1990; 162:454
75. Dumez Y, Oury JF: Method for first trimester selective abortion in multiple pregnancy. Contrib Gynecol Obstet 1986; 15:50-53
76. Bessis R, Milanese C, Frydman R: Preventive partial termination in multiple pregnancy. p. 174. In Proceedings of The Fetus as a Patient — Diagnosis and Therapy. The Second International Symposium, Jerusalem, Israel, May 26-31, 1985. Jerusalem: Kenes, 1985:174
77. Vrigens R, Beckhuizen W, Rombant R: Selective interruption of multiple pregnancy by ultrasonographic guidance. p. 271. In Proceedings of the World Congress of the World Federation of Ultrasound in Medicine and Biology, Sydney, Australia, 1985
78. Birnholz JC, Dmowski WP, Binor Z, Radwanska E: Selective continuation in gonadotropin-induced multiple pregnancy. Fertil Steril 1987; 48:873
79. Brandes JM, Itskovitz J, Timor-Tritsch IE et al: Reduction of the number of embryos in multiple pregnancy. Fertil Steril 1987; 48:326-327
80. Berkowitz RL, Lynch L, Chitkara U et al: Selective reduction of multifetal pregnancies in the first trimester. N Engl J Med 1988; 318:1042-1047
81. Evans MI, Fletcher JH, Zador IE et al: Selective first-trimester termination in octuplet and quadruplet pregnancies: clinical and ethical issues. Obstet Gynecol 1988; 71:289-296
82. Farquharson DF, Wittmann BK, Hansmann M et al: Management of quintuplet pregnancy by selective embryocide. Am J Obstet Gynecol 1988; 158:413-416
83. Tabsh KMA: Transabdominal multifetal pregnancy reduction: report of 40 cases. Obstet Gynecol 1990; 74:739-741
84. Lynch L, Berkowitz RL, Chitkara U, Alvarez M: First trimester transabdominal multifetal pregnancy reduction: a report of 85 cases. Obstet Gynecol 1990; 75:735-738
85. Itskovitz J, Boldes R, Thaler I et al: Transvaginal ultrasonography-guided aspiration of gestational sacs for selective abortion in multiple pregnancy. Am J Obstet Gynecol 1989; 160:215-217
86. Itskovitz J, Boldes R, Thaler I et al: First trimester selective reduction in multiple pregnancy guided by transvaginal sonography. J Clin Ultrasound 1990; 18:323-327
87. Shalev E, Frenkel Y, Goldenberg M, Shalev E: Selective reduction in multiple gestations: pregnancy outcome after transvaginal and transabdominal needle-guided procedures. Fertil Steril 1989; 52:416-420
88. Gonen Y, Blankier J, Casper RF: Transvaginal ultrasound in selective embryo reduction for multiple pregnancy. Obstet Gynecol 1990; 75:720-722
89. Monteagudo A, Timor-Tritsch IE: Transvaginal multifetal pregnancy reduction: which? when? how many? Ann Med 1993; 25:275-278
90. Evans MI, Dommergues M, Timor-Tritsch IE et al: Transabdominal versus transcervical and transvaginal multifetal pregnancy reduction: international collaborative experience of more than one thousand cases. Am J Obstet Gynecol 1994; 170:902-909
91. Shalev E et al: First trimester transvaginal amniocentesis for genetic evaluation of multiple gestation. Prenat Diagn 1990; 10(5):344-345
92. Byme DL, Azar G, Nicolaides KH: Why cell culture is successful after early amniocentesis. Fetal Diagn Ther 1991
93. Nelson MM: Amniotic fluid volume in early pregnancy. J Obstet Gynaecol Br Cwlth 1972; 70:50-53
94. Nevin J, Nevin NC, Dornan JC et al: Early amniocentesis: experience of 222 consecutive patients 1987-1988. Prenat Diagn 1990; 10:79-83

95. Hanson W, Zorn EM, Tennant FR et al: Amniocentesis before 15 weeks' gestation: outcome risks and technical problems. Am J Obstet Gynecol 1987; 156:1524

96. Rooney DE, MacLachlan N, Smith J et al: Early amniocentesis: a cytogenetic evaluation. BMJ 1989; 299:24

97. Elejalde BR, Elejalde MM, Acuna MJ et al: Prospective study of amniocentesis performed between week 9 and 16 of gestation: its feasability, risks, complications and use in early genetic prenatal diagnosis. Am J Med Genet 1990; 35:188-196

98. Sundberg K, Smidt-Jensen S, Philip J: Amniocentesis with increased cell yield, obtained by filtration and reinjection of the amniotic fluid. Ultrasound Obstet Gynecol 1991; 1:91-94.

99. Byrne DL, Marks K, Azar G, Nicolaides KH: Randomized study of early amniocentesis versus chorion villus sampling: technical and cytogenetic comparison of 650 patients. Ultrasound Obstet Gynecol 1991; 1:235-240

100. Byrne DL, Marks K, Braude PR, Nicolaides KH: Amniofiltration in the first trimester: feasability, technical aspects and cytological outcome. Ultrasound Obstet Gynecol 1991; 1:320-324

101. Campbell J, Cass P, Wathen N et al: First-trimester amniotic fluid and extraembryonic coelomic fluid acetylcholinesterase electrophoresis. Prenat Diagn 1992; 12:609-612

102. Wathen NC, Cass PL, Campbell DJ et al: Alpha-fetoprotein levels and yolk sac size in the first trimester of pregnancy. Prenat Diagn 1992; 12:649-652

103. Campbell J, Mainwaring-Burton R, Wathen N et al: Microvillar enzyme activity in amniotic fluid, extraembryonic coelomic fluid and maternal serum in the first trimester of pregnancy. Eur J Obstet Gynecol Reprod Biol 1992; 45:169-172

104. Campbell J, Wathen N, Lewis M et al: Erythroproitein levels in amniotic fluid and extraembryonic coelomic fluid in the first trimester of pregnancy. Br J Obstet Gynaecol 1992; 99: 974-976

105. Campbell J, Wathen N, Macintosh M et al: Biochemical composition of amniotic fluid and extraembryonic coelomic fluid in the first trimester of pregnancy. Br J Obstet Gynaecol 1992; 99:563-565

106. Ghirardini G, Popp LW, Camurri L, Stoeckenius M: Vaginosonographic guided chorionic villi biopsy (transvaginal chorionic villi sampling). Eur J Obstet Gynecol Reprod Biol 1986; 23:315-319

107. Popp LW, Girardini A: The role of transvaginal sonography in chorionic villi sampling. J Clin Ultrasound 1990; 18:315-322

16

ULTRA-SOM COM DOPPLER COLORIDO

ILAN E. TIMOR-TRITSCH

Após a introdução da apresentação visual colorida de alvos móveis, como o fluxo sangüíneo, o uso do Doppler colorido está aumentado mesmo antes de se acharem disponíveis todas as informações necessárias a respeito do seu uso clínico. O lugar definitivo da ultra-sonografia com Doppler colorido à disposição de clínicos que lidam com problemas obstétricos e ginecológicos em hospitais e em consultórios particulares ainda precisa ser estabelecido.

Neste capítulo, o conhecimento disponível, baseado na literatura disponível, é levado ao leitor interessado. As opiniões pessoais são mínimas durante toda a apresentação; entretanto, no final, na seção de conclusões, essas visões, baseadas na experiência, juntamente com o material publicado, são expressadas.

FUNDAMENTOS

É interessante, e talvez até mesmo importante, colocar a evolução técnica dos exames de fluxo codificado em cores numa perspectiva histórica. O caminho para se chegar à atual precisão da ultra-sonografia de Doppler colorido é relativamente curto. Em 1959, Satomura[1] relatou o uso de desvios da freqüência Doppler para se detectar o fluxo vascular. Esta tecnologia foi aplicada na obstetrícia somente por volta do final dos anos 70, por Fitzgerald e Drumm[2] e McCallum et al.[3] Quase 10 anos depois, em 1988, Taylor et al[4] descreveram a velocidade do fluxo das formas de ondas das artérias ovarianas e uterinas. A superposição de informações do sinal Doppler sobre uma imagem ultra-sonográfica em tempo real e a codificação colorida de diferentes velocidades e direções de fluxo começaram com a descrição de Namekawa et al.[5] em 1982. Vários anos se passaram até se chegar ao aperfeiçoamento da técnica e ao desenvolvimento das primeiras sondas ultra-sonográficas transvaginais com dispositivo para realizar a ultra-sonografia com Doppler colorido e torná-la comercialmente disponível. Ao final dos anos 80 e no início dos anos 90, a pesquisa pioneira sobre as aplicações ginecológicas do Doppler colorido apareceu com Kurjak et al.,[6] Hata et al.,[7] Bourne et al.[8] e Fleischer et al.,[9,10] entre alguns outros. Estes relatórios estimularam muitos grupos e pesquisadores e, como resultado, uma variedade de pesquisas, como também de observações clínicas, literalmente "inundaram" os diários científicos.

TÉCNICA DOPPLER

Um capítulo detalhado é dedicado à física e ao conhecimento básico necessários para se entender as aplicações clínicas do fenômeno de Doppler, no qual toda essa tecnologia de ultra-som é embasada (Cap. 2). O clínico interessado pode consultar vários livros especializados para aprofundar seu conhecimento sobre o assunto.[11-20] Para tornar este capítulo um capítulo independente, serão resumidos os fundamentos estritamente necessários consoante à tecnologia do Doppler colorido.

Os alvos estacionários dentro dos tecidos varridos pelo ultra-som refletem os ecos recebidos pela fonte oscilante do cristal transdutor de volta para o transdutor, sem diferença nas freqüências. Porém, as ondas sonoras refletidas pelas estruturas móveis (por exemplo, eritrócitos) são recebidas com uma alteração na freqüência chamada "desvio de freqüência ou "efeito de Doppler". Esse desvio é proporcional à velocidade do alvo em movimento:

$$\Delta F = v\,(2f \cos \theta / c)$$

onde F é o efeito de Doppler, f é a freqüência dos pulsos emitidos, θ é o ângulo entre a onda sonora incidente e a direção do fluxo, e c é a velocidade do som no tecido. Esta equação constitui a base para a medida da velocidade sangüínea usando o equipamento Doppler.

Como, dentro de um vaso sangüíneo, as hemácias se movem com velocidades diferentes, o sinal Doppler recebido pelo transdutor contém um espectro de desvios Doppler. Portanto, essa onda de velocidade de fluxo irá mostrar um arranjo com freqüências diferentes chamado perfil do fluxo sangüíneo. O fato de que os perfis do fluxo pulsátil não apenas podem ser vistos no monitor do equipamento de ultra-som, mas também podem ser escutados pelo observador, deve-se a uma feliz coincidência. É, de fato, interessante que a diferença no desvio da freqüência encontre-se dentro dos limites do som audível. O uso prático deste sinal audível é a base de uma série de equipamentos clinicamente usados, como os cardiotocógrafos e os sonares Doppler. Esses analisadores abriram caminho para o equipamento Doppler mais sofisticado e orientado pela imagem, atualmente em uso.

A combinação de sondas transvaginais de freqüência mais alta colocadas próximas aos vasos sangüíneos pélvicos produzem uma resolução superior e mais, a técnica Doppler resultou no aumento de conhecimento sobre a fisiologia circulatória dos órgãos reprodutivos.[21]

Chegamos, agora, à descrição da própria ultra-sonografia com Doppler colorido, que consiste no mapeamento de toda a imagem sonográfica com sinais Doppler. O fluxo sangüíneo presente no "corte" de uma varredura (ou em qualquer outra estrutura móvel) produzindo várias velocidades é sobreposto à imagem em escala de cinza. Às estruturas (isto é, células sangüíneas) que se aproximam do transdutor é atribuída uma cor (normalmente o vermelho). Aos alvos que se movimentam para longe do transdutor é atribuída uma cor diferente (normalmente azul) (Prancha 16-1).

O brilho ou a intensidade da cor são proporcionais à velocidade do alvo (isto é, fluxo sangüíneo). O desvio Doppler não depende apenas da velocidade, mas também do ângulo. Qualquer uma das cores ficará mais brilhante se o fluxo sangüíneo corresponde ao eixo das ondas sonoras. Um número significativo de sondas transvaginais está atualmente equipado com Doppler colorido. Isto torna possível e mais fácil a identificação de vasos individuais ou de uma rede de vasos capilares menores contida em uma área de interesse.

Uma vez identificado um vaso, é possível fazer uma análise qualitativa e quantitativa do mesmo. A avaliação qualitativa é tão simples que consiste apenas em ativar os controles necessários no painel de controle. A qualidade do fluxo sangüíneo dentro dos vasos ou dos órgãos é informativa porque a determinação da direção do fluxo (nos vasos fetais e no coração) ou a relativa presença ou ausência e a abundância de cor presente (tumores vasculares, corpos lúteos, gravidez ectópica, torção de anexos etc.) possui implicações clínicas. A avaliação quantitativa precisa do fluxo, como a velocidade do fluxo, apresenta alguns obstáculos. Esta estimativa depende do ângulo de exposição à onda ultra-sonográfica e do diâmetro do vaso. Portanto, é frustrante, porém real, que as velocidades em vasos tortuosos ou irregulares (diâmetros variáveis) sejam difíceis ou impossíveis de serem obtidas.

As sugestões práticas para se obter ótimos resultados, entre outras, são que o "ângulo Doppler" deveria ser mantido entre 15º e 50º do eixo do vaso examinado e para apanhar até mesmo as velocidades de fluxo mais baixas, o filtro da parede deveria ser mantido no valor mais baixo possível.

Um substituto prático para a verdadeira medida de velocidade é o cálculo de diferentes índices de fluxo (Fig. 16-1), como os índices de impedância que expressam a resistência distal ao fluxo. Foram desenvolvidos vários desses índices resistivos:

O índice de pulsatilidade (IP) (Gosling e King[22]).
O índice de resistência de Pourcelot (IR) (Pourcelot[23]).
Relação A/B (Stuart et al.[24])
Relação D/A (Maulik et al.[25])

Várias entidades e diagnósticos clínicos são, de fato, baseados em suposições derivadas desta análise semiqualitativa do **fluxo a jusante** dentro de órgãos ou tumores.

Depois desta "breve" recapitulação das características estritamente essenciais do fluxo colorido e das medidas orientadas pelo fluxo colorido, segue-se uma discussão clinicamente orientada sobre o seu uso na ginecologia.

GRAVIDEZ INCIPIENTE

Ainda há polêmica sobre se é totalmente seguro usar o Doppler colorido no estudo da gravidez incipiente.[11] Foram publicados vários trabalhos descritivos sobre este assunto.[17] O problema do diagnóstico diferencial no caso de uma gravidez ectópica, quando surge a dúvida de uma gravidez intra-uterina precoce *versus* um saco pseudogestacional na cavidade uterina, é discutido depois desta subseção.

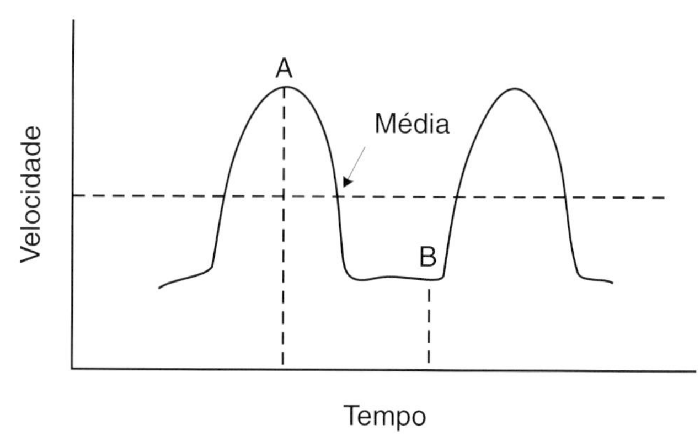

Fig. 16-1. Resistência ao fluxo conforme medido pelas diferentes equações aplicadas à velocidade Doppler das formas de ondas.

A presença ou a ausência de batimentos cardíacos embrionários pode ser adequadamente observada com a ultra-sonografia transvaginal em escala de cinza em tempo real.

É minha convicção que em uma clínica há muito pouca necessidade, se é que existe alguma, de se usar a ultra-sonografia com Doppler colorido para a avaliação de uma gravidez incipiente até 10 a 12 semanas. Porém, se houver uma necessidade específica do Doppler colorido, e tanto a tecnologia como o conhecimento estiverem disponíveis, ela deve ser criteriosa e definitivamente usada. Algumas imagens coloridas de gravidezes precoces capturadas na hora do exame diagnóstico, oriundas de diferentes situações clínicas relacionadas à gravidez, são apresentadas juntamente com as respectivas patologias. (Ver Pranchas 16-3 e 16-11.)

A ultra-sonografia em Doppler colorido provou ser importante na realização de um diagnóstico extremamente importante no caso de uma paciente na qual foi observado um sangramento subcoriônico abundante (Prancha 16-2A-C). Havia batimentos cardíacos, porém, o fluxo colorido mostrou claramente um bom suplemento sangüíneo placentário e a própria inserção da placenta na superfície da parede uterina era normal (Prancha 16-2D & E).

GRAVIDEZ ECTÓPICA

Um capítulo inteiro (Cap. 12) é dedicado à avaliação ultra-sonográfica da gravidez ectópica. Então, neste capítulo não discutiremos a epidemiologia, o processo diagnóstico habitual e o tratamento de gravidezes ectópicas. A importância da ultra-sonografia com Doppler colorido em pacientes com suspeita de gravidez ectópica, porém, será discutida detalhadamente.

A vasta maioria de gravidezes ectópicas pode ser detectada usando-se as sondas ultra-sonográficas vaginais. De início, deve ser dito que para se estabelecer o diagnóstico de uma localização ectópica de uma gravidez o clínico pode usar e confiar na foto em escala de cinza das sondas transvaginais de ultra-som de alta freqüência.[26-31]

As mudanças fisiológicas no suplemento vascular de uma gravidez intra-uterina normal consistem na impedância progressivamente baixa e na alta velocidade do fluxo na placenta em desenvolvimento. O mesmo perfil do sinal Doppler foi observado em gravidezes ectópicas tubárias. Portanto, esperava-se que o exame de ultra-som Doppler da paciente com suspeita de gravidez ectópica produzisse melhores resultados com relação aos métodos simples em escala de cinza. Quando o equipamento de Doppler tornou-se disponível, a tecnologia foi usada principalmente para a rápida procura de vasos sangüíneos ao redor da gravidez ectópica e, posteriormente, para a avaliação do perfil do fluxo sangüíneo com diferentes métodos de medida semiquantitativa. Parece, então, que o valor adicionado das capacidades de fluxo colorido possibilitará um processo diagnóstico mais rápido e aumentará, apenas um pouco, a sensibilidade do teste. As ajudas direta e indireta abaixo podem ser obtidas com a varredura de Doppler colorido da paciente.

Achados Intracavitários e Pericavitários

Se for possível fazer o diagnóstico de uma gravidez intra-uterina, a probabilidade de uma gestação ectópica é baixa. É então importante fazer a distinção entre o fluxo sangüíneo fisiológico e o normal no caso de uma gestação intra-uterina ou, mais precisamente, de uma placenta prévia. Mesmo que seja possível ver os sinais ultra-sonográficos de uma gravidez normal, pode aparecer uma cor intensa ao redor do endométrio, perto do futuro local da placenta prévia (Prancha 16-3), já com 36 dias depois do último período menstrual.[32] Foi sugerido um valor para a interrupção de velocidade de 21 cm/s para se distinguir uma gravidez intra-uterina de um saco pseudogestacional.

É importante dizer que no caso de um saco pseudogestacional nenhum fluxo placentário típico é visto ao redor do saco em questão.[33]

Detecção do Fluxo Sangüíneo nos Ovários

Para distinguirmos melhor entre um corpo lúteo e uma gravidez ectópica na tuba ou no ovário, devemos primeiro examinar cuidadosamente a varredura de Doppler colorido típica do ovário contendo o corpo lúteo. Durante a apresentação e a existência do corpo lúteo pode-se detectar, dentro do ovário, uma cor intensa de formato anelar (Prancha 16-4). Se houver resistência às medidas dos fluxos, geralmente pode-se demonstrar um IP e um IR nos vasos ao redor do corpo lúteo (Prancha 16-5).

Nos ciclos normais e espontâneos, apenas um corpo lúteo pode ser visto no momento apropriado. Portanto, é extremamente importante examinar cuidadosamente o lado homolateral para verificar a coexistência de uma gestação ectópica. Pellerito et al.[34] descobriram que 86% das gravidezes ectópicas localizavam-se do mesmo lado do corpo lúteo. Entretanto, devemos nos lembrar de que nas pacientes que recebem hiperestimulação ovariana, pode ocorrer múltipla ou superovulação. Por esse motivo, é de se esperar que coexistam vários "anéis coloridos" ao redor de muitos folículos esvaziados. Portanto, a detecção de uma gravidez ectópica talvez deva ter por base as características da escala de cinza (leia o Cap. 12).

Na escala de cinza, apenas o anel tubário (se for detectado) é mais ecogênico quando comparado ao corpo lúteo, o qual, na maioria das vezes, aparece relativamente muito menos ecogênico.[35] Se "aplicarmos" cor ao corpo lúteo, isto demonstrará um cordão relativamente denso de vasos sangüíneos "luminosos " que parecem ser uma parte integrante de sua parede (Prancha 16-6). Ao invés disso, o fluxo

Quadro 16-1. Resumo da Literatura sobre os Estudos do Fluxo Doppler no Exame de Gravidez Ectópica

Autores	*Ano*	*n*	*Sensibilidade*[a]	*Especificidade*[a]	*Valor prognóstico positivo*	*Valor prognóstico negativo*
Taylor et al.[37]	1989	70	73 (53)	—	85	81
Kurjak et al.[36]	1991	73	88	97	97	89
Taylor et al.[38]	1991	23	96 (17)	93	—	—
Pellerito et al.[34]	1992	65	95 (54)	98 (98)	97	—
Emerson et al.[39]	1992	—	87 (71)	100 (99)	—	—

[a] Porcentagens em parênteses representam apenas as avaliações ultra-sonográficas transvaginais. (Adaptado de Kurjak,[17] com permissão.)

sangüíneo do anel tubário, que contém a placenta prévia e a gravidez ectópica, exibe a cor *ao redor*, mas não dentro da parede hiperecóica da estrutura (Prancha 16-7).

Estudo Colorido da Gravidez Ectópica

Como dito acima, uma gestação ectópica tubária intacta demonstrará fluxo sangüíneo ao redor do trofoblasto ou da placenta prévia dentro da tuba. Às vezes, em gravidezes ectópicas muito prévias ou relativamente pequenas, a ultra-sonografia transvaginal em escala de cinza nem sempre consegue definir a lesão. O fluxo codificado em cores reforça o fato de que a estrutura em questão é realmente uma gestação ectópica (Prancha 16-8).

As triagens para avaliar as pacientes com gestação ectópica presumida usaram métodos semiquantitativos de medidas de resistência ao fluxo. Kurjak et al.[36] sugeriram um nível de interrupção do IR de 0,40 ou menos para se fazer o diagnóstico de uma gravidez ectópica. Outros seguiram o exemplo e, logo, surgiu uma discussão científica sobre o valor da avaliação de Doppler e dos estudos de Doppler colorido em gravidezes ectópicas.

Embora seja difícil comparar os estudos do fluxo Doppler com respeito à eficácia no exame de gravidezes ectópicas, o Quadro 16-1 resume um pouco da literatura sobre o assunto.[17]

Com base em estudos realizados em gravidezes intra-uterinas anormais,[40] outros estudos de Doppler também apoiam as observações de que a impedância ao fluxo é mais baixa e que a apresentação subjetiva da abundância de cor é mais alta no lado da gravidez tubária ectópica.[41,42]

Outro estudo merece ser mencionando: Tekay e Joupilla[42] avaliaram a apresentação subjetiva do fluxo colorido observado em gravidezes ectópicas com níveis diferentes de β-gonadotropinas coriônica humana (hCG). Ficou evidente que as gravidezes ectópicas com um nível mais alto de soro β-hCG demonstraram uma resistência menor ao fluxo, ao passo que aquelas com um nível de hormônio relativamente mais baixo mostraram uma quantidade de cor muito menor e uma resistência maior ao fluxo.

O índice Doppler de fluxo sangüíneo nas artérias uterinas e espirais e o corpo lúteo em gravidezes ectópicas e intra-uterinas foram estudados por Jurkovic et a1.[43] Os resultados obtidos mostraram que a impedância ao fluxo sangüíneo nas artérias uterinas e espirais e o corpo lúteo é semelhante nas gravidezes intra-uterinas e ectópicas. A velocidade máxima na artéria uterina reflete uma provisão diminuída de sangue na gravidez ectópica.

Depois da leitura das publicações pertinentes e de conclusões obtidas a partir da minha experiência pessoal, fica claro que a ultra-sonografia de Doppler colorido de pacientes com suspeita de gravidez ectópica é um complemento apropriado ao exame comprovado e habitual da ultra-sonografia transvaginal de alta freqüência. O diagnóstico pode ser estabelecido ou excluído provavelmente com mais rapidez e com uma precisão marginalmente mais alta. Com base nas informações clínicas, nos níveis de soro β-hCG e na informação inestimável fornecida pela ultra-sonografia transvaginal, o diagnóstico correto pode ser feito com segurança sem a necessidade da varredura de Doppler colorido. Ao leitor interessado recomenda-se uma literatura sobre este assunto, enumerando os prós e os contras da importância da ultra-sonografia de Doppler colorido nas gravidezes ectópicas.[44-46]

A importância de se usar ultra-sonografia de Doppler colorido na avaliação ou no acompanhamento das gravidezes ectópicas em outros sítios pode ser rapidamente resumida.

Gravidezes Cornuais

Não estou ciente de estudos que envolvam a avaliação de gravidezes cornuais com Doppler colorido. Minha experiência pessoal de tratar as gravidezes cornuais[47] de modo conservador permitiu-me considerar a ultra-sonografia

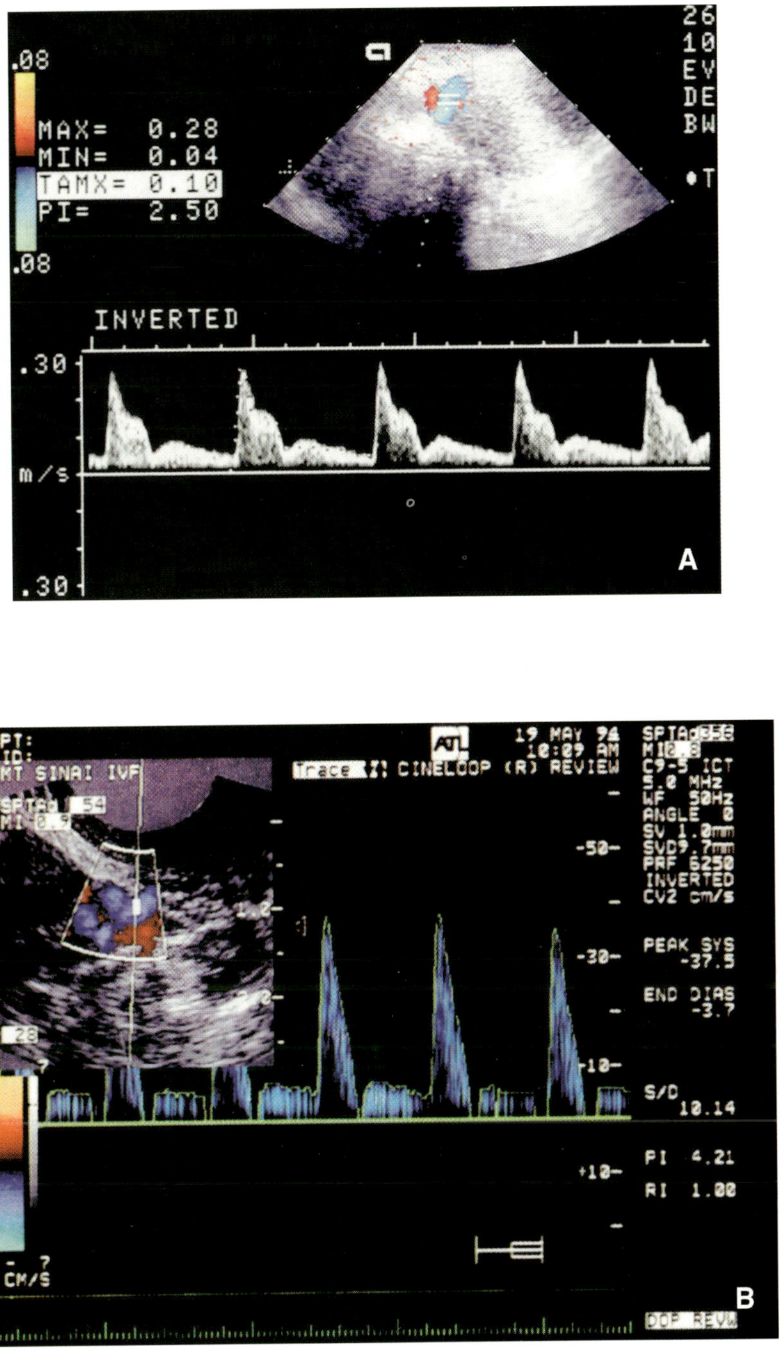

Prancha 13-1 **A & B**. Medições do fluxo Doppler das artérias uterinas em pacientes com índices de pulsatilidade **(A)** baixo (favorável) e **(B)** alto (desfavorável). (Ver também Capítulo 13.)

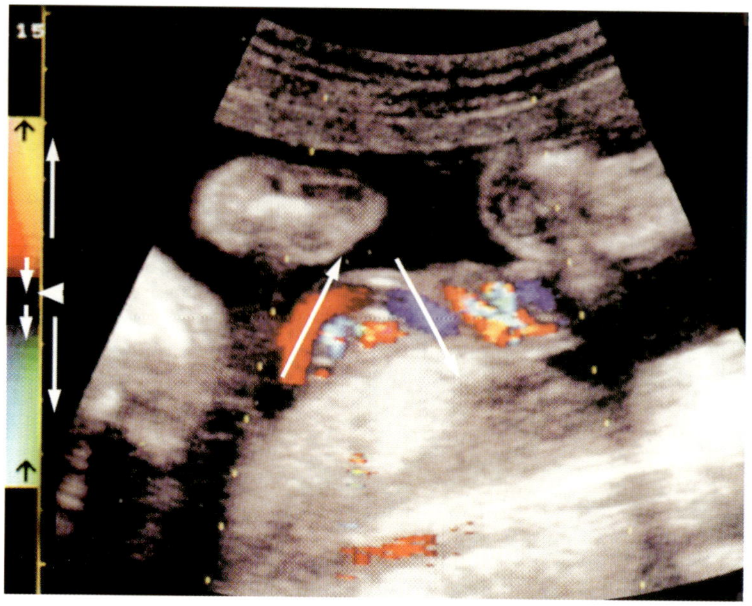

Prancha 16-1. Uma alça livre do cordão é interespaçada pela ultra-sonografia com Doppler colorido e usada como um exemplo para explicar a demonstração colorida do fluxo. O fluxo em direção ao transdutor é vermelho. O fluxo que parte do transdutor é azul. As velocidades mais altas mostram cores mais claras (veja a barra de cores à esquerda). Como a velocidade é dependente do ângulo, quanto mais agudo for o ângulo entre fluxo e o transdutor, mais clara será a cor. O fluxo "visto" pelo transdutor no ângulo de 90° não é codificado a cores e, portanto, aparece preto (*flecha pequena* apontando para o cordão e a *cabeça da flecha* com 0 apontando para a barra colorida).

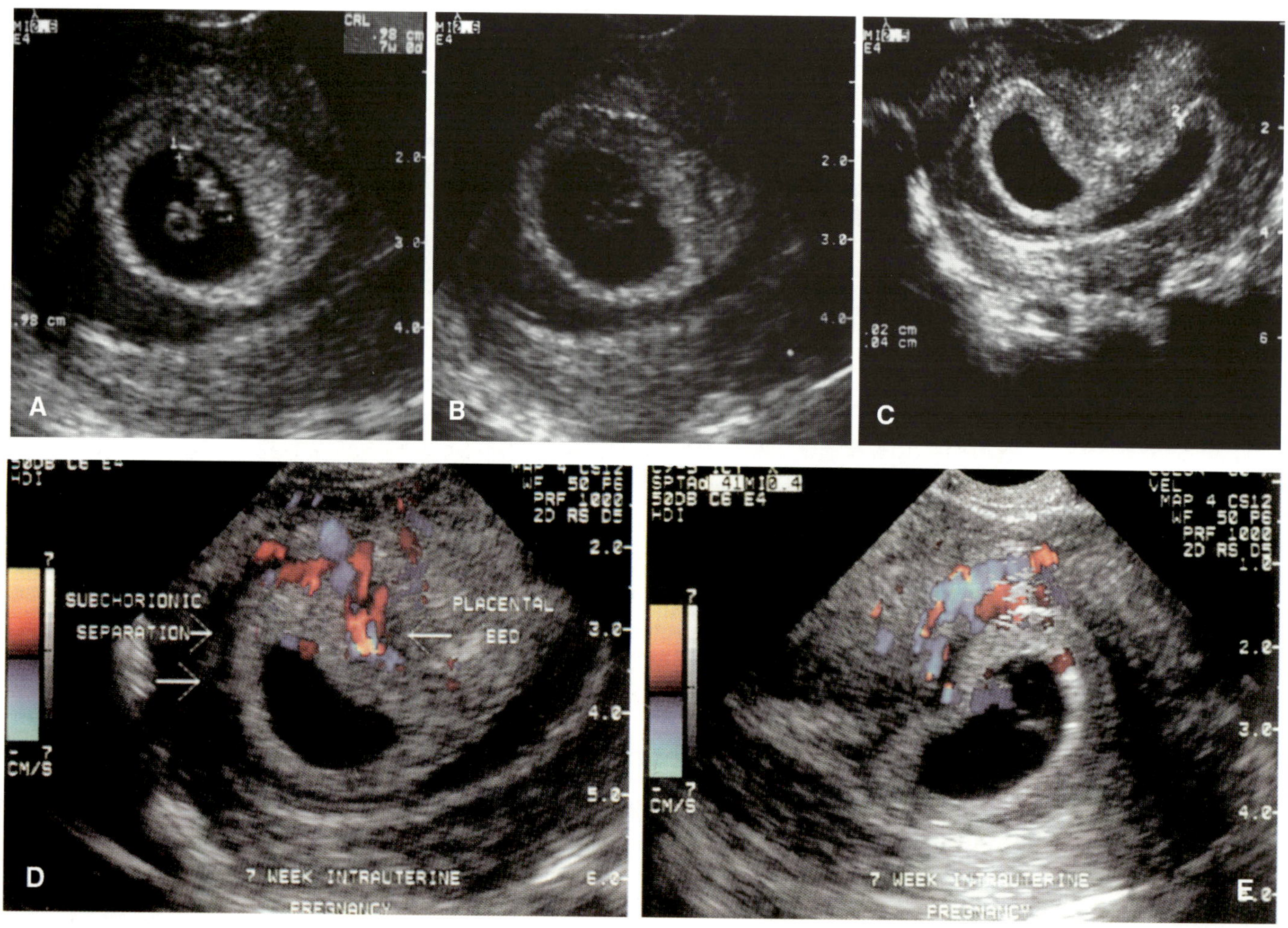

Prancha 16-2. Hematoma subcoriônico (separação do cório) em uma linha, seis semanas e meia de gestação intra-uterina. **A & B**. Cortes coronais do útero. **C.** Corte sagital do útero. **D & E**. Imagens com fluxo colorido mostrando a provisão sangüínea normal da placenta anterior firmemente presa.

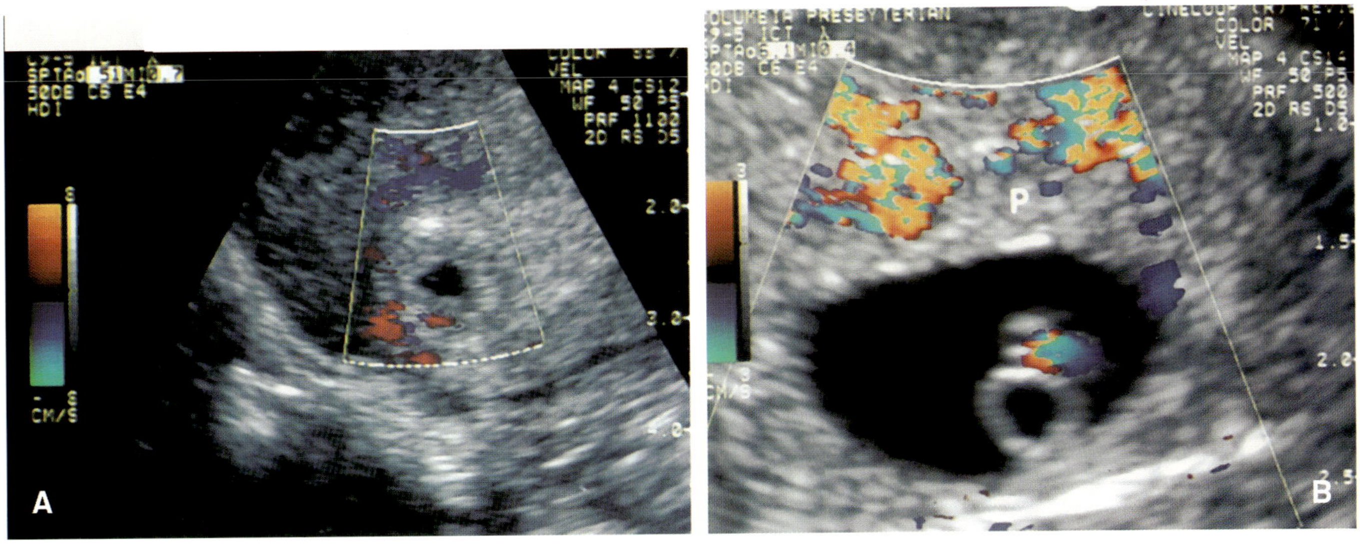

Prancha 16-3 **A.** O aspecto circular do fluxo colorido é mostrado nesta gravidez intra-uterina normal de cinco semanas. A camada hiperecóica ao redor do centro sonolucente geralmente não apresenta um fluxo detectável. **B.** Uma gravidez intra-uterina normal de seis semanas e um dia mostra a provisão sangüínea normal para a pequena placenta (P).

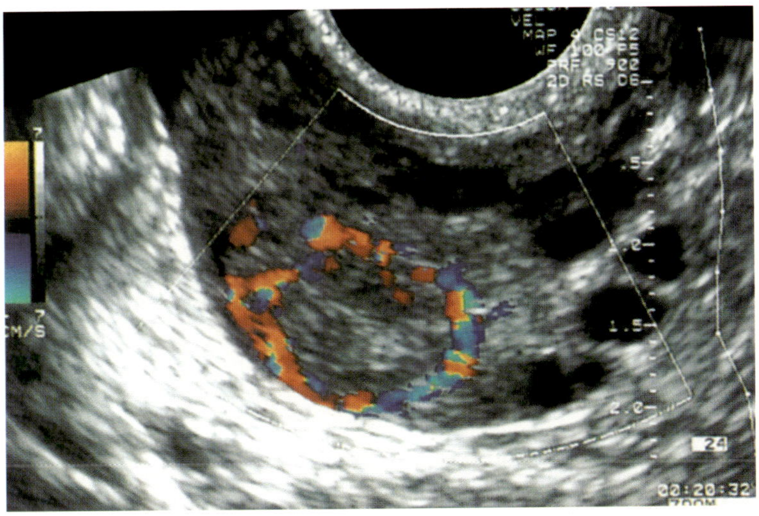

Prancha 16-4. O ultra-som em escala de cinza mal conseguia ver este corpo lúteo fresco. A ultra-sonografia com Doppler colorido foi capaz de revelar a abundante rede de vasos sangüíneos ao redor dele.

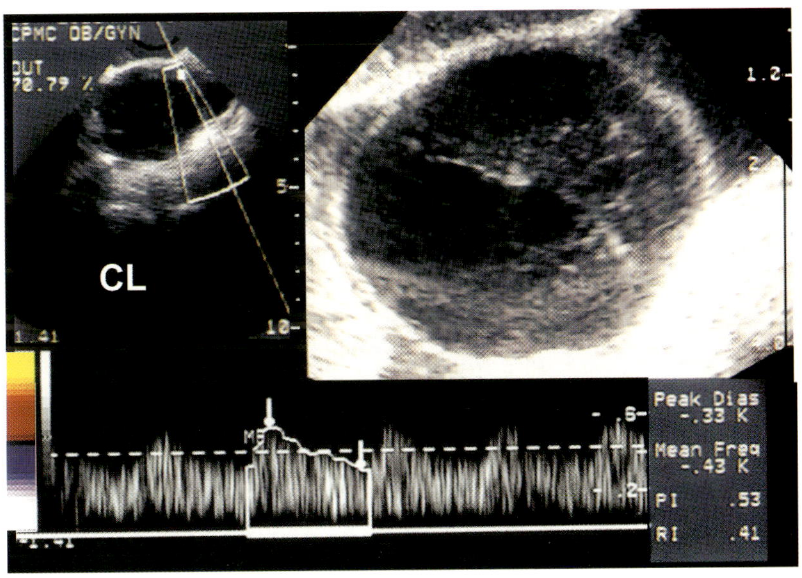

Prancha 16-5. É mostrada a imagem da ultra-sonografia transvaginal em escala de cinza (inserção) de um corpo lúteo. O volume de amostra orientado pelo Doppler colorido revela um fluxo sangüíneo diastólico alto com baixo IP (0,53) e IR (0,41).

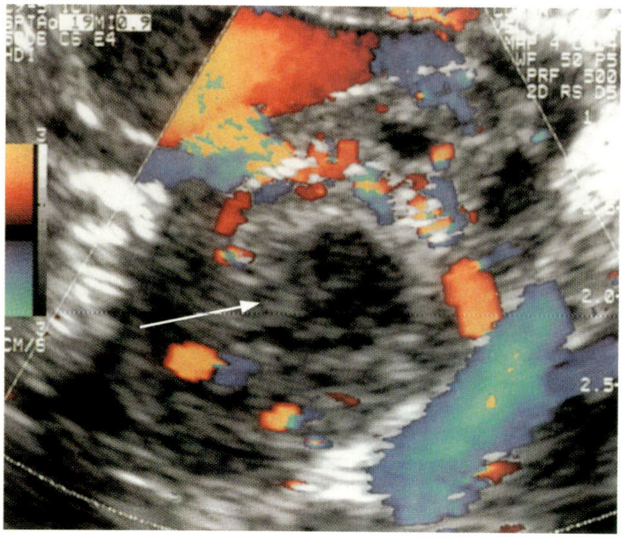

Prancha 16-6. A provisão sangüínea em forma anelar de um corpo lúteo (*flecha longa*) é mostrada entre o ovário esquerdo.

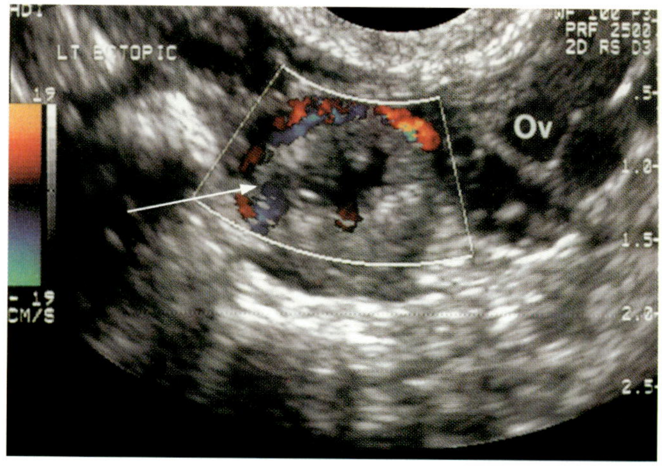

Prancha 16-7. Uma gravidez ectópica de sete semanas, não-viável, na tuba esquerda (*flecha longa*), vista lado a lado com o ovário esquerdo (Ov). Observe que a provisão sangüínea não atinge o lúmen da tuba.

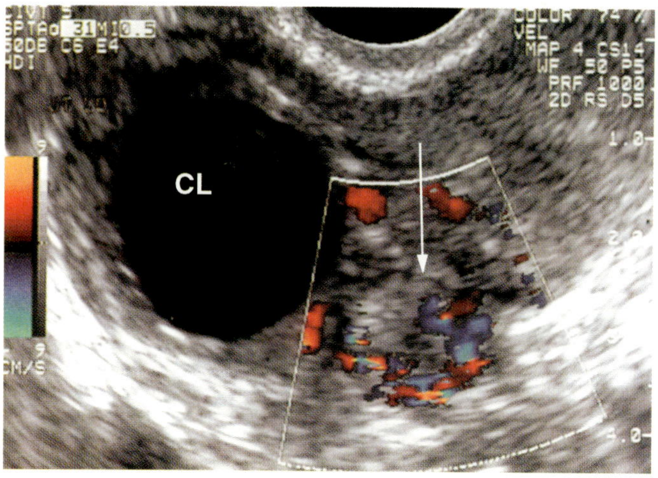

Prancha 16-8. A gravidez (*flecha longa*) ectópica (tubária) não-viável, de sete semanas, no lado direito, demonstra uma rica provisão sangüínea para a gestação tubária. Um corpo lúteo ipsilateral (CL) também é visto na imagem.

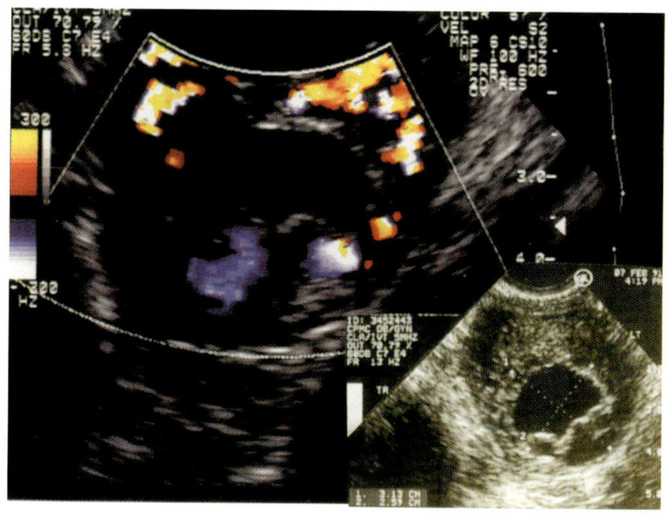

Prancha 16-9. Uma gravidez cornual não-viável foi acompanhada pela ultra-sonografia transvaginal com Doppler colorido e pela ultra-sonografia transvaginal em escala de cinza (inserção). O grande fluxo de alta velocidade nos "lagos" sangüíneos é claramente exibido. O padrão de sua aparência, semanas após a perda fetal, segue o padrão de uma foto clínica similar se desenvolvendo no caso de uma gravidez intra-uterina "perdida" (ver Prancha 16-12).

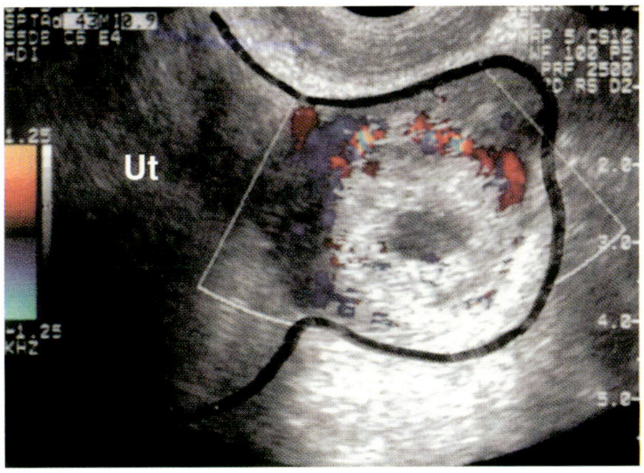

Prancha 16-10. O fluxo codificado a cores ao redor do trofoblasto hiperecóico de uma gravidez cornual viável de seis semanas e meia. A lesão protuberante é ressaltada pelo Ut = útero (linha preta).

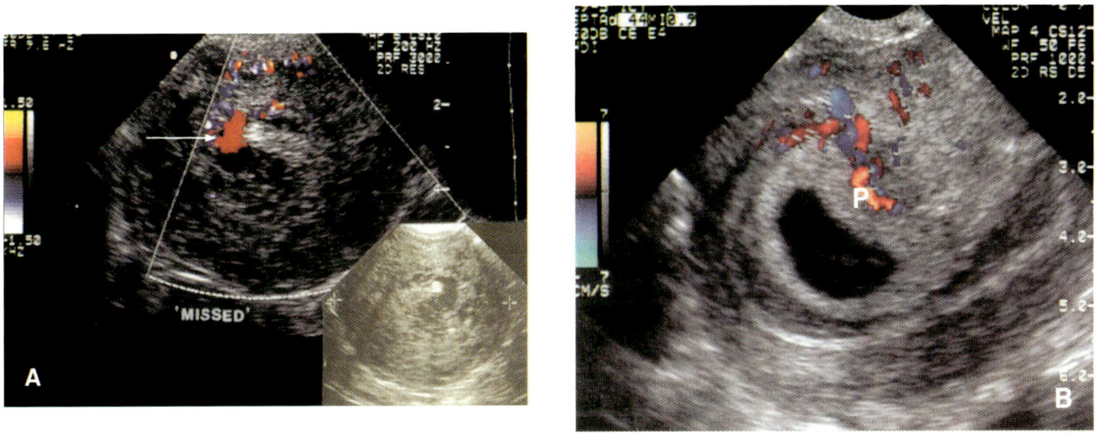

Prancha 16-11A. Falência de uma gravidez incipiente detectada várias semanas após ter ocorrido a perda embrionária. O fluxo sangüíneo lacunar (*flecha*) é típico desses ditos casos de abortamento perdidos. A inserção é a imagem em escala de cinza do mesmo caso. **B.** Uma paciente com um sangramento, mas com gravidez intra-uterina viva de seis semanas e três dias. Observe o grande hematoma subcoriônico semicircular circundando desde abaixo do saco coriônico. A placenta (P) está firmemente presa à parede uterina e recebe uma boa provisão sangüínea.

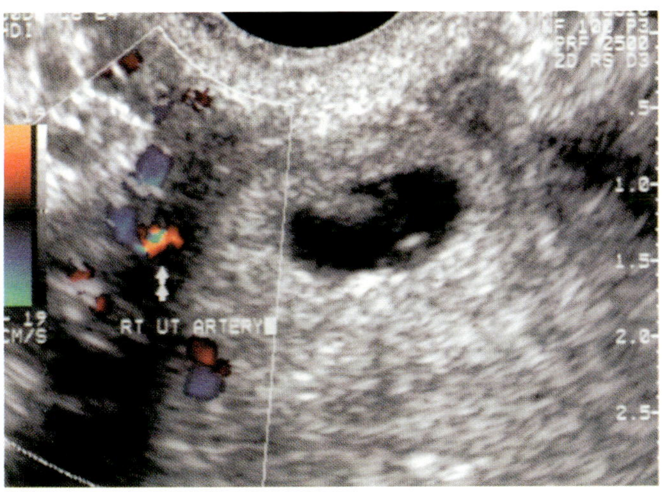

Prancha 16-12. Secção coronal de uma gravidez cervical viável com seis semanas e quatro dias. A flecha aponta para a artéria uterina direita se aproximando do colo. Se essas duas estruturas podem ser exibidas na mesma secção coronal, a gestação pode ser considerada como uma verdadeira gestação cervical.

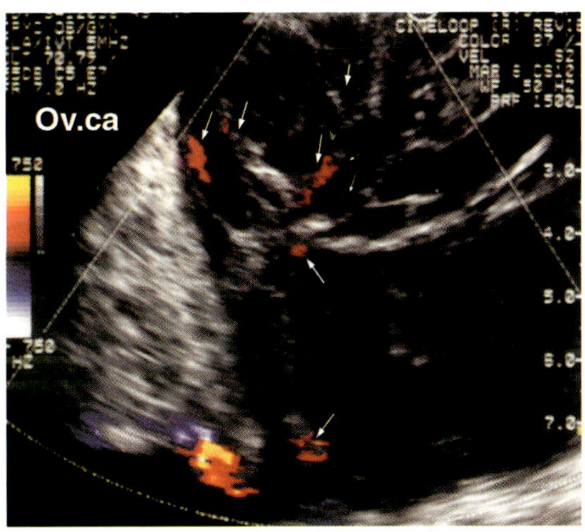

Prancha 16-13. O formato bizarro e profuso do fluxo colorido neste câncer ovariano histologicamente comprovado é marcado (*flechas*).

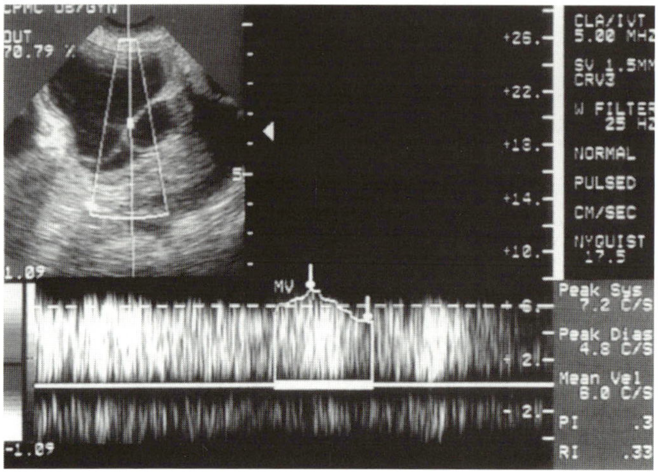

Prancha 16-14. O IP e o IR extremamente baixo (0,3 e 0,33, respectivamente) de uma paciente com câncer ovariano. O fluxo foi extraído de um vaso em um septo.

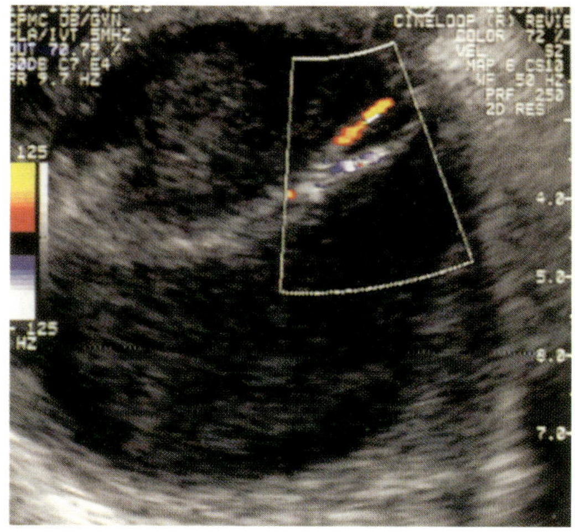

Prancha 16-15. No septo de um cisto endometrióide, a ultra-sonografia com Doppler colorido revela fluxo sangüíneo.

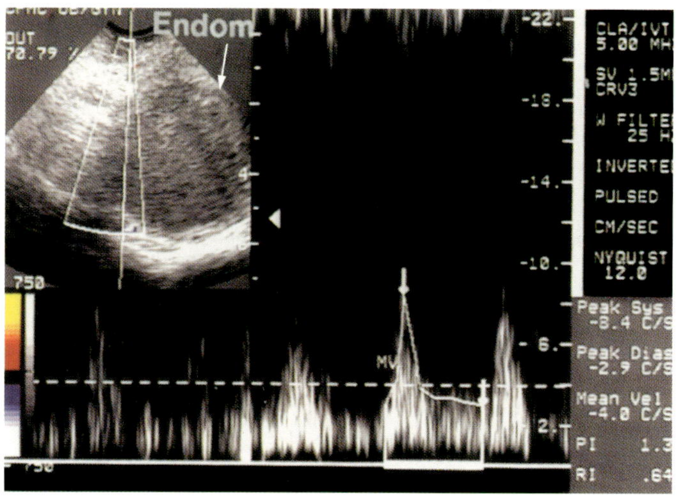

Prancha 16-16. Foi difícil encontrar um vaso na parede deste cisto endometrióide. O IP era 1,3 e o IR era 0,64.

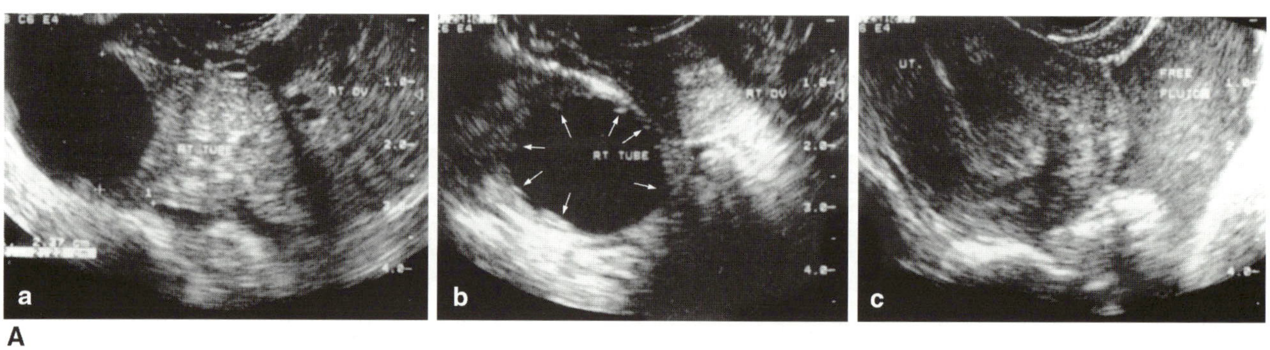

A

Prancha 16-17. Torção tubária. **A.** A imagem em escala de cinza mostra uma estrutura anexal direita com um componente denso e um componente cístico. A estrutura cística mostra nódulos hiperecóicos pequenos (*pequenas flechas*), (contas em um cordão). Também é visto um pouco de líquido na pelve.

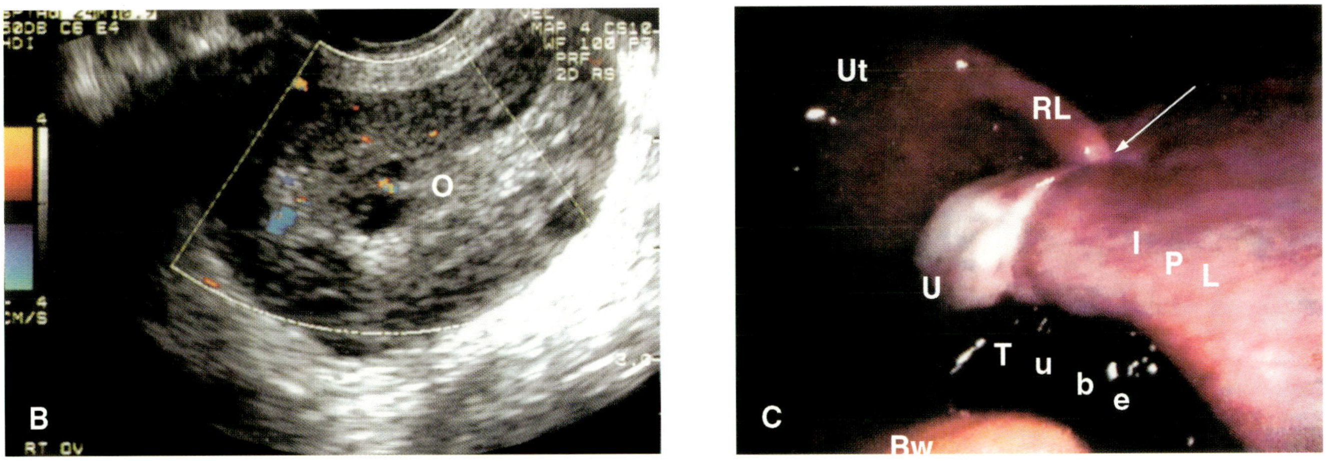

Prancha 16-17. (*continuação*). **B.** O estudo colorido, o qual não mostra nenhum fluxo na estrutura é visto ***A***; entretanto, ele mostra fluxo no ovário direito (O). **C.** Havia muita suspeita de torção tubária. A imagem laparoscópica revela a torção seletiva da tuba direita e o ovário direito de aparência normal. Ut = útero; RL = ligamento redondo; Bw = intestino; IPL = ligamento infundíbulopélvico. (Cortesia dos Drs. Z. Leibovici e A. Condrea.)

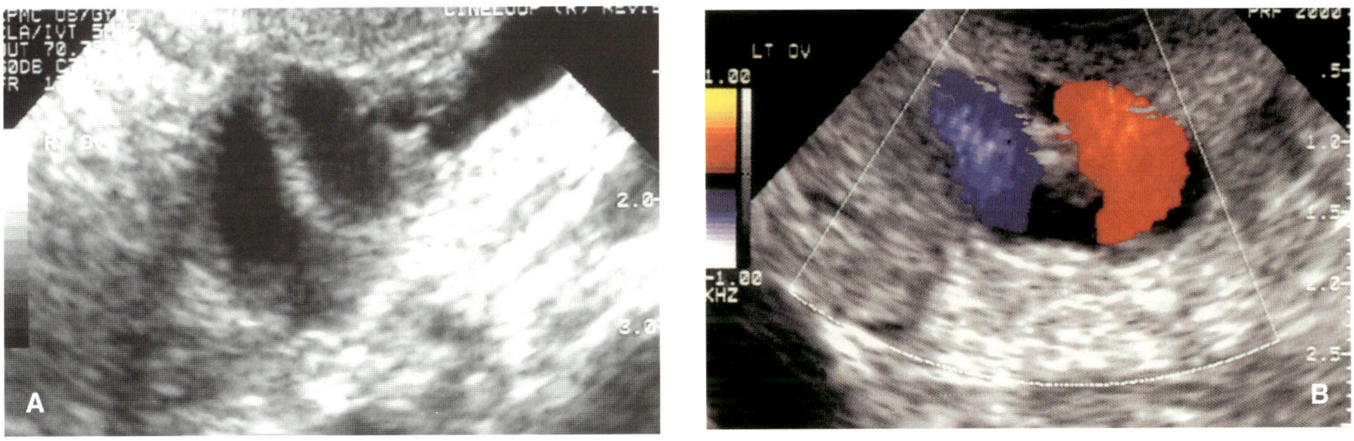

Prancha 16-18. Vasos sangüíneos dilatados no lado direito da pelve em uma paciente menopausada. **A.** A estrutura (de 2,2 cm) foi diagnosticada como um cisto ovariano. **B.** O fluxo colorido revela a natureza do "cisto".

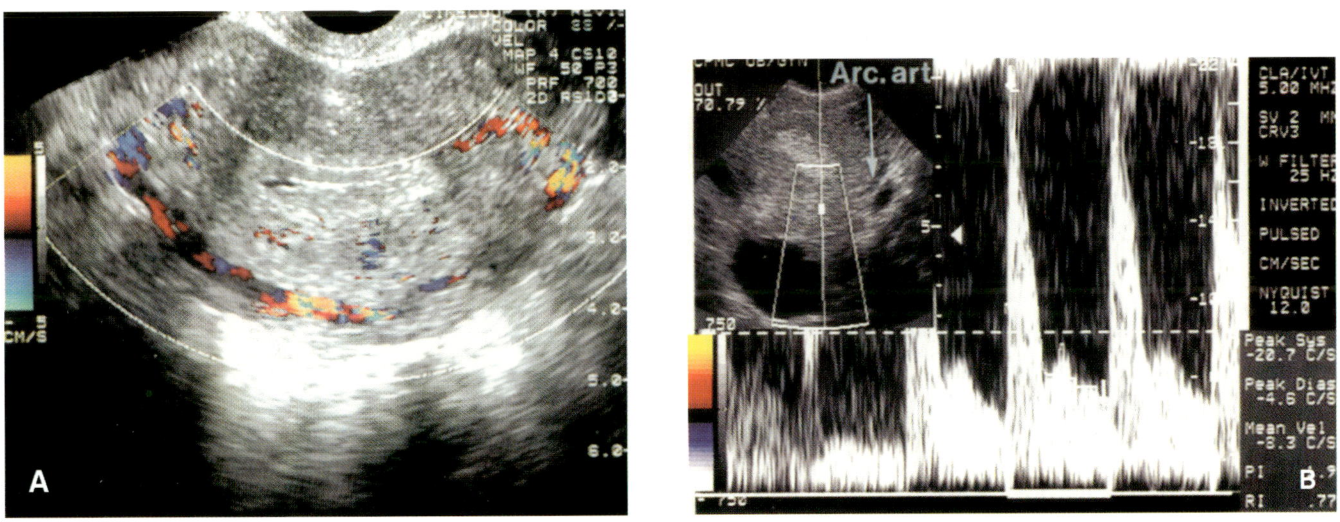

Prancha 16-19. Artérias arqueadas e veias uterinas. **A.** Esta paciente estava na fase secretora de seu ciclo menstrual. A cor ressalta a secção posterior dos vasos arqueados. **B.** São demonstradas altas velocidades e índices resistivos (velocidade sistólica de pico: 20,7 cm/s; IP: 1,9; IR: 0,77).

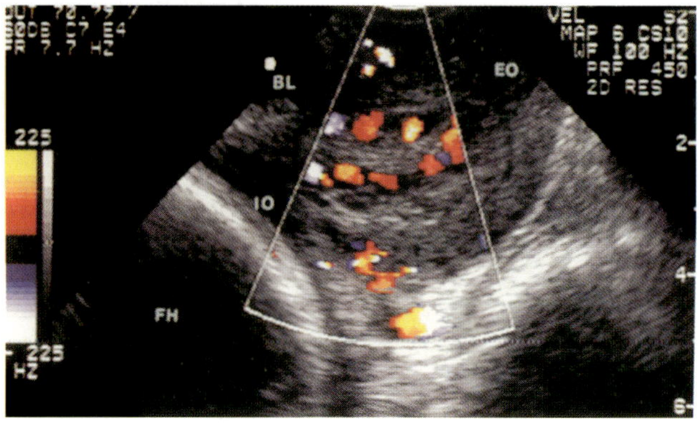

Prancha 16-20. Corte sagital do colo no segundo trimestre de uma gravidez normal. Uma certa quantidade de fluxo colorido fisiológico é detectada ao longo do canal cervical, se estendendo do orifício interno (IO) para o orifício externo (EO). FH= cabeça fetal; Bl= bexiga.

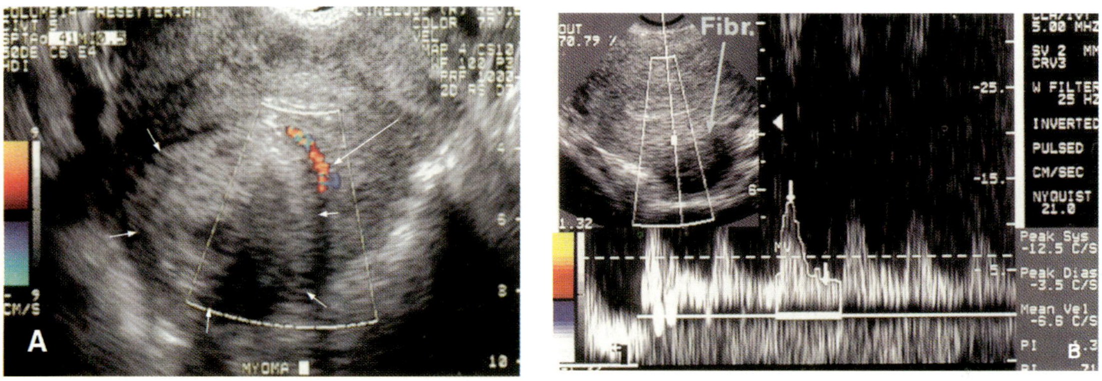

Prancha 16-21. **A.** O vaso alimentador (*flecha longa*) deste mioma uterino (*flecha pequena*) é revelado pela ultra-sonografia com Doppler colorido. **B.** Miomas uterinos benignos mostram alta resistência ao fluxo (IP: 1,3; IR: 0,71).

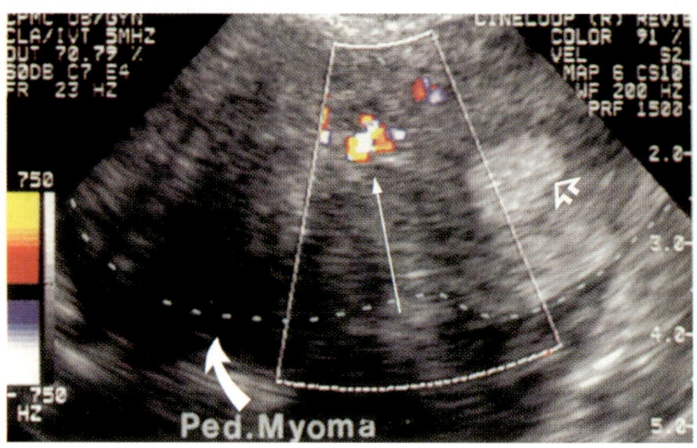

Prancha 16-22. O vaso sangüíneo (*flecha longa*) alimentando o mioma pedunculado que se origina no lado direito do útero mostra claramente a natureza da estrutura. O endométrio está indicado (*flecha aberta*). A flecha encurvada é o mioma.

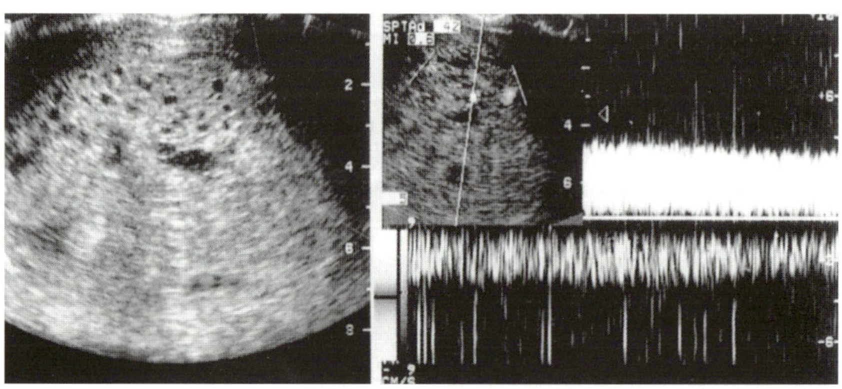

Prancha 16-23. Cortes de uma mola hidatiforme em 12,5 semanas de amenorréia. Observe a quantidade de sonolucências de vários tamanhos. A avaliação do fluxo orientada com o Doppler colorido revela padrões contínuos de fluxo de baixa resistência. (Cortesia do Dr. L. Baxi e A. Monteagudo.)

com Doppler colorido de importância mínima no processo diagnóstico, mas extremamente valiosa para o acompanhamento. Localizar o sítio da lesão no acompanhamento a longo prazo foi útil (Pranchas 16-9 e 16-10). Nos casos tratados de modo conservador usando injeções de KCl ou de metrotexato em embriões vivos ou, similarmente, nos casos em que eram apenas observadas gestações angulares não-vivas, a varredura de Doppler colorido nos permitiu visualizar a lesão durante um ano ou mais. De fato, há semelhanças entre a evolução natural de uma gravidez angular tratada de modo convencional (injetada ou passivamente acompanhada) e de uma gravidez intra-uterina "perdida", no que se refere ao fluxo ao redor do saco coriônico e dentro da decídua (Prancha 16-11).

Gravidezes Cervicais

O diagnóstico da gravidez cervical se baseia em vários critérios diagnósticos. Alguns deles são ultra-sonográficos e outros só podem ser feitos no laboratório de patologia. ultra-sonograficamente, a gravidez viva tem de ser encontrada abaixo do orifício interno. Anatomicamente, a artéria uterina se aproxima do útero ao nível do orifício interno. A identificação da artéria uterina facilitaria o processo diagnóstico. A aproximação da artéria uterina é claramente observada com a varredura de fluxo colorido (Prancha 16-12). Nas minhas mãos, a descoberta deste marco anatômico encurtou o processo diagnóstico. Portanto, proponho a imagem simultânea da artéria uterina e da gravidez viável na mesma foto coronal (transversal) como um novo critério ultra-sonográfico para se estabelecer o diagnóstico de uma gravidez cervical.[48] No resto do processo diagnóstico, como em outros tipos de gestações ectópicas, a varredura de Doppler colorido não foi estritamente necessária. Roussis et al.[49] usaram o Doppler colorido para monitorar o tratamento conservador de uma gravidez ectópica.

Conclusão

Para concluir, o avanço mais importante no diagnóstico de gravidezes ectópicas foi a introdução de ultra-sonografia transvaginal. A adição do Doppler colorido é provavelmente marginal; porém, indiretamente, ele pode aumentar a sensibilidade e a especificidade do processo diagnóstico através do exame minucioso do útero, da cavidade endometrial, dos ovários, do corpo lúteo e, finalmente, pela localização duvidosa da gestação ectópica. Seu uso é muito importante para o acompanhamento de casos em que o tratamento conservador ou o tratamento de injeção via punção foram escolhidos.

MASSAS DE ANEXOS

Parece que a área na qual o Doppler colorido é mais usado é a área de exame diagnóstico de pacientes com massas pélvicas. Isto é compreensível, porque lidamos com lesões potencialmente malignas e o aumento da sensibilidade e da especificidade do exame de ultra-sonografia é de suma importância. A ultra-sonografia transvaginal em escala de cinza consegue atingir uma alta precisão diagnóstica determinando-se os atributos morfológicos dessas massas.[50-52] O uso da ultra-sonografia transvaginal de Doppler colorido apresenta mais refinamento ao diagnóstico fornecendo informação fisiopatológica complementar.

As ferramentas para se avaliar a vascularidade das estruturas foram descritas anteriormente. A detecção de tumores de anexos se baseia em demonstrar a vascularidade aumentada ou uma abundância de padrão vascular e em edir a velocidade alta do fluxo — impedância vascular baixa na massa suspeita. Ambas as propriedades qualitativa e semiquantitativa dos tumores se baseiam na neovascularização ou na angiogênese do tumor.

A neovascularização de tumores consiste de vasos patológicos e tortuosos, dilatados, às vezes, saculares, que não mantêm a organização clássica das arteríolas, das vênulas e dos capilares. Esses vasos recém-formados carecem de camada muscular. Esta parede muscular mantém um IR e um IP relativamente altos em tecidos normais. Como há carência desta "função regulatória", esses vasos podem demonstrar um fluxo diastólico alto e contínuo, uma diferença menor entre os picos sistólicos e diastólicos, e uma baixa pulsatilidade. Como as necessidades dos tecidos tumorais de crescimento relativamente rápido estão aumentadas, a velocidade do fluxo é alta. Devido à abundância de comunicações arteriovenosas, aparecerá na tela uma área altamente vascularizada (Prancha 16-13). O leitor interessado deve pesquisar um trabalho mais detalhado e básico na área de neovascularidade de tumor.[53-58]

A maioria dos pesquisadores na área da ultra-sonografia de Doppler colorido concorda a respeito das características básicas do fluxo sangüíneo dos tumores benignos e malignos.[6-10,59-75]

Os *tumores malignos* mostram IR e IP baixos. O fluxo pode ser detectado no centro ou, se ocorre necrose tumoral, adjacente à área necrótica. As velocidades sistólicas são um pouco mais altas e normalmente há ausência da incisura diastólica (presente em um padrão de fluxo arterial normal entre os componentes sistólicos e diastólicos das ondas). O fluxo também pode ser observado no septo, caso exista essa estrutura (Prancha 16-14).

As *massas benignas* demonstram impedâncias mais altas para fluir, um padrão de vaso localizado mais perifericamente e velocidades sistólicas máximas mais baixas, e a existência da incisura diastólica (Pranchas 16-15 e 16-16).

Dados atualmente disponíveis da literatura sugerem que a taxa de verdadeiro-positivo ou, em outras palavras, a porcentagem de massas malignas com baixo IR ou IP é de cerca de 90% a 95%. A taxa de falso positivo ou a porcentagem de massas benignas com um IR ou IP baixo é de cerca de 2% a 5%. Os valores prognósticos negativos são uniformemente altos, com média de 98%.

O significado clínico de se complementar a varredura morfológica com a ultra-sonografia transvaginal de Doppler colorido é o de evitar alguns procedimentos cirúrgicos sérios e de possibilitar o uso de intervenções menos invasivas como a laparoscopia.

Acredita-se que a ultra-sonografia de Doppler colorido deveria ser considerada em casos de avaliações não diagnósticas ou questionáveis pela ultra-sonografia transvaginal.

O diagnóstico precoce de câncer ovariano é de suma importância e, em muitos casos, é o padrão usado para medir a eficiência de todos os testes diagnósticos ultra-sonográficos. Da revisão da literatura aos dados há relatos de aproximadamente 40 a 45 cânceres ovarianos de estágios I. A maioria deles foi detectada pela combinação da ultra-sonografia transvaginal em escala de cinza e um padrão de baixa resistência ao fluxo (leia também o Cap. 17).

TORÇÃO DE ANEXOS

A torção ovariana ou da tuba falopiana é uma emergência ginecológica. Devido à torção múltipla ao longo do pedículo, a provisão sangüínea para o órgão anexo é interrompida. O próprio ovário recebe sua provisão sangüínea pela ramificação ovariana da artéria uterina, que chega através do ligamento ovariano e da artéria ovariana diretamente da aorta, que transpassa o ligamento infundíbulopélvico lateralmente ao ovário. A torção ovariana ou tubária normalmente ocorre se uma destas estruturas crescer (por exemplo, tumor ovariano, hiperestimulatição ovariana e hidrossalpinge). Porém, às vezes, nenhuma dessas causas pode ser determinada. Aproximadamente 20% delas ocorre durante a gravidez.

A característica principal de torção de anexos é a cessão completa (às vezes gradual, parcial, ou até mesmo intermitente) de fluxo sangüíneo para os órgãos envolvidos. É, portanto, lógico tentar avaliar a provisão sangüínea para os anexos em caso de suspeita clínica de torção de anexos. A ultra-sonografia de Doppler colorido é considerada a melhor ferramenta para se realizar o exame. O diagnóstico rápido, precoce e eficiente, a princípio, deveria possibilitar a administração de um tratamento apropriado *antes* que mudanças isquêmicas irreversíveis levem à gangrena e necrose do órgão envolvido. Além do tratamento cirúrgico radical clássico de remoção do órgão afetado ou da tuba, recentemente foi sugerida a laparoscopia para desenrolar e preservar os anexos.[76-78] Essa abordagem conservadora definitivamente requereria um diagnóstico precoce.

As características ultra-sonográficas da torção de anexos foram discutidas no Capítulo 7. Essas características foram descritas durante a maioria das ultra-sonografias transabdominais.[79,80] Apenas alguns relatórios se baseiam na ultra-sonografia transvaginal. Não há dúvida quanto à sensibilidade e a especificidade aumentadas da ultra-sonografia transvaginal sobre aquelas conseguidas com a ultra-sonografia transabdominal. Porém, até mesmo as imagens transvaginais de alta qualidade não são específicas e ainda carecem de características patognomônicas para se chegar ao diagnóstico preciso. Estudos de fluxos com cores codificadas possuem a característica de estabelecer quase inequivocamente, se há ou não provisão sangüínea para o órgão em questão. Apenas as pequenas séries, mas nenhum estudo prognóstico, são encontradas atualmente na literatura sobre a sensibilidade e a especificidade da ultra-sonografia com Doppler colorido em pacientes com suspeita de torção de anexos.[81-85]

Se os sinais e os sintomas clínicos são indicativos da possibilidade de torção de anexos, a falha ao se detectar o fluxo sangüíneo usando o Doppler colorido sustentaria o diagnóstico de torção. Porém, é preciso ter em mente que a carência de cor pode ser ocasionada por problemas fisiológicos (baixas velocidades de fluxo) ou técnicos (por exemplo, ângulo desfavorável do vaso). Portanto, é necessário que o operador tenha uma experiência significativa para chegar à conclusão de que "não foi visto fluxo sangüíneo nos anexos".

O oposto (isto é, a detecção de fluxo arterial colorido) nos leva a descartar esse diagnóstico. Entretanto, observou-se fluxo sangüíneo em três casos de torções ovarianas cirurgicamente comprovadas;[83] desta feita, é possível que as oclusões venosas e linfáticas ocorram primeiro, causando os sintomas clínicos incipientes. Depois disso, e em um estágio posterior, a oclusão é total e compromete a circulação arterial.[86]

A possibilidade de uma torção seletiva do ovário ou da tuba de falópio deveria ser sempre considerada (Prancha 16-17). Previamente, foi relatada a torção tubária seletiva.[87,88]

Em uma série de 12 casos, Fleischer et al.[81] descreveram os seguintes achados:

1. O fluxo central detectado estava associado a anexos viáveis.
2. Não foi visto fluxo dentro da massa mas, às vezes, era visto na área capsular ao redor da massa.
3. O diagnóstico precoce pode contribuir para uma cirurgia precoce e conservadora.

SÍNDROME DE CONGESTÃO PÉLVICA

A dor pélvica durante a idade reprodutiva leva muitas mulheres ao ginecologista. Durante os últimos 100 anos, diferentes etiologias foram consideradas para explicar esse aparecimento periódico de dor na região pélvica. Não cabe a este capítulo enumerar toda a literatura que apóia as diferentes explicações e teorias. Recentemente, entretanto, foi sugerido que as veias pélvicas dilatadas e a formação de sangue na vasculatura adjacente é a melhor explicação para a dor pélvica. Numa série de artigos, Beard et al.[89-91] exploraram a estase vascular como uma explicação para a dor pélvica. Os estudos flebográficos, algumas vezes, mostraram uma dilatação excessiva da veia ovariana drenando a pelve através do ligamento infundibulopélvico.[90-92]

A laparoscopia também é usada para confirmar a causa desta síndrome.[93-95] Apesar da visualização direta da pelve, esta técnica, algumas vezes, produziu resultados falsos negativos.

Apesar do fato de que a ultra-sonografia transabdominal foi usada no exame de pacientes que reclamavam de dor pélvica, ela não proporcionou avanços significativos na resolução do problema.

O Doppler colorido transvaginal parece ser a técnica diagnóstica mais definitiva para diagnosticar a entidade com meios não-invasivos.[96-99]

De fato, as medidas da velocidade do fluxo orientadas com o Doppler colorido nos permitem fazer a diferenciação entre fluxo arterial e venoso.

Apesar das tentativas para se explicar a dor pélvica com a presença de origem vascular (venosa ou arterial, bem como mista),[100] não existem estudos confiáveis na literatura que permitam-nos fazer uma declaração segura sobre a conexão das duas.

Às vezes, realmente vejo uma paciente reclamando de dor pélvica e, no momento em que ela está reclamando, consigo localizar um padrão vascular dilatado significativo. Posso demonstrar veias pélvicas unilaterais ou bilaterais dilatadas (Prancha 16-18).

As estruturas venosas distendidas nos anexos atingem um calibre maior que 4 a 5 mm com baixas velocidades (menos de 3 cm/s) (A/C Fleischer, comunicação pessoal).

HISTEROSSALPINGOGRAFIA COM ORIENTAÇÃO DO DOPPLER COLORIDO

A obstrução tubária é uma das causas de infertilidade em cerca de 15% dos casais. O exame clássico que revela a obstrução/desobstrução tubária inclui laparoscopia e histerossalpingografia com raio X. Há pouco tempo, a histerossalpingografia ultra-sonográfica com e sem imagem de Doppler de fluxo colorido foi usada para diagnosticar tubas obstruídas. A ultra-sonografia em escala de cinza usando a via transabdominal ou a transvaginal é baseada (1) na detecção de líquido livre injetado no fundo de saco após sua passagem pelo colo através da cavidade uterina e das tubas, até a pelve; e (2) no acompanhamento de diferentes tipos de material de contraste sonográfico fluindo através da tuba. O método transabdominal não forneceu resultados suficientemente bons porque baseava-se na avaliação direta da desobstrução tubária presumida.[101,102] Após a introdução das sondas transvaginais, diferentes materiais sonográficos de contraste, incluindo bolhas de ar contendo salina normal,[103-106] um composto de camada de albumina[107] Echovist (Shering) (SHU 450),[108-113] solução de dextran,[114] e outros materiais[115,116] foram testados. Os resultados foram incertos e variaram entre 50% e 85% quando comparados com a cromo-perturbação laparoscópica. Quando a detecção do Doppler de fluxo colorido tornou-se disponível, vários grupos começaram a pesquisar o uso desta tecnologia para exibir os súbitos jatos de líquidos irrompendo através de um tubo patente. A direção do fluxo vista dentro da cavidade uterina e depois atravessando as tubas em direção à cavidade pélvica pode estar baseada na exibição colorida, como também no desvio positivo ou negativo de freqüência, se isso for exibido na tela.[110,117,119]

Normalmente, o procedimento é realizado com controle e orientação ultra-sonográfica transvaginal. Um cateter é colocado dentro da cavidade uterina, normalmente um **cateter com ponta em balão** usado para evitar refluxo. A solução salina é, então, injetada através do cateter com controle ultra-sonográfico transvaginal. Uma vez localizada a passagem, a janela colorida é ativada para verificar o percurso do líquido pela área de interesse. Usando-se pequenos jatos de líquido pode-se observar o fluxo colorido e um volume de amostra pode ser colocado na área da fímbria tubária e o fluxo exibido, observando-se os desvios de Doppler. Têm sido relatadas correlações que chegam a 82% e 92% com cromo-perturbação laparoscópica.[117,118] É sempre uma boa idéia olhar para o líquido no fundo de saco e considerar a quantidade aproximada que foi injetada. É possível verificar a desobstrução tubária de cada lado.

A histerossalpingografia de Dopper colorido pode ser realizada como um procedimento de rotina, desde que o equipamento de ultra-som usado apresente fluxo colorido. A técnica de Doppler colorido também pode ser usada para a tuboplastia transcervical com orientação ultra-sonográfica.

AVALIAÇÃO DO ÚTERO

É importante conhecer o suprimento sangüíneo do útero para se poder fazer um diagnóstico das condições patológicas. Como regra geral, as artérias uterinas e a rede arterial possuem um calibre diferente daquele da rede venosa, o qual parece maior e mais dilatado. As artérias também podem ser reconhecidas segundo sua natureza pulsátil. É fácil localizar a aproximação das artérias uterinas passando através dos ligamentos cardinais até o útero. Essas artérias exibem tipicamente um IP e um IR altos, assim como uma incisura diastólica típica (Prancha 16-19B). Às vezes, as artérias arqueadas e as veias podem ser vistas dentro do miométrio assumindo um formato circular nos dois terços externos do endométrio. Esses vasos podem ser extremamente finos; entretanto, às vezes, possuem um tamanho impressionante e normalmente surge a pergunta se isso é normal. O fluxo colorido aumenta a detecção desses vasos arqueados (Prancha 16-19A). Essas artérias, da mesma forma que as artérias uterinas, também têm velocidade máxima e relações de IR e de IP altas (Prancha 16-19B). As ramificações menores que abastecem de sangue o endométrio também podem ser visualizadas. Parece óbvio e natural que a provisão sangüínea para o endométrio durante o ciclo menstrual na idade reprodutiva seja diferente antes, durante e depois da ovulação, como também durante a menstruação.[120,121]

É importante descrever a provisão sangüínea normal do colo vista na seção sagital média (Prancha 16-20). A importância prática disso é poder comparar a provisão sangüínea normalmente abundante para o colo grávido e diferenciá-la de uma provisão sangüínea até mais rica de uma placenta com baixa implantação, isto é, na área do orifício interno, exibindo as características de uma placenta acreta. Se o diagnóstico for realmente de uma placenta acreta, as estruturas lacunares grandes e impressionantes normalmente demonstram fluxo sangüíneo visível e turbulência como também correntes em forma de jato para dentro destes "lagos" vasculares.[122]

A imagem de Doppler colorido consegue diagnosticar potencialmente as grandes malformações vasculares uterinas, uma doença com conseqüências sérias.

Revisando a literatura existente sobre a técnica de Doppler colorido, não foi descoberto nenhum artigo importante pertinente às seguintes situações clínicas: adenomiose, sangramento disfuncional, endometrite, reação decidual, pólipos endometriais e mioma subendometrial ou intercavitário.

No caso de um abortamento incompleto ou no caso de "aborto perdido", a Prancha 16-11 é uma imagem típica e demonstra lagos vasculares grandes, às vezes com fluxos de alta velocidade. Parece que esses lagos vasculares aumentam em tamanho e número com o tempo e debilitam as camadas deciduais facilitando a sua separação da parede uterina e permitindo o seu desprendimento.

Os miomas uterinos são uma doença extremamente predominante do músculo liso do útero. Normalmente, é fácil achar vasos de alimentação para o mioma no útero (Prancha 16-21). Há relatos de estudos de Doppler colorido na literatura.[7,123-125]

Um dos usos clinicamente recompensadores da avaliação com Doppler colorido do útero é o caso do mioma pedunculado que se estende para dentro do ligamento largo ou até o período seguinte. Neste caso, a dúvida diagnóstica diferencial entre ser uma massa miomatosa ou ovariana é extremamente importante. Se, ao usar a identificação dos vasos com Doppler colorido for estabelecido o vínculo entre o útero e o tumor em questão, pode-se declarar seguramente que é uma estrutura miomatosa originando-se do útero e não uma massa de anexos (Prancha 16-22).

O uso de Doppler colorido no diagnóstico do sarcoma uterino também foi avaliado.[17,123,124] Foram estudadas oito pacientes com sarcoma uterino, sem diferenças estatisticamente significativas entre o IR das artérias uterinas direita e esquerda. Em todos os casos, foram vistos vasos sangüíneos anormais dentro do próprio tumor. Houve uma diminuição no IR de normal a miomatoso para o útero sarcomatoso. Isso é esperado porque o sarcoma é um tumor de rápido crescimento que requer ampla provisão sangüínea devido ao seu grande tamanho. Se realmente existem diferenças nos IRs entre os vasos que alimentam o útero normal, as artérias que nutrem um mioma benigno e o suplemento sangüíneo para um útero que abriga um sarcoma uterino de rápido crescimento, há esperança de se poder diferenciar entre as condições benignas e malignas no útero. Essa diferenciação não pode, neste momento, ser feita com base na ultra-sonografia em escala de cinza.

A maior parte da literatura foi gerada por estudos que lidam com o endométrio e por esforços em diagnosticar o câncer endometrial em suas fases iniciais. Usando a ultra-sonografia transvaginal, pode-se suspeitar da patologia endometrial se for visto um endométrio não-homogêneo, anormalmente espesso. Em casos de carcinoma endometrial ordinário, o colapso da interface endométrio-miométrio normalmente bem definida e intacta é detectável.[126] Porém, a sensibilidade básica e a especificidade destes sinais ainda precisam ser mais solidificados. O problema de diferenciação da hipoplasia benigna de um processo maligno também não está resolvido. É, portanto, lógico que as possibilidades de se observar a provisão sangüínea para o endométrio sejam exploradas. Se a angiogênese do tumor estiver ocorrendo na formação de um câncer endometrial, então a descoberta desse fluxo sangüíneo anormal com baixa impedância poderia ser útil. Bourne et al.[127] compararam 17 pacientes com câncer endometrial com 85 pacientes sem patologia endometrial. Foi considerado que um baixo IP prognosticava um resultado positivo em 94%, e um resultado negativo em 91%.

Kurjak et al.[128] analisaram o mesmo problema e descobriram uma resistência mais baixa em casos de câncer endometrial em oposição àqueles sem a doença. Eles avaliaram 16 pacientes pós-menopausadas com hemorragia uterina anormal. Sete não tinham nenhum câncer endometrial e nove tinham carcinoma endometrial. Nenhum fluxo foi detectado ao redor e dentro do endométrio em pacientes com câncer. Porém, em todos os sete pacientes com câncer endometrial foi observado fluxo sangüíneo intratumoral pulsante. A conclusão dos autores foi que, nas suas mãos, a avaliação de pacientes com Doppler colorido com a finalidade de se detectar o carcinoma endometrial em mulheres pós-menopausadas com sangramento uterino anormal é possível e apresentou uma sensibilidade e especificidade de 100%. Eles sugeriram o uso desta ferramenta diagnóstica para selecionar as pacientes que realmente requerem cirurgia diagnóstica para câncer endometrial. Kupesic-Urek et al.[129] avaliaram 276 pacientes com tumores uterinos antes da histerectomia. A neovascularização, detectada através de ultra-sonografia com Doppler colorido, foi observada em 67% das massas benignas; e em todas as massas malignas (n = 26), a avaliação do fluxo sangüíneo mostrou um IR significativamente mais baixo (0,37 ± 0,07) em casos de câncer endometrial, ao invés de 0,54 ± 0,09 nos casos com lesões uterinas benignas. Os vasos centrais com câncer endometrial tenderam a ter velocidade mais baixa comparados àqueles descobertos na periferia.

Hata et al.[130] estudaram 10 pacientes com câncer endometrial e acharam um IR baixo comparado ao de um útero normal (0,53 contra 0,76). A literatura não é particularmente rica na discussão do uso da imagem de Doppler colorido para o diagnóstico de câncer endometrial. Talvez isso ocorra porque outros testes diagnósticos fidedignos estejam disponíveis para curar essa doença que, por natureza, se apresenta bastante precocemente, possibilitando um tratamento bem sucedido. Entretanto, se os programas de triagem para a detecção precoce de câncer ovariano forem desenvolvidos, a possibilidade de olhar a provisão sangüínea do endométrio ao mesmo tempo reduziria significativamente os custos individuais envolvidos.

DOENÇA TROFOBLÁSTICA

A literatura é escassa quanto ao verdadeiro valor do Doppler colorido no diagnóstico da doença trofoblástica gestacional. É lógico pensar que o principal problema diagnóstico consiste em prognosticar com segurança e diferenciar a doença trofoblástica gestacional maligna (isto é, coriocarcinoma) de seu correlativo benigno (isto é, a mola hidatiforme).

Discutimos, anteriormente, a apresentação ultra-sonográfica da mola hidatiforme usando a ultra-sonografia transvaginal. Isso é caracterizado por uma imagem típica em escala de cinza. A sobreposição da varredura de Doppler colorido irá revelar a ampla vascularização da mola hidatiforme (Prancha 16-23).

Do mesmo modo que no diagnóstico da mola invasiva, parece que a ultra-sonografia em escala de cinza é insuficiente para diagnosticar com segurança a doença trofoblástica invasiva. Alguns autores[131-132] sugeriram que a varredura de Doppler colorido pode ajudar a diagnosticar as molas invasivas após um tratamento bem sucedido da lesão para reduzir o fluxo sangüíneo detectável.

A avaliação de Doppler colorido da doença trofoblástica gestacional é considerada útil quando se trata de coriocarcinoma. Devido a muitos vasos sangüíneos recentemente formados, foi possível uma avaliação orientada pela cor. Seis casos de coriocarcinoma estudados com o Doppler colorido foram relatados por Kurjak et al.[136] Foram medidos baixos valores de impedância dentro do tecido ricamente vascularizado do coriocarcinoma.

É preciso que haja mais experiência para prognosticar com segurança a malignidade em casos de doença trofoblástica gestacional, porém, a ultra-sonografia de Doppler colorido parece ser um complemento bastante importante para diagnosticar a variante maligna desta doença.

RESUMO E CONCLUSÕES

Com o aparecimento de equipamento de ultra-som capaz de destacar em cores o fluxo sangüíneo, a pergunta mais freqüente dos ginecologistas-obstetras em conferências e cursos é: " É importante que tenhamos as características do Doppler colorido em nossas varreduras de ultra-som?" Este capítulo tenta responder esta pergunta. As informações foram baseadas em uma leitura extensa e em uma revisão crítica da literatura disponível. Também foram baseadas na prática clínica, isto é, na observação das necessidades diagnósticas de vários milhares de pacientes que fluem por dois laboratórios de ultra-som lotados, operados por um pessoal qualificado.

O entusiasmo inicial criado com a introdução da ultra-sonografia com Doppler colorido na ginecologia é refletido na literatura publicada durante os últimos cinco a seis anos. A maioria dos fabricantes desenvolveu e começou a comercializar um equipamento capaz de exibir um fluxo colorido. Devido às despesas investidas na pesquisa e no desenvolvimento, paga-se muito alto por todas as máquinas que possuem o dispositivo de Doppler colorido. As considerações de custo/benefício são muito importantes neste momento, e a eficácia da varredura com Doppler colorido é examinada por este aspecto.

Pode-se chegar a quase todos os diagnósticos clínicos usando-se as técnicas de ultra-som em escala de cinza. A adição de Doppler colorido é marginal na maioria dos casos e muito importante em situações seletivas. É consenso que um centro terciário, ou centro de referência, ou um consultório particular muito procurado deve dispor de um Doppler colorido para refinar certos diagnósticos e chegar a eles mais rápido. Também é importante dedicar algum tempo à pesquisa e ao estabelecimento dessas entidades clínicas nas quais a capacidade diagnóstica então adicionada é benéfica.

Igual à maioria dos avanços tecnológicos e científicos, o lugar final da ultra-sonografia de Doppler colorido na ginecologia ainda não está estabelecido. A declaração feita por John C. Hobbins em uma de suas conferências sobre o assunto foi que os centros terciários deveriam ter máquinas com dispositivos de Doppler colorido; entretanto, um consultório que está se estabelecendo agora, a despesa muito grande não justifica a necessidade incindicional do ultra-som colorido.

Parece, portanto, que o Doppler colorido ajuda significativamente em apenas algumas situações clínicas e marginalmente em muitas. Essas observações podem se manter firmes durante algum tempo até que se tenha uma experiência considerável e se chegue ao desenvolvimento de um equipamento mais sofisticado e menos custoso.

Um laboratório de ultra-som sem Doppler colorido ainda pode realizar estudos ultra-sonográficos precisos e indicar os casos duvidosos a um centro que disponha deste serviço extra.

Espera-se, que no futuro, quase todas as máquinas tenham dispositivos a cores em base de rotina e por um preço aceitável. De fato, talvez tenhamos que pedir especificamente uma varredura de ultra-som que não seja colorida, da mesma forma que os aparelhos de televisão de casa! Os equipamentos de televisão também evoluíram do preto e branco ao colorido. Atualmente, é preciso procurar um pouco para encontrar um aparelho preto e branco.

REFERÊNCIAS BIBLIOGRÁFICAS

1. Satomura A: Study of the flow pattern in peripheral arteries by ultrasonics. J Acoustic Soc Jpn 1959; 15:151-158
2. Fitzgerald DA, Drumm JE: Noninvasive measurement of human fetal circulation using ultrasound: a new method. BJM 1977; 2:1450-1454
3. McCallum WD, William CS, Napel S, Daigle RE: Fetal blood velocity waveform. Am J Obstet Gynecol 1978; 132:425-429
4. Taylor KJW, Burns PN, Wells PNT et al: Ultrasound Doppler flow studies of the ovarian and uterine arteries. Br J Obstet Gynaecol 1985; 92:240-246
5. Namekawa K, Kasai C, Tsukamoto M, Koyano A: Imaging of blood flow using autocorrelation. Ultrasound Med Biol 1982; 8:138-142
6. Kurjak A, Zalud I, Jurkovic D et al: Transvaginal color Doppler for the assessment of pelvic circulation. Acta Obstet Gynecol Scand 1989; 68:1231-1235
7. Hata T, Hata K, Senoh D et al: Doppler ultrasound assessment of tumor vascularity in gynecologic disorders. J Ultrasound Med 1989,8:309-314
8. Bourne T, Campbell S, Steer C et al: Transvaginal colour flow imaging: a possible new screening technique for ovarian cancer. BMJ 1989; 299:1367-1370
9. Fleischer AC, Rogers WH, Rao BK et al: Transvaginal color Doppler sonography of ovarian masses with pathological correlation. Ultrasound Obstet Gynecol 1991; 1:275-278
10. Fleischer AC, Rodgers WH, Rao BK et al: Assessment of ovarian tumor vascularity with transvaginal color Doppler sonography. J Ultrasound Med 1991; 10:563-568
11. Kremkau FW: Diagnostic Ultrasound: Principles and Instruments. 4th Ed. Philadelphia: W.B. Saunders, 1993
12. McDicken WN: Diagnostic Ultrasonics: Principles and Use of instruments. 3rd Ed. Churchill Livingstone, Edinburgh, 1991 13. Timor-Tritsch IE, Rottem S (eds): Transvaginal Ultrasound. 2nd Ed. Chapman & Hall, New York, 1991
14. Hykes DL, Hedrick WR, Starchman DE: Ultrasound Physics and Instrumentation. 2nd Ed. Mosby Year Book, Chicago, 1992
15. Chervenak FA, Isaacson GC, Campbell S (eds): Ultrasound in Obstetrics and Gynaecology. Little, Brown, Boston, 1993
16. Jaffe R, Warsof SL: Color Doppler Imaging in Obstetrics and Gynecology. McGraw-Hill, New York, 1992
17. Kurjak A (ed): An Atlas of Transvaginal Color Doppler: The Current State of the Art. Parthenon Publishing Group, London, 1993
18. Copel JA, Reed KL (eds): Doppler Ultrasound in Obstetrics and Gynecology. Raven Press, New York, 1994
19. Sladkevicius P: Doppler ultrasound studies in gynecology. Thesis, University of Lund, Malmo, Sweden, 1994
20. Jaffe R, Pierson RA, Abramawowicz JS (eds): Imaging in Infertility and Reproductive Endocrinology. JB Lippincott, Philadelphia, 1994
21. Thaler I, Manor D, Brandes J et al: Review: basic principles and clinical applications of the transvaginal Doppler duplex system in reproductive medicine. J In vitro Fert Embryo Transfer 1990; 7:74-85
22. Gosling RG, King DH: Ultrasonic angiology. p. 61. In Harens AW, Adamson L (eds): Arteries and Veins. Churchill Livingstone, Edinburgh, 1975
23. Pourcelot L: Applications clinique de l'examen Doppler transcutane. p. 213. In Peronneau P (ed): Velocimetric Ultrasonore Doppler. Inserm, Paris, 1974
24. Stuart B, Drumm J, Fitzgerald DE, Duignan N: Fetal blood velocity waveforms in normal pregnancy. Br J Obstet Gynaecol 1980; 87:780-785
25. Maulik D, Saini VD, Nanda NC, Rosenzeig MS: Doppler evaluation of fetal hemodynamics. Ultrasound Med Biol 1982; 8:705-710
26. de Crespigny LC: Demonstration of ectopic pregnancy by transvaginal ultrasound. Br J Obstet Gynaecol 1988; 95: 12531256
27. Nyberg DA, Mack LA, Jeffrey RB, Laing FC: Endovaginal sonographic evaluation of ectopic pregnancy: a prospective study. AJR 1987; 149:1181-1186
28. Dashefsky SM, Lyons EA, Levi CS et al: Suspected ectopic pregnancy: endovaginal and transvesical US. Radiology 1988; 169:181-184
29. Rempen A: Vaginal sonography in ectopic pregnancy: prospective evaluation. J Ultrasound Med 1988; 7:381-387
30. Cacciatore B, Stenman U-H, Ylostalo P: Comparison of abdominal and vaginal sonography in suspected ectopic pregnancy. Obstet Gynecol 1989; 73:770-774
31. Timor-Tritsch IE, Yeh MN, Peisner DB et al: The use of transvaginal ultrasonography in the diagnosis of ectopic pregnancy. Am J Obstet Gynecol 1989; 161:157-161
32. Dillon EH, Feyock AL, Taylor KJW: Pseudogestational sacs. Doppler US differentiation from normal or abnormal intrauterine pregnancies. Radiology 1990; 176:359-364
33. Pellerito JS, Taylor KJW: Ectopic pregnancy. p. 41. In Doppler Ultrasound in Obstetrics and Gynecology. Copel JA, Reed KL (eds): Raven Press, New York, 1995
34. Pellerito JS, Taylor KJW, Ectopic pregnancy: evaluation with endovaginal color flow imaging. Radiology 1992; 183:407-411
35. Rottem S, Timor-Tritsch IE: Think ectopic p. 373. In Transvagi-nal Sonography. 2nd Ed. Timor-Tritsch IE, Rottem S (eds): Chapman & Hall, New York, 1991

36. Kurjak A, Zalud I, Schulman H: Ectopic pregnancy: transvaginal color Doppler of trophoblastic flow in questionable adnexa. J Ultrasound Med 1991; 10:685-689
37. Taylor KJW, Ramos IM, Feyock AL et al: Ectopic pregnancy: duplex Doppler evaluation. Radiology 1989; 173:93-96
38. Taylor KJW, Meyer WR: New techniques in the diagnosis of ectopic pregnancy. Obstet Gynecol Clin North Am 1991; 18:39-54
39. Emerson DS, Cartier MS, Altieri LA et al: Diagnostic efficacy of endovaginal color Doppler flow imaging in an ectopic pregnancy screening program. Radiology 1992; 183: 413-420
40. Jaffe R, Warsof SL: Color Doppler imaging in the assesment of uteroplacental blood flow in abnormal first trimester intrauterine pregnancy: an attempt to define etiologic mechanisms. J Ultrasound Med 1992; 11:42
41. Kirchler HC, Kolle D, Schwegel P: Changes in tubal blood flow in evaluating ectopic pregnancy. Ultrasound Obstet Gynecol 1992; 2:283-288
42. Tekay A, Joupilla P: Color Doppler flow as an indicator of trophoblastic activity in tubal pregnancies detected by transvaginal ultrasound. Obstet Gynecol 1992; 80:995-999
43. Jurkovic D, Bourne TH, Jauniaux E et al: Transvaginal color Doppler study of blood flow in ectopic pregnancies. Fertil Steril 1992; 57:68-73
44. Atri M: Ectopic pregnancy: evaluation with endovaginal color Doppler flow imaging. Radiology 1993; 187:19
45. Brown DL: Diagnosis of ectopic pregnancy with endovaginal color Doppler US. Radiology 1993; 187:20-24
46. Pellerito JS, Taylor KJW: Ectopic pregnancy: evaluation with endovaginal color Doppler flow imaging—response. Radiology 1993; 187:21-27
47. Timor-Tritsch IE, Monteagudo A, Matera C, Veit RC: Sonographic evaluation of cornual pregnancies treated without surgery. Obstet Gynecol 1992; 79:1044-1049
48. Timor-Tritsch IE, Monteagudo A, Mandeville ED et al: Successful management of viable cervical pregnancy by local injection of methotrexate guided by transvaginal sonography. Am J Obstet Gynecol 1994; 170:737-739
49. Roussis P, Ball RH, Fleischer AC, Herbert CM: Cervical pregnancy: a case report. J Reprod Med 1992; 37:479-481
50. Granberg S, Wikland M, Jansson I: Macroscopic characterization of ovarian tumors and the relation to the histological diagnosis: criteria to be used for ultrasound evaluation. Gynecol Oncol 1989; 35:139-144
51. Granberg S, Norstrom A, Wikland M: Tumors in the lower pelvis as imaged by vaginal sonography. Gynecol Oncol 1990; 37:224-229
52. Sassone AM, Timor-Tritsch IE, Artner A et al: Transvaginal sonographic characterization of ovarian disease: evaluation of a new scoring system to predict ovarian malignancy. Obstet Gynecol 1991; 78:70-76
53. Strickland B: The value of arteriography in the diagnosis of bone tumors. Br J Radiol 1959; 32:705-709
54. Folkman J, Merler E, Abernathy C, Williams G: Isolation of a tumor factor responsible for angiogenesis. J Exp Med 1971; 133:275-288
55. Folkman J: Tumor angiogenesis. Adv Cancer Res 1985; 43:175-200
56. Shubick P: Vascularization of tumors: a review. J Cancer Res Clin Oncol 1982; 103:211-216
57. Jain RK, Ward-Harley K: Tumor blood flow—characterization, modifications and role in hyperthermia. Trans Sonics Ultrasonics 1984; 31:504-509
58. Jain RK: Determination of tumor blood flow: a review. Cancer Res 1988; 48:2641-2646
59. Hata K, Hata T, Seoh O et al: Transition of ovarian arterial compliance during the human menstrual cycle, assessed by Doppler ultrasound — correlation with serum hormone levels. Nippon Sanka Fujinka Gakkai Zasshi 1990; 42:662-666
60. Hata K, Hata T, Senoh D et al: Change in ovarian arterial compliance during the human menstrual cycle assessed by Doppler ultrasound. Br J Obstet Gynaecol 1990; 97:163-166
61. Kurjak A, Zalud I, Alfirevic A: Evaluation of adnexal masses with transvaginal color ultrasound. J Ultrasound Med 1991; 10:295-297
62. Hata K, Makihara K, Hata T et al: Transvaginal color Doppler imaging for hemodynamic assessment of reproductive tract tumors. Int J Gynaecol Obstet 1991; 36:301-308
63. Bourne TH, Campbell S, Steer CV et al: Detection of endometrial cancer by transvaginal ultrasonography with color flow imaging and blood flow analysis: a preliminary report. Gynecol Oncol 1991; 40:253-259
64. Bourne TH, Jurkovic D, Waterstone J et al: Intrafollicular blood flow during human ovulation. Ultrasound Obstet Gynecol 1991; 1:53-59
65. Kurjak A: Ultrasound and ovarian cancer (editorial). Ultrasound Obstet Gynecol 1991; 1:231-233
66. Hata K, Hata T, Manabe A, Kitao M: Ovarian tumors of low malignant potential: transvaginal Doppler ultrasound features. Gynecol Oncol 1992; 45:259-264
67. Weiner Z, Thaler I, Beck D et al: Differentiating malignant from benign ovarian tumors with transvaginal color flow imaging. Obstet Gynecol 1992; 79:159-162
68. Hata K, Hata T, Manabe A et al: A critical evaluation of transvaginal Doppler studies, transvaginal sonography, magnetic resonance imaging, and CA 125 in detecting ovarian cancer. Obstet Gynecol 1992; 80:922-926
69. Hata K, Hata T, Manabe A et al: New pelvic sonoangiography for detection of endometrial carcinoma: a preliminary report. Gynecol Oncol 1992; 45:179-184
70. Kawai M, Kano T, Kikkawa F et al: Transvaginal Doppler ultrasound with color flow imaging in the diagnosis of ovarian cancer. Obstet Gynecol 1992; 79:163-167
71. Natori M, Kouno H, Nozawa S: Flow velocity waveform analysis for the detection of ovarian cancer. Med Rev 1992; 40:45-50
72. Kurjak A, Kupesic-Urek S: Transvaginal color Doppler in early detection of ovarian cancer. J Eur Med Ultrasound 1992; 12:15-17
73. Timor-Tritsch IE, Lerner JP, Monteagudo A, Santos R: Transvaginal ultrasonographic characterization of ovarian masses by means of color flow-directed Doppler measurements and a morphologic scoring system. Am J Obstet Gynecol 1993; 168:909-913
74. Kurjak A, Schulman H, Sosic A et al: Transvaginal ultrasound, color flow and Doppler waveform of the postmenopausal adnexal mass. Obstet Gynecol 1993; 80:917-921
75. Bourne TH, Campbell S, Reynolds KM et al: Screening for early familial ovarian cancer with transvaginal ultrasonography and colour blood flow imaging. BMJ 1993; 306:1025-1029
76. Bider D, Ben-Rafael Z, Goldenberg M et al: Outcome of pregnancy after unwinding of ischaemic-haemorrhagic adnexa. Br J Obstet Gynaecol 1989; 96:428-430
77. Ben-Rafael Z, Bider D, Mashiach S: Unwinding of ischaemic haemorrhagid adnexum via laparoscopy. Fertil Steril 1990; 53:569-571
78. Gordon JD, Hopkins KL, Jeffrey RB, Giudice LC: Adnexal torsion: color Doppler diagnosis and laparoscopic treatment. Fertil Steril 1994; 61:383-385
79. Graif M, Shalev J, Strauss S et al: Torsion of the ovary: sonographic features. AJR 1984; 143:1331-1334

80. Warner M, Fleischer AC, Edell SL et al: Uterine adnexal torsion: sonographic findings. Radiology 1985; 154:773-775
81. Fleischer AC, Stein SM, Cullinan JA, Kepple DM: Color Doppler sonography of adnexal torsino. Presented at the 39th Annual Convention of AIUM, March 26-29, 1995, San Francisco
82. Van Voorhis BJ, Schwaiger J, Syrop CH, Chapter FK: Early diagnosis of ovarian torsion by color Doppler ultrasonography. Fertil Steril 1992; 58:215-217
83. Rosado W, Trambert M, Gosink B, Pretorius D: Adnexal torsion: diagnosis by using Doppler sonography. Am J Radiol 1992; 159:1251-1253
84. Schiller VL, Grant EG: Doppler ultrasonography of the pelvis. Radiol Clin North Am 1992; 30:735-742
85. Fleischer AC, Kepple DM: Transvaginal color doppler sonography: clinical potentials and limitations. Semin Ultrasound CT MR 1992; 13:69-80
86. Nichols D, Julian P: Torsion of the adnexa. Clin Obstet Gynecol 1985; 28:375-380
87. Elchalad U, Caspi B, Schachter M: Isolated tubal torsion: clinical and ultrasonographic features. J Ultrasound Med 1993; 2:115-117
88. Sherer DM, Liberto L, Abramovicz JS, Words JR: Endovaginal sonographic features associated with isolated torsion of the Fallopian tube. J Ultrasound Med 1991; 10:107-109
89. Beard RW, Reginald PW, Pearce S: Pelvic pain in women. BMJ 1986; 293:1160-1162
90. Beard RW, Reginald PW, Wadsworth J: Clinical features of women with chronic lower abdominal pain and pelvic congestion. Br J Obstet Gynaecol 1988; 95:153-161
91. Regiald PW, Pearce S, Beard R: Pelvic pain due to venous congestion. Prog Obstet Gynecol 1990; 13:275-292
92. Kaupila A: Uterine phlebography with venous compression. A clinical and roentgenological study. Acta Obstet Gynecol Scand 1970; 49:33-34
93. Beard RW, Belsey EM, Liberman BA, Wilkinson JCM: Pelvic pain in women. Am J Obstet Gynecol 1977; 128:566-570
94. Sterns HC, Sneeden UD: Observations on the clinical and pathological aspects of the pelvic congestion syndrome. Am J Obstet Gynecol 1966; 94:718-732
95. Renaer M: Chronic pelvic pain without obvious pathology. p. 162. In: Chronic Pelvic Pain in Women. Springer, New York, 1981
96. Juhasz B, Kurjak A, Lampe LG: Pelvic varices simulating bilateral adnexal masses: differential diagnosis by vaginal color Doppler. J Clin Ultrasound 1992; 20:81-84
97. Berger RB, Taylor KJW, Rosenfield AT: Pelvic varices simulating cystic ovaries: differentiation by pulsed Doppler. J Clin Ultrasound 1992; 10:186-189
98. Jain KA, Jeffrey RB, Sommer FG: Gynaecologic vascular abnormalities: diagnosis with doppler US. Radiology 1991; 178:549-551
99. Bonilla-Musoles F, Ballester MJ: Transvaginal color Doppler in the diagnosis of pelvic congestion syndrome. p. 207. In Kurjak A (ed): An Atlas of Transvaginal Color Doppler. Parthenon Publishing Group, London, 1994
100. Hobbs JT: The pelvic congestion syndrome. Br J Hosp Med 1990; 43:200-206
101. Randolph RJ, Kang Ying Y, Maier DB et al: Comparison of real-time ultrasonography, hysterosalpingography and laparoscopy/hysteroscopy in the evaluation of uterine abnormalities and tubal patency. Fertil Steril 1986; 46:828-832
102. Richman TS, Viscomi CN, de Cherney A et al: Fallopian tubal patency assessed by ultrasound following fluid injection. Radiology 1984; 152:507-510
103. Volpi E, De-Gradis T, Sismondi P et al: Transvaginal salpingosonography (TSSG) in the evaluation of tubal patency. Acta Curr Fertil 1991; 22:2325-2328
104. Mitri FF, Andronikou AD, Perpinyal S et al: A clinical comparison of sonographic hydrotubation and hysterosal pingography. Br J Obstet Gynaecol 1991; 98:1031-1036
105. Allahbadia GN, Nalawade YV, Patkar VD et al: The Sion test. Aust N Z J Obstet Gynecol 1992; 32:67-70
106. Tufekci EC, Girit S, Gayirli E et al: Evaluation of tubal patency by transvaginal sonosalpingography. Fertil Steril 1992; 57:336-340
107. Hotel J, Rassmunsen C, Morris H: First clinical experience with sonicated albumin (Albunex) as an intrafallopian ultrasound contrast medium. Ultrasound Obstet Gynecol 1993; 3:106
108. Deichert V, Schlief R, Sandt H, Juhnke I: Transvaginal hysterosalpingo-contrast sonography (HyCoSy) compared with conventional tubal diagnostics. Hum Reprod 1989; 4: 418-424
109. Schlief R, Deichert U: Hysterosalpingo-contrast sonography of the uterus and fallopian tubes: results of a clinical trial of a new contrast medium in 120 patients. Radiology 1991; 178:213-215
110. Fobbe F, Becker R, Koch HC et al: The demonstration of the patency of the uterine tubes with color-coded duplex sonography in combination with ultrasonic contrast media. Rofo Fortschr Beg Rontgenstr Neuen Bildgeb Verfahr (Ger) 1991; 154:349-353
111. Venezia R, Zangara C: Echohysterosalpingography: new diagnostic possibilities with SHU 450 Echovist. Acta Eur Fertil 1991; 22:279-282
112. Deichert U, Schlief R, van de Sandt M, Daume E: Transvaginal hysterosalpingo-contrast sonography for the assessment of tubal patency with gray scale imaging and additional use of pulsed wave Doppler. Fertil Steril 1992; 57:62-67
113. Balen FG, Allen CM, Siddle NC, Lees WR: Ultrasound contrast hysterosalpingography-evaluation as an outpatient procedures. Br J Radiol 1993; 66:592-599
114. Bonilla-Musoles F, Simon C, Serra V et al: An assessment of hysterosalpingosonography (HSSG) as a diagnostic tool for uterine cavity defects and tubal patency. J Clin Ultrasound 1992; 20:175-181
115. Crequat J, Pennehouat G, Cornier E et al: Evaluation of intrauterine pathology and tubal patency by contrast echography. Contracept Fertil Sex 1993; 21:861-864
116. Friberg B, Joergensen C: Tubal patency studied by ultrasonography. A pilot study. Acta Obstet Gynecol Scand 1994; 73:53-55
117. Stern J, Peters AJ, Coulam CB: Color Doppler ultrasono graphy assessment of tubal patency: a comparison study with traditional techniques. Fertil Steril 1992; 58: 897-900
118. Allahbadia GN: Fallopian tube patency using color Doppler. Int J Gynaecol Obstet 1993; 40:241-244
119. Peters AJ, Coulam CB: Hysterosalpingography with color Doppler ultrasonography. Am J Obstet Gynecol 1991; 164:1530-1534
120. Sladkevicius P, Valentin L, Marsal K: Blood flow velocity in the uterine artery and ovarian arteries during the normal menstrual cycle. Ultrasound Obstet Gynecol 1993; 3: 199-208
121. Sladkevicus P, Valentin L, Marsal K: Blood flow velocity in the uterine and ovarian arteries during menstruation. Ultrasound Obstet Gynecol 1994; 4:421-427
122. Guy GP, Peisner DB, Timor-Tritsch IE: Ultrasound evaluation of uteroplacental blood flow patterns of abnormally located and adherent placentas. Am J Obstet Gynecol 1990; 163: 723-727

123. Kurjak A, Kupesic-Urek S, Miric D: The assessment of benign uterine tumors by transvaginal color Doppler. Ultrasound Med Biol 1992; 18:645-649
124. Carter J, Perrone T, Carson L et al: Uterine malignancy predicted by transvaginal sonography and color flow Doppler ultrasonography. J Clin Ultrasound 1993; 21:405-408
125. Fleischer AC, Kepple DM: Benign conditions of the uterus, cervix and endometrium. p.38. In Nyberg DA, Hill LM, BohmVelez M, Mendelson EB (eds): Transvaginal Ultrasound. Mosby Year Book, St. Louis, 1992
126. Fleischer AC, Gordon AN, Entman SS: Transvaginal scanning of the endometrium. J Clin Ultrasound 1990; 18:337-349
127. Bourne TH, Reynold KMM, Campbell S: Screening for ovarian and uterine carcinoma. p. 267. In Nyberg DA, Hill LM, BohmVelez M, Mendelson EB (eds): Transvaginal Ultrasound. Mosby Year Book, St. Louis, 1992
128. Kurjak A, Shalan H, Sosic A et al: Endometrial carcinoma in postmenopausal women: evaluation by transvaginal color Doppler sonography. Am J Obstet Gynecol, in press
129. Kupesic-Urek S, Shalan H, Kurjak A: Early detection of endometrial cancer by transvaginal color Doppler. Eur J Obstet Gynecol 1993; 49:46-49
130. Hata K, Hata T, Manabe A et al: New pelvic sonoangiography for detection of endometrial carcinoma: a preliminary report. Gynecol Oncol 1992; 45:179-184
131. Shimamoto K, Sakuma S, Ishigaki T, Makino N: Intratumoral blood flow: evaluating with color Doppler echography. Radiology 1987; 165:683-685
132. Aoki S, Hata H, Hata K et al: Doppler color flow mapping on an invasive mole. Gynecol Obstet Invest 1989; 27:52-54
133. Desai RK, Desberg AL: Diagnosis of gestational trophoblastic disease: value of endovaginal color flow Doppler. Am J Radiol 1991; 157:787-788
134. Matijevic R, Kurjak A, Shalan H: New approach to diagnose gestational trophoblastic disease by transvaginal color Doppler sonography. Ultrasound Obstet Gynecol 1991; 2:133
135. Matijevic R, Kurjak A, Shalan H: Predicting malignancy in gestational trophoblastic disease by transvaginal color and pulsed Doppler sonography. Ultrasound Obstet Gynecol 1992; 1:133
136. Kurjak A, Matijevic R, Kupesic S, Malda K: Gestational trophoblastic disease. p. 125. In Kurjak A (ed): An Atlas of Transvaginal Color Doppler. Parthenon Publishing Group, London, 1994

17

TRIAGEM DE CÂNCER OVARIANO

ILAN E. TIMOR-TRITSCH

O PROBLEMA

Nos últimos 30 anos, tem havido uma redução mínima na taxa de mortalidade por câncer ovariano. O câncer ovariano, portanto, é e continua sendo a principal causa do câncer ginecológico mais fatal. A razão para este prognóstico ruim é que aproximadamente três quartos dos casos chegam à atenção da comunidade médica quando a doença se encontra em estágios bem avançados. Embora outros cânceres ginecológicos, tais como o câncer endometrial ou o câncer cervical, tenham uma taxa de sobrevivência de cinco anos se aproximando de 90%, desde que detectado em estágios locais iniciais, o câncer ovariano pode ter uma taxa de sobrevivência de cinco anos, igualmente alta, se detectado no início. Entretanto, conforme declarado anteriormente, a maioria desses casos chega até nós apenas em estágios avançados. O câncer ovariano difere de outros cânceres, ginecológicos cuja presença é anunciada com sintomas que se apresentam logo no início.

É óbvio que, se houvesse uma modalidade para a detecção precoce de câncer ovariano disponível e viável, a cura precoce ou o tratamento seria de grande benefício para todas as mulheres.

O problema, portanto, reside em testes com uma sensibilidade e especificidade menos que perfeita. Às vezes, elas são relativamente caras e têm de ser aplicadas a uma doença com uma incidência relativamente baixa.

Neste capítulo são discutidas as estratégias de triagem atuais para o câncer ovariano, com atenção especial à aplicabilidade desses testes não apenas à população em geral, mas também a várias outras populações alvo que apresentam risco de desenvolver esta doença.

EPIDEMIOLOGIA E ESTATÍSTICAS DE SOBREVIVÊNCIA

Uma em cada 70 mulheres irá desenvolver carcinoma ovariano durante sua vida.[1] Há 21.000 novos casos de câncer ovariano estimados anualmente, e esta doença está causando algo em torno de 13.000 mortes por ano. Para colocar isso em perspectiva, cerca de 180.000 novos cânceres de mama, 77.000 novos cânceres de colo e reto, novos 66.000 cânceres de pulmão e 45.500 novos cânceres uterinos são detectados a cada ano.[1] Cerca de 75% a 78% são descobertos em estágios avançados, quando a taxa de sobrevivência está bem abaixo de 50%. Embora, segundo sua incidência entre os cânceres ginecológicos, o carcinoma ovariano leve a mais mortes do que todos os cânceres ginecológicos juntos.[2]

A taxa de incidência específica por idade de câncer ovariano é de cerca de duas a cada 100.000 para mulheres com menos de 30 anos e aumenta gradualmente para 55 a cada 1.000 mulheres na faixa dos 70 anos. Estima-se que com 40 anos de idade a taxa de câncer ovariano é de cerca de 16 a cada 100.000 mulheres.[3]

Os avanços no tratamento do câncer ovariano durante os últimos 30 anos não trouxeram nenhuma mudança significativa na redução da mortalidade por câncer ovariano. À continuidade das pesquisas do National Cancer Institute, o qual instituiu um Programa de Fiscalização, Epidemiologia e Resultados Finais, é claro que a taxa de sobrevivência de cinco anos de pacientes com câncer ovariano aumentou de 36% para 39% de 1975 a 1990.[4]

Embora as estatísticas publicadas nesta área geralmente apresentem um atraso de dois a quatro anos, assim os avanços mais recentes no diagnóstico e tratamento talvez não sejam refletidos, ainda é intrigante saber que se for detectado precocemente, o câncer ovariano tem uma taxa de sobrevivência razoavelmente alta.[5]

Como parece que não vemos nenhuma novidade emergindo na nossa abordagem terapêutica para o câncer ovariano, é apenas natural focalizarmos nossa atenção em direção a um diagnóstico precoce do câncer ovariano. Os programas de triagem para esta doença mortal constituem o assunto deste capítulo.

As seguintes informações epidemiológicas podem ser interessantes:

1. Os países industrializados têm taxas de câncer ovariano mais altas que os países em desenvolvimento.
2. Quase todos os cânceres ovarianos são de natureza epitelial. Apenas cerca de um quarto deles se origina das células germinativas. As células germinativas são mais comuns no grupo de 20 a 25 anos.[6]
3. A gravidez parece reduzir a incidência de câncer ovariano, e este risco é reduzido com cada gravidez adicional.[6,7]
4. O uso de contraceptivo oral parece ter um efeito preventivo que aumenta com a sua duração. Este efeito preventivo foi visto mesmo muitos anos depois da descontinuidade do contraceptivo oral.[8] A hipótese para este efeito preventivo é que se a ovulação for inibida, a epiderme cervical do ovário sofre menos lesão por rotura.[9] Os resultados de estudos de pesquisa mostraram que nos Estados Unidos o número de pacientes com câncer ovariano poderia ser cerca de 30% mais alto caso os contraceptivos não fossem usados.[10] As mulheres com irregularidades menstruais e ciclos anovulatórios também demonstraram uma incidência mais baixa de câncer ovariano.[11,12]
5. Estudos também indicaram uma ligação entre o câncer ovariano e o tratamento de mulheres inférteis que tomam drogas para induzir a ovulação. Um dos artigos descreveu a apresentação do adenocarcinoma seroso de baixo potencial de malignidade em três mulheres inférteis diferentes que se submetiam à indução de ovulação.[12] Um segundo artigo apresentou relatos de casos e os resultados de um estudo de controle de casos que levantou questões sobre os efeitos neoplásicos potenciais da medicação usada como tratamento de infertilidade. Em uma coorte de 3.837 mulheres avaliadas com infertilidade, entre 1974 e 1985 em Seattle, havia 11 tumores invasivos ou com limites malignos comparados com um número esperado de 4,4. Nove das mulheres nas quais os tumores ovarianos foram vistos tinham tomado citrato de clomifeno. Cinco das nove mulheres tinham tomado esta droga durante 12 ciclos mensais ou mais. O tratamento com citrato de clomifeno por menos de 12 meses aparentemente não estava associado com um risco aumentado.[13]
6. Vários artigos abordaram a possível redução do risco de câncer ovariano pela histerectomia e ooforectomia unilateral.[14,15]
7. Também foi sugerido que os fatores ambientais são importantes na causa do carcinoma ovariano.[16-21] Não foi encontrada nenhuma relação entre o câncer ovariano e o consumo de fumo ou álcool.[17,19]
8. A infecção dos ovários pelo vírus da caxumba como uma possível ligação com a etiologia do câncer ovariano também foi sugerida.[22-24]

ASPECTOS GENÉTICOS

O fato de que o câncer ovariano possa estar ligado a causas hereditárias e a uma possível história familiar veio à tona somente nos últimos 20 anos. Muitos artigos na literatura apóiam a importância de uma história familiar positiva para o carcinoma ovariano e, atualmente, isso é considerado um dos fatores de risco mais importantes para a doença.[25-39] Estima-se que as síndromes de câncer ovariano familiar constituem até 10% de todos os cânceres ovarianos; contudo, muitos pensam que no futuro este número possa mudar consideravelmente. Foram descritos três padrões para constituir *pedigrees* bem definidos da doença: (1) câncer ovariano em local específico; (2) câncer ovariano familiar associado com câncer de mama na família; (3) família de câncer Lynch tipo II caracterizado pelo câncer de colo, do endométrio, do ovário, da mama, do estômago e do trato urinário.[26,37]

Os cânceres ovarianos familiares tendem a ocorrer mais precocemente nas gerações seguintes.[40] Em um editorial, Lynch[36] discutiu a hereditariedade do câncer ovariano e chegou a conclusão de que as mulheres que têm uma parente de primeiro grau com câncer têm 30% a 50% de chance de terem câncer ovariano antes dos 45 anos de idade.

Piver e Recio[40] acreditam que nas famílias com dois ou mais parentes de primeiro grau sofrendo de câncer ovariano, as irmãs e filhas também podem ter uma chance de 50% de ter a doença. Hoskins e Osterev[39] observaram que, se a mãe e a filha de uma paciente têm carcinoma ovariano, o risco para a própria mulher ter a doença é virtualmente de 100%. Se uma parente de primeiro grau e uma parente de segundo grau são diagnosticadas com carcinoma ovariano, o risco da mulher é de 25%; e com uma parente de primeiro grau diagnosticada com câncer ovariano, o risco cai para 10%. Contudo, se a mãe e a irmã de uma paciente têm câncer ovariano, o risco da própria paciente chega até a 50%.

A possibilidade de câncer ovariano herdado ou adquirido que surge da mutação de células ovarianas é mencionado há pouco tempo na literatura.[41]

O conteúdo de DNA das células de câncer ovariano (e de mama) parece se correlacionar com a alta ploidia, bem como com o prognóstico clínico de câncer altamente invasivo e também com tumores de baixo potencial maligno.[42-44] As mutações de genes no cromossoma 17 foram relatadas nos casos de câncer ovariano, levantando a possibilidade de a doença se originar de uma dessas linhagens celulares mutantes.[45] Ultimamente, o risco genético transmissível pelo lado paterno (sem expressão clínica nos pais) também foi considerado.[39]

Uma vasta quantidade de trabalho ainda necessita ser realizada no campo da pesquisa genética molecular para avaliar adequadamente os verdadeiros genes envolvidos. Poucos estudos são dedicados às malignidades muito precoces ou limítrofes no que se refere à sua evolução genética. Até que tal pesquisa dê frutos, é importante se concentrar em uma história adequada baseada na família e no aconselhamento genético. Um dos dividendos de tais estudos de pesquisa será a habilidade de aconselhar as pacientes em termos de possíveis recomendações para o controle de nascimento com a ooforectomia profilática e o planejamento familiar.

FATORES PREVENTIVOS E OOFORECTOMIA BILATERAL

Conforme mencionado antes, há fatores preventivos óbvios, tais como uma gravidez de termo completo, uso de contraceptivo oral e amamentação. Todos os fatores mencionados acima são eficazes porque reduzem a ovulação. O uso de contraceptivo oral durante cinco anos é considerado para reduzir o risco de câncer ovariano para 37%.[46]

Outro meio de prevenir o câncer ovariano é a ooforectomia bilateral profilática. Esta operação drástica não pode ser garantida no caso de uma mulher com uma parente de primeiro grau cujo risco de câncer ovariano na sua vida toda é de 5%.[36] A cirurgia profilática deveria ser considerada em pacientes com um número aumentado de parentes afetados, com o número de gerações afetadas e com o início da doença em idade jovem. Nesses casos, os benefícios podem superar os riscos de uma cirurgia se a mulher não tem mais objetivo de gerar uma criança ou se ela tem mais de 35 anos de idade.[46] Na hora da cirurgia para a doença uterina benigna, a ooforectomia também deveria ser considerada para reduzir o risco de câncer ovariano no grupo de idade apropriado. A reposição de estrogênio deveria ser discutida com a paciente antes da operação. A falta de cumprimento com tal terapia de reposição de estrogênio pode resultar em morte prematura decorrente de doença cardiovascular e osteoporose. Se as mulheres pré-menopausadas não conseguem fazer a terapia de reposição de estrogênio, elas deveriam ser aconselhadas a compreender os benefícios, mas também os riscos da ooforectomia profilática.

IMPORTÂNCIA DO DIAGNÓSTICO PRECOCE

O câncer ovariano geralmente é descoberto em estágios avançados, com sintomas variando de leve e indefinidos de náusea de pouca importância, inchaço, dor ou desconforto abdominal, indigestão, pressão abdominal e um leve aumento no tamanho da medida da cintura a sintomas mais severos: anorexia, vômitos, perda de peso, sangramento vaginal, má nutrição e edema na parte inferior do corpo entre outros. Conforme mencionado anteriormente, é a doença que mais freqüentemente se descobre em "estágios mais avançados".[1] Apesar do que foi dito acima, a abordagem diagnóstica feita pelo médico examinador, se ele ou ela não sente nenhuma patologia, é a seguinte declaração: "Tudo parece estar em ordem; vejo você em um ano." Isto provavelmente é uma das "mentiras brancas" mais freqüentemente repetidas, estimulada, primeiro, pela nossa inabilidade em sentir a patologia incipiente ou menor na pelve e, segundo, por confiar na incidência relativamente baixa desta doença. Num estudo epidemiológico, Garret[47] avaliou 74.000 mulheres "triadas" para câncer ovariano usando apenas o exame de palpação bimanual. Foram detectados seis casos de cânceres ovarianos primários e todas as seis pacientes morreram dentro de um ano do diagnóstico.[47] A deficiência de um exame de palpação bimanual para se detectar uma massa de 5 cm em um modelo pélvico de treinamento, em condições reais, na presença de uma parede abdominal fina, foi relatada por Ferris et al.[48] A margem de erro é ilustrada no caso freqüente de uma paciente levemente acima do peso ou da paciente com uma parede abdominal tensa na qual quase não é possível sentir o útero, que é uma estrutura com mais de 5 cm. O exame pélvico de palpação, portanto, usando nossos dedos de exame, é uma ferramenta de exame muito pobre para a detecção do câncer ovariano. Em 1971, a única indicação para uma possível detecção de carcinoma ovariano era a detecção manual de um ovário palpável na paciente menopausada. A descrição da "síndrome do ovário palpável" por Barber e Graver[49] levou ao uso bastante difundido da exploração cirúrgica da pelve. Ainda que esta abordagem tivesse uma acuidade diagnóstica de cerca de 10%,[50] durante muitos anos ela foi adotada como o "padrão ouro" para este problema. Felizmente, a maioria das hipertrofias ovarianas com menos de 5 cm não são malignas.[51,52] A alta percentagem de sobrevivência de cinco anos de pacientes tratadas de câncer ovariano no estágio I é bem conhecida (Quadro 17-1). É óbvio supor que a detecção precoce de carcinoma ovariano precisa vencer o primeiro obstáculo, ou seja, a detecção com sucesso de massa em anexo relativamente pequena, mais provavelmente uma que tenha 5 cm de tamanho. O segundo objetivo é diferenciar com sucesso entre as lesões pequenas e benignas (a maioria delas são mesmo benignas) de uma lesão igualmente pequena, mas estrutural ou morfologicamente e fisiologicamente maligna. Atualmente, torna-se cada vez mais óbvio que para preencher as demandas de uma detecção mais precoce e com mais segurança do carcinoma ovariano, são necessárias ferramentas mais eficazes a fim de se reconhecer os pequenos crescimentos com atributos de tumores malignos.

Antes de discutirmos o conceito geral de exame e as diferentes ferramentas usadas nessa diligência, é impor-

Quadro 17-1. Carcinoma do Ovário (Distribuição por Estágio e Sobrevivência de Três e Cinco Anos)

Estágio	Pacientes tratadas		Sobrevivência de três anos (%)	Sobrevivência de cinco anos (%)
	Número	*%*		
I	2.230	26,1	79,8	72,8
II	1.313	15,4	60,5	46,3
III	3.339	39,1	27,1	18,6
IV	1.391	16,3	10,1	4,8
Não-Estadiado	268	3,1	31,7	21,6
Total	8.541	100,0	43,4	34,9

(Adaptado de Petterson,[121] com permissão. O relatório anual é publicado em intervalos regulares pela International Federation for Gynecology and Obstetrics e contém grandes quantidades de estatísticas geradas a partir de instituições que submetem seus resultados de tratamentos de todo o mundo.)

tante falar novamente sobre o exame bimanual de palpação da pelve.

O exame pélvico deve permanecer como parte de um exame ginecológico anual de rotina. Este ainda é o meio mais difundido e tradicional bem como "prático" de se detectar doença precoce.[52] Se o exame é para ser usado como parte de um acompanhamento detalhado ou de uma "triagem" de uma população "em risco", talvez ele tenha de ser realizado mais freqüentemente do que os intervalos anuais. Além do mais, para poder se beneficiar mesmo de um exame pélvico significativo e informativo, é importante saber como conduzir tal exame de palpação bimanual. Provavelmente, existem muito poucas descrições melhores de um correto exame bimanual do que a de Altchek.[53] Este autor enfatiza a necessidade de uma boa história anterior, intestino e bexiga vazios, uma palpação simultânea da vagina e do reto com dois dedos e o acompanhamento realizado pelo mesmo ginecologista, para se mencionar apenas algumas das exigências.

Atualmente, a ultra-sonografia transvaginal é, sem dúvida, a ferramenta de triagem não-invasiva mais promissora para o câncer ovariano. O exame bimanual de palpação pélvica reforçado por uma varredura ultra-sonográfica transvaginal tem o potencial de servir como uma combinação poderosa para se atingir o objetivo.

ESTRATÉGIAS DE TRIAGEM

A introdução afortunada do esfregaço de Papanicolaou como um teste de triagem de massa para reduzir a mortalidade por câncer do colo tem encorajado os ginecologistas a identificar e avaliar as modalidades de triagem para prevenir ou reduzir a mortalidade causada por câncer ovariano. Há expectativas crescentes, bem como pressões do público para a introdução e aplicação de testes de triagens, tais como a ultra-sonografia ou o CA-125, mesmo antes de se ter provas de sua eficácia.

Como conceito geral, a triagem pode ser aplicada a doenças com um estágio pré-clínico detectável. Seria simples e facilmente aplicável por muitos profissionais de saúde a muitos indivíduos aparentemente saudáveis. A doença tem de ser suficientemente prevalente na população de estudo e, por fim, não deveria ser caro e trazer à tona uma diminuição mensurável na morbidade e mortalidade. Considerando todas essas orientações, rapidamente se torna evidente que algumas limitações atuais quase são insuperáveis na triagem para câncer ovariano. A baixa incidência na população geral, a falta de um estágio pré-clínico e, finalmente, a sensibilidade e especificidade que deixam a desejar (e como resultado, a quantidade desmedida dos casos de falso positivo) das ferramentas de triagens disponíveis, colocam obstáculos reais para aqueles que gostariam de considerar a triagem geral para câncer ovariano.

A redução na mortalidade de câncer ovariano através de um teste de triagem hipotético para a detecção da doença foi avaliado por Westhoff e Randall.[54] Ao usar um modelo matemático, eles calcularam o número de testes de triagens que têm de ser realizados para ganhar cada sobrevivente adicional e o tamanho do estudo que tem de ser elaborado para se avaliar a redução da morbidade em decorrência da triagem. Eles estimaram o número de testes falsos positivos que iriam ocorrer nas circunstâncias das variáveis cambiantes no seu estudo. Esse estudo simulou um teste hipotético com uma especificidade de 80% e uma redução da mortalidade de 50%. Os tumores teriam de ser detectados nos estágios iniciais (estágio I) da doença; portanto, o benefício seria maior entre as mulheres triadas com mais de 45 anos de idade. Para adicionar uma sobrevivente a mais ao se detectar o câncer no estágio I, teriam que ser realizados muitos outros testes em pacientes mais jovens do que em pacientes mais velhas. Seria necessário fazer uma triagem de 40.000 mulheres com menos de 40 anos em oposição a apenas 6.000 testes a serem realizados entre as idades de 45 e 74 anos (Fig. 17-1). No que se refere

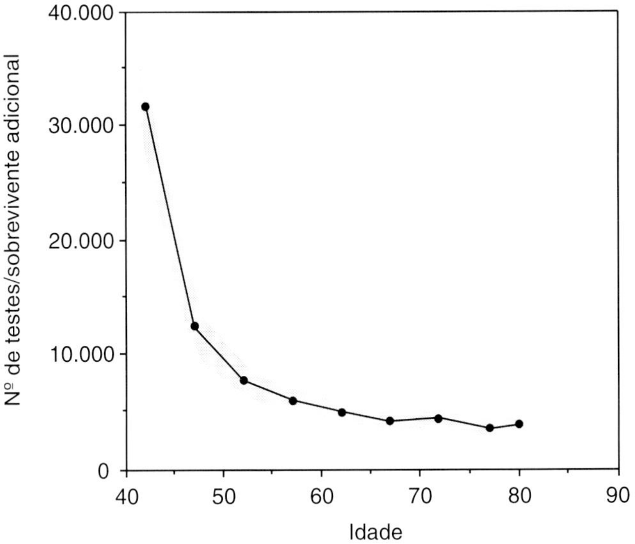

Fig. 17-1. Número de testes de triagem requeridos para se ganhar mais uma sobrevivente de cinco anos (por idade). A linha contínua indica teste com 80% de sensibilidade; a faixa circundante inclui todas as sensibilidades de 70% (faixa superior) a 90% (faixa inferior). (De Westhoff e Randall,[54] com permissão.)

à força estatística para provar a eficácia da triagem, eles estimaram que pelo menos 100.000 mulheres (50.000 triadas e 50.000 não-triadas) teriam que participar e ser acompanhadas durante seis anos. Para cada caso de câncer detectado, haveria aproximadamente 50 testes de triagem falsos positivos, a menos que a especificidade fosse maior do que 98%. Em mulheres com menos de 45 anos, o valor

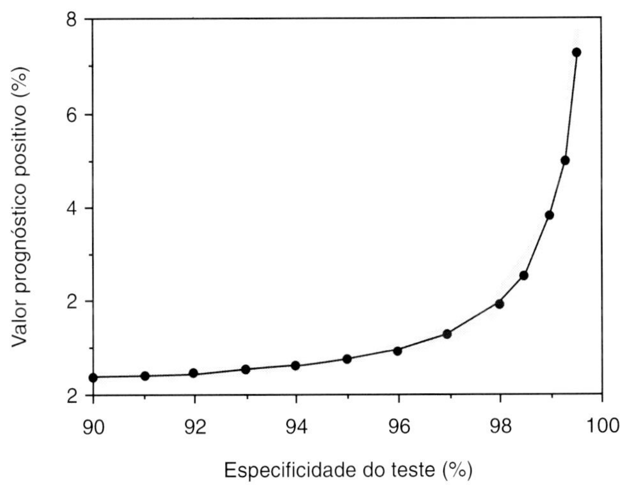

Fig. 17-2. Valor prognóstico positivo da triagem de acordo com o desempenho do teste. A linha contínua indica teste com 80% de sensibilidade; a faixa circundante inclui todas as sensibilidades de 70% (faixa inferior) a 90% (faixa superior). (De Westhoff e Randall,[54] com permissão.)

prognóstico positivo seria inferior porque a doença tem uma baixa incidência (Fig. 17-2). A produção máxima da triagem, portanto, seria nas mulheres com 45 anos e mais velhas, ou nos subgrupos que correm mais risco de apresentarem a doença (Fig. 17-3).

Westhoff e Randall[54] especularam que atualmente parece "inadequado oferecer testes tais como CA-125 e a ultra-sonografia para fazer a triagem de câncer ovariano em mulheres assintomáticas porque essas abordagens não têm demonstrado nenhum benefício."[54]

Quando o estudo referido acima foi escrito (1990 a 1991), os autores não avaliaram nenhum teste específico de triagem simples ou combinações entre eles. Eles tampouco lidaram com uma solução que seria menos que perfeita, como o uso de rotina do exame bimanual e da ultra-sonografia transvaginal em todo e cada exame anual **apoiado** pelo CA-125 e a ultra-sonografia com Doppler colorido nos casos duvidosos ou suspeitos.

Nas próximas seções deste capítulo, serão examinados os vários meios e as ferramentas para a triagem de câncer ovariano. Uma vez que este livro trata da ultra-sonografia da pelve, neste capítulo o ponto principal é a ultra-sonografia como uma ferramenta na triagem do câncer ovariano. Para fins de perfeição, outras modalidades de triagem não baseadas na ultra-sonografia também são mencionadas.

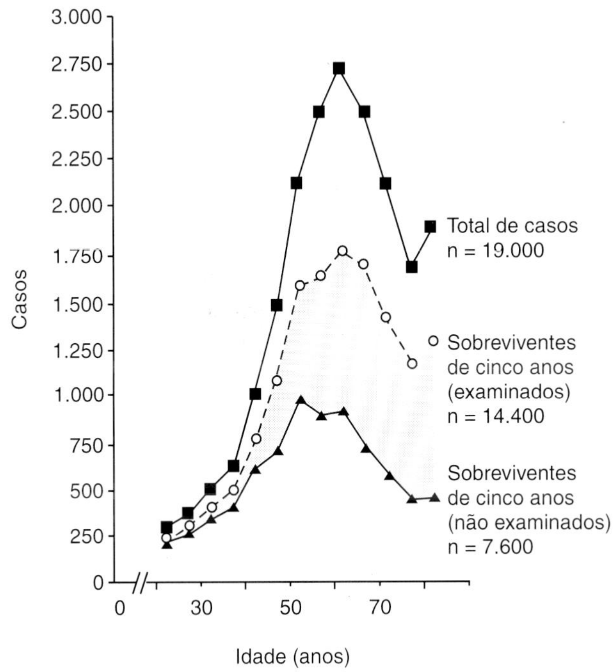

Fig. 17-3. Casos de câncer ovariano e sobreviventes de cinco anos por idade. População examinada e população não-examinada. Teste de triagem com levantamento universal e 80% de sensibilidade. (De Westhoff e Randall,[54] com permissão.)

MÉTODOS DE TRIAGEM

A triagem para o câncer ovariano usa principalmente dois métodos: técnicas de imagem e marcadores biológicos obtidos através de testes de sangue. Devido à localização escondida dos ovários, a citologia esfoliativa ou o exame histológico de biópsias não pode, no momento, ser usado.

Técnicas de Ultra-sonografia

A principal e mais prática via de imagem a ser considerada para fins de triagem é a ultra-sonografia. Por razões históricas, a ultra-sonografia transabdominal é mencionada apesar da evidência de que a ultra-sonografia transvaginal é mais adequada para este objetivo. A tomografia computadorizada (TC) e a imagem por ressonância magnética (IRM) são técnicas de imagem fundamentais. Entretanto, aparentemente, elas não desempenham nenhum papel no processo de triagem.

Ultra-sonografia Transabdominal

O trabalho clássico e pioneiro sobre o uso da ultra-sonografia transabdominal na triagem do câncer ovariano foi realizado por Campbell et al,[55,56] que foram os que varreram 5.749 pacientes (**auto-referidas**). Foram realizadas três varreduras seriadas anuais. Uma em cada 10 mulheres teve aumento de ovário, e quatro pacientes adicionais tiveram câncer metastático do ovário. A especificidade da triagem foi de 97,7%. A taxa de falso positivo foi de 2,3%. As dificuldades para identificar tumor ovariano foi de 1:2, câncer ovariano, 1:37, e um câncer ovariano primário, 1:67. Em outras palavras, 67 laparotomias tiveram de ser realizadas para identificar com sucesso um câncer primário do ovário. O significado deste trabalho é que ele dirigiu a atenção mundial para as possibilidades de uma abordagem de triagem para esta doença, mas, mais importante, ele abriu as portas para a ultra-sonografia se tornar uma ferramenta eficaz para a tarefa.

É verdade que as primeiras descrições do uso da ultra-sonografia transabdominal para o imageamento de patologia pélvica/anexos estavam ligadas a Sunden.[57] Contudo, a qualidade da foto impedia a distinção da natureza maligna ou benigna dos achados. O primeiro grande estudo de mulheres auto-referidas foi, de fato, o do grupo do King's College.[54,55]

Andolf et al.[58] descreveram um estudo de triagem de câncer ovariano realizado com a ultra-sonografia transabdominal. Na população de estudo de 805 pacientes, foram detectadas 83 massas adrenais. Trinta e três não foram detectáveis na varredura de acompanhamento. Foram diagnosticados dois tumores **duvidosos** e um câncer ovariano, nenhum dos quais foram sentidos no exame pélvico bimanual.

O valor limitado da ultra-sonografia transabdominal nesse programa de triagem de massa é diretamente apoiado por dois relatórios de 1990 e 1991, respectivamente. Seis tumores ovarianos passaram despercebidos quando 100 mulheres foram varridas transabdominalmente antes da intervenção cirúrgica.[59] No segundo estudo, foi descoberto que dois de 33 cistos ovarianos eram cancerosos, mas o diagnóstico passou despercebido na ultra-sonografia transabdominal.[60] Como esses cistos tinham menos de 5 cm de diâmetro, pode-se especular que talvez eles tivessem certas características morfológicas de malignidade ovariana. Não obstante, eles não foram detectados pela capacidade de resolução relativamente baixa da sonda transabdominal de freqüência mais baixa. O mesmo pode ter ocorrido no estudo de observação mencionado anteriormente.[59]

Ultra-Sonografia Transvaginal (Escala de Cinza)

Devido aos atributos resumidos nos capítulos que trataram da física, a ultra-sonografia transvaginal é, atualmente, a escolha de imagem para a pelve feminina. Mesmo que o raio de varredura eficaz de uma sonda vaginal de 5-MHz esteja a apenas cerca de 8 a 10 cm de um ponto central localizado no terço superior da vagina, ela consegue abranger todo o volume da verdadeira pelve. As altas freqüências usadas permitem uma resolução mais aumentada da imagem,[61] oferecendo, assim, uma melhor detecção de detalhes mais finos e mais representativos de uma massa ovariana do que usando a ultra-sonografia transabdominal.[62] A detecção confiável, bem como as medições reproduzíveis dos ovários pré-menopausados (95%) e pós-menopausados (até 85%), pode ser conseguida com a ultra-sonografia transvaginal.[63-65]

O uso combinado da ultra-sonografia transabdominal e transvaginal levou à publicação de três estudos importantes de Wolf et al.,[66] Levine et al.,[67] e Goldstein et al.[68] Wolf et al examinaram 149 mulheres pós-menopausadas assintomáticas, nas quais eles encontraram 22 cistos ovarianos "simples" (14,8%). Vinte cistos mediam menos de 3 cm. Levine et al estudaram 184 mulheres entre 50 e 84 anos de idade. Dessas mulheres, 32 (17,3%) tinham estruturas císticas simples de 3 a 4,7 cm (61% tinham 1 cm ou menos de tamanho). O estudo durou dois anos. Durante as varreduras de acompanhamento, tornou-se evidente que 53% dos cistos desapareceram, 3% diminuíram de tamanho e 6% variaram em tamanho durante o período de estudo. Cinco das 32 pacientes tinham cistos maiores do que 3 cm. Seis mulheres se submeteram à cirurgia. Dessas, uma tinha um cisto simples de 4 cm, o qual provou ser um adenoma cístico papilar seroso. Duas tinham estruturas em formato de pêra, que eram hidrossalpinges, e uma tinha um cisto septado na tuba falopiana. Duas mulheres tinham massas complexas, das quais uma era um cisto dermóide e a outra era um carcinoma ovariano no estágio IC. Portanto, o estudo destaca três áreas: primeira, apesar de uma certa percentagem de resultados falsos positivos que envolve a maioria dos cistos de aparência simples, o exame ultra-sonográfico pode ser considerado como uma ferramenta de triagem para o câncer ovariano. Segunda, embora tenham sido feitas referências anteriores com relação à habilidade discriminatória da varredura ultra-sonográfica entre as lesões benignas e malignas, neste estudo os autores conseguiram distinguir entre massas de aparência "simples" e "complexas". Não foi observada malignidade em nenhum dos cistos de aparência simples. A terceira conclusão do estudo revelou a ocorrência freqüente até então desconhecida dos cistos ovarianos em mulheres pós-menopausadas assintomáticas. Este estudo pode formar a informação de linha de base ou a comparação-padrão para qualquer estudo de triagem no que se refere à sua qualidade. Se tal estudo de triagem hipotético for empreendido no futuro e uma ocorrência significativamente mais baixa de cistos de anexos for encontrada, isso pode significar que a técnica ou a metodologia seja diferente.

Goldstein et al.[68] levantaram a possibilidade de se administrar conservadoramente certas lesões ovarianas usando o acompanhamento ultra-sonográfico seriado. Este grupo mostrou que 28 amostras cirúrgicas de pacientes pós-menopausadas com cistos ovarianos uniloculares, unilaterais, com menos de 5 cm sem proliferações e septações, provaram ser benignas.

A detecção de um grande número incomum de massas benignas em uma população triada iria erroneamente implicar a ultra-sonografia transvaginal, resultando em mais casos falsos positivos do que práticos. Se for prematuramente usado para examinar mulheres assintomáticas, esta técnica relativamente barata e amplamente aceita pode levar à sua rejeição não merecida. É, portanto, de suma importância analisar e melhorar a habilidade da ultra-sonografia transvaginal para caracterizar e diferenciar as massas ovarianas malignas das benignas.

Nosso grupo na Columbia University ofereceu um dos primeiros sistemas de registro para discriminar lesões malignas de lesões benignas usando a ultra-sonografia transvaginal de alta freqüência.[69] A estrutura da parede interna, a espessura da parede, dos septos e a ecogenicidade das lesões foram contadas arbitrariamente. Em 143 pacientes indicadas para a ultra-sonografia transvaginal por causa de dor ou de massa palpável na pelve, foram diagnosticadas 20 malignidades ovarianas. Um escore-limite de nove produziu a melhor discriminação entre lesões benignas e malignas, resultando em uma especificidade de 83%, uma sensibilidade de 100%, com valores prognósticos positivos e negativos de 37% e 100%.

Nesse estudo, o "tamanho" da lesão foi desconsiderado. Nós consideramos que várias lesões grandes, mas benignas, teriam especificidade bem diminuída. O objetivo de qualquer programa de triagem usando a ultra-sonografia transvaginal como uma ferramenta iria lutar para ser a detecção de lesões pequenas, porém malignas. Essas mais provavelmente seriam nos estágios iniciais da doença. O "ruído" mais perturbador introduzido no estudo foi dos teratomas benignos. Esses aumentaram os resultados falsos positivos. Não obstante, a interpretação visual das imagens ultra-sonográficas permitiu-nos identificar corretamente 23 de 24 dermóides. Aparentemente, o sistema de registro morfológico proposto não foi construído para separar a diferença entre um câncer verdadeiro e um teratoma cístico "aparentemente ameaçador", mas benigno. Todavia, esse sistema de registro foi avaliado por Granberg e Wikland[70] e foi considerado, "até então, o mais prometedor" disponível.

Granberg et al.[71] propuseram outra classificação morfológica baseada na ultra-sonografia. Eles consideraram o seguinte:

1. Cistos uniloculares: sem septações, proliferações ou partes sólidas.
2. Cistos uniloculares: com septações, proliferações e partes sólidas ou natureza ecogênica.
3. Cistos multiloculares: uma ou mais septações sem áreas sólidas ou proliferações.
4. Sólido multilocular: uma ou mais septações com partes sólidas, proliferações ou ecogenicidade.
5. Sólido: mais de 80% e ecogênico.

As imagens do ultra-som neste estudo concordaram 96% com a avaliação microscópica no laboratório de patologia. Houve apenas uma malignidade em um cisto unilocular de 5 cm, mas, em retrospectiva, ele provavelmente foi mal classificado. A percentagem de malignidade nos cistos uniloculares foi de 0,3%; em tumores sólidos uniloculares, 7%; nas lesões sólidas, mas multiloculadas, 36%; e nos tumores sólidos **simples**, 39%.

Em uma tentativa de aumentar a especificidade e o valor prognóstico positivo do sistema de registro da Columbia,[69] nós nos empenhamos em outro estudo no qual as diferentes variáveis do sistema de registro anterior foram submetidas a uma análise da função discriminante. Isso foi realizado para determinar quais variáveis eram discriminatórias e qual o seu peso no prognóstico da malignidade. O estudo incluiu 312 pacientes com um total de 300 massas ovarianas e de anexos, das quais 31 eram malignas e 11 eram de baixo potencial de malignidade. Esta análise[72] produziu as seguintes conclusões:

1. A espessura da parede era não-discriminatória. Esta variável foi descartada do "novo sistema de registro."
2. As formações papilares e a alta ecogenicidade com áreas sólidas foram as variáveis mais dicriminatórias.

3. A introdução de uma nova variável (isto é, sombreamento atrás da estrutura) permitiu o "abrandamento" da natureza confusa dos tumores dermóides. As lesões sem sombreamento foram "penalizadas" acrescentando-se um ponto à contagem.

Este novo sistema de registro (Fig. 5-13), baseado na análise de computador, usa uma contagem de interrupção maior do que três para sugerir a possibilidade de malignidade ovariana. Embora este sistema de registro não melhorasse o valor prognóstico positivo, ele de fato simplificou e parece ser o único sistema de registro validado por análises estatísticas e que usa variáveis ponderadas.

Neste ponto, é necessário enfatizar que o primeiro sistema de registro da Columbia University, geralmente chamado de sistema de Sassone-Timor, é mais amplamente usado do que o segundo sistema melhorado, embora o primeiro fosse baseado na "impressão" dos autores sem análise estatística. A razão pode ser que apenas o primeiro[69] tivesse uma tabela baseada em imagens representativas de cada variável no lado oposto a todos os valores, e o segundo artigo com os escores validados[72] apareceu sem uma tabela-imagem, dessa forma, chamando menos atenção.

Outros sistemas morfológicos de registro baseados na ultra-sonografia transvaginal e na sua imagem em escala de cinza foram sugeridos por DePriest et al.[73] e usados em longos estudos por Van Nagell et al.,[74-76] Bourne et al.[77] e Rottem et al.[78] entre outros.

Atualmente, a superioridade de um sistema de registro sobre outro provavelmente não é importante para se avaliar. Os diferentes centros ou laboratórios de imagem sem dúvida irão proceder usando um sistema de registro que eles próprios desenvolveram ou adotaram. O que é importante, atualmente, é a avaliação sistemática e prognóstica das massas de anexos até que um "super sistema de registro" centralizado, e estatisticamente provado, evolua, ligando todos os estudos e os casos clínicos em uma base de dados comum. A introdução de sistemas mais complexos envolvendo as medições de fluxo é discutida posteriormente.

Ultra-Sonografia com Doppler Colorido

A física pertinente à compreensão das premissas básicas da ultra-sonografia com Doppler colorido foi discutida nos Capítulos 1 e 2. O Capítulo 7 aludiu aos aspectos fisiológicos e fisiopatológicos do Doppler colorido e à sua habilidade em diferenciar entre as estruturas com baixa e alta resistência ao fluxo ou, em outras palavras, massas ovarianas malignas ou benignas.

De fato, a codificação colorida do fluxo dentro das estruturas a serem minuciosamente examinadas permite que o observador reconheça pequenos vasos, os quais "se iluminam" como resultado desta técnica. Ao direcionar uma janela de amostragem pequena (1 ou 2 mm) para sobrepor os vasos permite medir a resistência e a velocidade do sangue fluindo através do vaso em questão.

A noção de neovascularização e de angiogênese de tumor também foi discutida no Capítulo 7, onde são enumeradas várias referências importantes pertinentes ao assunto. Neste capítulo, é apresentado o valor da ultra-sonografia com Doppler colorido na triagem de câncer ovariano.

Deveria ficar claro, desde o início, que a ultra-sonografia com Doppler colorido é uma triagem de *segunda linha* e não de primeira, como muitos acreditam. A triagem atual é realizada usando-se uma varredura transvaginal. Se for encontrada uma estrutura duvidosa, é iniciada a avaliação dos atributos do fluxo com Doppler colorido. A avaliação transvaginal dos anexos em escala de cinza "descreve" e, se necessário, "classifica" a lesão, confiando na sua imagem anatômica ou *macroscópica* e na presença e ausência de variáveis individuais, as quais determinam sua natureza histológica provável. Os estudos com Doppler colorido realçam as propriedades *fisiológicas* da patologia detectada com o imageamento "preto e branco" convencional.

Conforme discutido no Capítulo 7, o tumor em crescimento não aumenta em vários milímetros sem assegurar um aumento paralelo no suplemento sangüíneo. Este processo é chamado angiogênese ou neovascularização.[79,80] Usando-se as medições de fluxo orientadas com o Doppler colorido é possível examinar o fluxo em vasos sangüíneos tão pequenos, como 1 mm, com uma velocidade em excesso de 1 cm/s.[81]

Em 1989 dois artigos foram publicados quase simultaneamente sobre a ultra-sonografia com Doppler colorido para discriminar os tumores benignos dos malignos. Kurjak et al.[82] e Bourne et al.,[83] usando diferentes índices de fluxo, descreveram seus respectivos sucessos na indicação de diferentes valores de fluxo sangüíneos para as massas ovarianas benignas e malignas.

O grupo Zagreb estudou as mulheres inférteis com morfologia pélvica normal e pacientes com massas adrenais.[82] O fluxo com impedâncias mais baixas que um índice de resistência (IR) de 0,40 foi registrado em quatro casos de cânceres ovarianos primários. Houve um falso positivo entre as lesões benignas (um tumor da célula da granulosa).

Foram publicados relatórios de um outro estudo[84] envolvendo 624 casos benignos e 56 cânceres ovarianos. Seis de sete cânceres ovarianos no estágio I tinham um IR menor do que 0,40. Em 48 dos 49 cânceres restantes, o fluxo foi indicativo de neovascularização. O grupo Zagreb, portanto, acredita que o valor limite do IR de 0,40 discrimina entre as lesões benignas *versus* malignas no ovário.

Em um estudo subseqüente, Kurjak et al.[85] abordou a questão da varredura com Doppler colorido na detecção do câncer ovariano no estágio I. Afinal de contas, o teste para o uso da ultra-sonografia transvaginal em geral e a ultra-sonografia com Doppler colorido em particular é sua habilidade em detectar o câncer ovariano em um estágio inicial (por exemplo, estágio I), quando a sobrevivência de cinco anos é mais alta. Em um estudo retrospectivo, esses autores analisaram 18 casos com câncer ovariano no estágio I (15 estágios IA e 3 estágios IB). Quatro mulheres auto-referidas assintomáticas tinham câncer ovariano no estágio I. Dois cânceres ovarianos no estágio I foram descobertos em ovários com morfologia normal que tinham tamanho normal (para começar, não está claro no artigo porque essas duas mulheres foram examinadas). Os tumores tinham de 25 a 85 mm de tamanho. Em 17 dos 18 casos, o IR era 0,41 ou menos. Um ovário com estágio IA e um com estágio IB passaram despercebidos na varredura de Doppler colorido porque não revelaram nenhuma vascularização.

Este estudo levanta duas questões. A primeira é que ele prova a possibilidade real do Doppler colorido como um complemento para a detecção precoce (por exemplo, no estágio I) dos cânceres ovarianos, mesmo quando eles são pequenos. A segunda questão é muito mais preocupante. Ela suscitou o problema de ovários de tamanhos relativamente pequenos abrigando mudanças malignas. Como, então, seria possível usar a ultra-sonografia transvaginal em escala de cinza como uma ferramenta de triagem de primeira linha para se detectar tais lesões pequenas? Deveria ser realizada uma varredura com Doppler colorido durante toda e cada varredura ultra-sonográfica para a triagem ovariana?

O segundo maior centro com base no King's College em Londres relatou as possibilidades da varredura de Doppler colorido como um complemento na triagem ultra-sonográfica para a malignidade ovariana. O trabalho pioneiro realizado por Bourne et al.[83] descreveu 18 mulheres com tumores ovarianos examinadas pela ultra-sonografia com Doppler colorido. Todos os sete casos de câncer invasivo mostraram um índice de pulsatilidade (IP) baixo. Dois casos no estágio IA foram confirmados dentro da cápsula; quatro estavam no estágio III e um estava no estágio IV. Um resultado falso positivo foi registrado em um teratoma cístico benigno. Uma paciente com um cistodenoma seroso intraepitelial tinha um IP de 5,5. O valor limite discriminatório foi estabelecido a um IP de 1,0.

Em 1992, **costas com costas** na mesma publicação de *Obstetrics and Gynecology*, Weiner et al.[86] e Kawai et al.[87] publicaram suas séries igualmente pequenas (17de 53 e 9 de 24, respectivamente) sobre tumores malignos. Em seqüência, durante o mesmo ano, artigos por Hata et al.[88] e Tekay et al.[89] descreveram suas respectivas experiências usando o Doppler colorido para aumentar a sensibilidade e o valor prognóstico positivo para diagnosticar a malignidade ovariana.

O Quadro 17-2 resume os principais artigos na literatura que analisam seus resultados para discriminar entre as massas ovarianas benignas e malignas, baseada na ultra-sonografia com Doppler colorido.

Dois grupos de pesquisa tentaram aumentar a força discriminatória da ultra-sonografia transvaginal combinando o sistema de registro morfológico com os resultados obtidos pela varredura com Doppler colorido. Timor-Tritsch et al.[90] atingiram resultados melhorados, alcançando uma sensibilidade de 94%, uma especificidade de 99% e um valor prognóstico positivo de 94%. O sistema de registro combinado de Kurjak e Predanic[95] chamou atenção não apenas para o suplemento morfológico e vascular das lesões, mas também para a localização e o tipo de vascularidade. Eles relataram uma sensibilidade de 97%, uma especificidade de 100% e um valor prognóstico positivo de 100% em oposição à contagem morfológica, o qual apenas produziu 92%, 95% e 79%, respectivamente. Um sistema de registro similar foi testado com a cooperação da University of Zagreb e a Winthrop University Hospital.[97] Seus resultados reforçaram a visão de que ao combinar escores morfológicos e de Doppler para a análise de massas ovarianas, pode ser obtido um valor prognóstico positivo altamente específico e sensível (90%, 95% e 90%, respectivamente). Tais sistemas de contagem combinados, portanto, podem ser considerados como parte do algoritmo de triagem.

Uma abordagem multidisciplinar para a detecção precoce do carcinoma ovariano foi adotada por Karlan et al.[98] no Cedars-Sinai Medical Center em Los Angeles. Eles estudaram 597 mulheres com alto risco de câncer ovariano usando a ultra-sonografia transvaginal, a ultra-sonografia com Doppler colorido, CA-125 e outros **biomarcadores**. Um tumor de baixo potencial de malignidade foi descoberto baseado nas características ultra-sonográficas transvaginais. Sete pacientes tinham "achados anormais persistentes no ultra-som de Doppler colorido." Contudo, nenhum câncer ovariano foi detectado na ooforectomia. Além disso, nenhum tumor foi descoberto nas pacientes com biomarcadores séricos insistentemente aumentados.

Este estudo ainda está ativo e no relatório provisório, o que é importante por chamar atenção para a grande tarefa de todo programa de triagem. Talvez seja muito pequeno, em tamanho, para provar alguma teoria concernente à triagem, entretanto, ele enfatiza a importância de se manter esses estudos no domínio da pesquisa clínica consolidada antes de serem oferecidos ao público geral.

Vários artigos expressam críticas à habilidade atribuída da varredura com Doppler colorido para diferenciar entre lesões malignas e benignas do ovário. Hata et al.[99] descobriram que as imagens com Doppler colorido não fornecem mais informações diagnósticas úteis que o imageamento ultra-sonográfico transvaginal em escala de cinza neste caso, em particular. Valentin et al.[100] conduziram um estu-

Quadro 17-2. Comparação das Medições do Fluxo para Discriminar Massas Ovarianas Benignas e Malignas

Referência	*Nº*	*Tumores benignos/ malignos*	*Índice*	*Valor limite*	*Média (DP) ou Variação* Maligno	*Benigno*	*Sensibilidade (%)*	*Especificidade (%)*	*Valor prognóstico positivo (%)*	*Valor prognóstico negativo (%)*	*Precisão (%)*
Kurjak et al[82]	20	5/15	IR	0,40	0,339 (±0,08)	—	100	97	87	100	98
Bourne et al[83]	18	8/10	IP	—	0,3-0,9 (5,5)*	3,2-7,0	—	—	—	—	—
Kurjak et al[84]	680	56/624	IR	0,40	0,28-0,40	>0,40 (0,39)*	96	99,8	98	99,7	99
Fleischer et al[92]	43	11/32	IP	1,00	0,8 (±0,6)	1,8 (±0,8)	90	83	95	71	92
					0,5-1,4	0,7-4,0	100	83	73	100	100
Fleischer et al[91]	26	3/23	IP	1,00	0,7 (±0,2)	1,9 (±0,7)	90	83	95	71	92
					0,7-1,0	0,6-2,8	100	83	73	100	100
Campbell et al[93]	7	7/0	PR	—	0,61(0,40-0,96)	—	—	—	—	—	—
			RI	—	0,46 (0,33-0,78)	—	—	—	—	—	—
Weiner et al[86]	53	17/53	PR	1,00	0,75-0,81	—	94	97	97	94	—
Kawal et al[87]	24	9/15	1/PI	1,25	0,93 (±0,65)	1,45(±0,05)	—	—	—	—	96
Hata et al[88]	20	8/12	IR	—	0,50 (±0,12)	0,88 (±0,22)	—	—	—	—	—
Tekay e Jouppila[89]	80	13/67	IP	0,62	0,45	1,15	94	99	94	—	—
			IR	0,46	0,48	0,64	—	—	—	—	—
Tekay e Jouppila[89]	72	11/61**	IR	0,60	0,4-0,6	0,4-1,0	82	72	35	96	74
				0,50			46	89	42	90	82
			IP	—	0,5-3,5	0,5-3,5	—	—	—	—	—
Kurjak et al[94]	83	29/54	IR	0,40	0,62 (±0,11)	0,62 (±0,11)	90	95	96	95	—
Kurjak e Predanic[95]	174	38/136	IR	—	—	—	97	100	100	99	92

(De Kurjak et al.,[96] com permissão.)

do em 149 mulheres programadas para laparotomia. Eles concluíram que, como os índices de fluxo variam consideravelmente dentro do mesmo tumor, todo o tumor deve ser examinado. Esta era a opinião da maioria dos autores mesmo antes desse estudo. As velocidades máximas do pico sistólico da média de tempo são discriminadores melhores do que os índices de fluxo de um achado em que a imagem ultra-sonográfica em escala de cinza pode diferenciar muito bem entre tumores pélvicos extra-uterinos benignos e malignos, ao passo que a contribuição da velocimetria Doppler para o diagnóstico diferencial é limitada.

Fleischer et al.[101] também acreditam na capacidade discriminatória das velocidades de pico. Quanto mais altas as velocidades, maiores as diferenças para encontrar a malignidade ovariana.

Bourne et al.[102] continuam acreditando na combinação da ultra-sonografia transvaginal e do Doppler colorido na triagem do câncer ovariano em um grupo de pacientes de alto risco, tal como o grupo de câncer ovariano familiar. Mil e uma mulheres auto-referidas foram examinadas. O uso de um escore morfológico alto (igual ou maior do que um IP baixo [IP menor do que 1,0]) aumentou as disparidades para encontrar o câncer ovariano de 1: 9 para cerca de 1: 2,5 e 1: 1 nos grupos de mais alto risco. Eles concluíram que a ultra-sonografia transvaginal combinada com a sonografia com Doppler colorido pode detectar eficientemente o câncer ovariano inicial em mulheres com uma história familiar da doença. Eles sugeriram um intervalo na triagem menor do que dois anos.

Outros céticos sobre o uso da ultra-sonografia transvaginal e da ultra-sonografia com Doppler colorido para distinguir entre lesões benignas e malignas são Bromley et al.[103] Este grupo analisou massas ovarianas de 33 pacientes pós-menopausadas. Doze lesões eram malignas e 21 eram benignas. A morfologia sozinha (eles usaram seu próprio sistema de registro detalhado no artigo e publicado anteriormente[59]) resultou em uma sensibilidade de 79% e em uma especificidade de 12%. Um IR de 0,6 produziu uma sensibilidade de 66%.

É evidente que a introdução da varredura com Doppler colorido para complementar o exame morfológico ultrasonográfico em escala de cinza das massas de anexos nasceu do desejo de definir melhor as lesões malignas e benignas. A princípio, foi considerado o melhor teste para esse objetivo, mas suas deficiências tornaram-se aparentes e, atualmente, o Doppler colorido encontra lentamente seu verdadeiro lugar no armamentário dos testes para se detectar melhor o câncer ovariano.

Considerações sobre o Custo da Triagem Ultra-Sonora

Vários artigos escritos por físicos proeminentes (mas não peritos em finanças) abordam o alto custo de qualquer triagem para o câncer ovariano que contém ultra-sonografia.[104-106] É verdade que o custo é uma das considerações em um programa de triagem viável; contudo, às vezes, outros fatores, à medida que emergem da literatura, devem requerer precedência.

Assumir uma varredura de ultra-som é $275 e um teste de CA-125 é $45, para varrer cerca de 43 milhões de mulheres com mais de 44 anos de idade, isso significaria uma despesa de $13,7 bilhões por ano.[104] Contudo, se os dados de Westhoff e Randall[54] forem substituídos para se recalcular a equação acima, parece que são necessários menos do que 43 milhões de varreduras por ano; aliás, o número provavelmente seria 27 milhões. Se for cobrado $100 mais sensatos por um exame de varredura de ultra-som, o custo poderia ser reduzido para $2,7 bilhões ao ano.[106]

Usando-se as estimativas de Cohen e Jennings[106] resumidas no Quadro 17-3, o custo para tratar todos os casos de câncer ovariano é de cerca de $460 milhões, desde que haja 21.000 pacientes a serem tratadas, e aproximadamente dois terços dessas requeiram tratamento. Um terço dessas 21.000 pacientes pode necessitar de medidas terapêuticas menos dispendiosas. Se, entretanto, as demais medidas terapêuticas enumeradas no Quadro 17-3 (excluídas no cálculo inicial) e administradas a pacientes com câncer avançado pudesse aumentar a despesa geral, essa situação talvez tornasse o exame geral mais "eficaz financeiramente".

Ferrier[105] avaliou duas estratégias para reduzir a mortalidade por câncer ovariano. Os resultados de suas suposi-

Quadro 17-3. Custo do Tratamento do Carcinoma Ovariano Avançado

Hospitalização inicial (sete dias)	$ 8.000
Honorários iniciais do médico	6.500
Taxas laboratoriais semanais por 24 semanas	2.400
Oito sessões de quimioterapia	16.000
	$32.900

Exclui:
- Cirurgia de segundo exame
  - transfusão de paciente laboratorial
- Enfermagem especial ou unidade de cuidados intensivos
- Internações por complicações
- Modificadores de resposta biológica
- Custos dos cuidados terminais

(Adaptado de Cohen e Jennings,[106] com permissão.)

Quadro 17-4. Índices Diagnósticos de Cada Modalidade Diagnóstica

	(A) Índice de resistência (%)	*(B) Achados da ultra-sonografia transvaginal (%)*	*(C) Achados da IRM (%)*	*(D) Níveis de CA-125 (%)*
Sensibilidade	92,6	85,2	66,7	59,3
Especificidade	52,8	69,4	97,1	91,7
Valor Prognóstico Positivo	59,5	67,6	94,7	84,2
Valor Prognóstico Negativo	90,5	86,2	79,1	75,0
Precisão	69,8	76,2	83,9	77,8

[a] Sensibilidade: A-C, A-D, B-D; P < 0,05. Especificidade: A-C, A-D, B-C, B-D P < 0,05. Valor Prognóstico Positivo: A-C, B-C; P < 0,05 (De Hata et al.,[99] com permissão.)

ções foram que cinco vidas podem ser salvas por uma triagem de 2.000 mulheres se o risco de vida for de 1%. Se o risco de vida for de 6% ou mais, ele sugere que a ooforectomia profilática seja indicada além do processo de triagem.

Como clínicos praticantes e especialistas em imagem, os editores deste livro acreditam que a ultra-sonografia transvaginal oferece muito mais pela luta contra o câncer ovariano e como uma ferramenta de triagem do que as simples considerações epidemiológicas e financeiras (custo).

A técnica e o conhecimento da ultra-sonografia transvaginal está se espalhando rapidamente (não rápido o suficiente para o meu gosto), e logo chegará a hora em que a geração mais jovem de obstetras e ginecologistas irá usá-la na sua rotina diária, da mesma forma que usam o espéculo. Quando isso ocorrer, todo exame ginecológico será encarecido por uma varredura completa usando a sonda vaginal.[107,108] Como parte de cada exame pélvico (leia o Cap. 18), o "alto custo" de um exame ultra-sonográfico transvaginal programado realizado em um centro especial ou em um laboratório de imagem será significativamente reduzido. Ao mesmo tempo, a exigência clássica de uma ferramenta de triagem viável e amplamente aplicável será mais do que satisfeita. Adicione a este conceito uma base de dados central que manipula os resultados dos testes da paciente, desde o teste de Papanicolaou, a mamografia e CA-125 até informações históricas etc., e resultados de custo geral significativamente mais baixos.

Finalmente, os contribuintes do imposto de renda, bem como a população em geral de cada país devem atracar-se com as prioridades de suas vidas. O exame ultra-sonográfico geral de cada gravidez e para várias doenças — o câncer ovariano é apenas uma delas — tem de encontrar o seu próprio lugar no orçamento. O mesmo orçamento deve planejar e implementar uma ampla rede de programas de treinamento para produzir o número necessário de profissionais de saúde capaz de lidar com os vários indivíduos que serão testados.

À medida que o nosso conhecimento e nossa tecnologia melhoram, ficam poucas desculpas para justificar a demora das considerações para uma introdução escalonada do exame de câncer ovariano geral.

Tomografia Computadorizada e Imagem por Ressonância Magnética

A TC usa a radiação ionizante para avaliar os conteúdos pélvicos nas doenças ginecológicas e usa um intervalo de corte de 0,5 a 2 cm para o imageamento do órgão desejado; portanto, ela pode decompor estruturas maiores do que 1 cm.

Quadro 17-5. Proporção dos Testes CA-125 Positivos (35 U/ml) em Pacientes com Câncer Ovariano Segundo o Tamanho do Tumor na Laparotomia[a]

Microscópico	*< 1 cm*	*< 2 cm*	*> 1 cm*	*> 2 cm*	*> 10 cm*
8/38	14/45	21/46	30/38	39/56	39/39
21%	31%	46%	79%	70%	100%

[a] Resumo de 10 estudos. (Adaptado de Jacobs e Bast,[113] com permissão.)

Quadro 17-6. Proporção dos Testes de CA-125 Positivos (>35 U/ml) em Pacientes com Câncer Ovariano segundo o Estágio FIGO[a]

I	*II*	*III*	*IV*	*Total*
48/96	55/61	199/216	203/216	615/723
50%	90%	92%	94%	85%

[a] Resumo de 15 estudos. (Adaptado de Jacobs e Bast,[113] com permissão.)

Na maioria dos centros, os estudos de TC para os casos de suspeita de câncer ovariano são religiosamente realizados, e os resultados da maioria das técnicas de imagem são colocados lado a lado com eles para fins de comparação. A TC parece ser um meio excelente para monitorar o efeito da quimioterapia no câncer ovariano apesar do fato de que ela perde as estruturas com 2 cm.[109]

Como ela usa a exposição à radiação, sua resolução é baixa, e é relativamente cara (cerca de $400 a $600), e é um exame desconfortável de se realizar. Atualmente, a TC não tem lugar no exame de câncer ovariano.[106]

A IRM é uma modalidade de imagem não-invasiva extensivamente usada no exame minucioso de pacientes com suspeita de câncer ovariano. As imagens claras e resolutas obtidas falam por si mesmas. Em um artigo importante comparando a IRM, o imageamento com fluxo colorido e o CA-125 com a ultra-sonografia transvaginal,[99] os resultados mostraram uma especificidade de 97% na detecção de câncer ovariano com a IRM. A sensibilidade foi de apenas 66%, que foi mais baixa do que o CA-125 (Quadro 17-4).

Submeter uma paciente à IRM é desconforável no contexto de um amplo programa de triagem. Ela exige muitos reprodutores de imagens de alta resolução (com pelo menos 1,5 Tesla), tempo suficiente para os testes individuais (média de 30 minutos para cada varredura), e por fim, mas não menos importante, uma despesa de $800 a $1.200 para cada varredura.

Sob essas circunstâncias, a IRM, similar à TC — no momento em que estou escrevendo isso — não é uma ferramenta de triagem para o neoplasma ovariano. Os exames por IRM mantêm o seu bem merecido lugar no exame minucioso das pacientes detectadas por meio de um protocolo de triagem.[106]

Marcadores Biológicos: CA-125

Um dos biomarcadores usados com mais freqüência na oncologia ginecológica, o CA-125, é um determinante antigênico contra o qual o **anticorpo monoclonal do camundongo o C-125** foi desenvolvido por Bast et al.[110] É uma glicoproteína de alto peso molecular, elevada em cerca de 80% dos cânceres ovarianos epiteliais. O nível limítrofe de 35 U/ml é o valor discriminatório mais usado cotado na literatura. Sua meia vida no soro é de 4,5 dias.[111]

É importante saber que o antígeno CA-125 está presente em vários tecidos normais, tais como a tuba falopiana, o endométrio, a decídua, o epitélio colônico (peritôneo), a pleura, o pericárdio e a árvore brônquica, para mencionar apenas alguns. Portanto, os níveis mais altos do que o "normal" podem ser encontrados em condições benignas, tais como gravidez incipiente, cisto ovariano benigno, endometriose, miomas e doença pélvica inflamatória. De acordo com Welander,[112] 3% das mulheres pós-menopausadas, e no máximo 6% das mulheres menstruantes, têm níveis levemente elevados de CA-125. A mesma observação foi feita por Berchuck et al.[111]

O outro fato significativo para aquelas que contemplam o uso de CA-125 isoladamente ou em combinação com outros testes em um programa de triagem é que este antígeno é elevado nos casos de doenças não-malignas, não-ginecológicas, tais como pancreatite, peritonite e doenças do rim e do fígado.[113]

O objetivo de todo programa de exame é detectar o processo neoplásico o mais cedo possível (isto é, no estágio I). Contudo, os tumores com menos do que 1 cm de tamanho iriam mostrar um CA-125 aumentado em cerca de 38%, e se eles forem menores do que 2 cm, esta taxa de detecção é de 46%. O Quadro 17-5 demonstra a relação de tamanho e a percentagem de testes positivos de CA-125. O Quadro 17-6 focaliza a percentagem de testes CA-125 positivos como uma função do estadiamento do tumor. É evidente que apenas 50% dos cânceres no estágio I seriam detectados pelo teste positivo.

Quadro 17-7. Proporção dos Testes de CA-125 Positivos (> 35 U/ml) em Pacientes com Câncer Ovariano segundo o Tipo Histológico[a]

Seroso	*Mucinoso*	*Endometrióide*	*Célula clara*	*Indiferenciado*
80%	69%	75%	79%	88%

[a] Resumo de 12 estudos. (Adaptado de Jacobs e Bast,[113] com permissão.)

Como o anticorpo foi derivado de células vivas de carcinoma seroso, é lógico que a detecção de outros tipos de câncer ovariano (por exemplo, mucinoso) não é tão bem "conseguida" quanto a do tipo seroso. O Quadro 17-7 mostra a proporção de testes CA-125 positivos como uma função do tipo histológico.

Um tipo diferente de marcador de tumor para o cistoadenocarcinoma mucinoso foi sugerido por Negishi et al.[114]

Parece virtualmente impossível calcular a sensibilidade, a especificidade e os valores prognósticos exatos do uso do CA-125 na triagem de câncer ovariano devido à variedade de parâmetros mencionada acima, tais como tamanho, estágio e tipo histológico das lesões.

A literatura está repleta de diferentes níveis de desligamento propostos de CA-125 considerados para melhorar seu valor prognóstico.[115-118] Geralmente, uma combinação de vários marcadores ou a adição do exame de ultra-som é sugerida.

Devido às imperfeições mencionadas acima, a sensibilidade e a especificidade do CA-125 não pode ser considerada uma ferramenta de triagem simples eficaz para o estágio inicial do carcinoma ovariano. Seu papel no acompanhamento do câncer ovariano conhecido para avaliar o sucesso terapêutico, contudo, é indiscutível.[111] Se o seu uso futuro em um programa bem elaborado de triagem for cuidadosamente planejado, sem dúvida, ele tornar-se-á um complemento em um esforço de múltiplos parâmetros para atingir um significado prático e clínico.

RESUMO E CONCLUSÕES

Anos atrás, em todos os meus cursos de ultra-som transvaginal, os participantes perguntavam sobre a possibilidade de usar esta modalidade de imagem para exames gerais para esta doença devastadora. Minha opinião, na época, era que as perguntas eram bem fundadas. Elas refletiam o desejo de meus colegas de usarem a aplicação mais lógica da ultra-sonografia transvaginal. Quase uma década depois, temos as respostas corretas que contam com uma melhor compreensão da tecnologia assim como com as possibilidades e limitações da ultra-sonografia transvaginal, com ou sem a adição da varredura de Doppler colorido. Contudo, ainda não temos uma triagem geral para o câncer ovariano.

Três artigos importantes apareceram na mesma publicação do *American Journal of Obstetrics and Gynecology* em 1994.[106,119,120] Um deles é entitulado "Screening for Ovarian Carcinoma: Hopeful and Wishful Thinking"[119] ("Triagem para o Carcinoma Ovariano: Opinião Promissora e Esperançosa"), expressando as expectativas não apenas da comunidade médica, mas também das mulheres em geral. Esses artigos revisam a situação e o progresso feitos até então, no esforço de permitir a triagem para o câncer ovariano. Todos os três chegam à conclusão que neste momento "as realidades matemáticas e epidemiológicas da triagem têm imposto severas exigências para o sucesso dos estudos de imagem para o câncer ovariano, que exige esforços de colaboração muito além de qualquer coisa tentada anteriormente."[106] De fato, isso iria ser um tremendo esforço e, conforme ressaltado, necessitaria do estudo randomizado de 50.000 mulheres examinadas e 50.000 mulheres do grupo de controle para provar o valor do programa de triagem.[54] Herbst[120] — em seu artigo sobre o assunto — é pessimista quanto tal estudo ser empreendido até a especificidade do teste de exame ser aumentada e o custo abaixado.

A conferência de consenso sobre o desenvolvimento do câncer ovariano, triagem, tratamento e acompanhamento do National Institutes of Health[46] concluiu com os seguintes pontos (entre outros) pertinentes à triagem e ao uso da ultra-sonografia transvaginal para o tratamento de mulheres com alto risco da doença:

> "Todas as mulheres deveriam ter uma história familiar cuidadosa feita pelo seu primeiro médico. Mulheres que supostamente têm uma das síndromes mencionadas acima deveriam ter, pelo menos, um exame físico e um exame bimanual retovaginal, determinações de CA-125 e TVS até se completar a gravidez e o parto ou até a idade de 35 anos, em que é recomendada a ooforectomia bilateral profilática."

As conclusões da mesa-redonda continuam e fazem esta declaração concernente à triagem para o câncer ovariano:

> Não há evidência disponível ainda de que as modalidades atuais de triagens de CA-125 e TVS possam ser eficazmente usadas para reduzir a mortalidade por câncer ovariano nem que seu uso irá resultar em diminuição, em vez de aumento, de morbidade e mortalidade. A triagem de rotina tem resultado em cirurgia desnecessária com seus potenciais riscos resultantes. Evidentemente, é importante identificar e validar as modalidades de triagens eficazes. A tecnologia atualmente disponível para triagem deveria ser empregada no contexto de tentativas clínicas para determinar a eficácia dessas modalidades e seu impacto na mortalidade por câncer ovariano. Além do mais, deve ser continuada a pesquisa para identificar marcadores adicionais e técnicas de imagem que serão úteis.

Contudo, a idéia de considerar a triagem para um grupo selecionado de pacientes com alto risco de câncer ovariano é tratada com compreensão na opinião de todos os envolvidos na discussão. Esta estratégia já é implementada por um número crescente de centros que oferecem triagens sonográficas, com ou sem o uso de biomarcadores.

Para a maioria dos meus colegas, o uso da ultra-sonografia transvaginal é crucial para o desenvolvimento de estratégias de triagem a fim de diminuir a mortalidade por carcinoma ovariano.

À conclusão deste capítulo, parece apropriado expressar minha forte crença de que devido ao real valor da ultrasonografia transvaginal e da ultra-sonografia com Doppler colorido, essas ferramentas constituem a base de imagem de todo programa futuro empreendido para as mulheres mais idosas e para a triagem de rotina das lesões ovarianas.

De acordo com Cohen e Jennings,[106] "A ultra-sonografia transvaginal é a mais eficaz, precisa e menos cara das modalidades de imagem (ultra-sonografia transabdominal, tomografia computadorizada, imagem por ressonância magnética, radioimunocintilografia) para esta finalidade." Eu não poderia concordar mais!

REFERÊNCIAS BIBLIOGRÁFICAS

1. Cancer Facts Figures — 1992. American Cancer Society, Atlanta, 1992
2. Boring CC, Squires TS, Tong T: Cancer statistics, 1993. CA 1993; 43:7-26
3. Parazzini P, Franceschi S, LaVecchia C, Fasoli M: Review: the epidemiology of ovarian cancer. Gynecol Oncol 1991; 43:9-23
4. Boring C, Squires T, Tong T: Cancer statistics — 1991. Cancer 1991; 42:19-36
5. Young RC, Walton LA, Ellenberg SS et al: Adjuvant therapy in stage I and stage II epithelial ovarian cancer. N Engl J Med 1990; 322:1021-1027
6. Harlap S: The epidemiology of ovarian cancer. p. 79-93. In Markman M, Hoskins WJ (eds): Cancer of the Ovary. Raven Press, New York, 1993
7. Piver MS, Baker TR, Piedmonte M, San Decki AM: Epidemiology and etiology of ovarian cancer. Semin Oncol 1991; 18: 177-185
8. Hankinson SE, Colditz GA, Hunter DJ et al: A quantitative assessment of oral contraceptive use and risk of ovarian cancer. Obstet Gynecol 1992; 80:708-714
9. Gwinn ML, Lee N, Rhodes PH et al: Pregnancy, breast feeding, and oral contraceptives and the risk of epithelial ovarian cancer. J Clin Epidemiol 1990; 43:559-568
10. Centers for Disease Control Cancer and Steroid Hormone Study: Oral contraceptive use and the risk of ovarian cancer. JAMA 1983; 249:1596-1599
11. Parazzini F, LaVecchia C, Negri E, Gentile A: Menstrual factors and the risk of epithelial ovarian cancer. J Clin Epidemiol 1989; 42:443-448
12. Goldberg GI, Runowicz CD: Ovarian carcinoma of low malignant potential, infertility and induction of ovulation — is there a link? Am J Obstet Gynecol 1992; 166:853-854
13. Rossing MA, Daling JR, Weiss NS et al: Ovarian tumors in a cohort of infertile women. N Engl J Med 1994; 331:771-776
14. Whittemore AS, Harris R, Itnyre J et al: Characteristics relating to ovarian cancer risk: collaborative analysis of 12 US case control studies: IV. The pathogenesis of epithelial ovarian cancer. Am J Epidemiol 1992; 136:1212-1220
15. Parazzini F, Negri E, LaVecchia C et al: Hysterectomy oophorectomy and subsequent ovarian cancer risk. Obstet Gynecol 1993; 81 :363-366
16. Kolnel LN, Hinds MW, Hankin JH: Cancer patterns among migrants and native-born Japanese in Hawaii in relation to smoking, drinking and dietary habits. In Gelboln HV (ed): Genetic and Environmental Factors in Experimental and Human Cancer. Japan Science Society Press, Tokyo, 1980
17. Byers T, Marshall J, Graham S et al: A case control study of dietary and nondietary factors in ovarian cancer. J Natl Cancer Inst 1983; 71:681-686
18. Lingeman CM: Environmental factors in the etiology of carcinoma of the human ovary. Am J Ind Med 1983; 4:365-370
19. Cramer DW, Welch RW, Hutchinson GB et al: Dietary animal fat in relation to ovarian cancer risk. Obstet Gynecol 1984; 63:833-838
20. Haenszel W, Kurihara M: Studies of Japanese migrants. J Natl Cancer Inst 1986; 40:43-68
21. Farrow BC, Weiss NS, Daling JK: Association of obesity and ovarian cancer in a case control study. Am J Epidemiol 1989; 6:1330-1334
22. West RO: Epidemiologic study of malignancies of the ovary. Cancer 1966; 19:1001-1019
23. Research Unit of the Royal College of General Practitioners: The incidence and complications of mumps. J R Coll Gen Pract 1974; 245:45-55
24. Marcy SM, Kilbrick S: Mumps p. 228-236. In Hoeprich PD (ed): Infectious Diseases: A Modern Treatise of Infectious Processes. 3rd ed. JB Lippincott, Philadelphia, 1983
25. Fraumeni JF, Grundy CW, Creagan ET, Everson RB: Six families prone to ovarian cancer. Cancer 1975; 36:364-369
26. Lynch HT, Harris RE, Guirgis HA et al: Familial association of breast/ovarian carcinoma. Cancer 1978; 41:1543-1549
27. Lynch HT, Albano WA, Lynch JF, et al: Surveillance and management of patients at high genetic risk for ovarian carcinoma. Obstet Gynecol 1982; 59:589-596
28. Mori M, Harabuchi I, Miyake H et al: Reproductive, genetic and dietary risk factors for ovarian cancer. Am J Epidemiol 1988; 128:771-777
29. Schildkraut JM, Thompson WD: Familial ovarian cancer. A population-based case-control study. Am J Epidemiol 1988; 128:455-465
30. Heintz APM, Hacker NF, Lagasse LD: Epidemiology and etiology of ovarian cancer: a review. Obstet Gynecol 1985; 66: 127-135
31. Lynch HT, Schuelke GS, Wells IC et al: Hereditary ovarian carcinoma: biomarker study. Cancer 1985; 55:410-415
32. Lynch HT, Wells IC, Bewtra C et al: Clinical and biomarker findings in familial ovarian carcinoma. p. 49-61. In Lynch HT, Kullander S (eds): Cancer Genetics in Women. CRC Press, Boca Raton, FL, 1987
33. Blanchet-Bardori C, Nazzaro Y, Chverant-Dreton J et al: Hereditary epidermolytic palmoplantar keratoderma associated with breast and ovarian cancer in a large kindred. Br J Dermatol 1987; 117:363-370
34. Schildkraut JM, Risch N, Thompson WD: Evaluating genetic association among ovarian, breast, and endometrial cancer: evidence for breast/ovarian cancer relationship. Am J Hum Genet 1989; 45:521-529
35. Trimble EL, Karlan BY, Lagasse LD, Hoskins WJ: Diagnosing the correct ovarian cancer syndrome. Obstet Gynecol 1991; 78:1023-1026
36. Lynch HT: Genetic risk in ovarian cancer (editorial). Gynecol Oncol 1992; 16:1-3
37. Lynch HT, Cavilieri RJ, Lynch JF, Casey MF: Case report: gynecologic cancer clues to Lynch syndrome II diagnosis: a family report. Gynecol Oncol 1992; 44:198-203
38. Lynch HT, Lynch JF, Conway TA: Hereditary ovarian cancer. p. 189-217. In Rubin SC, Sutton GP (eds): Ovarian Cancer. McGraw-Hill, New York, 1993
39. Hoskins IA, Osterev H: Hereditary/familial ovarian cancer. p. 95-113. In Markman M, Hoskins WJ (eds): Cancer of the Ovary. Raven Press, New York, 1993

40. Piver MS, Recio FO: When is ovarian cancer screening helpful? Contemp Ob/Gyn 1993; 38:17-32
41. Berchuk A, Bast RC Jr: Oncogenes and tumor-suppressor genes. p. 21-37. In Rubin SC, Sulton GP (eds): Ovarian Cancer. McGraw-Hill, New York, 1993
42. Trope C, Makar A, Koern J: DNA flow cytometry as a new prognostic factor in ovarian malignancies (review). Acta Obstet Gynecol Scand 1992; 71 (suppl. 155):95-98
43. Drescher CW, Flint A, Hopkins MP, Roberts JA: Prognostic significance of DNA content and nuclear morphology in borderline ovarian tumors. Gynecol Oncol 1993; 48: 242-246
44. Rotmensch J, Archer RW, Schwartz JL, Gardina DJ: Analysis of ascites from patients with ovarian carcinoma by cell flow cytometry. Gynecol Oncol 1992; 44:10-12
45. Tsao S-W, Mok C-H, Knapp RC et al: Molecular genetic evidence of a unifocal origin for human serous ovarian carcinomas. Gynecol Oncol 1993; 48:5-10
46. National Institutes of Health: Consensus Development Conference Statement. Ovarian Cancer: Screening Treatment and Followup. National Institutes of Health, Office of Medical Applications and Research, Bethesda, MD, 1994
47. Garrett WJ. Ovarian cancer screening. Med J Aust 1970; 1:1239
48. Ferris AM, Schapira M, Young M: Accuracy of pelvic examination. Ann Intern Med 1991; 114:522
49. Barber HRK, Graber EA: The PMPO syndrome (post-menopausal palpable ovary syndrome). Obstet Gynecol 1971; 38: 921
50. DiSaia PJ, Creasman WT: Clinical Gynecologic Oncology. 3rd Ed. CV Mosby, St. Louis, 1989
51. Rulin MC, Preston AL: Adnexal masses in postmenopausal women. Obstet Gynecol 1987; 70:578-581
52. Barber HRK: Epithelial ovarian cancer. p. 333-425. In DiSaia PJ, Creasman WT (eds): Clinical Gynecologic Oncology. 4th Ed. Mosby Year Book, St. Louis, 1993
53. Altchek A: Atlas of ovarian tumors: general considerations. p. 3-47. In Deligdish L, Altchek A, Cohen CJ (eds): Atlas of Ovarian Tumors. Igaku-Shoin, New York, 1994
54. Westhoff C, Randall MC: Ovarian cancer screening: potential effect on mortality. Am J Obstet Gynecol 1991; 165:502-505
55. Campbell S, Bhan V, Royston P et al: Transabdominal ultrasound screening for early ovarian cancer. BMJ 1989; 299: 1363-1367
56. Campbell S, Royston P, Bhan V et al: Novel screening strategies for early ovarian cancer by transabdominal ultrasonography. Br J Obstet Gynecol 1990; 97:304-311
57. Sunden B: On the diagnostic value of ultrasound in obstetrics and gynecology. Acta Obstet Gynecol Scand 1964; 43:144
58. Andolf E, Svalenius E, Astedt B: Ultrasonography for early detection of ovarian carcinoma. J Obstet Gynecol 1976; 93: 1286-1289
59. Benacerraf BR, FinklerJN, Wojciechowski C, Knapp RC: Sonographic accuracy in the diagnosis of ovarian masses. J ReprodMed 1990; 35:491
60. Luxman D, Bergman A, Sagi J, David MF: The postmenopausal adnexal mass: correlation between ultrasonic and pathologic findings. Obstet Gynecol 1991; 77:726-731
61. Timor-Tritsch IE, Bar-Yam Y, Elgali S, Rottem S: The technique of transvaginal sonography with the use of a 6.5 MHz probe. Am J Obstet Gynecol 1988; 158:1019-1024
62. Mendelson EB, Bohm-Velez M, Joseph N, Neiman HL: Gynecologic imaging: comparison of transabdominal and transvaginal sonography. Radiology 1988; 166:321
63. Rodriguez MH, Platt LD, Medearis AL et al: The use of transvaginal sonography for evaluation of postmenopausal ovarian size and morphology. Am J Obstet Gynecol 1988; 159:810-814
64. Higgins RV, van Nagell JR, Donaldson ES et al: Transvaginal sonography as a screening method for ovarian cancer. Gynecol Oncol 1989; 34:402-406
65. Golub E, Westhoff C, Timor-Tritsch IE: Transvaginal sonography in 230 healthy menopausal women. Ultrasound Obstet Gynecol 1993; 3:422-425
66. Wolf SI, Gosink BB, Feldesman MR et al: Prevalence of simple adnexal cysts in postmenopausal women. Radiology 1991; 180:65-71
67. Levine D, Gosink BB, Wolf SI et al: Simple adnexal cysts: the natural history of postmenopausal women. Radiology 1992; 184:653-659
68. Goldstein SR, Subramanyam B, Suyar JR et al: The postmenopausal cystic adnexal mass: the potential role of ultrasound in the conservative management. Obstet Gynecol 1989; 73: 8-10
69. Sassone AM, Timor-Tritsch IE, Artner A et al: Transvaginal sonographic characterization of ovarian disease: evaluation of a new scoring system to predict ovarian malignancy. Obstet Gynecol 1991; 78:70-77
70. Granberg, S, Wikland M: Endovaginal ultrasound in the diagnosis of unilocular ovarian cysts in postmenopausal women. Ultrasound Q 1992; 10:1-13
71. Granberg S, Wikland M, Jansson I: Macroscopic characterization of ovarian tumors and the relation to the histological diagnosis: criteria to be used for ultrasound evaluation. Gynecol Oncol 1989; 35:139-144
72. Lerner JP, Timor-Tritsch IE, Federman A, Abramovich G: Transvaginal sonographic characterization of ovarian masses using an improved weighted scoring system. Am J Obstet Gynecol 1994; 170:81-85
73. DePriest PD, Shenson A, Fried J et al: A morphology index based on sonographic findings in ovarian tumors, abstracted. 24th Annual Meeting of the Society of Gynecologic Oncologists, February 7-10, Palm Desert, California. Gynecol Oncol 1993; 49:122
74. Van Nagell JR Jr, DePriest PD, Puls LE et al: Ovarian cancer screening in asymptomatic postmenopausal women by transvaginal sonography. Cancer 1991; 68:458-462
75. Van Nagell JR Jr, DePriest PD, Gallion HH, Pavlik EJ: Ovarian cancer screening. Cancer 1993; 71(suppl.):1523-1528
76. Van Nagell JR Jr, Higgins RV, Donaldson ES et al: Transvaginal sonography as a screening method for ovarian cancer: a report of the first 1000 cases screened. Cancer 1990; 65:573-577
77. Bourne TH, Campbell S, Whitehead MI, Collins WP: Ultrasound screening for sporadic and familial early ovarian cancer. J Ultrasound Med 1991; 10:S43
78. Rottem S, Levit N, Thaler I et al: Classification of ovarian lesions by high frequency transvaginal sonography. JCU 1990; 18:359-363
79. Folkman J, Watson K, Ingber D, Folkman J: Induction of angiogenesis during the transition from hyperplasia to neoplasia. Nature 1989; 339:58-61
80. Kurjak A, Zalud I: Tumor neovascularization. p. 93-101. In Kurjak A (ed): Transvaginal Color Doppler, A Comprehensive Guide to Transvaginal Color Doppler Sonography in Obstetrics and Gynecology. Parthenon Publishing Group, ParkRidge, 1991
81. Fleischer AC, Rodgers WH, Kepple DM et al: Color Doppler sonography of benign and malignant ovarian masses. Radiographics 1992; 12:879-885
82. Kurjak A, Zalud I, Jurkovic D et al: Transvaginal color Doppler for the assessment of pelvic circulation. Acta Obstet Gynecol Scand 1989; 68:131-135

83. Bourne T, Campbell S, Steer C et al: Transvaginal colour flow imaging: a possible new screening technique for ovarian cancer. BMJ 1989; 299:1367-1370
84. Kurjak A, Zalud I, Alfirevic A: Evaluation of adnexal masses with transvaginal color ultrasound. J Ultrasound Med 1991; 10:295-297
85. Kurjak A, Shalan H, Matjevic R et al: Stage I ovarian cancer by transvaginal color Doppler sonography: a report of 18 cases. Ultrasound Obstet Gynecol 1993; 3:195-198
86. Weiner Z, Thaler I, Beck D et al: Differentiating malignant from benign ovarian tumors with transvaginal color flow imaging. Obstet Gynecol 1992; 79:159-162
87. Kawai M, Kano T, Kikkawa F et al: Transvaginal Doppler ultrasound with color flow imaging in the diagnosis of ovarian cancer. Obstet Gynecol 1992; 79:163-167
88. Hata K, Makihara K, Hata T et al: Transvaginal color Doppler imaging for hemodynamic assessment of reproductive tract tumors. Int J Gynecol Obstet 1991; 36:301-308
89. Tekay A, Jouppila P: Validity or pulsatility and resistance indices in classification of adnexal tumor with transvaginal color Doppler ultrasound. Ultrasound Obstet Gynecol 1992; 2:338-344
90. Timor-Tritsch IE, Lerner JP, Monteagudo A, Santos R: Transvaginal sonographic characterization of ovarian masses using color flow directed Doppler measurements and a morphologic scoring system. Am J Obstet Gynecol 1993; 168:909-913
91. Fleischer AC, Rodgers WH, Rao BK et al: Assessment of ovarian tumor vascularity with transvaginal color Doppler sonography. J Ultrasound Med 1991; 10:563-568
92. Fleischer AC, Rogers WH, Rao BK et al: Transvaginal color Doppler sonography of ovarian masses with pathological correlation. Ultrasound Obstet Gynecol 1991; 1:275-278
93. Campbell S, Bourne TH, Reynolds K et al: Role of colour Doppler in an ultrasound-based screening programme. p. 237-247. In Sharp F, Mason WP, Creasman W (eds): Ovarian Cancer 2: Biology, Diagnosis and Management. Chapman & Hall, London, 1992
94. Kurjak A, Schulman H, Sosic A et al: Transvaginal ultrasound, color flow, and Doppler waveform of the postmenopausal adnexal mass. Obstet Gynecol 1992; 80:917-921
95. Kurjak A, Predanic M: New scoring system for prediction of ovarian malignancy based on transvaginal color Doppler. J Ultrasound Med 1993; 11:631-638
96. Kurjak A, Shalan H, Kupesic S et al: Transvaginal color Doppler sonography in the assessment of pelvic tumor vascularity. Ultrasound Obstet Gynecol 1993; 3:137-154
97. Kurjak A, Shulman H, Sosic A et al: Transvaginal ultrasound, color flow and Doppler waveform of the postmenopausal adnexal mass. Obstet Gynecol 1992; 80:917-921
98. Karlan BY, Raffel LJ, Crvenkovic G et al: A multidisciplinary approach to the early detection of ovarian carcinoma: rationale, protocol design, and early results. Am J Obstet Gynecol 1993; 169:494-501
99. Hata K, Hata T, Manabe A et al: A critical evaluation of transvaginal Doppler studies, transvaginal sonography, magnetic resonance imaging, and CA 125 in detection of ovarian cancer. Obstet Gynecol 1992; 80:922
100. Valentin L, Sladkevicius P, Marsal K: Limited contribution of Doppler velocimetry to the differential diagnosis of extrauterine pelvic tumors. Obstet Gynecol 1994; 83:425-433
101. Fleischer AC, Rodgers WH, Kepple DM et al: Color Doppler sonography of ovarian masses: a multiparameter analysis. J Ultrasound Med 1993; 12:41-48
102. Bourne TH, Campbell S, Reynolds KM et al: Screening for early familial ovarian cancer with transvaginal ultrasonography and colour blood flow imaging. BMJ 1993; 306:1025-1029
103. Bromley B, Goodman H, Benacerraf BR: Comparison between sonographic morphology and Doppler waveform for the diagnosis of ovarian malignancy. Obstet Gynecol 1994; 83:434-437
104. Creasman WT, DiSaia PJ: Screening in ovarian cancer. Am J Obstet Gynecol 1991; 165:7-10
105. Ferrier A: Evaluation of two strategies to reduce ovarian cancer mortality: a decision analysis. Int J Gynecol Cancer 1993; 3(suppl.):45
106. Cohen CJ, Jennings ST: Screening for ovarian cancer: the role of noninvasive imaging techniques. Am J Obstet Gynecol 1994; 170:1088-1094
107. Goldstein SR: Incorporating endovaginal ultrasonography into the overall gynecological examination. Am J Obstet Gynecol 1990; 162:625-632
108. Timor-Tritsch IE: Is office use of vaginal sonography feasible? Am J Obstet Gynecol 1990; 162:983-985
109. Hricak H: Carcinoma of the female reproductive organs: value of cross-sectional imaging. Cancer 1991; 67(suppl. 4):1209
110. Bast RC, Klug TL, St John E et al: A radioimmunoassay using monoclonal antibody to monitor the course of epithelial ovarian cancer. N Engl J Med 1983; 309:883-887
111. Berchuck A, Boente MP, Bast RC Jr: The use of tumor markers in the management of patients with gynecologic carcinomas. Clin Obstet Gynecol 1992; 35:45-54
112. Welander CE: What do Ca 125 and other antigens tell us about ovarian cancer biology? Acta Obstet Gynecol Scand 1992; 71(suppl. 155):85-93
113. Jacobs I, Bast RC Jr: Clinical review: the Ca 125 tumourassociated antigen: a review of the literature. Hum Reprod 1989; 4:1-12
114. Negishi Y, Iwabuchi H, Sakunaga H et al: Serum and tissue measurements of CA 72-4 in ovarian cancer patients. Gynecol Oncol 1993; 48:148-154
115. Devine PL, McGuckin MA, Ward BG: Circulating mucins as tumor markers in ovarian cancer (review). Anticancer Res 1992; 3:709-717
116. Gaducci A, Ferdeghini M, Prontera C et al: The concomitant determination of different tumor markers in patients with epithelial ovarian cancer and benign ovarian masses: relevance for differential diagnosis. Gynecol Oncol 1992; 44:147-154
117. Jacobs IJ, Oram DH, Bast RC Jr: Strategies for improving the specificity of screening for ovarian cancer with tumorassociated antigens Ca 125, Ca 15-3 and TAG 72.3. Obstet Gynecol 1992; 80:396-399
118. Jacobs I, Davies AP, Stabile I et al: Prevalence screening for ovarian cancer in postmenopausal women by Ca 125 measurement and ultrasonography. BMJ 1993; 306:1030-1034
119. Droegemuller W: Screening for ovarian carcinoma: hopeful and wishful thinking. Am J Obstet Gynecol 1994; 170: 1095-1098
120. Herbst AL: The epidemiology of ovarian carcinoma and current status of tumor markers to detect disease. Am J Obstet Gynecol 1994; 170:1099-1107
121. Carcinoma of the ovary. In Pettersson F (ed): Annual Report on the Results of Treatment in Gynecological Cancer. Vol. 20. Panorama Press AB, Stockholm, 1988

18

ALÉM DO EXAME BIMANUAL COM ULTRA-SOM INTENSIFICADO

STEVEN R. GOLDSTEIN

O caminho que o ultra-som diagnóstico tem seguido para o uso clínico na obstetrícia e na ginecologia tem sido tudo, menos fácil de entender, e tem deixado os ginecologistas-obstetras perplexos, mas provavelmente sem entenderem o porquê. Inicialmente, o equipamento em tempo real mal tinha resolução suficiente para identificar muito mais do que as nádegas e o vértice, medir um diâmetro biparietal e localizar a placenta. Um exame completo era extremamente limitado e consistia de duas ou três fotos Polaroid. As enfermeiras ou recepcionistas eram enviadas para fazerem vários cursos de curta duração para aprender a varredura obstétrica e o profissional estava dentro do ramo de ultra-som obstétrico. O exame **imageológico** ginecológico, entretanto, com exploradores com braços estáticos, e posteriormente com exploradores com setores de cabeça pequena, aparentemente era mais complicado. O equipamento era grande e caro e, na maioria das vezes, era o domínio do profissional em imagem.

Com o passar do tempo, contudo, a varredura obstétrica tem se tornado cada vez mais sofisticada. Hoje em dia, exame obstétrico padrão exige uma compreensão da anatomia transversal do corpo (coração, cérebro etc.), que vai além do campo de interesse do treinamento de rotina em obstetrícia e ginecologia. Os residentes em radiologia passam quatro meses revezando-se na neuro-radiologia. Eles entendem de anatomia intracraniana — normal e anormal. Os ginecologistas, entretanto, passam quatro meses no laboratório de patologia ginecológica. Eles operam a pelve; rotineiramente examinam a pelve, e certamente *o exame* ***imageológico*** na pelve pode e deveria ser o domínio dos ginecologistas.

Uma importante ponte que nos permite fazer a transição para o exame da imagem ginecológica tem sido a introdução das sondas vaginais. Atualmente, o bom equipamento para a varredura ginecológica é menor e mais barato do que o equipamento comparável para a varredura transabdominal e é muito adaptável para ser usado por médicos no momento do exame de palpação bimanual, principalmente por causa da bexiga urinária vazia e porque o procedimento demanda muito pouco tempo, uma vez que o operador é adequadamente treinado.

No meu consultório particular, realizo somente a varredura vaginal. Se a situação clínica demanda que sejam realizadas projeções transabdominais com a bexiga cheia, indico aquela paciente ao meu **consultor em imagem**. Para alguns profissionais, que se tornarão técnicos (o melhor termo é ultra-sonografista), que funcionam como "**profissional em imagem**" em qualquer outro lugar dentro da mesma prática.

SELEÇÃO DO EQUIPAMENTO

Para a varredura vaginal no consultório, idealmente só é preciso ter uma pequena máquina com uma sonda vaginal. É preciso que a estrutura possa ser movida com facilidade para ficar ao nível da mesa de exame quando estiver em uso e ser levada à cabeceira da mesa para não atrapalhar a palpação da mama ou a palpação abdominal. A tela deve ser móvel o suficiente para permitir que a paciente a observe juntamente com o clínico. Na minha opinião, um transdutor abdominal não é necessário para complementar a sonda vaginal. A máquina não deveria ser dividida com um ultra-sonografista obstetra fazendo os exames obstétricos-padrão no **segundo trimestre**. É imperativo ter uma impressora ou câmera. Um gravador de vídeo cassete é opcional. A freqüência dupla é muito útil. Em geral, na maioria das situações, são desejadas as freqüências mais altas (6,5- a 7,5- MHz), mas para as pacientes obesas, miomas e massas um pouco maiores, a penetração oferecida por um transdutor de 5-MHz pode ser essencial.

Por todas essas razões, faz sentido **intensificar** o exame bimanual geral com a avaliação da sonda vaginal. Além do mais, existem momentos em que a informação fisiológica obtida pelo exame com a sonda vaginal no consultório irá permitir que o diagnóstico seja feito no local sem que a paciente precise ir a outro lugar, recebendo posteriormente, um relatório dos achados anatômicos do profissional que realizou a imagem e então começando a finalizar o diagnóstico.

Este exemplo deveria ser considerado: 46 anos de idade, situação P3003 após ligação tubária, geralmente com menstruações regulares, se apresenta com oito semanas de amenorréia. Um teste de gravidez de dois minutos feito no consultório resulta negativo. A palpação revela um útero antevertido parido, de tamanho normal, e uma massa de anexos de 4 a 5 cm no ovário direito. A paciente é enviada para fazer "um ultra-som" e o relatório (dois dias depois) revela (1) útero de tamanho normal com eco endometrial aumentado e (2) massas de anexos complexas de 5,4 X 4,1 cm e o diferencial inclui endometrioma, neoplasia ou cisto hemorrágico. Seu endométrio secretor óbvio (Fig. 18-1), acoplado a um cisto hemorrágico do corpo lúteo mostrando retração clássica do coágulo (Fig. 18-2), teria permitido que o próprio clínico fizesse o diagnóstico de ovulação atrasada. Dependendo do nível de comodidade do médico, esses achados poderiam ter sido verificados com uma progesterona sérica e a paciente seria informada que deveria esperar a menstruação para, no máximo, duas semanas. Desse modo, poderia ter sido evitada uma série desnecessária de progesterona para uma anovulação esperada (oito semanas de amenorréia com um teste de gravidez negativo). Além disso, se uma menstruação normal ocorre, ela deveria ser reexaminada na fase proliferativa do segundo ciclo para documentar a normalidade do ovário direito (Fig. 18-3). Este exemplo evidencia em minha mente o fato de que a sonda vaginal nas mãos do ginecologista fornece uma consulta ginecológica e não apenas informação anatômica objetiva.[1,2]

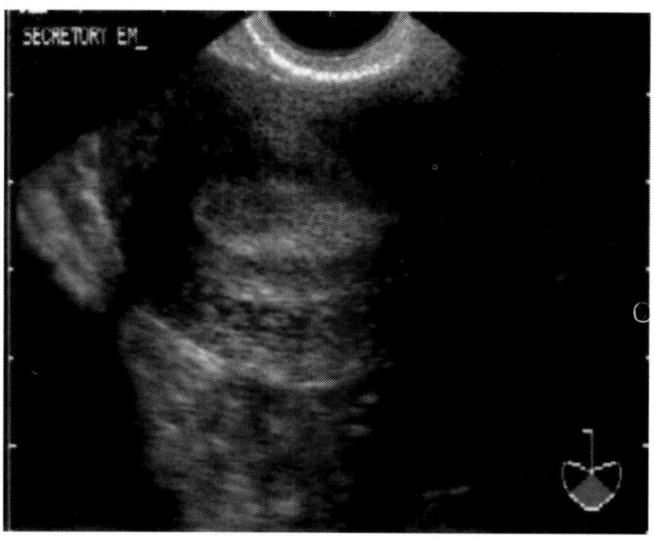

Fig. 18-1. O corte do eixo longitudinal do útero revela um endométrio aumentado óbvio, que é homogêneo e típico do padrão secretor.

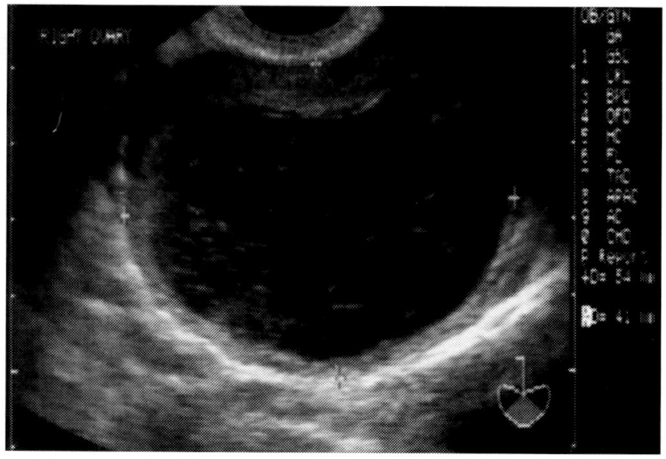

Fig. 18-2. Ovário direito medindo 5,4 X 4,1 cm. Está ultra-sonograficamente substituído por uma massa complexa. Esta é a típica apresentação de um corpo lúteo hemorrágico em forma de "teia de aranha" que através do processo de retração de coágulo irá passar pela maturação e levar dois ciclos menstruais para decompor-se.

Considere outro exemplo: a paciente é uma multípara de 43 anos de idade que teve uma **histerectomia para uma hemorragia pós-parto 14 dias antes**. Ela se apresenta para cuidados ginecológicos de rotina. Não são palpadas massas. A **intensificação** do exame de palpação bimanual não apenas confirma que ambos os ovários parecem normais, mas também confirma a presença de mais um corpo lúteo no ovário esquerdo (Fig. 18-4), documenta que ela ainda é ovulatória apesar do fato de que não há mais história menstrual a partir da qual se possa inferir essa situação. Isso também elimina qualquer necessidade de determinações séricas do nível hormonal.

Considerações Técnicas

As considerações técnicas utilizadas para essa abordagem são a bexiga urinária vazia e o uso do equipamento de freqüência mais alta bem próximo às estruturas que estão sendo estudadas, que resultam numa excelente resolução que não é perdida com a ampliação. As desvantagens da sonda vaginal comparadas à tradicional varredura transabdominal residem no campo visual curto, na falta de ampliação do som que uma bexiga urinária permite, nas limitações da sonda pelos limites da vagina, na nova orientação para aqueles familiarizados com as tradicionais vistas panorâmicas transabdominais e na presença de alças intestinais e nos ecos confusos que elas geram por toda a pelve.

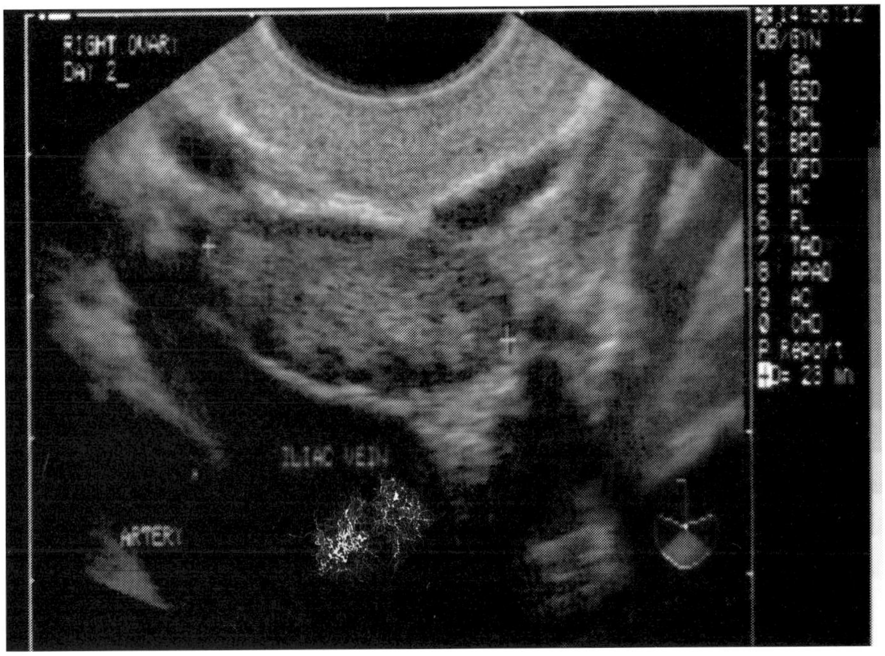

Fig. 18-3. A mesma paciente mostrada na Fig. 18-2. A varredura é realizada após a segunda menstruação, entre os primeiros 7 a 10 dias (fase proliferativa). Esta varredura feita no segundo dia mostra um ovário direito totalmente normal na sua localização anatômica normal correlativa com os vasos ilíacos, com total resolução do corpo lúteo hemorrágico.

As vantagens são que o procedimento é muito amigável com o operador desde que o operador seja adequadamente treinado. O procedimento é eficaz no que se refere ao tempo porque é destinado a ser realizado pelo clínico com a paciente ainda na posição de litotomia na hora do exame bimanual. Ele aumenta muito pouco o tempo total do exame bimanual e tem uma aceitação muito grande por parte da paciente.

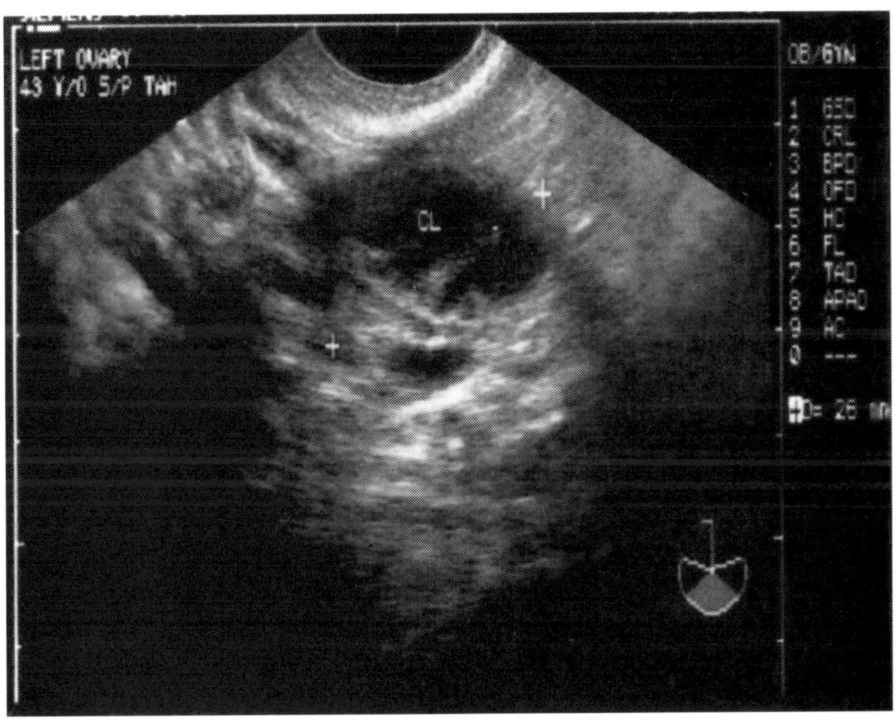

Fig. 18-4. Varredura vaginal de um ovário esquerdo normal (CL) em uma multípara de 43 anos de idade que tinha tido uma histerectomia prévia. Isso documenta sua situação ovulatória apesar do fato de que ela obviamente não apresenta história menstrual em andamento.

TÉCNICA

A sonda é preparada mediante sua limpeza e desinfecção com um *spray* entre o seu uso. É coberta com um condom limpo (não estéril) ou com um dedo de uma luva. O gel de acoplamento ultra-sonográfico é colocado dentro do condom. Normalmente, não é necessário usar lubrificante externo porque já foi feito o esfregaço de Papanicolaou e o exame de palpação bimanual (com lubrificante). Os órgãos pélvicos são visualizados para confirmar ou negar as impressões obtidas durante o exame de palpação. Além disso, são observadas as informações fisiológicas oriundas da apresentação endometrial e ovariana. O uso freqüente da ajuda abdominal para deixar a estrutura mais próxima da extremidade da sonda irá melhorar os resultados.

Uma vez que a sonda é inserida dentro da vagina, ela é manipulada posterior, anterior e obliquamente para a direita e para a esquerda para visualizar as estruturas anatômicas reconhecíveis. O útero no eixo longitudinal (Fig. 18-5) serve de marco anatômico básico a partir do qual o clínico orienta seus olhos e suas mãos. O clínico procura eco endometrial reconhecível circundado por um miométrio típico. O contorno da borda endometrial, a homogeneidade do próprio miométrio e uma caracterização do endométrio subjetivamente e pela medição deveria ser realizada. O transdutor é então girado 90° para ver o útero em um plano semicoronal. Movimentar a mão de forma anterior posterior irá possibilitar que este plano seja visto desde o colo até o fundo. Ao retornar à visão do eixo longitudinal, movemos, então, na forma sagital oblíqua procurando estruturas ovarianas. Essas são reconhecidas pela sua localização em pacientes pré-menopausadas imediatamente adjacentes aos vasos ilíacos. A artéria ilíaca é menor e pode ser vista pulsar; a veia ilíaca se encontra acima da artéria e geralmente pode ser vista com fluxo no tempo real. As pacientes pré-menopausadas sem adesões pélvicas significativas terão ovários que, pela gravidade, na posição de litotomia, estarão localizados imediatamente adjacentes a esses vasos. Os ovários também são reconhecidos pela sua aparência. Eles têm um típico padrão cinza para o estroma e contêm muitos folículos em vários estágios do desenvolvimento, dependendo do estágio do ciclo menstrual da paciente ou de a paciente estar tomando pílulas contraceptivas. Quando ambos os ovários são localizados na orientação do eixo longitudinal, o cabo do transdutor mais uma vez é girado 90°. A avaliação do ovário em dois planos em ângulos retos entre si permite a avaliação tridimensional da estrutura. O método para encontrar o ovário contralateral é exatamente o mesmo. O exame ultrasononográfico pélvico completo deveria incluir a avaliação do fundo de saco e da região anterior ao útero, onde a bexiga normalmente será vista quando começar a encher com uma pequena quantidade de urina sonolucente. A caracterização da região cervical também deveria ser realizada.

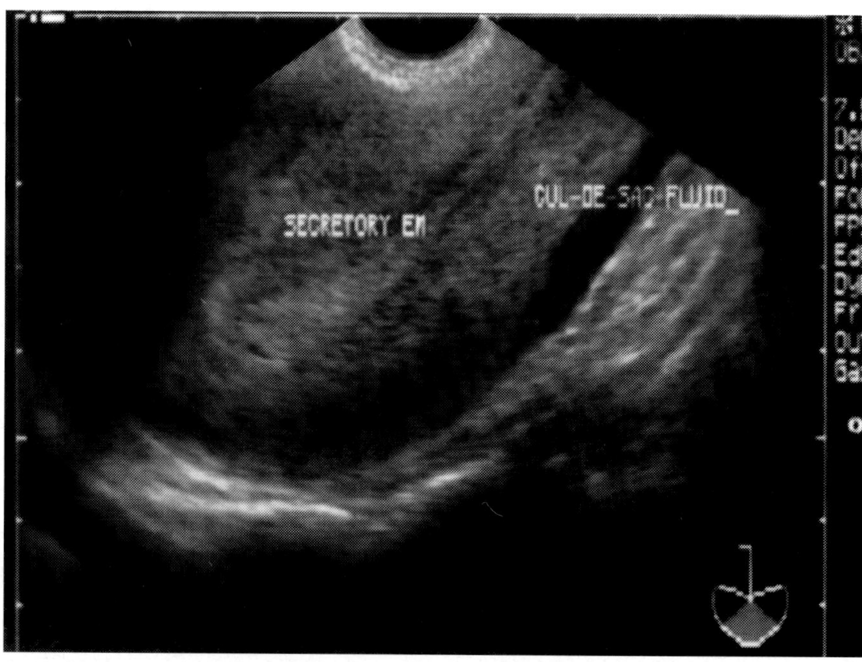

Fig. 18-5. O útero no eixo longitudinal serve de marco anatômico básico para começar a varredura pélvica. Obviamente, ele é desviado para a direita ou esquerda. Na vista do eixo longitudinal o examinador varre **de corno a corno** e depois gira o transdutor 90º para o plano coronal e toma a forma de um leque em direção ao fundo e, abaixo, em direção ao colo. Eu prefiro retornar para uma vista no eixo longitudinal (mostrado aqui) e depois movimentar no modo oblíquo sagital para encontrar as estruturas de anexos.

ORIENTAÇÃO

O ultra-som pélvico transabdominal tradicional faz uso de múltiplas imagens bidimensionais (tomogramas) para recriar, mentalmente, a anatomia tridimensional. Na ultrasonografia vaginal, tais conceitos, como longitudinal e transversal, perdem seus significados. O que interessa, mais exatamente, é obter uma "orientação derivada da anatomia". Um corte de uma estrutura e depois um corte em ângulo reto correspondente ao corte inicial e irá permitir uma avaliação tridimensional daquela estrutura (Fig. 18-6).

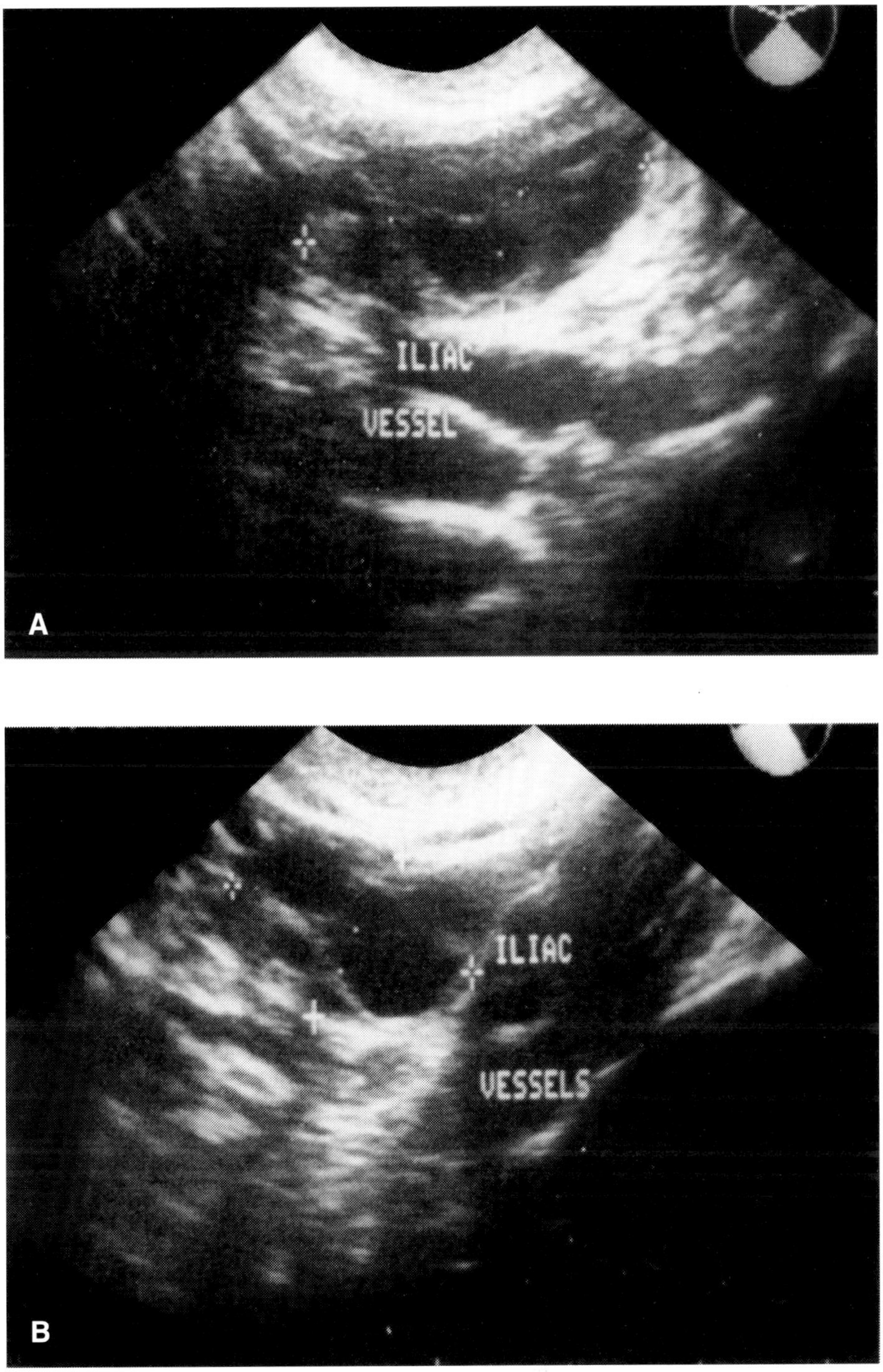

Fig. 18-6. **(A)** Ovário esquerdo visualizado no modo sagital oblíquo na sua relação normal referente aos vasos ilíacos. **(B)** A mesma paciente, mas ao girar o transdutor 90º (observe sua nova relação com os vasos ilíacos), agora visualizamos o ovário em dois planos em ângulos retos entre si. Isso possibilita uma avaliação tridimensional da estrutura.

APLICAÇÃO NO CONSULTÓRIO

Confirmando Um Exame de Palpação Normal

A aplicação mais comum para a sonda vaginal nas mãos do **profissional de consultório** será confirmar o que parecia ser um exame de palpação normal. O útero é visto no eixo longitudinal e com tamanho, forma e contorno normais. O eco endometrial é visualizado e pode ser correlacionado fisiologicamente com os achados dentro do ovário. Isso será extremamente tranquilizador. Muitas pacientes saudáveis não se prestam a fazer um exame de palpação expressivo, especialmente aquelas pacientes que podem estar tensas e, dessa forma, voluntariamente se previnem contra o exame ou aquelas pacientes que são obesas.

Confirmar um Achado Anormal no Exame de Palpação

De maneira contrária, freqüentemente nos confrontamos com achados anormais definitivos ou suspeitos na parte de palpação do exame. O contorno uterino pode ser irregular quanto ao seu formato, sugerindo a presença de miomas intramurais-subserosos (Fig. 18-7). Uma "abundância" nos anexos pode representar hidrossalpinge, ou quando visualizada pode representar apenas um alça de intestino proeminente.

Caracterizando a Consistência da Estrutura Independente do Tamanho

Quando encontra um suposto aumento na aparência dos anexos, a sonda vaginal consegue distinguir entre um ovário proeminente e um aumento cístico real, que na palpação talvez tivesse apresentado um tamanho similar, mas apresenta características internas que são extremamente divergentes. Isso seria correto no caso de um ovário proeminente com textura e apresentação ultra-sonográfica normal *versus* um cisto ovariano de parede espessa contendo acúmulo de fragmentos.

Identificando os Achados Perdidos no Exame de Palpação

Outras vezes, os achados que foram perdidos na hora de fazer o exame bimanual (pequenos miomas subseros, achados de anexos), ou que não se esperava que fossem palpados, podem ser visualizados com uma sonda vaginal. Esses incluiriam achados endometriais anormais ou pequenos dermóides ou endometriomas (Fig. 18-8) que estão quase totalmente contidos dentro do corpo do próprio ovário.

Gravidez Incipiente por Indicação

No passado, o ultra-som era usado na gravidez incipiente por "indicação". Tais indicações incluem sangramento, discrepância de tamanho e data, gravidez ectópica prévia, pacientes requerendo a interrupção da gravidez e possíveis massas de anexos coexistentes. Considere a paciente gestante que está sangrando com um orifício cervical fechado. Todas essas pacientes representam "abortamento ameaçado" mas, ao mesmo tempo, até que se prove o contrário, elas são pacientes com "**ectópica excluída**". O uso da sonda vaginal pode ajudar a distinguir a paciente com falência de gravidez intra-uterina óbvia (Fig. 18-9) da paciente com gestação de aparência normal, exceto áreas de hemorragia subcoriônica da paciente sem nenhuma evidência de um saco gestacional. Isso pode ser especialmente valioso na paciente com dor abdominal severa e **ressalvas** contra qualquer exame bimanual tradicional significativo. A paciente com uma gravidez intra-uterina e dor decorrente da rotura de um cisto do corpo lúteo pode ser diferenciada da

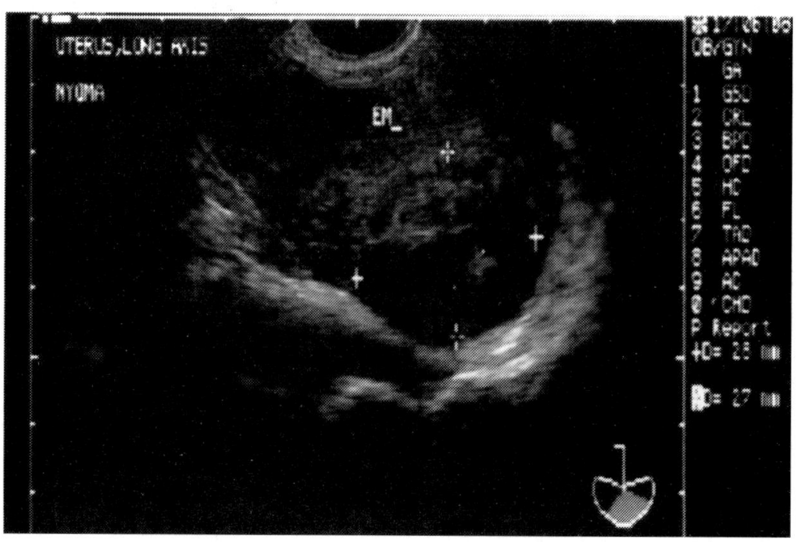

Fig. 18-7. Paciente cujo exame de palpação bimanual sugeriu uma irregularidade para a região fúndica posterior neste útero retrovertido. Esta foto demonstra claramente um mioma fúndico posterior medindo 2,8 X 2,7 cm (*compassos*) neste útero retrovertido.

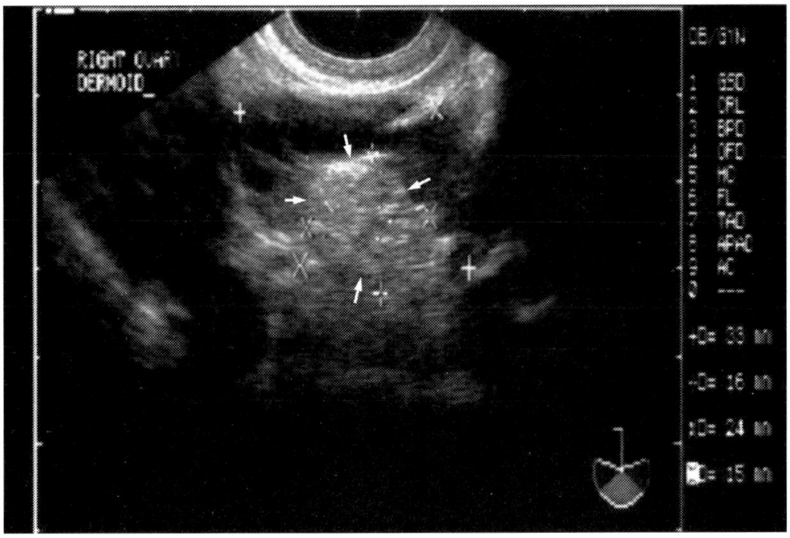

Fig. 18-8. O exame de palpação bimanual foi notável nesta paciente. O ovário direito visualizado aqui mede 3,3 X 2,4 cm. Contido dentro de um dermóide com sua ecogenicidade clássica, a qual mede 1,6 X 1,5 cm (*flechas*).

paciente com uma gravidez ectópica óbvia. As discrepâncias significativas de tamanho e data normalmente podem ser resolvidas em questão de minutos com a sonda vaginal. Um saco gestacional coexistindo com miomas pode ser facilmente distinguido de um aumento uterino que pode ser visto com uma gestação múltipla, mesmo no primeiro trimestre.

Gravidez Incipiente, Uso de Rotina

O uso de rotina da sonda vaginal pode ajudar a documentar uma localização intra-uterina bem como identificar as gravidezes que talvez não estejam se desenvolvendo normalmente. Um saco gestacional normal cresce aproximadamente 1mm/dia,[3] e um embrião normal cresce 1 mm/dia. No caso de um abortamento ameaçado, uma vez descartada a gravidez ectópica, os exames de ultra-som seriados deveriam ser feitos a fim de verificar o crescimento normal continuado. Quando um saco gestacional tem 8 a 10 mm, um saco vitelino deveria ser visualizado. Quando um embrião atinge 5 mm, a atividade cardíaca deveria ser observada.[4] Ademais, o uso de um novo nomograma do tamanho embrionário inicial[5] antes do desenvolvimento de um comprimento céfalo-caudal verdadeiro pode datar uma gravidez de ± 3 dias. Isso pode ajudar a diminuir a incidência de "pós datas" e reduzir as induções desnecessárias.

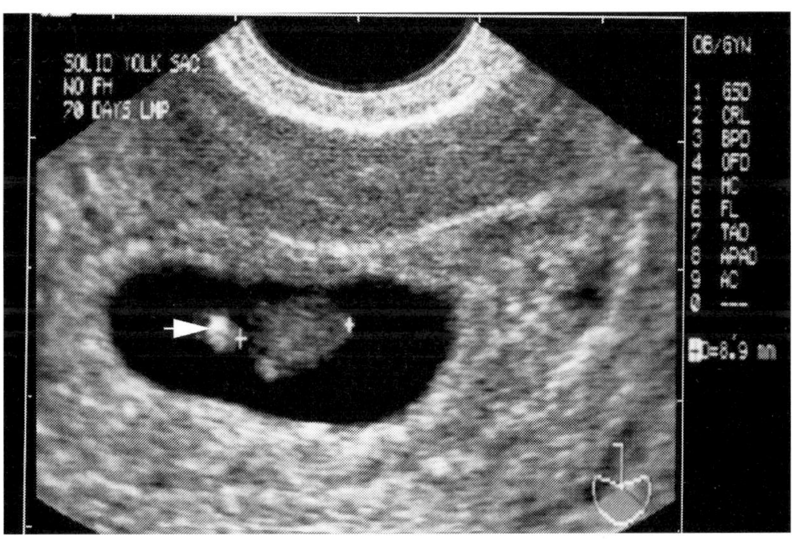

Fig. 18-9. Varredura vaginal de uma paciente aos 70 dias do último período menstrual, com pequeno sangramento vaginal e um orifício cervical fechado. Este saco gestacional contido em um saco vitelino de aparência sólida anormal (*flecha*) e uma estrutura embrionária de 8,9 mm sem atividade cardíaca discernível. Este é um exemplo de falência *definitiva* de gravidez intra-uterina.

Pós-Menopausa por Indicação

Na pós-menopausa, as pacientes com sangramento ou massas de anexos palpáveis podem ser avaliadas com o uso de uma sonda vaginal. À luz do sangramento pós-menopausal, um eco endometrial inferior a 5 mm (Fig. 18-10) tem sido uniformemente apresentado com a falta de tecido significativo.[6] Dessa maneira, o exame de ultra-som transvaginal pode poupar essas pacientes do desconforto, do gasto e do risco da amostragem endometrial. Diante de um sangramento pós-menopausal, uma espessura endometrial maior do que 6 mm tem aparecido associada virtualmente com todos os tipos de patologia tecidual e a amostragem continua obrigatória. O uso de rotina da sonda vaginal pode mostrar massas císticas de anexos (Fig. 18-10) em, no máximo, 10% a 17%[7] das pacientes pós-menopausadas. Quando elas são uniloculares e unilaterais, virtualmente elas não terão nenhuma incidência de malignidade. Entretanto, de qualquer maneira, esses achados deveriam ser acompanhados em intervalos relativamente próximos inicialmente para assegurar que não há nenhuma progressão e aumento ou desenvolvimento de septação ou de fluido ascítico.

Uso de Rotina na Pós-Menopausa

O uso da sonda vaginal como uma parte de triagem para o câncer ovariano é outra área de grande interesse (leia o Cap. 17). Existem grandes debates sobre a eficácia financeira de tal triagem. É minha opinião que já fazemos a triagem de pacientes para câncer ovariano com uma visita anual totalmente inadequada quando ela consiste apenas de palpação. A incorporação da sonda vaginal no exame bimanual global iria permitir uma avaliação mais eficaz dos anexos de modo mais sensível que estabelecer recursos de triagem ultra-sonográfica separada. Qualquer programa de triagem que procure câncer ovariano neste grupo de idade deveria verificar o tamanho e a textura do endométrio, assim como correlacionar isso com o fato de a paciente estar fazendo terapia de reposição hormonal. Todavia, os dados normativos para a espessura endometrial (média e dois desvios padrão em torno da média) para vários regimes de reposição hormonal ainda não foram estabelecidos. Entretanto, sempre haverá casos nos quais os achados endometriais anormais óbvios podem ser discernidos.

Infertilidade

É quase impossível estudar a infertilidade e, certamente, é impossível fazer várias tecnologias de reprodução assistida sem o uso da sonda vaginal ultra-sonográfica (leia o Cap. 13). Ela tem revolucionado a inspeção do folículo e o resgate do oócito para as várias formas de tecnologias de reprodução assistida.[8]

Outras Aplicações

Outras aplicações úteis da sonda vaginal irão incluir a perda do dispositivo intra-uterino (Fig. 18-11), o qual pode ser facilmente visualizado em questão de segundos. A estenose cervical pós-operatória também é facilmente vista com a sonda vaginal.

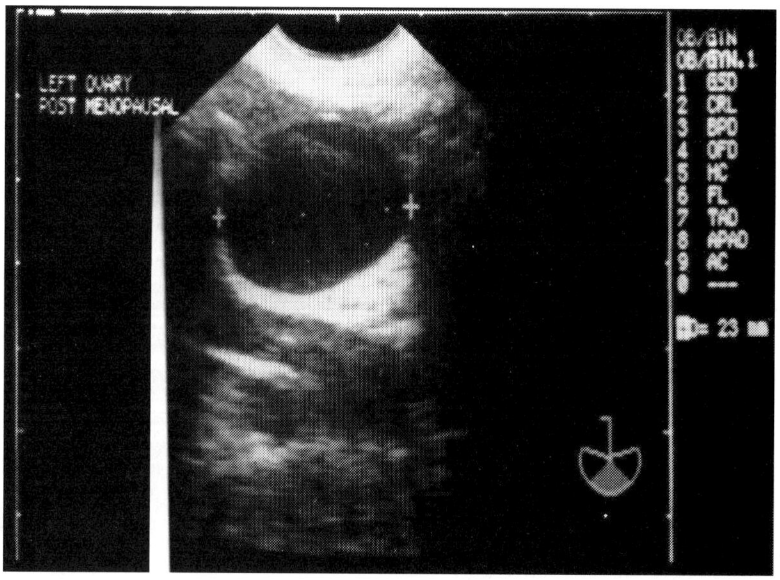

Fig. 18-10. Esta varredura mostra uma estru ra cística unilocular de 2,3 mm com paredes lisas nos anexos esquerdos de uma paciente pós-menopausada. Tal achado pode estar pr ente em até 10% a 17% de pacientes pós-menopausadas. Quando têm menos de 3 a 5 cm, eles são invariavelmente benignos.

Triagem Pré-Operatória

O uso do ultra-som vaginal pode refinar mais um diagnóstico não-invasivo e, assim, permitir procedimentos operatórios menos *diagnósticos* (laparoscopia, histeroscopia e dilatação e curetagem (D & C) e assim *evitar* mais exames diagnósticos em alguns casos, ou permitir uma triagem operatória apropriada.

O ultra-som vaginal normalmente pode distinguir o cisto hemorrágico do corpo lúteo (veja a Fig. 18-2) (sem necessidade de terapia ou de laparoscopia "diagnóstica") do endometrioma (Fig. 18-12), no qual a laparoscopia diagnóstica pode ser evitada e a paciente examinada para um procedimento "operatório". Isso permite uma triagem adequada para o **tempo gasto** na sala de operação, equipamentos necessários e níveis variáveis de habilidade do operador.

Considere a paciente com achados endometriais anormais ou sangramento uterino anormal. O ultra-som vaginal e, mais recentemente, a avaliação endometrial com intensificação de líquido,[9] pode distinguir com segurança as pacientes com sangramento disfuncional (Fig. 18-13) (terapia hormonal indicada) daquelas com pólipos (Fig. 18-14) (dilatação e curetagem com histeroscopia para polipectomia) e das pacientes com miomas submucosos (Fig. 18-15). Mais uma vez, a triagem na sala de operação para o tempo gasto, os instrumentos necessários e o nível de habilidade necessário do operador, pode ser adequadamente feita.

TREINAMENTO

Uma vez incorporado ao treinamento de residência, como o monitoramento fetal ou laparoscopia, basicamente todos os residentes de graduação tornar-se-ão parte da solução, em vez de parte do problema. Para os médicos que já praticam os cursos de pós-graduação terão de suprir essa necessidade. Felizmente, esta é uma modalidade *diagnóstica*. Todo médico que está aprendendo essa habilidade não precisa agir de imediato. Cada médico pode ter uma "curva de aprendizagem" pessoal, que pode variar de médico para médico. Durante essa curva de aprendizagem, a paciente ainda pode ser examinada de acordo com o método de prática do médico. Uma vez que os médicos se sentem confortáveis com a informação obtida com o exame feito com a sonda vaginal, então eles podem começar a administrá-la no seu tratamento clínico global.

Admitidamente, o equipamento irá acrescentar custo para o profissional. Entretanto, como está aperfeiçoado, já estamos vendo dispositivos inaugurados em salas de exame com preços notadamente diminuídos que logo podem fazer com que se torne uma realidade uma máquina em cada sala de exame. Contudo, não podemos começar a examinar todas as pacientes rotineiramente com a ultra-sonografia e ainda cobrar-lhes por uma varredura pélvica ultra-sonográfica da forma como se é cobrado hoje em dia. Idealmente, a taxa total subirá o suficiente para refletir o custo real de se administrar tal exame bimanual com **ultra-som intensificado**.

De fato, em muitos casos, um exame de ultra-som realizado no consultório usado como uma modalidade diagnóstica de primeira linha pode obviar uma indicação de tomografia computadorizada ou uma imagem por ressonância magnética mais cara e desconfortável.[11]

RESUMO

Um exame bimanual com ultra-som intensificado realizado no consultório do profissional terá enormes vantagens.

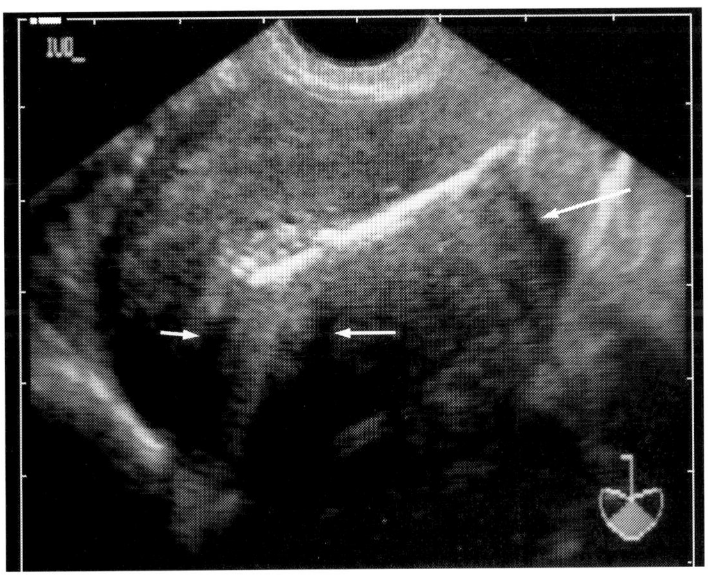

Fig. 18-11. Esta varredura mostra um útero no eixo longitudinal. A apresentação ecogênica muito clara na linha média é a de um dispositivo intra-uterino. O sombreamento acústico que ele produz (*flechas brancas*) deveria ser observado.

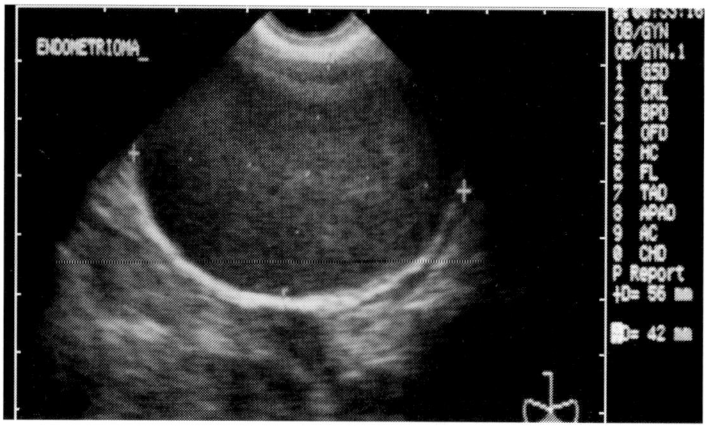

Fig. 18-12. Apresentação ultra-sonográfica clássica de um endometrioma quando observado com a sonda vaginal. Tais estruturas, quando observadas transabdominalmente, podem parecer sonolucentes, mas com a resolução da sonda vaginal, esta apresentação homogênea de "vidro esmerilhado" é clássica de endometrioma. Este mede 5,6 X 4,2 cm (*compassos*).

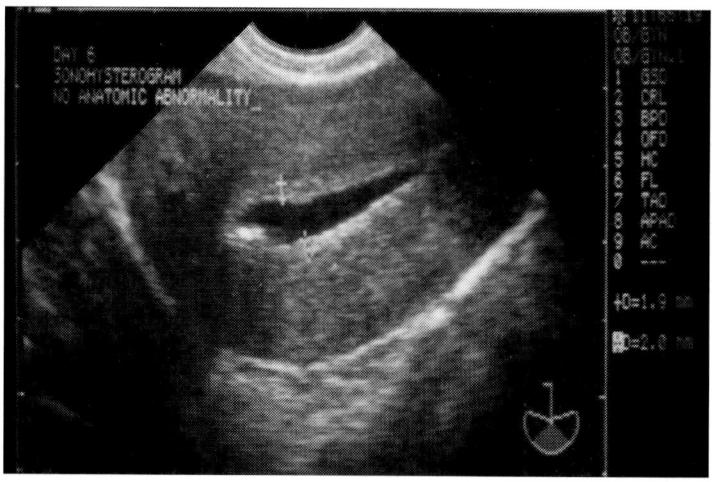

Fig. 18-13. Paciente perimenopausada com sangramento uterino anormal. O histerossonograma com infusão salina, aqui realizado no sexto dia, revela um endométrio circundando a instilação de líquido com uma espessura máxima de 2,0 mm. A biópsia revelou uma mudança proliferativa precoce. Isso é compatível com o sangramento uterino disfuncional sem nenhuma anormalidade anatômica.

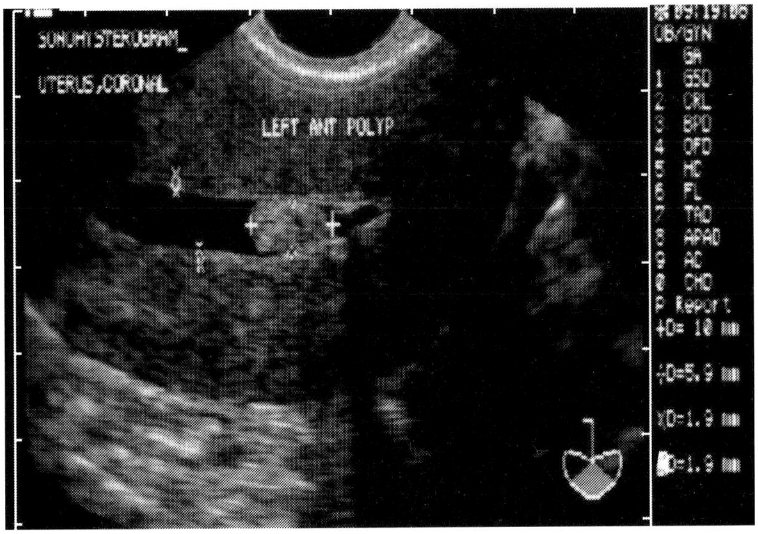

Fig. 18-14. Esta paciente tinha uma história similar à daquela paciente da Fig. 18-13. Entretanto, o histerossonograma com infusão salina, neste caso, revela uma camada endometrial fina (espessura máxima: 1,9 mm) e um pólipo na parede esquerda anterior que mediu 1,0 X 0,6 mm (*compassos*).

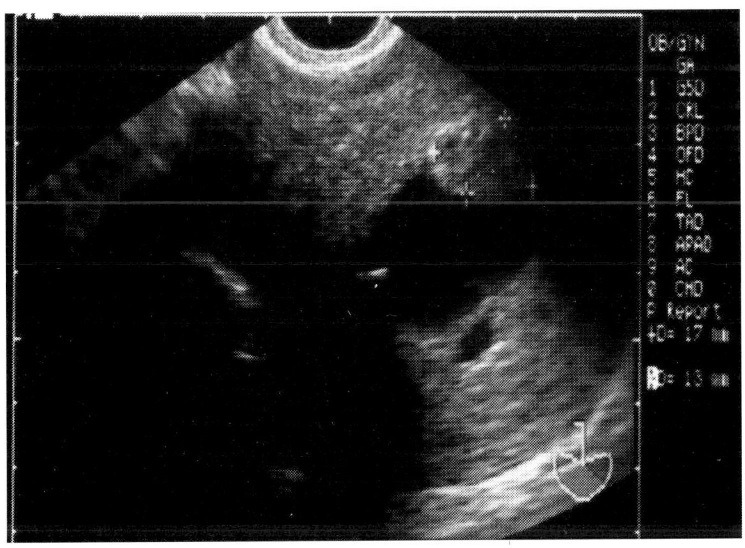

Fig. 18-15. Paciente também com história similar a das Figs. 18-13 e 18-14. O histerossonograma, neste caso, revela um mioma submucoso (*compassos*) medindo 1,7 X 1,3 cm. Este tinha aproximadamente 70% de extrusão para dentro da cavidade endometrial e foi um excelente candidato à miomectomia ressectoscópica.

Com freqüência, os diagnósticos podem ser feitos no local, abrindo caminho para uma terapia mais conveniente ou, no caso de achados normais, aliviando as ansiedades da paciente. Isso economizará tanto o tempo do médico quanto da paciente. A varredura vaginal permite uma síntese mais completa da situação ginecológica da paciente tanto anatômica como fisiologicamente, realizada pelo clínico no momento do exame geral.

Uma oportunidade única, provavelmente para nunca mais ser repetida, está sendo apresentada atualmente aos ginecologistas e obstetras: a oportunidade de ter a ultra-sonografia em seus consultórios. Tal oportunidade foi perdida nos idos de 70 quando surgiram as máquinas de ultra-som em tempo real.[12] Naquela época, não agarramos a oportunidade e rejeitamos seu enorme potencial. Não vamos repetir este erro fatal: não vamos esconder nossas cabeças na areia novamente!

REFERÊNCIAS BIBLIOGRÁFICAS

1. Goldstein SR: Incorporating endovaginal ultrasonography into the overall gynecologic examination. Am J Obstet Gynecol 1990; 162:625-633
2. Timor-Tritsch IE: Is office use of vaginal sonography feasible. Am J Obstet Gynecol 1990; 162:983-5.
3. Nyberg DA, Mack LA, Laing FC, Pottem RM: Distinguishing normal from abnormal gestational sac growth in early pregnancy. J Ultrasound Med 1987; 6:23-27
4. Goldstein SR: Significance of cardiac activity on endovaginal ultrasound in very early embryos. Obstet Gynecol 1992; 80:670-672
5. Goldstein SR, Wolfson R: Endovaginal ultrasonographic measurement of early embryonic size as a means of assessing gestational age. J Ultrasound Med 1994; 13:27-31
6. Goldstein SR, Nachtigall M, Snyder JR et al: Endometrial assessment by vaginal ultrasonography before endometrial sampling in patients with postmenopausal bleeding. Am J Obstet Gynecol 1990, 163:114-123
7. Wolf SI, Gosink BB, Feldesman MR et al: Prevalence of simple adnexal cysts in postmenopausal women. Radiology 1991; 180:65-71
8. Silva P, Platt L, Yee B: Transvaginal ultrasound in the infertility workup. Female Patient 1987; 12:14-24
9. Goldstein SR: Use of ultrasonohysterography for triage of perimenopausal patients with unexplained uterine bleeding. Am J Obstet Gynecol 1994; 170:565-570
10. Timor-Tritsch IE: Transvaginal sonography in gynecologic office practice. Current Opin Obstet Gynecol 1992; 4:914-20
11. Timor-Tritsch IE: Office use of transvaginal ultrasound: ostriches in the sand? Ultrasound Obstet Gynecol 1993; 3:157-9
12. Office ultrasound may obviate CT or MRI referral. Ob/Gyn News 1991; 26:5

19

ULTRA-SOM GINECOLÓGICO NA SALA DE EMERGÊNCIA

ILAN E. TIMOR-TRITSCH
STEVEN R. GOLDSTEIN

Em qualquer parte do mundo, as salas de emergência (SE) têm dois trabalhos principais: reconhecer eficientemente pacientes com doenças sérias, ou que possivelmente ameaçam suas vidas, e instituir o tratamento apropriado ou encaminhar a paciente para tratamento fora da SE. Outro aspecto adicional, porém menos discutido, do adequado funcionamento de uma SE muito cheia é acelerar a rotatividade de pacientes. A equipe da SE tem por dever *atender rapidamente* a paciente em necessidade, *diagnosticar rapidamente* a razão pela qual a paciente se apresentou à SE, iniciar o tratamento, mas não necessariamente conduzi-lo até o fim e, depois, *despachar a paciente de maneira competente* para o andar de hospitalização, para a sala de operação ou, em certos casos, para voltar para casa para ter mais atenção. Tudo isso é para preparar a área da SE para estar pronta para novas pacientes.

O objetivo mais importante quanto à organização do médico da SE, porém ainda mais da administração é, conforme já mencionado, a rápida rotatividade de pacientes sem comprometer a qualidade dos cuidados.

Há alguma dúvida de que a ultra-sonografia encurta o processo diagnóstico das doenças, especialmente daquelas que envolvem a cavidade abdominal e os órgãos torácicos.[1] Cada vez mais aparecem artigos na literatura pertinente sobre o uso eficiente da ultra-sonografia escritos por médicos da SE.

Um número significativo de pacientes que comparecem a área da SE se apresenta com complicações gestacionais. Uma das mais perigosas é o sangramento para dentro da cavidade abdominal, resultando da rotura de gestação ectópica. O segundo grupo maior de pacientes que procuram os cuidados de uma SE é o de pacientes que sofrem de dor abdominal aguda. Nos últimos 10 anos, a ultra-sonografia obstétrica e ginecológica ou, mais precisamente, a introdução da ultra-sonografia transvaginal, provavelmente tem se tornado a ferramenta de laboratório mais importante no algoritmo diagnóstico das emergências obstétricas e ginecológicas.

O equipamento de ultra-som geralmente fica remotamente localizado no departamento de radiologia ou no andar de obstetrícia-ginecologia. As pacientes que se apresentam à SE são examinadas pelo médico, depois do que, se o exame imageológico ultra-sonográfico for requisitado, elas são conduzidas a outra área, onde o exame ultra-sonográfico é realizado. O significado disto é a necessidade de uma equipe de transporte e outro período de espera. Mais tarde, bem mais tarde, o médico em questão tem de ser procurado novamente para completar o seu laudo. É desnecessário dizer que a quantidade total do tempo gasto por essas pacientes na área de emergência é demasiado longo. Se a SE estivesse equipada com o equipamento ultra-sonográfico transabdominal e transvaginal necessário, o exame poderia ser realizado ali mesmo, pelo **examinador**. Isto iria, ao mesmo tempo, economizar um tempo valioso e proporcionar à paciente o cuidado necessário. Tem sido sugerido que algumas sondas transvaginais simples de operar podem obviar a outros testes, às vezes, mais caros.[2-5] A velocidade que tal processo decisório leva para ocorrer é crucial para os médicos e administradores da SE. Portanto, nos últimos 10 anos, tem-se dado atenção especial a esta questão.

Este capítulo analisa a importância da ultra-sonografia em geral, em particular da ultra-sonografia transvaginal, como um meio rápido e eficaz de diagnosticar as emergências obstétricas-ginecológicas pelos médicos da SE ou pelos obstetras e ginecologistas na sala de emergência.

REVISÃO DA LITERATURA

Ao revisar a literatura sobre o uso da ultra-sonografia na SE, devemos estar cientes de que até 1986 ou 1987 quase todas as emergências obstétricas e ginecológicas eram varridas pela via transabdominal.[6-14] Embora tenham sido publicados artigos desde 1989 descrevendo o uso de sondas transvaginais ultra-sonográficas na ginecologia e obstetrícia, muito poucas SE eram equipadas com sondas transvaginais além de uma sonda transabdominal. Somente agora, nos anos 90, quando um número crescente de áreas de emergência onde a importância do uso da ultra-sonografia, em geral, e da ultra-sonografia transvaginal, em particular, é reconhecido, são equipadas com máquinas de duas finalidades.[15-17]

Em 1984, Shea e Aghabaduab[6] avaliaram o valor diagnóstico do ultra-som abdominal e pélvico para o médico da SE. Eles descreveram a eficácia do ultra-som pélvico e abdominal em 43 de 1.010 pacientes que se apresentaram na suíte da SE. Essas pacientes tinham principalmente dor abdominal ou sangramento vaginal. A ultra-sonografia transabdominal confirmou o diagnóstico em 12 das pacientes, confirmou o diagnóstico preliminar em oito e descartou o diagnóstico em 23 pacientes. Mais importante, eles descobriram que a ultra-sonografia encurtava o processo de avaliação, estreitando as entidades diagnósticas diferenciais ou excluindo as condições e doenças potencialmente sérias, eliminando, assim, a necessidade do adicional teste de laboratório. Este exame de ultra-som freqüentemente permitiu a saída segura da paciente. Eles relataram a eficácia financeira do uso do ultra-som na SE, além de ele ser útil em certas pacientes com sangramento abdominal ou vaginal nas quais a avaliação não teria sido possível sem o equipamento. Algumas dessas pacientes foram salvas de um internamento diferentemente indicado ou de uma cirurgia de emergência.

Grumbach et al.[7] realizaram um estudo em 1985, segundo o qual eles chegaram à conclusão de que o ultra-som tem um importante lugar na avaliação de pacientes que se apresentam com sangramento ou dor durante a gravidez.

Trott[8] enfatizou em seu artigo de 1987 que uma parte grande e essencial das tarefas realizadas por um médico da SE é o exame das emergências ginecológicas. No caso das pacientes de obstetrícia e ginecologia, as modalidades diagnósticas disponíveis para o médico da SE são o teste rápido e extremamente sensível e a ultra-sonografia. Essas melhorias permitem um diagnóstico rápido e preciso de doenças que potencialmente constituem uma ameaça à vida. Com base na disponibilidade dessas ferramentas de laboratório, Trott afirmou que o médico da SE "nunca esteve em posição melhor para lidar com a paciente ginecológica angustiada." Em 1987, observações interessantes foram feitas por Stabile et al.[9] Este grupo examinou 624 mulheres indicadas a uma clínica de ultra-som para emergência ginecológica com um diagnóstico de ameaça de abortamento com ou sem dor abdominal. Não foi encontrada nenhuma evidência de gravidez em 158 pacientes, ao passo que 60 pacientes tinham gravidezes ectópicas. Nas 406 pacientes restantes, a causa subjacente de sangramento vaginal na primeira apresentação foi corretamente identificada. Neste estudo, 3,9% das pacientes tinha um segundo saco coriônico vazio e 5,4% tinha um hematoma intra-uterino. Nenhuma dessas mulheres abortou em datas posteriores. Duas pacientes tinham início precoce de oligoidrâmnios e ambas sofreram abortamento. A necessidade de uma máquina de ultra-som prontamente disponível na SE é claramente enunciada por este importante artigo.

Observações sobre o uso de uma máquina de ultra-som transabdominal na SE foram publicadas por Gilling-Smith et al em 1988.[10] Este grupo comparou dois períodos, um no qual nenhuma máquina de ultra-som foi usada e o segundo quando uma máquina de ultra-som transabdominal foi usada na SE. Foram estudadas cento e setenta e nove pacientes com sangramento vaginal em gravidezes de 20 semanas ou menos. O uso da máquina de ultra-som mudou dramaticamente a incidência de internamento. Esta caiu dos 28 previamente experimentados para 12%, e o uso da visita ao ginecologista foi reduzido de 44% para 22%. As taxas de consultas de novas varreduras para as pacientes caíram de 15% para 4%. Essas mudanças foram consideradas significativas em P < 05.

Jehle et al.[11] realizaram um estudo de possibilidades em 1989 para examinar se os médicos da SE conseguiam fazer uma ultra-sonografia precisa. Eles fizeram a pergunta se o nível da ultra-sonografia praticada poderia, de fato, influenciar o diagnóstico e o tratamento dos distúrbios examinados na SE. Todos os médicos envolvidos adquiriram um nível moderado de habilidade em ultra-sonografia através de demonstrações práticas, preleções e de limitada experiência prática. Este estudo concluiu que ao se usar a máquina de ultra-som transabdominal, os médicos da SE podiam diagnosticar corretamente a presença ou ausência de gravidez intra-uterinas em pacientes que se apresentam com reclamação abdominal, bem como a posição de dispositivos intra-uterinos em pacientes com suspeita de uma perfuração da parede uterina por esses dispositivos. Jehle et al. concluíram que exames ultra-sonográficos confiáveis eram produzidos pelos médicos da SE e que isto deveria ser um procedimento-padrão nas SE. Os médicos participantes deste estudo foram médicos da SE e não ginecologistas ou obstetras.

Vários outros artigos na literatura, às vezes, tocam marginalmente no uso da ultra-sonografia nas SE. Como declarado anteriormente, após a introdução gradual do uso das sondas transvaginais na SE, uma nova era foi iniciada.

Fica claro a partir da experiência de milhares de ultra-sonografistas que a sonografia transvaginal, na vasta maioria dos casos, é superior à ultra-sonografia transabdominal. Isso também foi provado cientificamente.[18] Foi, portanto, natural que após 1988-1989, quando se tinha acumulado uma experiência significativa usando a sonda transvaginal na ginecologia e na gravidez incipiente, as atenções começaram a se voltar em direção ao uso de uma sonda dessas na SE.

De uma anedota e da experiência pessoal, parece que hoje em dia é mais fácil persuadir os administradores a encontrar os fundos necessários para a aquisição de uma máquina de ultra-som que possa ser usada por médicos, cirurgiões e obstetras-ginecologistas em conjunto da SE que para os chefes de departamento da obstetrícia e ginecologia. Estes ainda estão receosos do uso indevido ou das potenciais ramificações legais negativas da prática da ultra-sonografia pelos médicos que não são especialistas em imagem.

Um estudo realizado no Reino Unido (Liverpool) foi apresentado em 1993 em um dos congressos internacionais sobre ultra-sonografia.[17] Gostaríamos de revisar este pequeno, porém importante estudo, o qual lidou com o impacto da ultra-sonografia transvaginal no controle das emergências ginecológicas. Os objetivos foram determinar se o treinamento básico dos médicos iniciantes na ultra-sonografia transvaginal e se a disponibilidade do equipamento depois de horas afetam a eficácia do tratamento da paciente na ginecologia de emergência. O estudo foi **prospectivo** e se apoiou em controles históricos. Durante um período de 11 meses, em 1986, 1.221 pacientes foram indicadas aos "médicos iniciantes" da SE. Essas foram comparadas com 1.318 pacientes indicadas durante um período equivalente em 1992. Em 1992, foi dado treinamento básico de ultra-sonografia transvaginal aos médicos iniciantes. Os controles históricos em 1986 não tinham acesso à sonografia transvaginal. Os resultados mostraram que a introdução da sonografia transvaginal diminuiu as internações hospitalares [47% de todas as pacientes examinadas em 1986 contra 34% em 1992 (P < 001)], a duração média da permanência foi significativamente mais baixa em pacientes com ameaças de abortamento (média de hospitalização: 1,69 dias [DO = 1,47] em 1992 e 2,83 dias [DP = 20,1] em 1986; P < 0001), abortamentos perdidos (média de hospitalização: 1,47 dias [DP = 1,04] em 1992 e 4,43 dias em 1986 [DP = 2,2]; P < 001), e em todas as outras emergências relacionadas à gravidez, excluindo o abortamento incompleto (média de hospitalização: 1,49 dias [DP = 2,19] em 1992 e 1,77 dias em 1986[DP = 1,24]; P = 357). O número de laparoscopias diagnósticas para a suspeita de gravidez ectópica também foi significativamente reduzido (P =0,042). Os autores deste estudo concluíram que a redução da ultra-sonografia transvaginal após muitas horas, realizada por ginecologistas iniciantes (residentes) após o treinamento básico na ultra-sonografia transvaginal resulta em uma melhora significativa na tomada de decisão associada à melhora significativa no cuidado da paciente. Os custos iniciais do equipamento de varredura transvaginal foram mais do que compensados pelas economias com o custo da hospitalização e o número de operações durante o primeiro ano do uso clínico.

Outro artigo importante merece ser mencionado aqui, muito embora ele não seja um estudo estritamente concebido para provar a utilidade da ultra-sonografia transvaginal no ambiente da SE, pois lida com o uso da ultra-sonografia vaginal na avaliação pré-operatória de pacientes ginecológicas por obstetras-ginecologistas e residentes. Frederick et al[16] avaliaram as pacientes ginecológicas antes dos procedimentos cirúrgicos programados. Sua conclusão foi que a técnica de ultra-sonografia transvaginal foi aprendida rapidamente pelos residentes de obstetrícia-ginecologia e que os diagnósticos estabelecidos usando a sonda ultra-sonográfica vaginal foram mais precisos do que aqueles feitos somente com o exame pélvico bimanual. Desse modo, a ultra-sonografia transvaginal aumentou a precisão diagnóstica pré-operatória das pacientes ginecológicas.

Um número sempre crescente de departamentos está tornando a ultra-sonografia transabdominal e transvaginal disponível para o uso nas SE. Que nos conste, não tem havido artigos publicados sobre o uso das sondas transvaginais operadas por residentes de obstetrícia e ginecologia nas SE. No Columbia Presbyterian Medical Center, foi elaborado um estudo para determinar a eficácia da ultra-sonografia transvaginal realizada pelos residentes em serviço nas SE.[15] No programa de residência, os residentes de obstetrícia e ginecologia revezam-se através da unidade de ultra-som no seu primeiro ano e têm a opção de retornarem durante seu tempo facultativo. Este revezamento formal de um mês é usado para ensinar a eles as habilidades básicas de ultra-sonografia, com uma ênfase especial na varredura transvaginal. Os residentes concordam em participar deste estudo.

O objetivo do estudo foi avaliar a exeqüibilidade, bem como o valor diagnóstico da ultra-sonografia transvaginal operada por residentes de obstetrícia e ginecologia no ambiente ocupado da SE.

Dias de varredura e de não varredura alternados por um período de 6 meses na SE. Nos dias de varredura, os residentes puderam examinar a paciente usando a sonda transabdominal. Se necessário, eles podiam obter uma segunda opinião durante as horas de trabalho. Entretanto, eles podiam varrer também durante as horas de folga. Nos dias de não varredura, as pacientes eram encaminhadas a unidades de ultra-som formais ou marcavam hora para fazer a varredura subseqüente em outro dia. O grupo de estudo consistiu de 168 pacientes que foram varridas nos dias de varredura e de 61 pacientes para as quais a varredura na SE não estava disponível. As variáveis a seguir foram avaliadas: a duração da varredura a partir do momento em que a paciente se apresenta na SE até a decisão ser feita baseada no diagnóstico e a impressão subjetiva dos residentes com relação à ajuda que conseguiram obter varrendo eles mesmos as pacientes. Foi feita uma observação a respeito da distribuição do diagnóstico durante o trabalho e o diagnóstico final.

Ao comparar os dois grupos de pacientes, uma diferença estatisticamente significativa foi descoberta no tempo gasto pelo grupo de pacientes varridas na SE (34 minutos) comparado com aquele das pacientes para as quais a varredura na SE não estava disponível (215 minutos). Esta diferença de tempo foi significativa ao nível de $P < 0001$. Para as oito pacientes com gravidezes ectópicas, o tempo gasto na SE foi uma média de 40 minutos para os dias de varredura, em oposição àquelas quatro pacientes nos dias de não varredura, que era de 190 minutos. Os residentes expressaram alta confiança no procedimento de varredura. Em 46 pacientes, os residentes chegaram ao diagnóstico em menos de cinco minutos, em 10 pacientes eles precisaram de mais de 15 minutos usando a sonda vaginal. Houve apenas seis casos de diagnóstico errôneo, três dos quais eram gestações ectópicas não rompidas. Não obstante, por causa da alta suspeita e do julgamento clínico correto, nenhuma dessas pacientes foi liberada sem receber tratamento adequado.

Além da utilidade da sonda vaginal na SE, a presença da máquina de ultra-som também é uma ferramenta de treinamento muito útil e eficaz para os residentes.

Em resumo, houve uma diminuição significativa no tempo exigido para o diagnóstico de pacientes que se apresentaram à SE quando a ultra-sonografia estava disponível. Os residentes treinados em ultra-sonografia apresentaram um alto nível de confiança no uso e fizeram o diagnóstico correto pelo menos em 90% das vezes. Os residentes conseguiram operar a sonda vaginal e obter as informações necessárias para tratar corretamente a grande maioria dos casos. Os médicos levaram menos tempo para o exame das pacientes nos dias de varredura do que nos dias de controle, e a decisão para tratamento, a internação ou a liberação foi feita mais rapidamente com a varredura imediata do que com o encaminhamento ao ultra-som no mesmo dia ou com uma consulta subseqüente para a unidade de ultra-som. Tivemos a impressão de que, apesar do fato de isso não ter sido codificado, o número de consultas e de novas varreduras diminuiu como resultado de uma varredura na SE realizada nos dias de varredura. Por fim, os residentes demonstraram confiança na ultra-sonografia transvaginal como uma ferramenta complementar para o exame vaginal bimanual e unanimemente requisitaram que a máquina com a sonda vaginal fosse colocada na área da SE para uso permanente. Certamente, os residentes podiam fazer bom uso do tempo extra disponível para fazer um diagnóstico mais rápido, ou até mesmo ter um pouco de tempo para um descanso bem merecido, antes de serem chamados para o próximo caso pelo funcionário da SE.

As conclusões deste estudo reforçam nossa crença de que os residentes de obstetrícia e ginecologia podem e devem operar as máquinas de ultra-som nos departamentos de emergência para que possam oferecer cuidados rápidos e melhorados à paciente.

O uso da ultra-sonografia transvaginal tem se tornado quase uma "segunda natureza" para alguns ginecologistas. Esta pode ser a razão para se comparar o exame pélvico bimanual com a ultra-sonografia transvaginal da pelve.[19]

NECESSIDADE DE TREINAMENTO

Não podemos enfatizar demais que o treinamento no uso da sonda vaginal na área da SE por residentes ou por médicos da SE é essencial. As melhores oportunidades de treinamento são e deveriam ser oferecidas por programas de residentes. Essas são as oportunidades mais naturais e, na nossa opinião, o exame imageológico ultra-sonográfico deveria ser uma parte integral do treinamento da residência da obstetrícia-ginecologia. Como uma parte integral do algoritmo diagnóstico da obstetrícia e da ginecologia moderna, a ultra-sonografia, especialmente o uso da sonda transvaginal, deveria ser ensinada formalmente e durante um espaço de tempo que permita aos residentes se familiarizarem com o uso da sonda.

É possível dominar a ultra-sonografia transvaginal durante uma sessão de treinamento após a residência. Entretanto, tal programa requer tempo, do qual nem sempre os profissionais ocupados dispõem. O pré-requisito para operar um explorador ultra-sonográfico delicado na sala de emergência ou em qualquer área ambulatorial por hospitais é um investimento financeiro mas, mais importante, o treinamento adequado dos médicos realizando a varredura. O pressuposto é que, no caso da SE ginecológica, as varreduras transvaginais são realizadas pelo residente ou pelo médico em serviço no momento do exame pélvico bimanual da paciente. As emergências obstétricas normalmente são diferentes da varredura das pacientes ginecológicas. As pacientes ginecológicas se apresentam para a SE geral, ao passo que as pacientes de emergência obstétrica normalmente são encontradas em salas de trabalho de parto obstétrico e em sala de parto. Portanto, é importante que os chefes da obstetrícia e dos departamentos de ginecologia e os diretores das unidades de ultra-som e da residência na SE, assim como os coordenadores da ginecologia e da residências nas SE e os programas de bolsa de estudo, incluam o uso dos transdutores transvaginais.

É igualmente importante enfatizar que os residentes e os colegas têm de ser compreensivos e adquirir a proficiência nesta modalidade diagnóstica excepcional como parte de suas habilidades diagnósticas clínicas durante seus anos de residência.[20]

Recentemente, devido às pressões crescentes no sistema de cuidados de saúde, os profissionais de família também têm reconhecido a importância do processo diagnóstico rápido na sua prática.[21-23] Este grupo de **médicos**, que na maioria dos casos rendem cuidados básicos a pacientes com problemas ginecológicos-obstétricos, tem começado a usar sondas vaginais como sua principal ferramenta diagnóstica. Graças ao interesse deles pela ultra-sonografia, eles começaram a incluir esses estudos nos cursos de pós-graduação e começaram a publicar suas experiências em revistas médicas específicas. Dado o fato de que algumas máquinas equipadas com sondas vaginais são confortáveis, este grupo de médicos definitivamente tem um forte ponto de argumentação a favor de seu amplo uso no qual eles levam junto a SE para as casas das pacientes.

O American College of Emergency Physicians tem emitido um relatório conjunto com o American Institute of Ultrasound in Medicine Ad Hoc Committee on Ultrasound in Emergency Medicine. Esta declaração define claramente que "é a responsabilidade dos médicos ultra-sonografadores (Radiologia, Cardiologia, Obstetrícia etc) proporcionar o serviço de ultra-som... na hora oportuna, sete dias por semana.

Para encerrar, temos de enfatizar que estamos confiantes que o uso da ultra-sonografia e da sonda vaginal, em particular, veio para ficar, e que o seu uso nos consultórios e SE está rapidamente se tornando uma realidade. Uma vez que a oportunidade é dada aos médicos ou obstetras e ginecologistas residentes da SE para usar a máquina de ultra-som transvaginal, mesmo por um curto período e uma vez que a administração se conscientiza do tempo economizado com o seu uso, será muito difícil convencê-los a abandonar esta importante e valiosa ferramenta de laboratório.[24]

REFERÊNCIAS BIBLIOGRÁFICAS

1. Rothlin MA, Naf R, Amgwerd M et al: Ultrasound in blunt abdominal and thoracic trauma. J Trauma 1993; 34:488-495
2. Office ultrasound may obviate CT or MRI referral. Ob/Gyn News 1991; 26:5
3. Goldstein SR: Incorporating endovaginal ultrasonography into the overall gynecologic examination. Am J Obstet Gynecol 1990; 162:625-633
4. Timor-Tritsch IE: Is office use of vaginal sonography feasible. Am J Obstet Gynecol 1990; 162:983-985
5. Timor-Tritsch IE: Transvaginal sonography in gynecologic office practice. Curr Opinion Obstet Gynecol 1992; 4:914-920
6. Shea DJ, Aghababian RV: The efficacy of abdominal and pelvic ultrasound in the emergency department. Ann Emerg Med 1984; 13:311-316
7. Grumbach K, Mechlin MB, Mintz MC: Computed sonography and ultrasound of the traumatized and acutely ill patient. Emerg Med Clin North Am 1985; 3:607-624
8. Trott A: Diagnostic modalities in gynecologic and obstetric emergencies. Emerg Med Clin North Am 1987; 5:405-423
9. Stabile I, Campbell S, Grudzinslcas JG: Ultrasonic assessment of complications during first trimester of pregnancy. Lancet 1987; 2:1237-1240
10. Gilling-Smith C, Zelin J, Touquet R, Steer P: Management of early pregnancy bleeding in the accident and emergency department. Arch Emerg Med 1988; 5:133-138
11. Jehle D, Evans T, Marchelroad F et al: Emergency department sonography by emergency physicians. Am J Emerg Med 1989; 7:605-611
12. Davis RO, Brumfield CG: The use of real-time ultrasound in the management of obstetric emergencies. Clin Obstet Gynecol 1984; 27:68-77
13. Stabile I, Campbell S, Grudzinskas JG: Can ultrasound reliably diagnose ectopic pregnancy? Br J Obstet Gynaecol 1988; 95:1247-1252
14. Cilotti A, Weiss C, Bagnolesi P et al: Echography in gynecologic emergencies. Radiol Med Torino 1992; 34:488- 495
15. Timor-Tritsch IE, Greenidge S, Admon D, Reuss ML: Emergency room use of transvaginal sonography by obstetrics and gynecology residents. Am J Obstet Gynecol 1992; 166: 866- 872
16. Frederick JL, Paulson RJ, Sauer MV: Routine ultrasound in the preoperative evaluation of gynecologic patients. An adjunct to resident education. J Reprod Med 1991; 36:779-782
17. Edwards GJ, Biejan MM, Kingland CR: The impact of transvaginal scanning (TVS) on the management of gynaecological emergencies. Ultrasound Obstet Gynecol 1993; 3:73
18. Kossoff G, Griffith KA, Dixon CE: Is the quality of transvaginal images superior to transabdominal ones under matched conditions. Ultrasound Obstet Gynecol 1991; 1:29-35
19. Carter J, Fowler J, Carson L et al: Just how accurate is the pelvic examination? A prospective comparative study. Ultrasound Obstet Gynecol 1993; 3:37
20. Mould TA, Byrne DL, Morton KE: The role of ultrasound in gynecological emergencies. Ultrasound Obstet Gynecol 1992; 2:121-123

21. Rodney WM, Deutchman ME, Hartman KJ, Hahn RG: Obstetric ultrasound by family physicians. J Fam Pract 1991; 34:186-200
22. Deutchman ME: The problematic first trimester pregnancy. Am Fam Physician 1989; 39:185-198
23. Deutchman ME: Advances in the diagnosis of first trimester pregnancy problems. Am Fam Physician 1991; 44 (suppl): 15-30
24. Timor-Tritsch IE: Office use of transvaginal ultrasound: ostriches in the sand? Ultrasound Obstet Gynecol 1993; 3: 157-159

20

PÉROLAS E PERIGOS ULTRA-SONOGRÁFICOS: COMO ENCURTAR SUA CURVA DE APRENDIZAGEM

STEVEN R. GOLDSTEIN

Este capítulo é, na verdade, uma mistura de observações que eu tenho encontrado. O objetivo de apresentá-las aqui (muitas foram mencionadas em outras áreas) é que, conjuntamente, elas, de fato, são "pérolas e perigos" que podem encurtar significativamente a curva de aprendizagem pessoal. Não obstante, cada um de nós tem uma curva de aprendizagem pessoal em todos os nossos esforços médicos. Grande parte dela vem da experiência construída sobre os alicerces da compreensão inicial do material didático normal e anormal.

Embora a ultra-sonografia vaginal seja comumente realizada por pessoas acostumadas a "fazer imagem", na verdade, ela é uma forma especializada de um exame pélvico. Os perigos que a técnica apresenta em última análise vêm da física envolvida. Especificamente, o uso de freqüências mais altas resulta na resolução aumentada. Estamos vendo detalhes nunca antes apreciados. Devemos tomar cuidado para não interpretar com exagero os achados que podem, de fato, ser fisiológicos. Não podemos simplesmente aplicar velhos princípios às informações obtidas com a nova tecnologia. A freqüência mais alta do transdutor também resulta na penetração limitada do som e no seu campo visual curto. Desse modo, não obtemos imagens panorâmicas de toda a pelve. Isso apresenta uma nova orientação. Isso também pode resultar na perda de estruturas que possam estar fora da zona focal da sonda. Considerando tudo isso, vamos explorar algumas das questões importantes relacionadas à ultra-sonografia vaginal.

Os fundamentos da técnica residem na bexiga urinária vazia, bem como no equipamento de freqüência mais alta sendo usado mais próximo às estruturas que estão sendo estudadas. Isso resulta na excelente resolução do campo adjacente apesar dos graus muito altos de ampliação. Na verdade, é como se estivéssemos fazendo um ultra-som através de um microscópio de baixa potência, produzindo um grau de ampliação que, na verdade, é uma forma de "microscopia sonora" (não obstante, de baixa potência), na qual fazemos as imagens de estruturas que não conseguiríamos discernir a olho nu se a estrutura estivesse sendo segurada com o braço estendido. O procedimento é para ser realizado com uma bexiga urinária vazia. Isso economiza tempo e é uniformemente mais bem aceito pelas pacientes. Isso também leva em consideração a correlação clínica imediata no momento do exame pélvico com a paciente na posição de litotomia.

Existem, entretanto, desvantagens para esses princípios físicos. Não há aumento de som como visto com uma bexiga cheia. Percebemos, pelos casos de ascite pélvica ou poliidrâmnio o quanto é delicada a visualização das estruturas pélvicas (ou das estruturas fetais, no caso de poliidrâmnio). Este é um resultado do aumento sonoro que conseguimos por causa da transmissão aumentada através do líquido. Além disso, com a sonda vaginal há um campo visual curto. A bexiga urinária parcialmente cheia pode ocupar toda uma tela com informação disponível. Do mesmo modo, mesmo um útero levemente aumentado ou massas de anexos podem não caber totalmente em um campo visual. Por fim, o movimento do transdutor é limitado pelas delimitações da vagina. Não há habilidade para mover o transdutor em um padrão escalonado longitudinal ou transversal.

A sonda é reprocessada entre os usos. Atualmente, não existem diretrizes uniformes sobre o nível de desinfecção, com quais agentes, e por quanto tempo é necessário. De qualquer maneira, a sonda está coberta com um condom, o dedo de uma luva de exame ou com uma cobertura estéril. Quanto à preparação da paciente, devemos sempre lembrar que esta é uma forma especializada de um exame pélvico. Portanto, as preocupações com a privacidade da paciente em termos de acompanhante, meio-lençol e camisola são essenciais. Além disso, é importante ter a habilidade para assumir a posição de litotomia, de preferência com uma mesa de exame ginecológica. Isso dará ao cabo da sonda total liberdade de movimento no plano vertical no intróito. É importante conseguir empurrar o cabo para baixo, em direção ao solo, sem ser bloqueado por uma mesa de exame plana. Se não houver disponibilidade de uma mesa de exame ginecológica, as nádegas devem ser levantadas ou com uma almofada de espuma grossa ou com um "comadre" invertida.

ORIENTAÇÃO

A orientação das imagens apresenta um problema sério, especialmente para aqueles acostumados às imagens da varredura transabdominal. Tradicionalmente, com a varredura pélvica transabdominal estamos usando múltiplos "tomogramas" bidimensionais para recriarmos mentalmente a anatomia tridimensional. Este conceito de "longitudinal" e "transversal" (eixo cartesiano) é um retrocesso aos exploradores de braço estático que produzem imagens pela metade ou inteiras de incrementos em ângulos retos entre si. Continuamos a rotular nossas imagens como longitudinal ou transversal; entretanto, com as varreduras com setores de cabeça pequena, as imagens são "congeladas" a fim de exibirem o máximo de anatomia reconhecível. Isso se torna especialmente evidente na varredura obstétrica, onde localizamos uma estrutura anatômica como um rim fetal ou um membro fetal independente da orientação do transdutor com relação com o abdome da mãe. Assim, com a sonda vaginal, os conceitos de longitudinal e transversal perdem seu significado. Em vez disso, temos uma orientação derivada da anatomia, a qual é um órgão alvo, uma abordagem altamente focalizada. Uma imagem do eixo longitudinal da estrutura e uma segunda imagem a 90° da primeira permite uma avaliação tridimensional do órgão de interesse. Portanto, com a sonda vaginal procuramos a anatomia reconhecível, tal como o ovário sobrepondo-se aos vasos ilíacos ou ao fundo uterino contendo seu eco endometrial. A orientação da sonda com relação ao abdome da mãe não é essencial. Na verdade, muitos dos problemas derivam de uma estrutura que tem uma determinada apresentação quando observada em um plano apenas para tornar o diagnóstico mais óbvio quando outros planos são usados e a anatomia tridimensional é recriada. A questão de rotular a imagem não tem sido sanada. A maioria dos usuários das sondas vaginais nos Estados Unidos (incluindo eu mesmo), por convenção, estão colocando uma imagem em eixo longitudinal do útero com a "**pegada**" do transdutor emanando do topo da tela; à medida que a bexiga urinária se enche, ela é vista na parte esquerda superior da tela. Muitos usuários na Europa e alguns neste país colocam a pegada do transdutor emanando da base da tela. É óbvio porque nenhuma dessas imagens é "anatomicamente correta". A pegada emanaria da direita e em direção ao topo da tela na visão no eixo longitudinal se estivéssemos seguindo a anatomia correta.

ÁREAS DE ERRO POTENCIAL

Localização do Saco Gestacional

Reconhecemos uma gravidez pelo quão *normal* ela parece, não por sua *localização*. *Saco gestacional* é um termo ultra-sonográfico, não anatômico[1]. Na amostra de patologia observada no início da gravidez (leia o Cap. 10), o centro sonolucente corresponde à cavidade coriônica cheia de líquido. Projetando-se dele estão as vilosidades trofoblásticas primárias, as quais, à medida que invadem a decídua materna, produzem uma reação decidual troflobástica. Este é o anel ecogênico envolvendo o centro sonolucente, o qual "sonograficamente" é chamado de "saco gestacional". Este aspecto não está relacionado a nenhuma formação de saco decidual duplo. Portanto, deveria ser compreendido que existem gravidezes definitivas quando observadas com o ultra-som que podem estar localizadas dentro ou fora do útero. Além disso, o que costumava ser denominado de "pseudosaco" ou "molde decidual", deveria, na verdade, ser considerado um achado endometrial não-diagnóstico. Tais imagens são compatíveis com mudanças deciduais associadas à gravidez ectópica ou podem estar associadas com falência de gravidez intra-uterina. A curetagem e o exame do tecido para verificar a presença ou a ausência de vilosidades *versus* decídua seria o próximo passo na triagem (leia o Cap. 11).

Ademais, os achados não-diagnósticos de anexos também podem ser encontrados. O cisto do corpo lúteo, quando observado com a sonda vaginal, não será uma estrutura unilocular de parede lisa e não deveria ser confundido com uma gravidez ectópica definitiva.

Uma Vez Excluída a Ectopia

Uma vez que a gravidez ectópica é excluída, o bem estar embrionário deveria ser avaliado com exames ultra-sonográficos seriados e não por determinações seriadas de gonadotropina coriônica humana. A gravidez incipiente ainda pode usufruir do benefício da dúvida (uma vez que a gravidez ectópica é definitivamente excluída). O saco gestacional incipiente cresce aproximadamente 1 mm/dia e o embrião incipiente também.[2,3] A questão não é quão cedo pode ser avaliada uma atividade cardíaca, mas o tempo que uma gestação leva para progredir sem demonstrar atividade cardíaca na ultra-sonografia transvaginal antes de a gravidez ser *definitivamente* não-viável. O tubo cardíaco endotelial já dobrou sobre si mesmo aos 21 dias após a concepção e, geralmente, a atividade cardíaca pode ser percebida com o modo M antes de se conseguir fazer a imagem de um aumento embrionário ao longo da borda do saco vitelino. A habilidade para ver a atividade cardíaca irá depender do tipo e da freqüência do equipamento usado, da normalidade da gravidez e da acuidade visual do operador. Independente do equipamento, contudo, a atividade cardíaca deveria ser discernível na varredura transvaginal quando o comprimento embrionário é de 5 mm.[4]

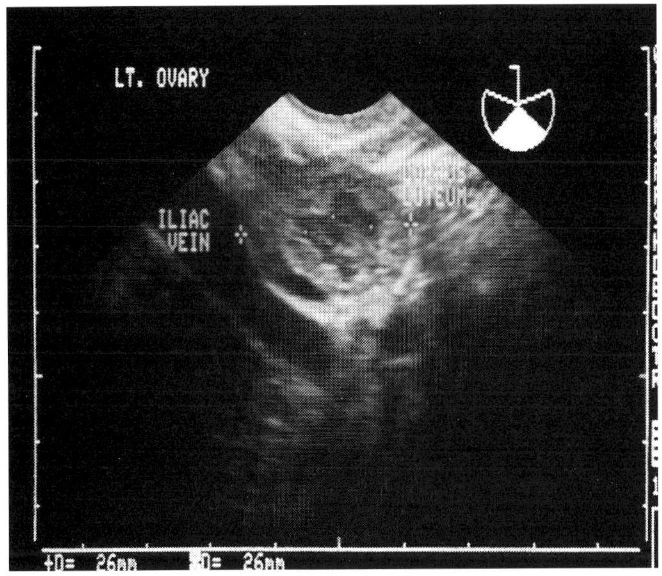

Fig. 20-1. Ovário esquerdo normal, pré-menopausal, com corpo lúteo novo nele contido. Sua localização anatômica imediatamente adjacente à veia e artéria ilíaca retroperitoneal deveria ser observada. Ovários pré-menopausais móveis são, invariavelmente, vistos nesta localização.

Localizando os Ovários

Quanto mais foliculogênese contiver um ovário, maior a probabilidade de ele ser visualizado com as técnicas de varredura vaginal. É a sonolucência dos folículos que nos permite reconhecer facilmente o ovário. Portanto, os ovários hormonalmente estimulados em casos de infertilidade são facilmente identificados. Os ovários pós-menopausados, os quais geralmente carecem de foliculogênese, podem ser muito mais difíceis de se ver. Além disso, quando uma paciente pré-menopausada assume a posição de litotomia, os ovários, os quais são livremente móveis, invariavelmente irão (pela gravidade) assumir a posição lateral ao útero e podem ser vistos imediatamente adjacentes aos vasos ilíacos (Fig. 20-1). Esses vasos são retroperitoneais. Os ovários distantemente pós-menopausados presos no local por adesões, talvez não sejam vistos naquela localização com relação aos vasos ilíacos apesar do uso generoso das manipulações realizadas pela mão abdominal ou por mudanças repentinas na posição da paciente (Fig. 20-2).

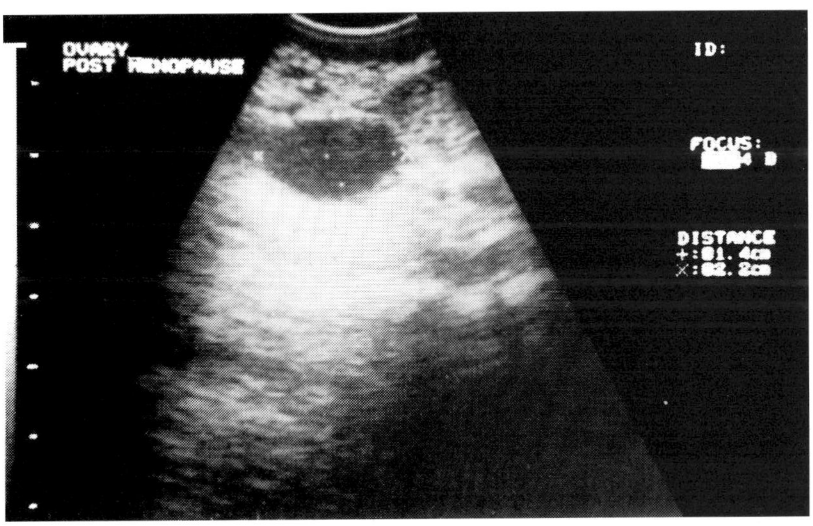

Fig. 20-2. Ovário pós-menopausal normal. Carece de foliculogênese e não tem pequenas sonolucências como na Fig. 20-1. Além disso, não alcança mais a parede pélvica lateral e os vasos ilíacos não são mais úteis na identificação.

Gás Intestinal

O gás, assim como o material fecal sólido e líquido, produz padrões de eco bizarros e complexos (Fig. 20-3) que são mais bem reconhecidos pela sua mobilidade dentro do intestino (peristaltismo). Portanto, no caso de um íleo focal, alças intestinais que não estão sofrendo contrações peristálticas podem gerar uma aparência incomum e muito confusa. Usando a sonda vaginal, o examinador pode encontrar gás intestinal e seus ecos resultantes em toda parte porque as alças intestinais não estão impulsionadas na direção da cabeça por uma bexiga urinária cheia, uma vez que estão na varredura transabdominal. Entretanto, os examinadores aprendem isso como uma vantagem para

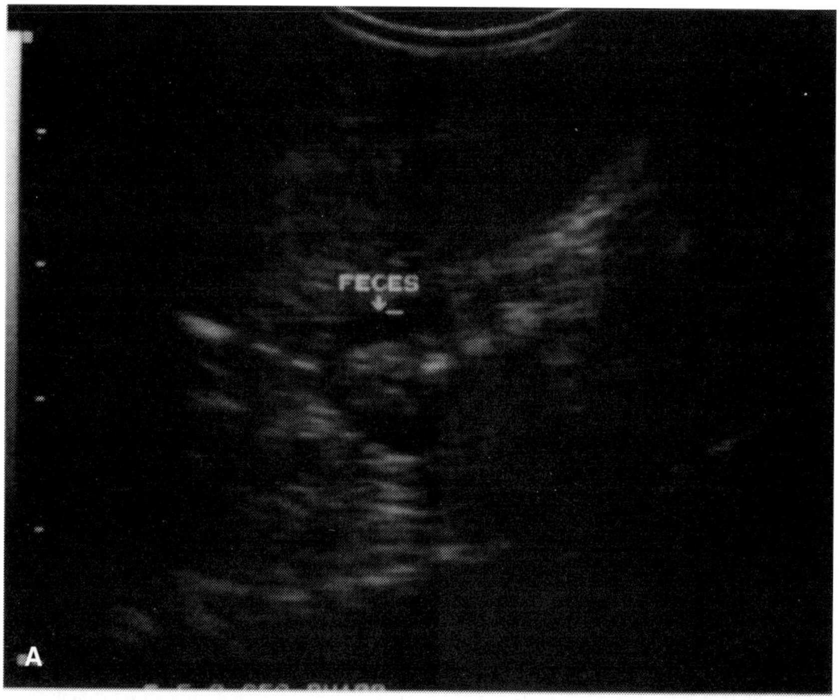

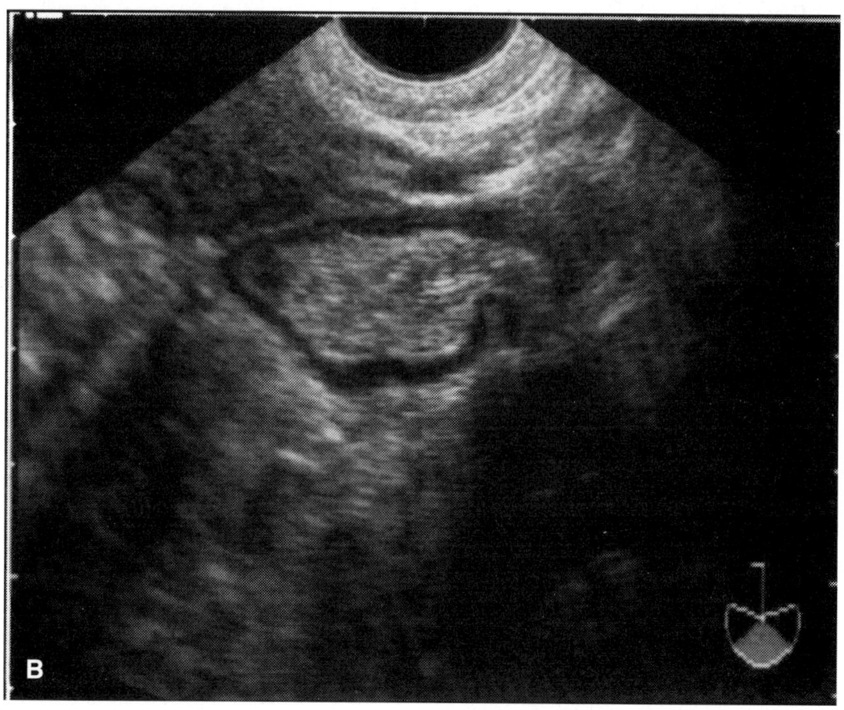

Fig. 20-3. **(A)** Material fecal visto dentro do intestino posterior ao útero. Isso não deveria ser confundido com uma estrutura cística com substância sólida como um dermóide. **(B)** Outro exemplo de intestino cheio de material fecal. O exterior sonolucente não deveria ser confundido com uma estrutura cística.

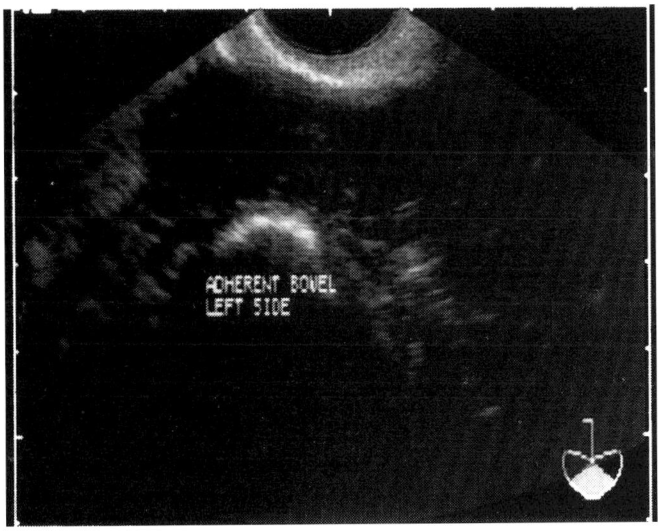

Fig. 20-4. Paciente com cirurgia prévia que tinha uma alça intestinal aderente ao segmento uterino baixo posterior ao longo do lado esquerdo. Este achado era consistente e, apesar da manipulação com a mão abdominal, foi visto no exame de acompanhamento.

localizar os ovários que estão apresentando dificuldades! Isso pode ser feito olhando-se o movimento ao redor do intestino porque o peristaltismo, em geral, pode permitir uma delineação mais precisa dos ovários, os quais "se sobressaem" devido a sua natureza estática (Fig. 20-4).

"O Líquido É Seu Amigo"

O líquido intensifica a transmissão do som. Ele também cria uma excelente interface com as estruturas adjacentes. Sua sonolucência serve como um marcador facilmente reconhecido. Portanto, o líquido de um saco gestacional precoce, dos folículos ovarianos, ou até mesmo do líquido propositalmente instilado dentro da cavidade endometrial[5] irá realçar o detalhe anatômico. Entretanto, como o líquido é muito facilmente observado usando as sondas vaginais de alta freqüência, há casos em que, embora realmente fisiológicos, o examinador pode confundir sua presença com um processo patológico simplesmente porque ele não foi apreciado anteriormente com a ultra-sonografia. Exemplos disso são pequenas quantidades de líquido no fundo de saco (Fig. 20-5), que geralmente são observadas com o ultra-som vaginal (em geral, são observadas incidentalmente, no momento da laparoscopia). Contudo, isso deveria ser decomposto dentro do ambiente clínico geral. Outro exemplo são as coleções de líquido endometrial pós-menopáusicas.[6] A história de nossa compreensão deste fenômeno é discutida no Capítulo 8. Basta dizer que com uma sonda vaginal essas coleções de líquido endometrial pós-menopáusicas são muito mais comuns do que se pensava e que a grande maioria representa líquido transudado benigno associado com estenose cervical.[6]

Massas Complexas de Anexos

Geralmente, uma massa pode ser apreciada no exame de rotina ou como parte de um estudo imageológico requerido por outros motivos. Geralmente são assintomáticas ou podem estar associadas a uma variedade de sintomas que variam de leves a severos. No passado, foi descrita uma massa nos anexos e foi dado um diagnóstico ultra-sonográfico diferencial. Para uma massa de anexos septada ou "complexa", a lista geralmente incluía endometriose, cisto funcional hemorrágico e uma neoplasia "possível, mas não pode ser excluída". Dependendo do tamanho, dos sintomas, do tempo, da ansiedade da paciente e até mesmo da forma na qual ela foi apresentada à paciente, pelo médico, esses casos geralmente estão sujeitos à laparoscopia "diagnóstica" ou mesmo à laparotomia exploratória. O uso do ultra-som vaginal geralmente consegue distinguir com segurança os endometriomas, os corpos lúteos hemorrágicos e a neoplasia.

Endometriomas

Os endometriomas podem ter uma aparência mais variável no ultra-som transabdominal (Fig. 20-6 A). Com a sonda vaginal, os endometriomas, caracteristicamente, possuem ecos internos de baixo nível e uniformes por toda a parte (Fig. 20-6B). Esse padrão de eco interno é muito bem apreciado com a sonda vaginal, mas pode parecer mais sonolucente quando visto transabdominalmente. Ele não deveria ser confundido com uma massa sólida, uma vez que irá demonstrar um pouco de aumento acústico. Tais massas são progressivamente tratadas com a cirurgia endoscópica.

Corpos Lúteos Hemorrágicos

Os corpos lúteos hemorrágicos são cistos funcionais com sangramento recente para o local da ovulação. O sangue

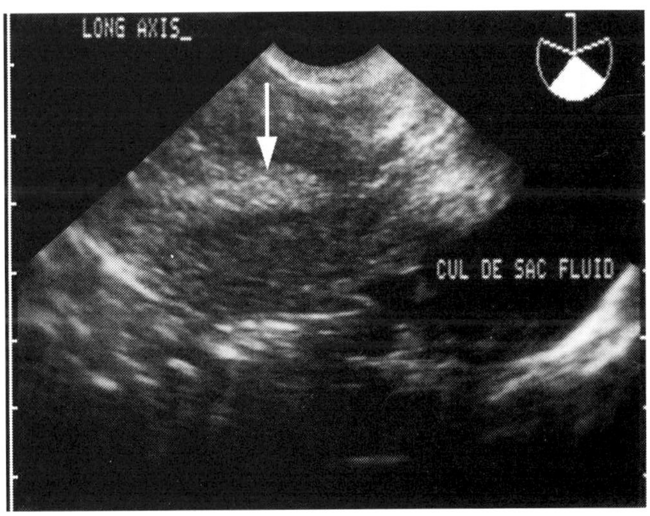

Fig. 20-5. Líquido no fundo de saco em uma paciente cujo endométrio é secretor (*flecha*). Tal achado não é incomum na fase lútea do ciclo e não deveria ser considerado patológico, devendo ser examinado na **clínica geral**.

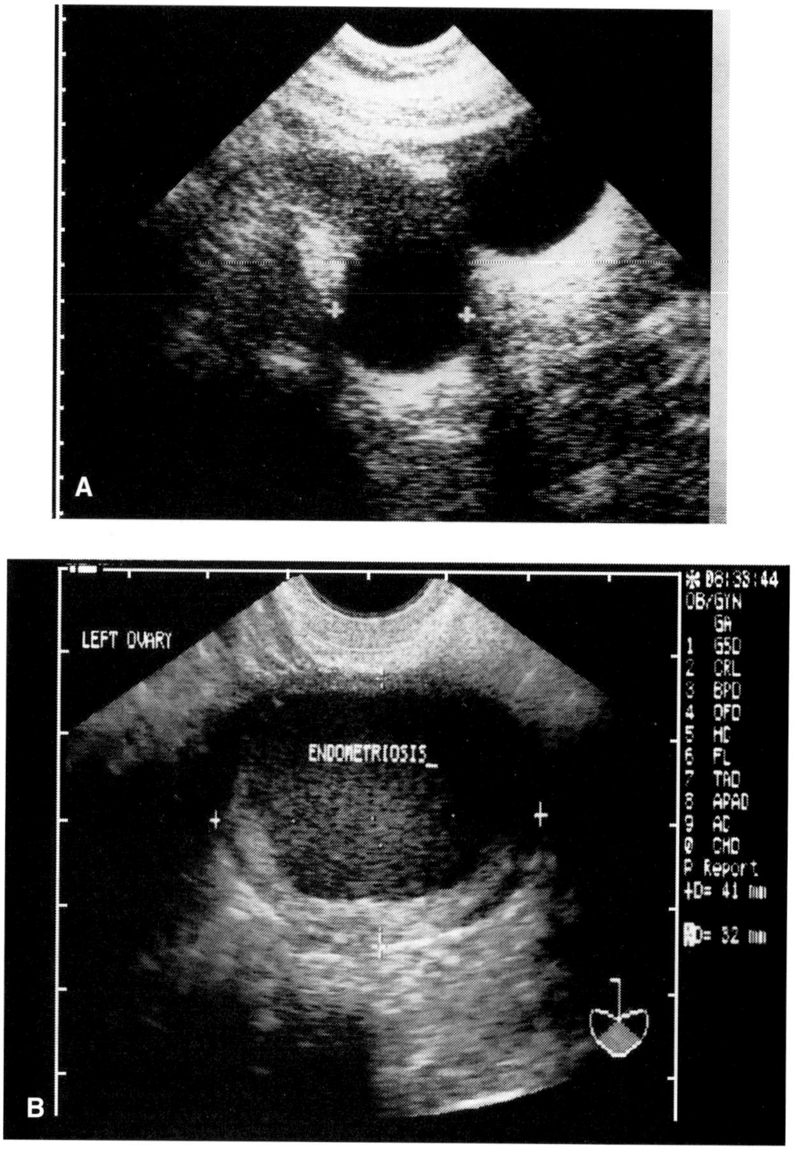

Fig. 20-6. **(A & B)** Varredura transabdominal de uma paciente com uma massa cística aparentemente sonolucente (*compassos*). Quando observada com a sonda vaginal, o clássico exemplo de um padrão de eco muito fino, de baixo nível, reticular e uniforme em toda a estrutura cística é claramente identificado.

irá sofrer a mesma seqüência de organização e retração de coágulo como em um tubo de ensaio. Ultra-sonograficamente, ele vai do padrão difuso (mas mais heterogêneo que os endometriomas) ao padrão "teia de aranha" reticular e, por fim, através da retração do coágulo, eles podem até simular as projeções papilares com sua construção em pontes (Figs. 20-7 a 20-9). Tais estruturas (a menos que acompanhadas por algum defeito de coagulação) são invariavelmente autolimitadas e desaparecem. Se são organizadas, qualquer intervenção operatória (diagnóstica ou terapêutica) pode ser evitada. O acompanhamento após a segunda menstruação na fase proliferativa do ciclo invariavelmente irá mostrar resolução. Além disso, um ovário normal contendo um corpo lúteo não deveria ser confundido com um saco gestacional (Fig. 20-10).

Malignidade

A malignidade irá mostrar tendências com relação a certas características, as quais levam ao desenvolvimento de sistemas de registros morfológicos para distinguir doença maligna da doença benigna. O sistema de Sassone[7] usa a avaliação da sonda vaginal (1) da estrutura da parede interna, (2) da espessura da parede (mm), (3) dos septos (mm) e

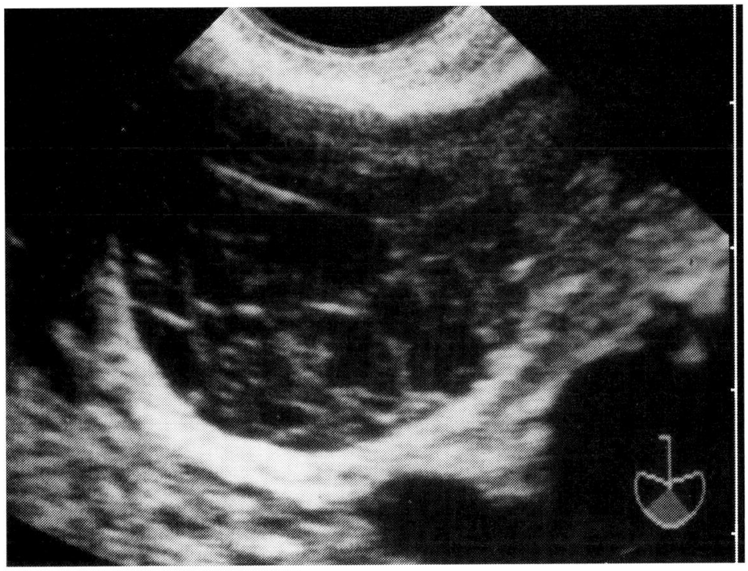

Fig. 20-7. Corpo lúteo hemorrágico inicial no seu ciclo de maturação. É difusamente ecogênico (mas mais heterogêneo do que o endometrioma na Fig. 29-6B).

(4) da ecogenicidade para contar as massas de anexos. Esta habilidade em prognosticar a malignidade tem uma especificidade de 83%, uma sensibilidade de 100% e um valor prognóstico positivo de 37% e um valor prognóstico negativo de 100%. Tal avaliação pré-operatória pode ajudar o médico a fazer planos operatórios adequados — em termos de destreza (disponibilidade do oncologista ginecológico) e da quantidade de tempo dispendido na sala de operação. Este sistema de registro foi melhorado e alterado para refletir a verdadeira importância de cada parâmetro, usando uma contagem ponderada.

Vasculatura Uterina

Além da principal artéria uterina, existem ricos canais vasculares ao longo das bordas uterinas e no paramétrio. À medida que o transdutor é disposto formando ângulos lateralmente, a partir da vista do eixo longitudinal médio-

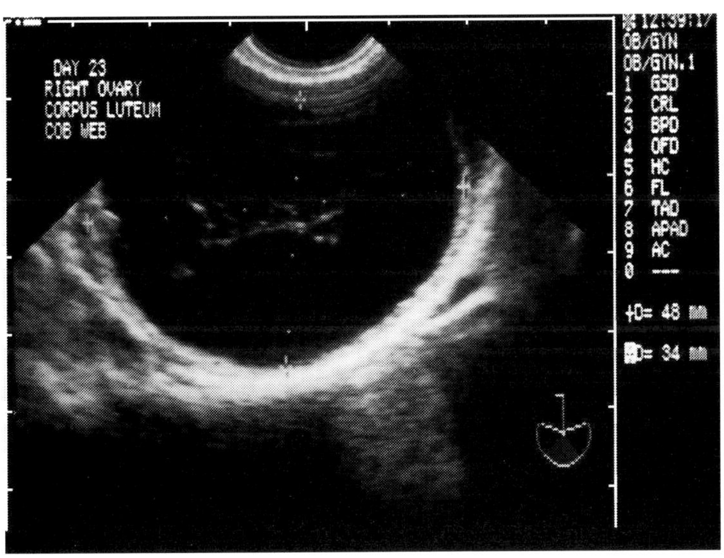

Fig. 20-8. Através de um processo de retração e maturação do coágulo, este corpo lúteo hemorrágico se desenvolve para um padrão reticular de "teia de aranha".

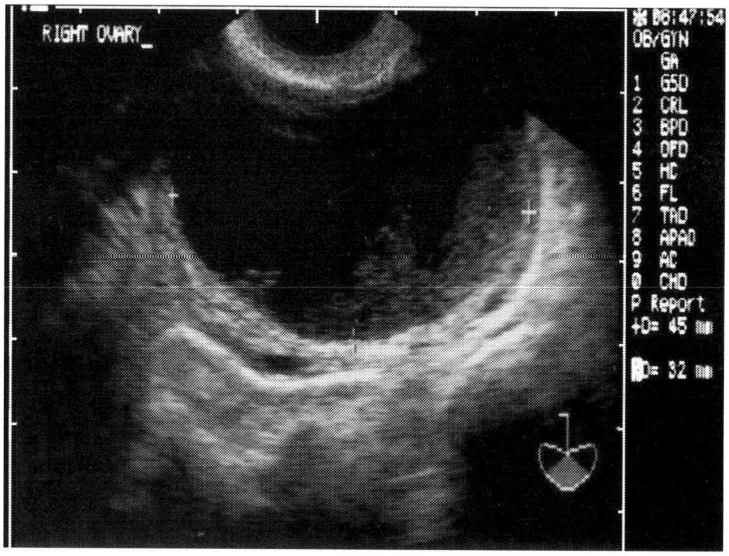

Fig. 20-9. Maturação continuada de um corpo lúteo hemorrágico. Há liquidificação aumentada e retração de coágulo até o ponto de quase imitar a projeção papilar.

sagital do útero em direção aos anexos, pode ser produzida uma imagem de uma estrutura que se parece com o ovário (Fig. 20-11). Na verdade, essa estrutura consiste de vasos uterinos cortados no padrão oblíquo e não deveria ser confundida com o próprio ovário.

Gestação Múltipla

Com o uso crescente da indução de ovulação e das tecnologias de reprodução assistida, as gestações múltiplas de maior ordem não são incomuns. Por causa das limitações para se obter uma anatomia transversal verdadeira, pode ser difícil "mapear" o número real de gestações com a sonda vaginal. Para evitar o perigo de contar erroneamente o número de fetos, por vezes, será necessário encher a bexiga e obter uma vista panorâmica e realmente construir um "gráfico" para determinar o número de sacos gestacionais presentes.

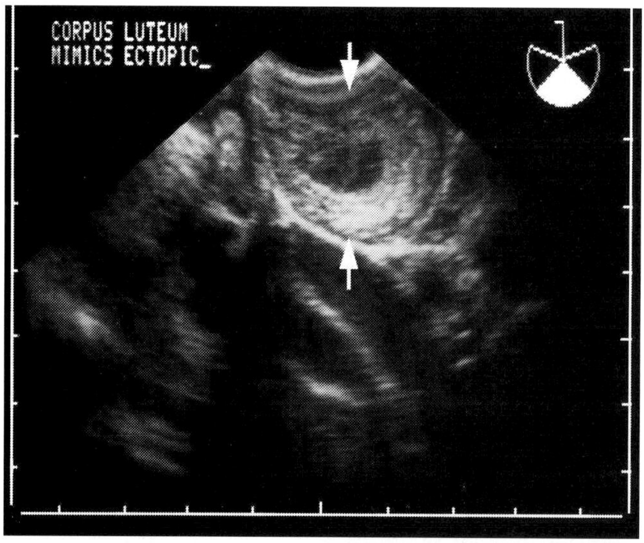

Fig. 20-10. Pequeno corpo lúteo contido dentro de um ovário que inicialmente poderia ser confundido com uma gestação extra-uterina. O perigo seria confundir o estroma ovariano (*flechas*) com uma reação decidual trofoblástica. Igualmente, se um diagnóstico de saco gestacional extra-uterino é considerado, devemos ainda conseguir identificar um ovário normal naquele lado.

Além disso, um útero septado, dependendo da angulação da sonda, pode se parecer com uma gestação gemelar (Fig. 20-12). Finalmente, nos casos de "exclusão de ectopia" envolvendo uma gestação muito incipiente, o examinador deveria ser cauteloso e varrer cuidadosamente todos os conteúdos uterinos. Localizar um pequeno saco intra-uterino e excluir assim uma gravidez ectópica, pode produzir uma situação constrangedora de perder um segundo saco se não houver cautela.

Cistos de Inclusão Cervical ou de Naboth

Pequenos cistos sonolucentes geralmente podem ser vistos próximos à região do canal cervical. Histologicamente, se estiverem alinhados pelo epitélio escamoso, eles são cistos de Naboth; de outra forma, eles são cistos de inclusão cervical. Tais estruturas vistas em um plano coronal podem simular um saco gestacional (Fig. 20-13). Entretanto, invariavelmente, a "reação decidual trofoblástica" é meramente vista posteriormente por causa da **transmissão contínua aumentada** secundária ao centro cheio de líquido do cisto. Um verdadeiro saco gestacional deveria mostrar um anel ecogênico de aparência simétrica ao redor de um centro sonolucente. Ademais, ao ver a estru-

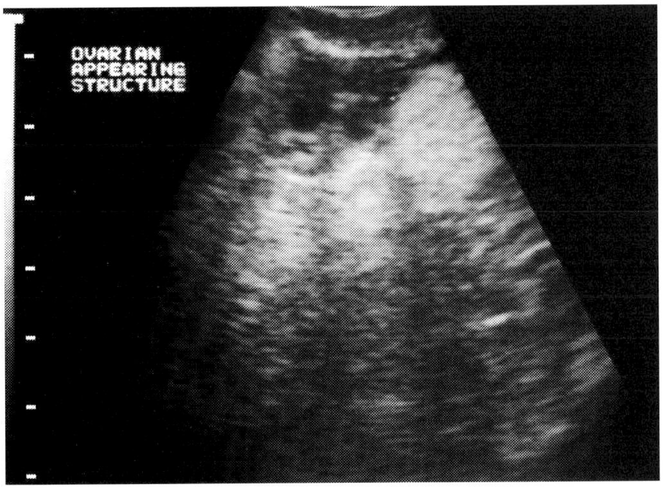

Fig. 20-11. À medida que se move o útero na vista do eixo longitudinal, angulando a sonda num padrão oblíquo sagital, geralmente é criada uma imagem como a exibida aqui. Estes são vasos uterinos sendo cortados em um ângulo oblíquo. Isso não deveria ser confundido com um ovário normal com pequenos folículos dentro dele. O ovário será encontrado mais lateral que esta estrutura. Além do mais, ao girar o transdutor, percebe-se que esta estrutura está em continuidade com o próprio útero.

tura no plano do eixo longitudinal correspondente (90º de um plano coronal), ela é facilmente reconhecida como um cisto cervical (Fig. 20-14). Somente na projeção coronal é que, talvez, não se possa dar conta de que isto está localizado no colo (Fig. 20-13).

Miomas

Os miomas podem confundir quando é usada uma alta ampliação. É comum a **transmissão contínua** do som ruim, especialmente com sondas de freqüência mais alta. A sonda vaginal proporciona uma visão panorâmica pior que as varreduras transabdominais. Um mioma fúndico pode muito bem estar fora do campo visual da sonda vaginal ou pode estar obscuro com relação à sua orientação com o corpo. Isso permanece como uma área da varredura ginecológica na qual a varredura transabdominal não é apenas útil, mas geralmente é superior para se chegar ao diagnóstico correto (Fig. 20-15). Além do mais, é importante distinguir os miomas na gravidez incipiente das contrações miométricas, especialmente nos casos em que a amostragem das vilosidades coriônicas é antecipada. As contrações miométricas (Fig. 20-16) tendem a ser mais simétricas e homogêneas, especialmente na forma como distorcem o saco gestacional. Os miomas (leia o Cap. 6) têm uma aparência mais variável e freqüentemente exibem um sombreamento acústico.

Útero Bicorno

Os casos de útero bicorno podem ser muito difíceis. Contudo, com uma varredura e um julgamento cuidadosos, o examinador deveria conseguir chegar ao diagnóstico correto. Em um estado não-gravídico, freqüentemente isso é mais fácil e menos crítico. Invariavelmente, o diagnóstico é feito em um plano coronal, mostrando ambos os cornos e a textura de eco quase sonolucente entre eles (Fig. 20-17). No caso de uma gravidez incipiente, quando o

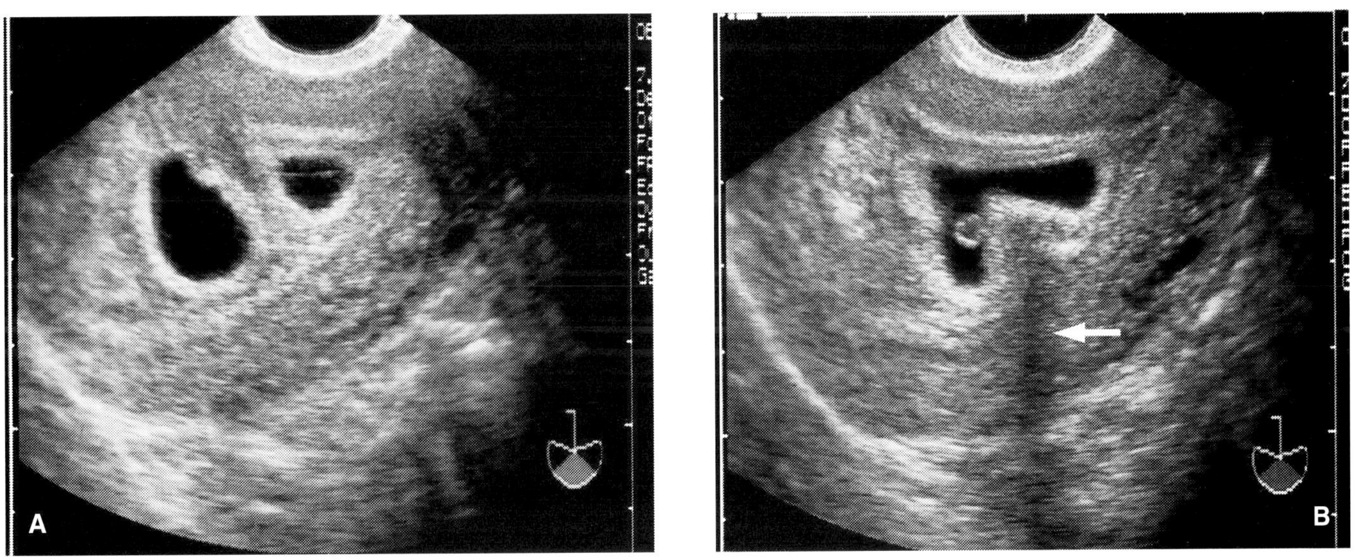

Fig. 20-12. **(A)** Esta imagem parece uma gestação gemelar, com dois sacos gestacionais distintos, com reação decidual trofoblástica normal. **(B)** Ao girar o transdutor percebe-se que esta é uma gestação simples envolvida ao redor de um septo uterino. A sombra acústica que o septo gera (*flecha*) deveria ser notada.

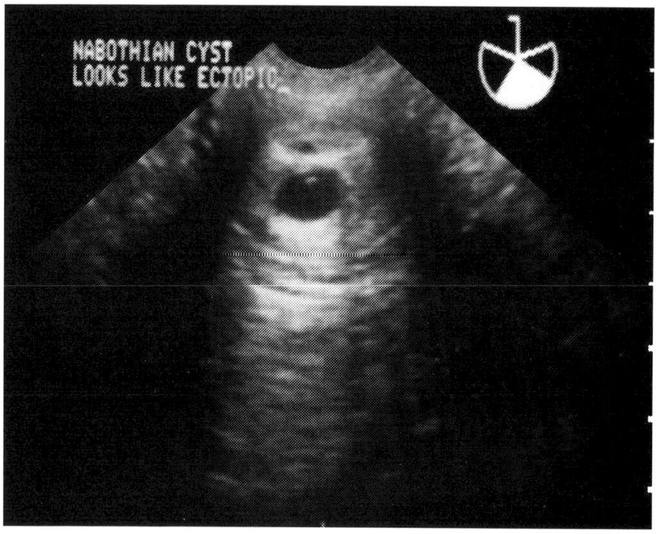

Fig. 20-13. Cisto de Naboth ou de inclusão cervical visto na secção coronal. Ele imita um saco gestacional extra-uterino. Contudo, a **transmissão contínua** aumentada da estrutura cística faz com que a falsa "reação tecidual trofoblástica" seja intensificada ao longo da parede posterior e, de fato, não é simetricamente circunjacente ao centro cheio de líquido.

sangramento do corno decidualizado não-gravídico afeta o problema clínico de excluir a ectopia, o diagnóstico torna-se mais urgente. O acompanhamento cuidadoso de todo o curso de ambos os cornos e a conscientização de que há de fato um manto miometrial ao redor de ambos os cornos pode evitar um falso diagnóstico de gestação extra-uterina.

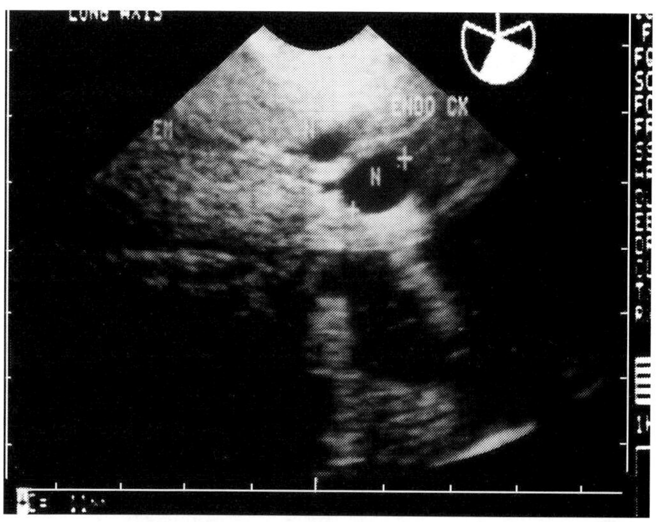

Fig. 20-14. A mesma paciente, conforme mostrado na Fig. 20-13. Mais uma vez, ao lembrar de visualizar todas as estruturas em dois planos em ângulos retos entre si, observa-se claramente que esta estrutura cística está localizada ao nível do osso interno e um diagnóstico de inclusão cervical ou de cisto de Naboth é facilmente feito.

Bexiga Urinária

À medida que se enche, a bexiga urinária deveria ser reconhecida por sua localização e pelo aspecto de sua parede. A espessura da parede pode diminuir à medida que a bexiga continua a encher. Normalmente, sua espessura é inferior a 5 mm. As pacientes com disfunção urinária, tal como cistite intersticial, podem se apresentar com as paredes da bexiga notadamente aumentadas (Fig. 20-18). Ademais, a bexiga nem sempre se enche simetricamente. Pequenas áreas de envolvimento da parede da bexiga não deveriam ser confundidas com pólipos (Fig. 20-19). A observação contínua da bexiga à medida que se enche irá mostrar o desaparecimento desta dobra.

Pós-Menopausa: Endométrio

Muitos estudos incluindo o realizado por mim[9] iriam indicar que em pacientes com sangramento vaginal, uma espessura endometrial de 5 mm ou menos está uniformemente associada a resultados de biópsia de material celular escasso ou com tecido insuficiente para diagnóstico. Entretanto, o eco endometrial de 6 mm ou mais na dimensão anterior posterior tem sido associado virtualmente com todos os tipos histológicos. Desse modo, a imagem oferecida pela sonda vaginal consegue prognosticar se o tecido endometrial está presente na cavidade uterina. Contudo, quando o tecido está presente, o diagnóstico histológico deveria permanecer no laboratório de patologia. Além do mais, tais medições da espessura endometrial deveriam ser feitas nas visões do eixo longitudinal sagital porque as imagens coronais talvez não se encontrem perpendiculares à cavidade endometrial e, portanto, pode ser feita uma estimativa exagerada da espessura.

Pós-Menopausa: Anexos

As massas císticas de anexos pós-menopausadas têm sido estudadas com o ultra-som transabdominal. Estudos anteriores realizados por mim[10] e por outros[11] indicaram que as massas císticas unilaterais e uniloculares pós-menopausadas de 5 cm ou menos, sem ascite, possuem uma incidência de malignidade muito baixa. O uso da sonda vaginal, entretanto, pode mostrar pequenas septações finas dentro dessas massas. Os sistemas de varredura morfológica[7,8] (leia o Cap. 4) deveriam ser usados para avaliar tais estruturas. Em última análise, no máximo 10% a 17%[9] das pacientes pós-menopausadas podem exibir pequenas estruturas císticas no exame vaginal de rotina. Devem ser desenvolvidos novos algoritmos para que as informações obtidas com essa alta ampliação e detalhe possam ser adequadamente aplicadas.

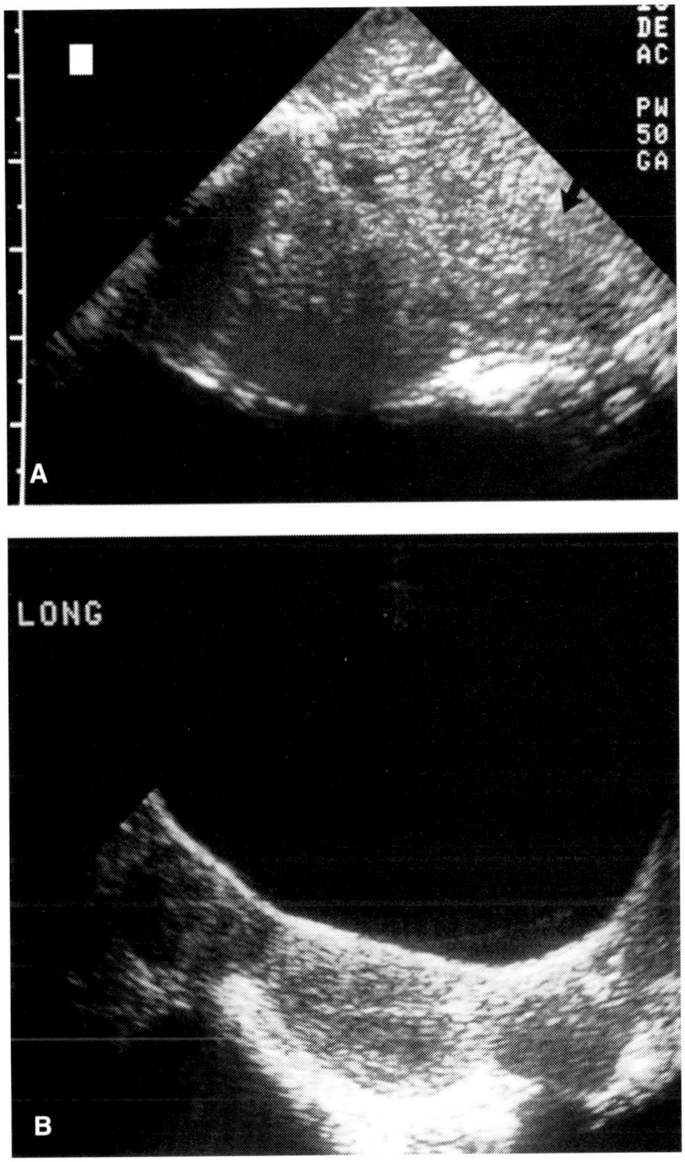

Fig. 20-15. **(A)** Varredura transvaginal de uma paciente que provou ter um mioma fúndico. O diagnóstico correto não é óbvio na primeira inspeção, embora a porção superior do eco endometrial possa ser visualizada no lado direito da tela (*flecha*). **(B)** Varredura transabdominal com bexiga cheia da mesma paciente. Com o ultra-som transabdominal, a presença deste mioma fúndico é claramente visível e não poderia ser confundido.

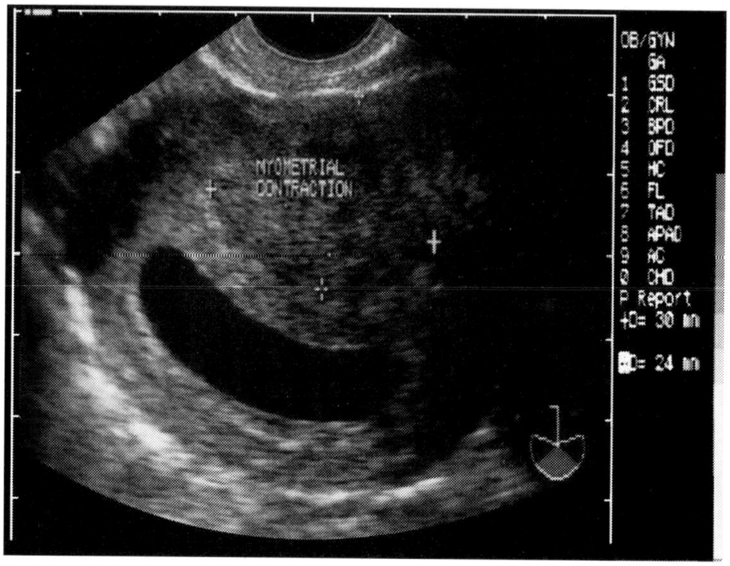

Fig. 20-16. Apresentação simétrica típica de uma contração miometrial e a distorção que ela causa ao saco gestacional. Esta contração mediu 3,0 X 2,4 cm (*compassos*). Após a paciente caminhar por 10 a 15 minutos, a contração tinha resolvido totalmente e o saco não mais achatou e deformou.

Importância de Recriar a Anatomia Tridimensional

Qualquer uma das imagens ultra-sonográficas congeladas na tela representa um corte bidimensional da anatomia. A pessoa que está realizando a ultra-sonografia deve estar constantemente atenta para recriar mentalmente a anatomia tridimensional. Isso será especialmente sensível em áreas como eco endometrial na vista do eixo longitudinal da qual se faz as medições, por exemplo, em pacientes com sangramento pós-menopausal. Geralmente, é possível criar uma imagem bidimensional congelada que talvez não seja inteiramente representativa da natureza tridimensional da estrutura. A Figura 20-20 deveria ser cuidadosamente estudada. A Figura 20-20A mostra uma vista aparentemente normal do eixo longitudinal de uma paci-

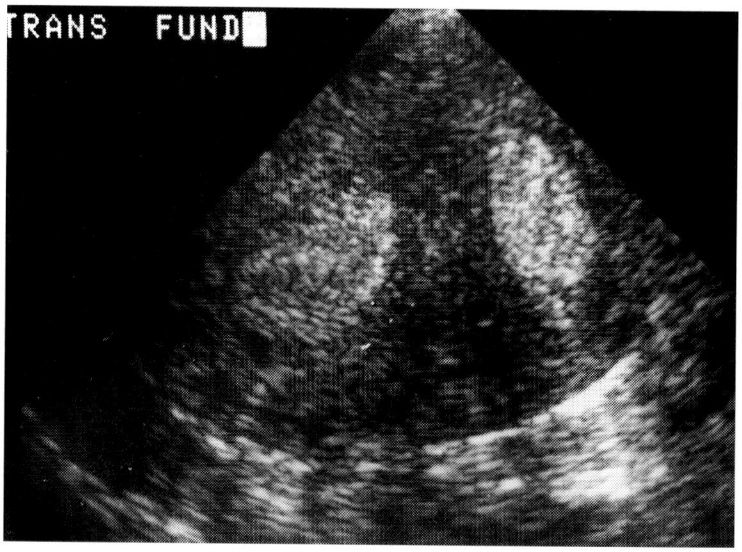

Fig. 20-17. Clássico exemplo de um útero bicorno. Ambos os cornos são ecogênicos e secretores. O manto miométrico é visto circundando ambos os cornos. O espaço entre eles é relativamente pobre de eco e quase parece ser sonolucente.

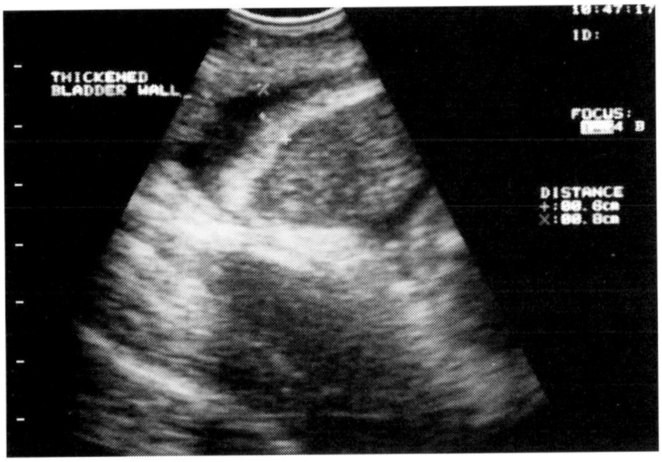

Fig. 20-18. Parede da bexiga anormalmente aumentada medindo 6 e 8 mm, respectivamente (*compassos*). Esta paciente tinha uma história de cistite intersticial provada pela biópsia. As pacientes com problemas urinários crônicos geralmente podem exibir tais achados anormais no ultra-som com sonda vaginal.

ente periovulatória. Isso é levado um pouco para a esquerda do centro. À medida que se move o transdutor em direção à direita da linha média, na vista do eixo longitudinal, um pólipo é claramente visualizado. O mesmo pode ser dito no plano coronal. A Figura 20-20C mostra claramente um halo periovulatório de aparência normal. Ao levar o transdutor para baixo, em direção ao colo, e para cima, em direção ao fundo, pode-se evitar o perigo de perder um pólipo como aquele mostrado na Figura 20-20D.

Hidrossalpinge Imitando Cisto Folicular ou Ovariano

Uma tuba falopiana cheia de líquido (hidrossalpinge), quando observada na secção coronal, pode dar a impressão de um folículo cístico circular ou de um pequeno cisto ovariano. Mais uma vez, é importante saber que todas as estruturas pélvicas são tridimensionais *in vivo* e que ao girar o transdutor e recriar uma anatomia tridimensional, geralmente é feito o diagnóstico correto de uma estrutura cheia de líquido com formato de salsicha (Fig. 20-21).

Massa Cística Confundida com Bexiga

Conforme já mencionado, a bexiga deveria ser reconhecida pela aparência de sua parede à medida que ela se enche. Por vezes, entretanto, se a bexiga está inadequadamente cheia, uma estrutura cística na linha média pode ser confundida com uma bexiga urinária. Transabdominalmente, a bexiga urinária tem uma aparência cística em uma vista do eixo longitudinal pela forma como penetra no útero. Entretanto, às vezes, uma massa cística pode se parecer com a bexiga (Fig. 20-22).

Histerectomia Prévia

Em pacientes com uma histerectomia prévia, o manguito vaginal pode parecer espesso e ecogênico. Isso será especialmente verdade em pacientes que tiveram histerectomias supracervicais cujo colo remanescente é facilmente visto com a sonda vaginal (Fig. 20-23).

Localizar os ovários em uma paciente cujo útero está cirurgicamente ausente pode ser mais difícil. Geralmente esses ovários, por causa das aderências, não serão encontrados na sua posição anatômica usual com relação aos vasos ilíacos. A presença de folículos ou de corpos lúteos será útil (veja a Fig. 18-4).

Intróito Vaginal Virginal ou Estenótico Pós-Menopausado

Em pacientes virgens com um hímen intacto ou em pacientes pós-menopausadas que têm estenose introital, talvez seja impossível colocar a sonda vaginal dentro da vagina. Nesses casos, se tiver uma sonda vaginal com uma extremidade em forma de bulbo, como a maioria das setorias mecânicas, ela pode ser colocada dentro do reto, com lubrificação adequada, e as imagens da estrutura pélvica que podem ser obtidas se parecem virtualmente idênticas àquelas obtidas transvaginalmente (Fig. 20-24).

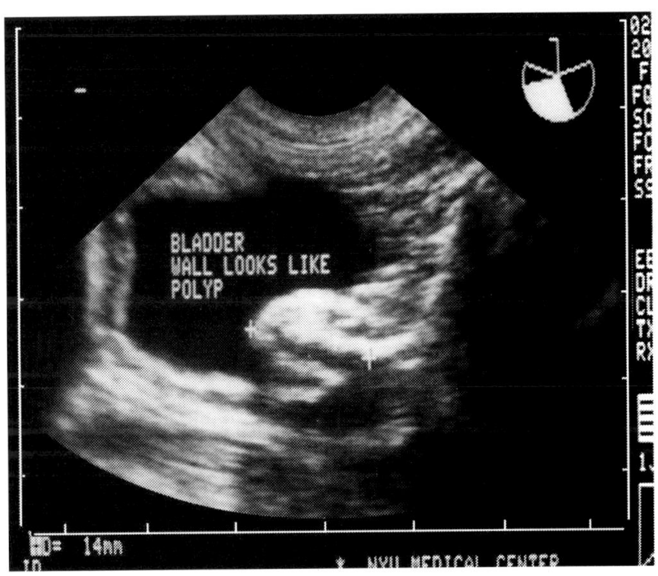

Fig. 20-19. De vez em quando, quando a bexiga se enche, nem sempre ela é simétrica. Um **embolsamento** da parede da bexiga mostrado aqui, que mediu 14 mm *(compassos)*, é um artefato que não deveria ser confundido com um pólipo na parede da bexiga. A observação continuada da bexiga à medida que ela se enche irá mostrar o desaparecimento desta dobra.

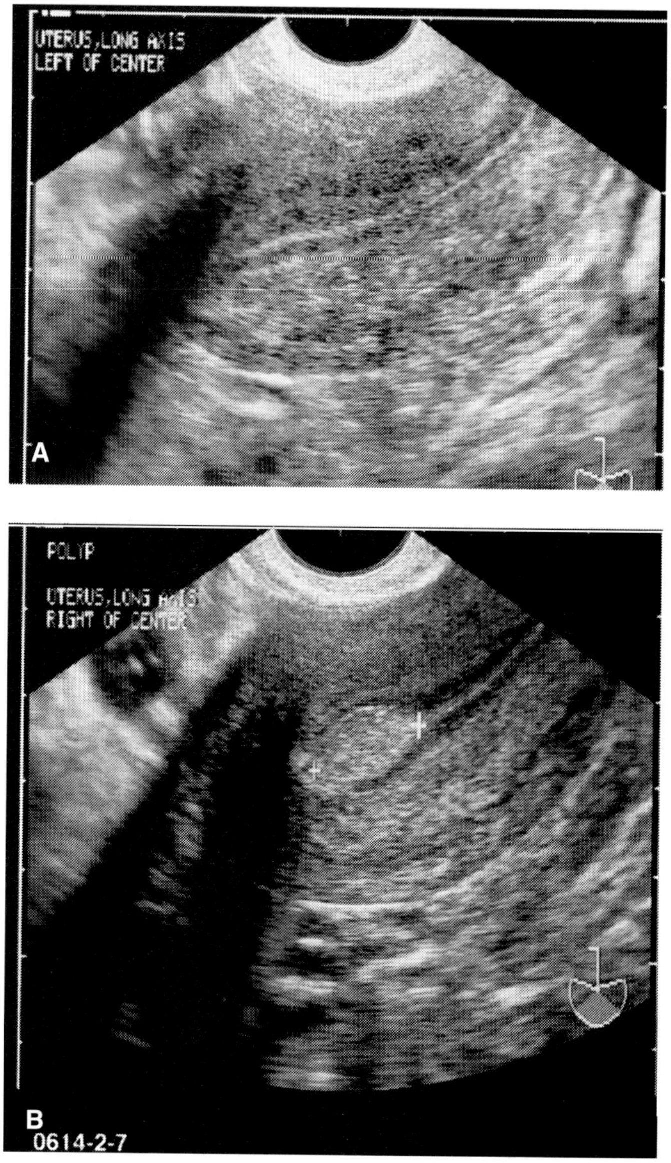

Fig. 20-20. **(A)** Corte do eixo longitudinal de uma paciente feita na metade do ciclo parece um eco endometrial de aparência periovulatória normal. **(B)** A mesma paciente com uma vista do eixo longitudinal à direita do centro. O pólipo fúndico óbvio medindo 14 mm (*compassos*) deveria ser observado. Se uma projeção simples do eixo longitudinal tivesse sido feita, este pólipo teria passado despercebido. (*Continua.*)

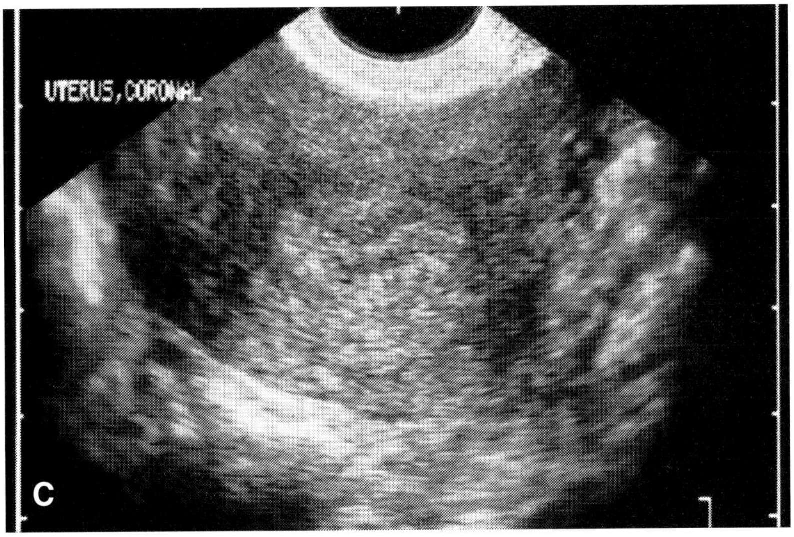

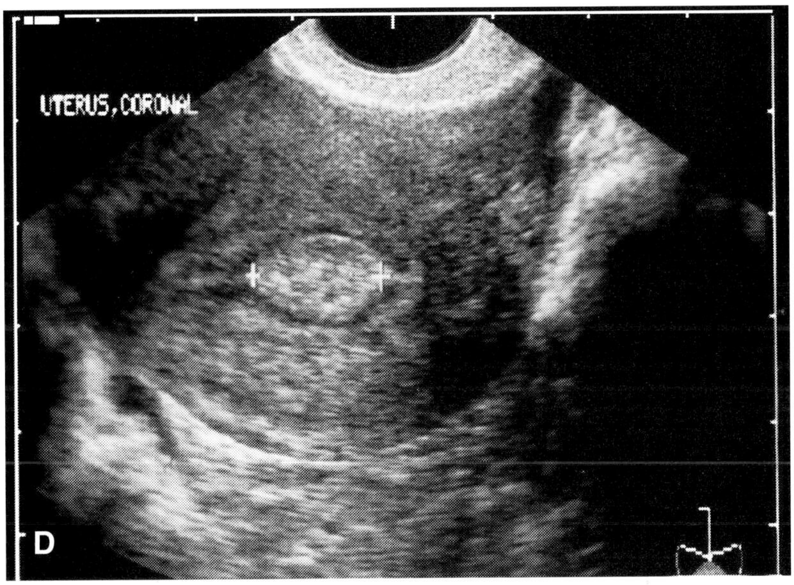

Fig. 20-20. (*Continuação*). **(C)** Girando para o plano coronal, esta é a área do segmento uterino inferior. Mais uma vez, este parece ser um eco endometrial pré-ovulatório normal. **(D)** Vista coronal da mesma paciente. À medida que se abre em direção ao fundo em um plano coronal, o pólipo visto na Figura 20-20 torna-se óbvio. Isso reforça o fato de que o endométrio é uma estrutura tridimensional e deve ser aproximada dogmaticamente como tal, de outra forma, o examinador irá perder a patologia que pode, de fato, ser focal, tal como o pólipo visualizado aqui.

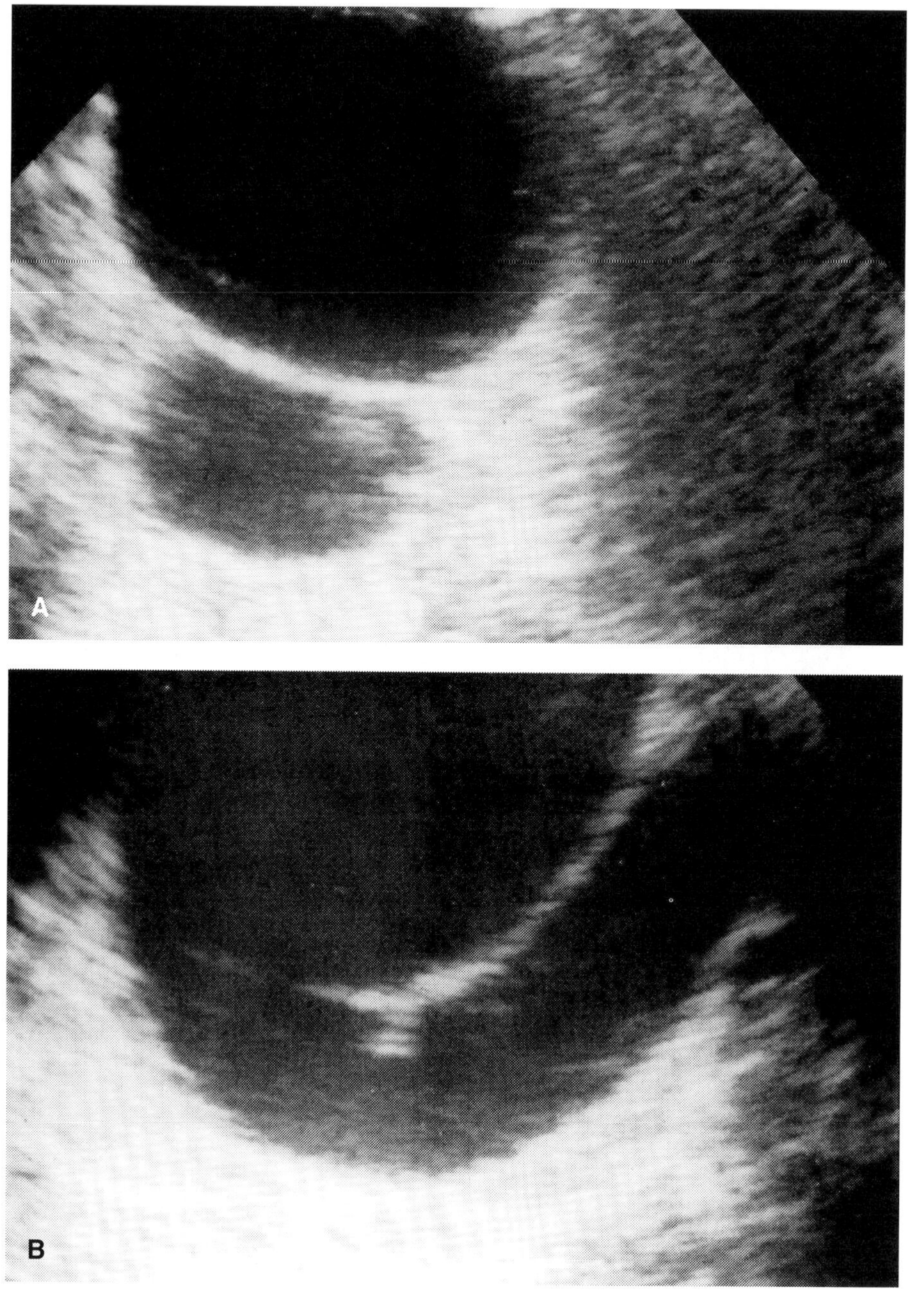

Fig. 20-21. **(A)** Estrutura vista nesta projeção parece ser uma massa cística de anexos. Ocasionalmente, é confundida com um folículo ou um cisto ovariano. **(B)** Ao girar 90º, o transdutor, uma estrutura longa tubular, cheia de líquido, a qual é corretamente diagnosticada como uma hidrossalpinge, é claramente vista.

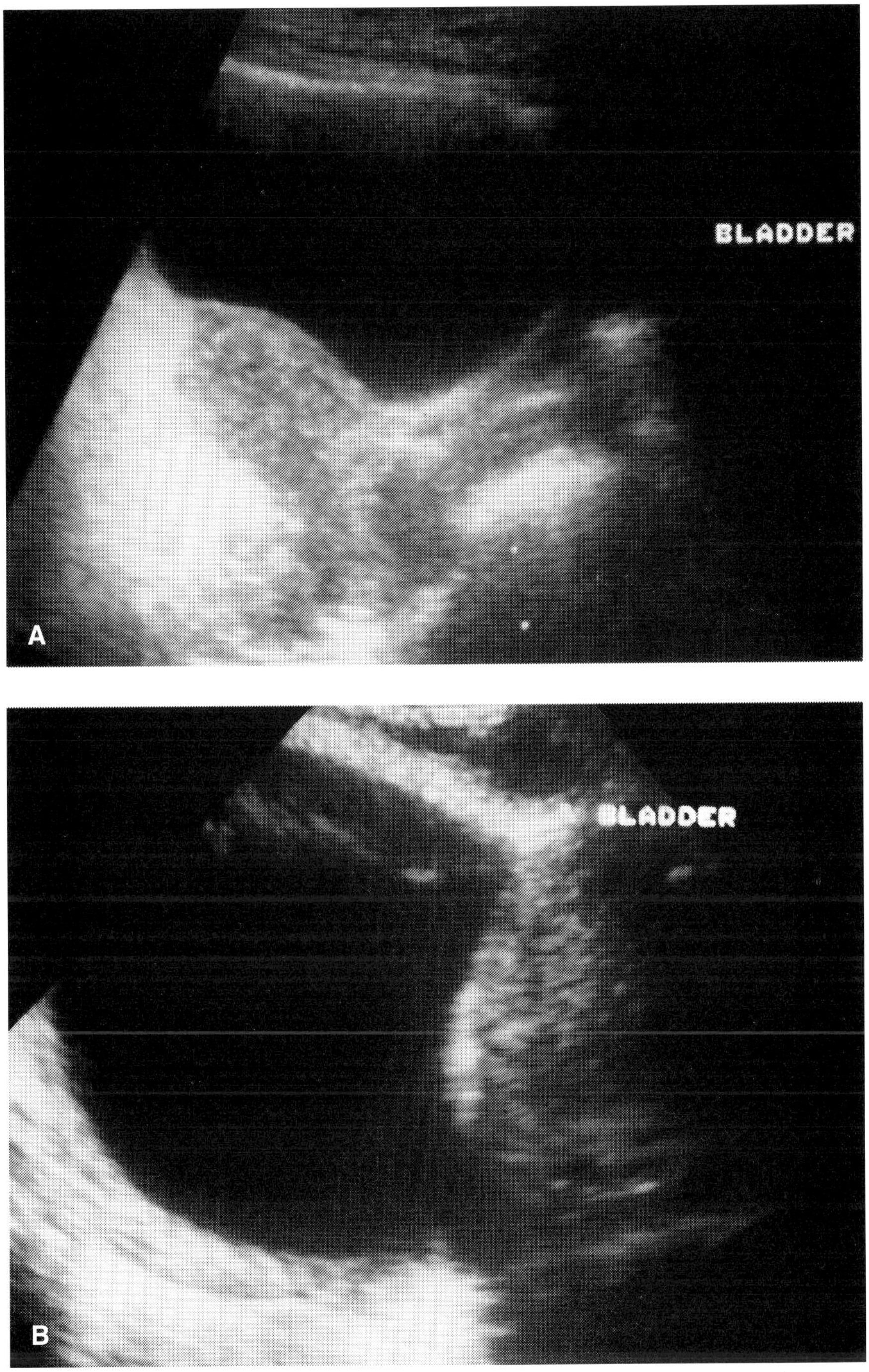

Fig. 20-22. **(A)** Varredura transabdominal do útero no eixo longitudinal. A estrutura sonolucente superior e na direção da cabeça do útero tem o formato e a aparência de bexiga urinária. A verdadeira bexiga urinária está corretamente denominada. **(B)** Quando visualizada com a sonda vaginal, é mais provável que a bexiga esteja alinhada pela sua parede de aparência normal. Esta massa cística em direção à cabeça não deveria ser confundida com uma bexiga urinária.

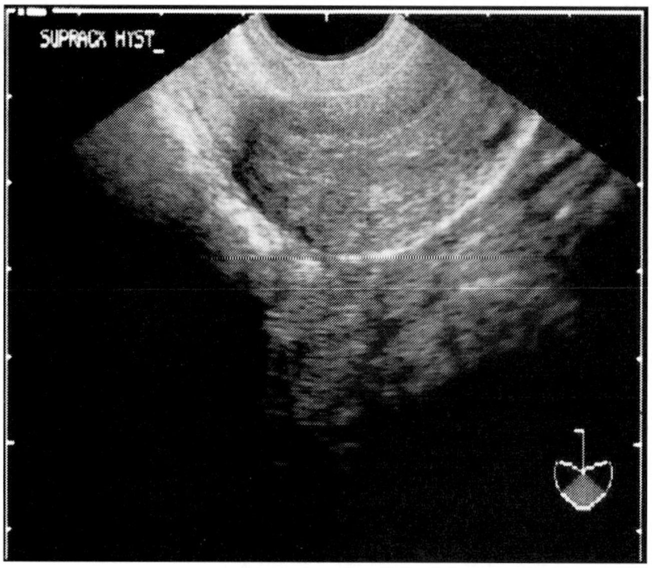

Fig. 20-23. Vista do eixo longitudinal de um colo de uma paciente com histerectomia supracervical prévia. Esta óbvia estrutura sólida na linha média mediu 3,4 cm.

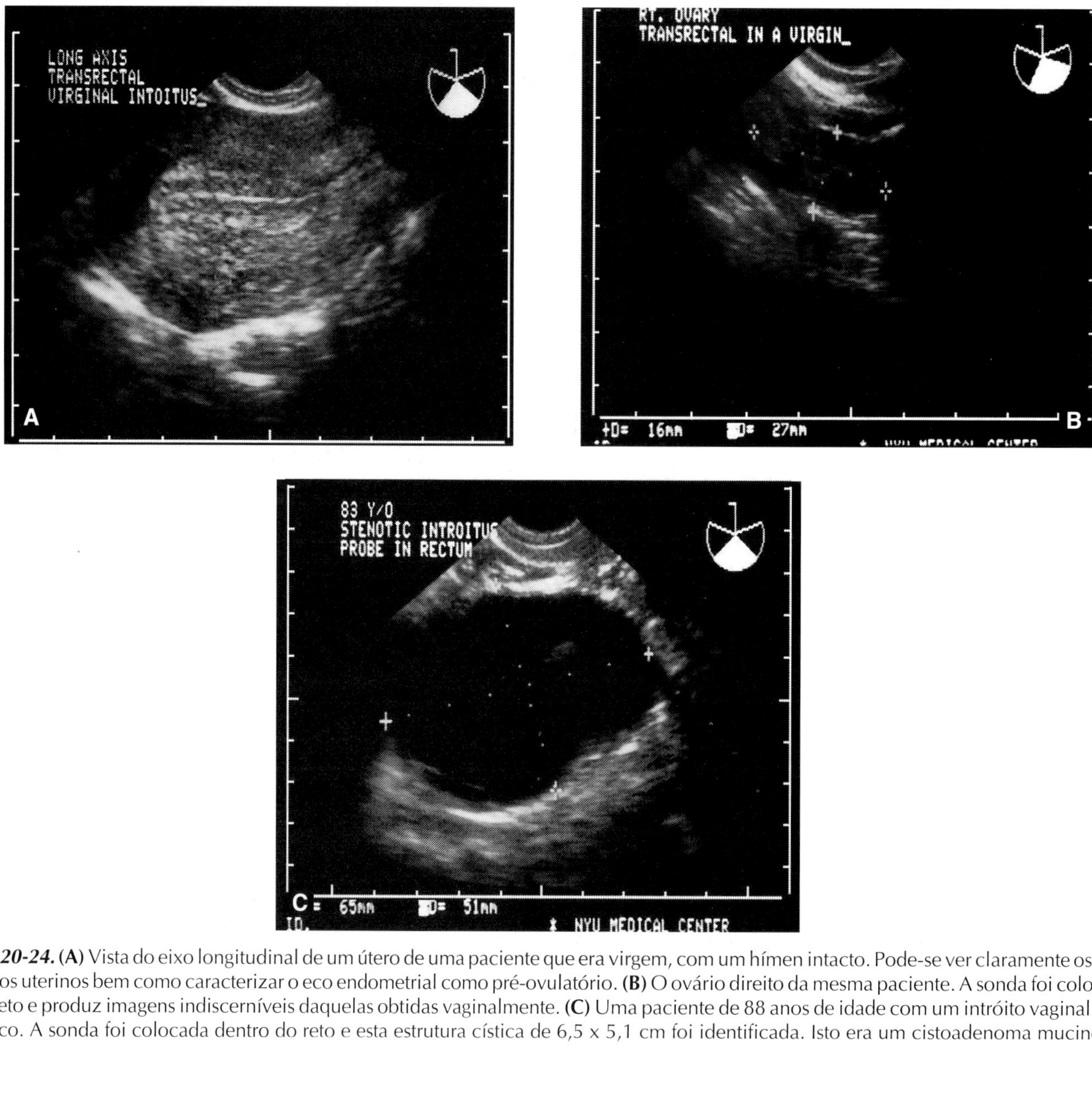

Fig. 20-24. **(A)** Vista do eixo longitudinal de um útero de uma paciente que era virgem, com um hímen intacto. Pode-se ver claramente os contornos uterinos bem como caracterizar o eco endometrial como pré-ovulatório. **(B)** O ovário direito da mesma paciente. A sonda foi colocada no reto e produz imagens indiscerníveis daquelas obtidas vaginalmente. **(C)** Uma paciente de 88 anos de idade com um intróito vaginal estenótico. A sonda foi colocada dentro do reto e esta estrutura cística de 6,5 x 5,1 cm foi identificada. Isto era um cistoadenoma mucinoso.

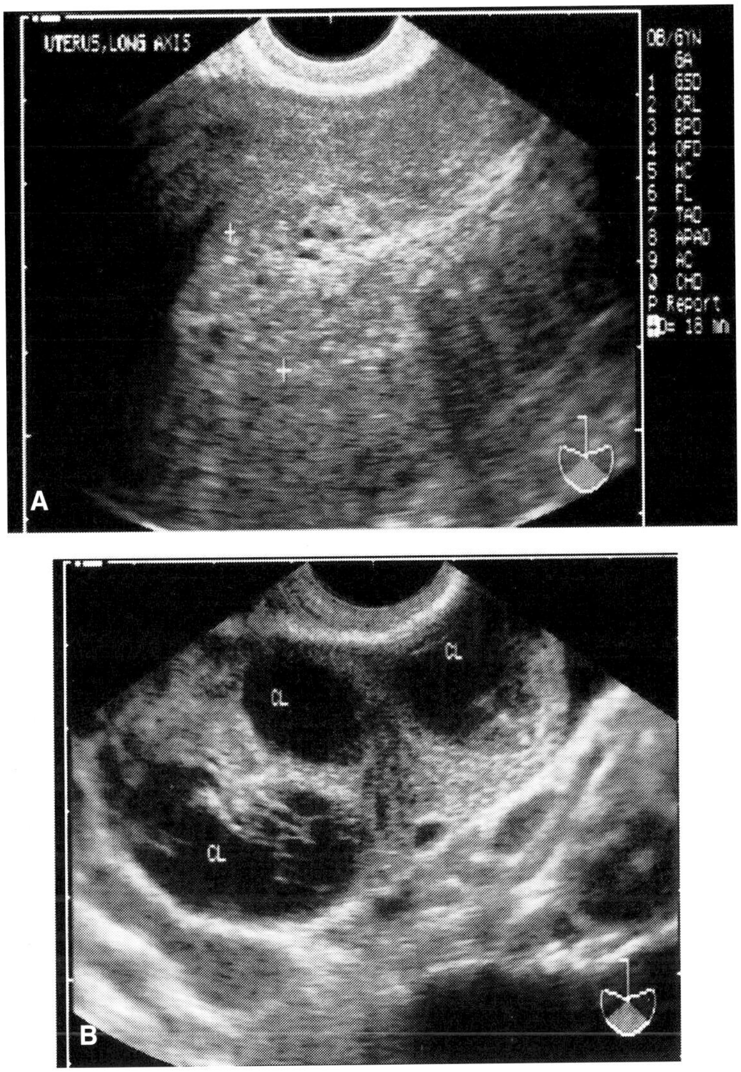

Fig. 20-25. **(A)** Endométrio de aparência secretora de uma paciente com infertilidade que tinha estado superovulada com Pergonal. **(B)** Ovário da mesma paciente. Há três corpos lúteos identificáveis contidos dentro deste ovário. É interessante observar que a diferença na aparência desses três corpos lúteos é relativa à variabilidade que pode ser esperada nos cistos de corpos lúteos.

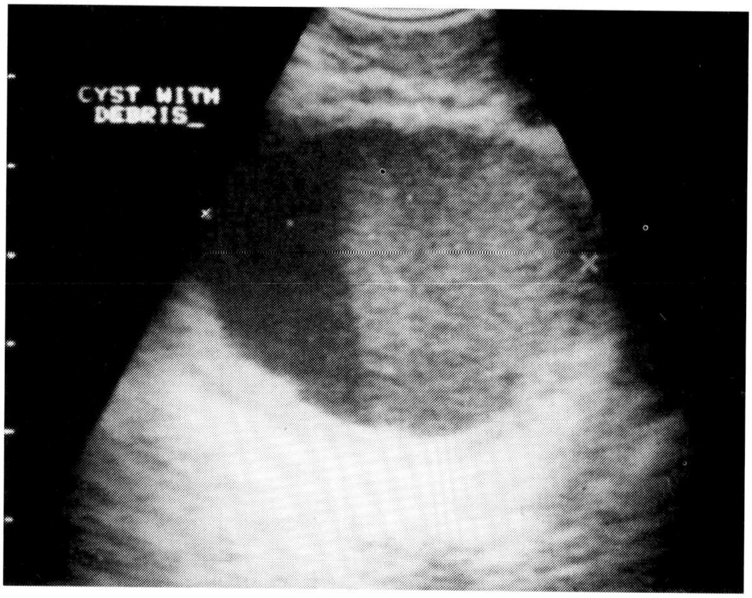

Fig. 20-26. Cisto cheio de fragmentos. A interface cheia de fragmentos parece estar vertical quando observada nesta projeção. Entretanto, conforme explicado no texto, os fragmentos se multiplicam de acordo com a gravidade, visto que o lado direito da tela (de frente para a foto) está mesmo inferior em relação à posição da gravidade.

Sincronia Fisiológica

Os achados nos anexos em termos de fisiologia deveriam corresponder aos achados no endométrio. Por exemplo, se uma paciente está tomando pílulas para o controle de natalidade, é de se esperar um eco endometrial linear fino e ovários que contenham folículos de 10 mm ou menos cada se, de fato, estiver ocorrendo adequada supressão ovariana. Se é considerado um diagnóstico de que uma massa complexa nos anexos é um corpo lúteo hemorrágico, então o endométrio deveria mostrar mudanças secretoras (Fig. 20-25). Se uma mulher é pós-menopausada e não está fazendo terapia de reposição hormonal, é de se esperar um endométrio inativo e as medições endometriais deveriam ser menores do que 6 a 8 mm.

Aumento de Líquido

Anteriormente, discutimos que a orientação das varreduras vaginais é tal que quando a **pegada** do transdutor emana no topo da tela, aquela inferior, na verdade, estará no lado direito da tela. Dito de outra forma, em uma visão do eixo longitudinal, se o examinador tivesse que colocar a pegada no lado direito da tela, isso aproximar-se-ia do que seria anatomicamente mais correto em uma projeção do eixo longitudinal. Assim sendo, se o líquido aumenta dentro de um cisto, espera-se que haja um nível de líquido vertical aos fragmentos vistos no lado direito da tela, se a pegada for colocada no topo (Fig. 20-26).

Uso de Múltipla Ampliação e Múltiplas Freqüências

A principal vantagem de uma sonda vaginal é que ela dá uma excelente resolução apesar dos altos graus de ampliação. Também, como estamos muito próximos da estrutura de interesse, a freqüência mais alta irá produzir melhor resolução. Portanto, sempre que possível devemos usar a sonda com freqüência mais alta que irá proporcionar a penetração adequada, assim como o grau de ampliação mais alto disponível uma vez que a estrutura de interesse é identificada (Fig. 20-27).

RESUMO

As sondas vaginais, devido à sua alta freqüência e sua proximidade com os órgãos pélvicos, mostram detalhes anatômicos até agora não apreciados. Elas requerem uma orientação direcionada derivada da anatomia, que proporciona menos visão panorâmica. Portanto, deve-se tomar muito cuidado para usar mentalmente múltiplas imagens bidimensionais em vários planos e verdadeiramente recriar uma anatomia tridimensional. Além disso, devemos ter cuidado para não interpretar erroneamente coisas que possam ser fisiológicas. As informações obtidas com a tecnologia refinada e melhorada não podem simplesmente ser manuseadas segundo velhos princípios estabelecidos. Novos estudos devem ser realizados para que novos algoritmos clínicos possam ser desenvolvidos.

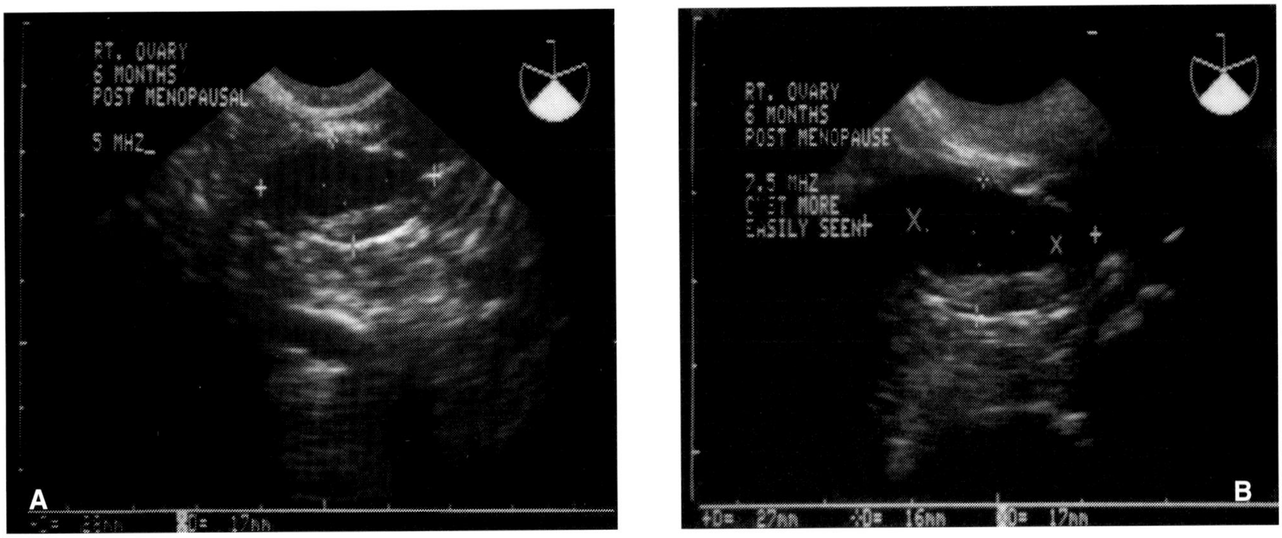

Fig. 20-27. **(A)** Ovário direito de uma paciente que é pós-menopausada há seis meses. Foi feito com um transdutor de 5-MHz a um nível de ampliação que permite um gráfico de 6 cm. Uma estrutura cística dentro do ovário pode ser apreciada. **(B)** A mesma paciente, agora visualizada com um transdutor de 7,5-MHz com o nível mais alto de ampliação disponível no equipamento. A estrutura cística contida dentro deste ovário é mais claramente identificada, caracterizada e medida.

REFERÊNCIAS BIBLIOGRÁFICAS

1. Goldstein SR: Early pregnancy ultrasound: a new look with the endovaginal probe. Contemp Obstet Gynecol 1988; 31:54
2. Nyberg DA, Mack LA, Laing FC, Pottem RM: Distinguishing normal from abnormal gestational sac growth in early pregnancy. J Ultrasound Med 1987; 6:23-27
3. Goldstein SR, Wolfson R: Endovaginal ultrasonographic measurement of early embryonic size as a means of assessing gestational age. J Ultrasound Med 1994; 13:27-31
4. Goldstein SR: Significance of cardiac activity on endovaginal ultrasound in very early embryos. Obstet Gynecol 1992; 80: 670-672
5. Goldstein SR: Use of ultrasonohysterography for triage of perimenopausal patients with unexplained uterine bleeding. AmJ Obstet Gynecol 1994; 170:565-570
6. Goldstein SR: Postmenopausal endometrial fluid collections revisited: look at the doughnut rather than the hole. Obstet Gynecol 1994; 83:738-740
7. Sassone AM, Timor-Tritsch I, Artner A: Transvaginal sonographic characterization of ovarian disease: evaluation of new scoring system to predict ovarian malignancy. Obstet Gynecol 1991; 78:70
8. Lerner JP, Timor-Tritsch IE, Federman A, Abramovich G: Transvaginal sonographic characterization of ovarian masses using an improved, weighted scoring system. Am J Obstet Gynecol 1994; 170:81-85
9. Goldstein SR, Nachtigall M, Snyder JR, Nachtigall L: Endometrial assessment by vaginal ultrasonography before endometrial sampling in patients with postmenopausal bleeding. Am J Obstet Gynecol 1990; 163:119-123
10. Goldstein SR: Conservative management of small postmenopausal cystic masses. Clin Obstet Gynecol 1993; 36:395-401
11. Wolf SI, Gosink BB, Feldesman MR et al: Prevalence of simple adnexal cysts in postmenopausal women. Radiology 1991; 180:65-71

ÍNDICE REMISSIVO

Impressão e acabamento (pelo sistema direct-to-plate):
Gráfica e Editora Santuário
Rua Padre Claro Monteiro, 342 - Aparecida -CEP 12570-000
http://www.redemptor.com.br - Aparecida-SP